护理学综合实验

主　编　姜小鹰

副主编　胡　荣　陈明霞

编　者（以姓氏笔画为序）

王小燕　庄嘉元　刘　敦　宋继红

肖惠敏　张玉萍　张　旋　吴炜炜

邱萍萍　陈明霞　林　婷　林晓云

胡　荣　胡蓉芳　姜小鹰　高　骥

郭谊楠

人民卫生出版社

图书在版编目（CIP）数据

护理学综合实验/姜小鹰主编. —北京：人民卫生出版社，2012.9

ISBN 978-7-117-16103-9

Ⅰ. ①护… Ⅱ. ①姜… Ⅲ. ①护理学-实验-高等学校-教材 Ⅳ. ①R47-33

中国版本图书馆CIP数据核字（2012）第157871号

护理学综合实验

主　　编：姜小鹰
出版发行：人民卫生出版社（中继线 010-59780011）
地　　址：北京市朝阳区潘家园南里 19 号
邮　　编：100021
E - mail：pmph @ pmph.com
购书热线：010-67605754　010-65264830
　　　　　010-59787586　010-59787592
印　　刷：中国农业出版社印刷厂
经　　销：新华书店
开　　本：889×1194　1/16　印张：30　插页：2
字　　数：950千字
版　　次：2012 年 9 月第 1 版　2012 年 9 月第 1 版第 1 次印刷
标准书号：ISBN 978-7-117-16103-9/R・16104
定　　价：128.00元
打击盗版举报电话：010-59787491　E-mail：WQ @ pmph.com
（凡属印装质量问题请与本社销售中心联系退换）

主编简介

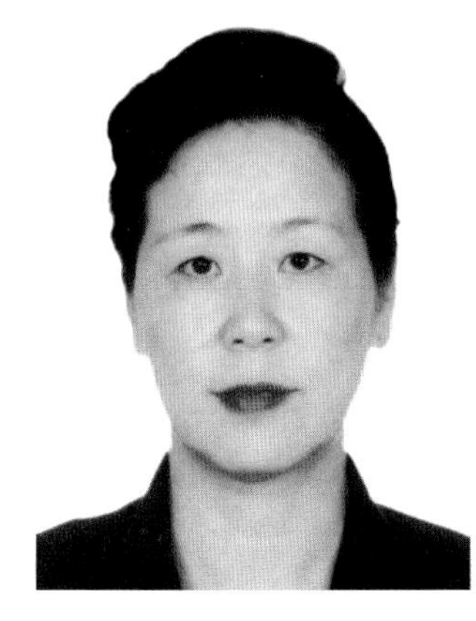

姜小鹰，博士研究生导师，2011年第 43 届国际南丁格尔奖章获得者。福建医科大学护理学院院长；国务院政府特殊津贴专家；教育部高等学校护理学专业教学指导委员会副主任委员；中华护理学会副理事长；全国高等护理教育学会副理事长；福建省护理学会理事长。福建省第三届高等学校教学名师；国家级《护理管理学》精品课程负责人。主要研究方向：护理管理、老年护理、护理教育。近年来，主持国家教育部、省、厅级科研项目20项，国内外发表学术论文160多篇，获得全国、省、厅级各类科研成果一、二、三等奖共23项。主编规划教材及著作16部。兼任国家级刊物《中华护理教育杂志》等多家杂志的编委。

前　言

为适应21世纪社会对护理专业人才的需求，强化学生的综合能力、创新能力和动手能力的培养，支持和鼓励实验教学的改革和创新，国家级实验教学示范中心——“福建医科大学护理学实验教学中心”的同仁们坚持以“精品、精致、精英”的教学理念，不断开展实验教学改革，从实验教学体系和教学内容入手，根据学科特点和培养目标需要，在总结多年教学经验和相关研究成果的基础上，凝聚了国家级教学团队协作、创新、改革的成果，共同编写了《护理学综合实验》，为培养实用型、高素质的护理人才做出了努力。

本教材作为英国首相计划2(PML2)《中英护生就业能力与创新能力的研究》和国家级实验教学示范中心推进高等学校本科教学质量与教学改革工程的一项成果，对护理学实验教学内容进行融合与优化，构成相对独立的、符合护理学科特点的实验课程体系。全书共分五篇，分别从基础护理学、专科护理学和人文护理学三个实验教学模块介绍了《基础护理学》《内科护理学》《外科护理学》等15门护理专业实验课程的119项实验教学项目，精心设计、编写了客观结构化临床考试(OSCE)案例及实验报告书写规范与样稿。

本教材内容全面、结构严谨、形式新颖，在编写内容和形式上努力突出以下特色：①实用性：增加综合型、研究型实验项目的比例，以此培养学生的分析判断能力、创新能力和解决实际问题的能力，也有助于开拓实验思路，丰富实验教学手段。②创新性：开设人文护理实验项目，内容涉及护理美学、护理管理学、护理伦理学、护理教育学、护理心理学等多领域人文学科知识，注重学生的素质和综合能力的培养。③新颖性：采用以案例引导或情境导入的方式介绍实验程序与技能训练，让学生身临情境、提前感受临床氛围。④客观化：全力进行客观结构化临床考试(OSCE)案例的设计、编写以及科学、合理的实验考核评价指标体系的构建，全面提升实验教学水平和护理人才培养的质量。⑤人文化：增设语言、场景模拟等内容，更有利于学生人际沟通能力与人文关怀能力的培养。

本教材适用于全国高等学校护理学专业实验教学，也可作为临床护士技能培训的参考用书。本教材在编写过程中，参考、借鉴了有关教材和文献资料，在此，谨向作者们致以诚挚的谢意！本教材的编写也得到了福建医科大学的大力支持，在此一并表示衷心的感谢！

由于编者的水平所限，不妥之处在所难免，恳请广大师生、读者和护理界同仁谅察并惠予指正，以期日臻完善。

编写组

2012年8月

目　录

第一篇　基础护理学实验

第二篇 专科护理实验

第三篇 人文护理学实验

第四篇 客观结构化临床考试(OSCE)案例

第五篇 实验报告书写格式及样稿

1 第一篇　基础护理学实验

实验一　一般洗手法

【实验学时】0.5学时

【实验类型】技能型实验

【教学目标】

1. 能正确复述洗手的目的及注意事项。

2. 能正确复述在护理工作中必须洗手的情况。

3. 能正确进行洗手的操作。

【实验目的】

清除手上的污垢和大部分暂住菌，切断通过手传播感染的途径，预防感染与交叉感染。

【案例】

张女士，52岁。主诉：右上腹部绞痛、高热2小时。检查：T39.5℃，P90次/分，R24次/分，BP131/74mmHg，神志清楚，急性面容。经B超检查后初步诊断：肝内外胆管复合性结石梗阻。医嘱：术前导尿。护士行导尿前洗手。

【实验程序】

1. 评估

（1）有无洗手设施。

（2）双手有无伤口、污染程度和污染范围。

2. 操作过程

环境准备：整洁、安全、光线充足、空间宽敞。

↓

护士准备：衣帽整洁，修剪指甲，取下饰物及手表，卷袖过肘。

↓

用物准备：

洗手池设备、常温流动自来水，清洁剂（通常为肥皂或含杀菌成分的洗手液），擦手纸或毛巾或干手机、盛放擦手纸或毛巾的容器。

↓

洗手

①打开水龙头，调节合适水流和水温。

②湿润双手，关上水龙头并取适量洗手液或肥皂涂抹。

③按六步洗手法充分揉搓双手：第1步：掌心相对，手指并拢相互揉搓；（图1-1-1A）第2步：手心对手背沿指缝相互揉搓，两手交替进行；（图1-1-1B）第3步：掌心相对，双手交叉沿指缝相互揉搓；（图1-1-1C）第4步：一手握另一手大拇指旋转揉搓，两手交替进行；（图1-1-1D）第5步：弯曲各指关节，在另一掌心旋转揉搓，两手交替；（图1-1-1E）第6步：指尖在掌心中转动揉搓，两手交替。至少持续15s（图1-1-1F）。

④冲手：双手合拢指尖向下，打开水龙头，流水冲净，污水应由前臂流向指尖（图1-1-2）。

⑤干手：关闭水龙头，用干净毛巾（或纸巾）擦干双手，或在烘干机下烘干双手。

↓

整理用物：用过的手巾放入准备好的容器中消毒。

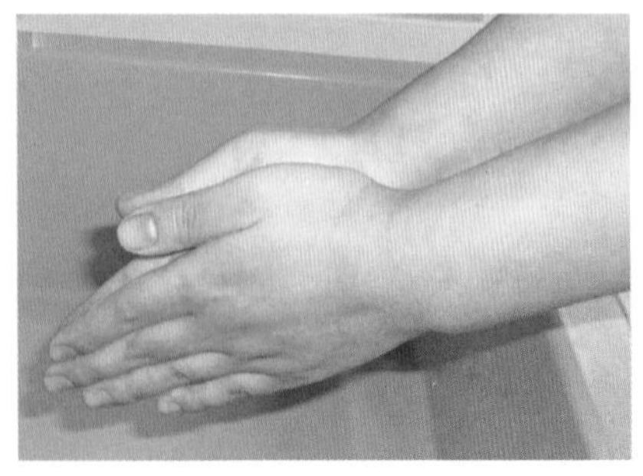

A. 掌心相对，手指并拢相互揉搓

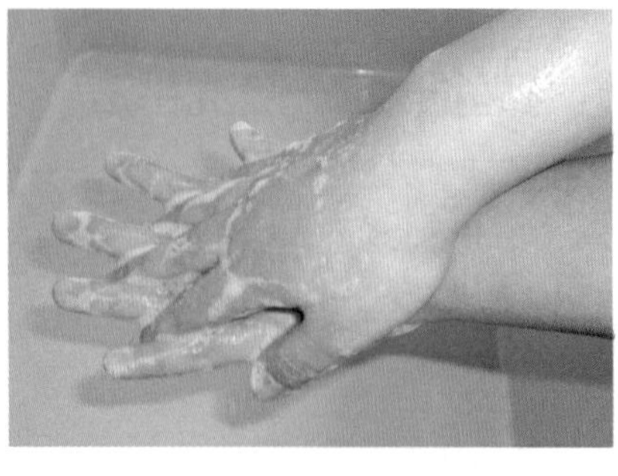

B. 手心对手背沿指缝相互揉搓

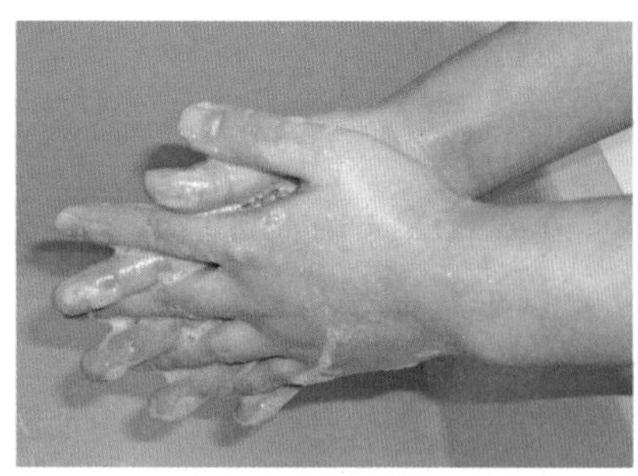

C. 掌心相对，双手交叉沿指缝相互揉搓

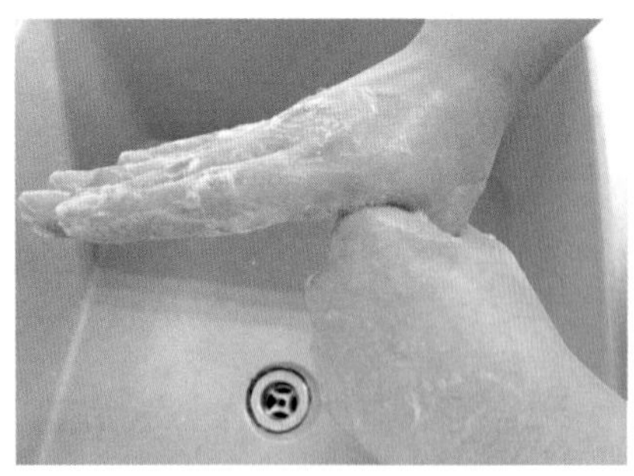

D. 一手握另一手大拇指旋转揉搓

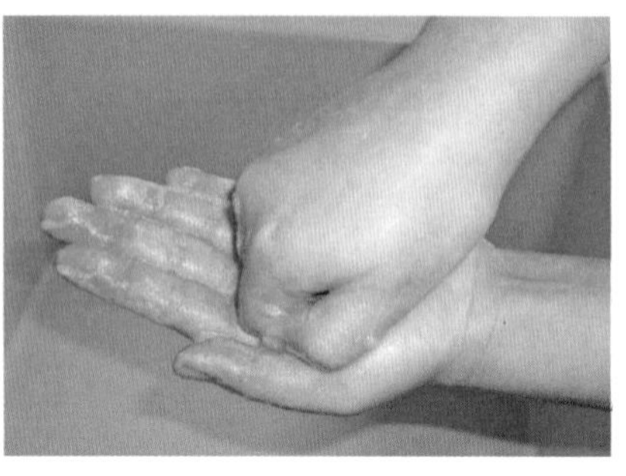

E. 弯曲各指关节，在另一掌心旋转揉搓，两手交替

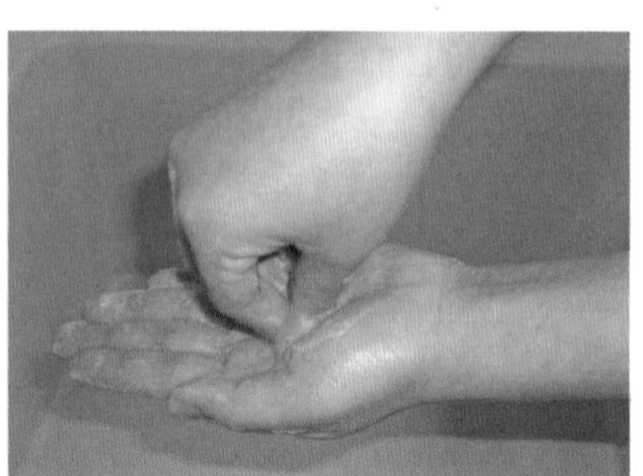

F. 指尖在掌心中转动揉搓，两手交替

图1-1-1 六步洗手法

【注意事项】

1. 手上有可见污染物时，应用肥皂和水彻底洗净手的每个部位，洗手范围从指尖到手腕上10cm。当手上无可见污染物时，才可用速干手消毒剂消毒双手代替洗手。

2. 洗手方法正确，手的各个部位都需洗到、冲净，尤其要注意洗净指尖、指缝、拇指、指关节等处。

3. 用常温流动水洗手。水龙头最好是感应式或用肘、脚踏、膝控制开关。如果用手开关的，洗手后应用纸巾包住水龙头再关上，防止手再次污染。

图1-1-2 冲手

4. 注意调节合适的水温、水流，避免水溅出污染周围环境。

5. 洗手后，手上不能检出致病性微生物。

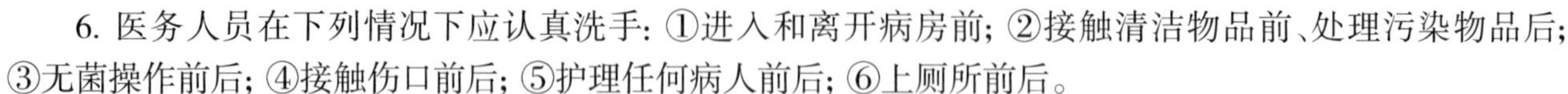

6. 医务人员在下列情况下应认真洗手：①进入和离开病房前；②接触清洁物品前、处理污染物品后；③无菌操作前后；④接触伤口前后；⑤护理任何病人前后；⑥上厕所前后。

【思考题】

1. 什么情况下必须洗手？

2. 简述六步洗手法的具体方法。

（王小燕）

实验二 手的消毒法

【实验学时】1学时

【实验类型】技能型实验

【教学目标】

1. 能正确复述手消毒的目的及注意事项。

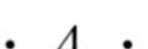

2. 能正确复述手消毒的指征。

3. 能正确进行手消毒。

【实验目的】

1. 清除致病性微生物。

2. 预防感染与交叉感染，切断通过手传播感染的途径。

3. 避免污染无菌物品与清洁物品。

【案例】

李先生，48岁，主诉：急剧腹痛1小时、晕倒2次。既往有乙肝病史10余年。入院急诊CT示：肝硬化。医嘱：肝功能检查。护士给病人抽血后消毒双手。

【实验程序】

1. 评估

(1)有无洗手和手消毒的设施。

(2)双手有无伤口、污染程度和污染范围。

2. 操作过程

环境准备：整洁、安全、光线充足、空间宽敞。

↓

护士准备：衣帽整洁，修剪指甲，取下饰物及手表，卷袖过肘、洗手、擦干。

↓

用物准备

①消毒剂或消毒液，盛放消毒剂或消毒液的容器。

②洗手池设备、清洁剂(通常为肥皂或含杀菌成分的洗手液)，已消毒的刷子、盛用过刷子的容器。

③清洁干燥小毛巾或避污纸、盛放避污纸或毛巾的容器。

④物品放置合理、取用方便。

↓

消毒双手

(1)涂擦消毒法

①涂擦：用消毒剂依次涂擦双手，方法为：手掌对手掌、手背对手掌、指尖对手掌、两手指缝相对互擦，每一步骤来回3次，涂擦时间约2min。

②干手：任其自干或用小毛巾自上而下擦干双手或用烘干机吹干。

(2)消毒手：浸泡消毒法

①浸泡：双手肘部及以下完全浸入消毒液液面以下，手不可触及容器壁。

②按涂擦消毒法按前臂、腕部、手背、手掌、手指、指缝、指甲的顺序反复揉搓2min。

③干手：关闭水龙头，以干净小毛巾自上而下擦干双手或在烘干机下烘干双手。

(3)刷手

①刷手：用刷子蘸消毒(剂)液，按前臂、腕部、手背、手掌、手指、指缝、指尖顺序彻底刷洗。

②冲净：刷30s；打开水龙头，流水冲净，污水应由前臂流向指尖，同法换刷另一手，反复两次(共刷2min)。

③干手：关闭水龙头，以干净小毛巾自上而下擦干双手或在烘干机下烘干双手。

↓

整理用物：用过的小毛巾放入准备好的容器中消毒。

【注意事项】

1. 消毒前先洗手并保持手的干燥。

2. 按操作规程进行消毒，消毒过程中不可污染干净的刷子、水龙头、洗手液或消毒液等，不可溅湿工作服。

3. 使用浸泡消毒法时，消毒完毕手离开消毒液时避免接触容器边缘。

4. 使用刷手法消毒时，手刷应每日消毒，刷洗范围应超过被污染的范围。

5. 揉搓手和刷手的方法正确，手的各个部位都需消毒，尤其要注意洗净指尖、指缝、拇指、指关节等处。

6. 水龙头最好是感应式或用肘、脚踏、膝控制开关的。如果用手开关的，刷手后应用纸巾包住水龙头再关上，防止手再次污染。

7. 医务人员在下列情况下必须进行手的消毒：①实施侵入性操作前；②护理免疫力低下的病人或新生儿前；③接触血液、体液和分泌物后；④接触被致病性微生物污染的物品后；⑤护理传染病病人后。

8. 手的消毒法不同于外科洗手，后者详见第二篇第二章实验一。

【思考题】

1. 什么情况下必须进行手的消毒?

2. 试述用流动水冲净双手过程中的注意事项。

（王小燕）

实验三　铺备用床法

【实验学时】2学时

【实验类型】技能型实验

【教学目标】

1. 能正确说出铺备用床法的目的及注意事项。

2. 能熟练铺好备用床，动作轻巧、稳重、准确。

3. 铺床过程操作规范、程序清楚，铺床效果好。

4. 在操作中能正确运用节力原则，省时节力。

【实验目的】

保持病室整洁，准备接收新病人。

【案例】

吴女士，36岁，主诉：发热、咳嗽、咳痰伴有右侧胸痛2天。门诊行胸部拍片、血常规检查等，诊断：大叶性肺炎。医生建议住院治疗，病房需铺好备用床准备接收新入院病人。

【实验程序】

1. 评估环境

（1）病室内无病人进行治疗或进餐。

（2）病室环境清洁、通风等。

2. 操作过程

护士准备：衣帽整洁，洗手，戴口罩。

↓

用物准备

①床、床垫、床褥、棉胎、枕芯、大单、被套、枕套。
②用物折叠正确，按顺序摆放。

↓

铺大单前准备

①推用物至床尾正中。
②移床旁桌。
③检查床垫必要时翻转床垫。
④铺床褥。

↓

铺大单

↓

①将大单按顺序逐层展开。
②铺近侧床头角。(图1-3-1 A~D)
③铺近侧床尾角。
④塞好床中部边缘。
⑤铺对侧床头角。
⑥铺对侧床尾角。
⑦塞好床中部边缘。

铺被套

↓

①被套按顺序层层展开并打开尾部。
②棉胎放入被套内展开套平(图1-3-2)。
③系系带。
④折被筒。
⑤被尾向内折于床尾。

套枕套: 套好枕套平放于被头上,齐床头(图1-3-3)。

↓

整理: 移回床旁桌椅。

↓

洗手

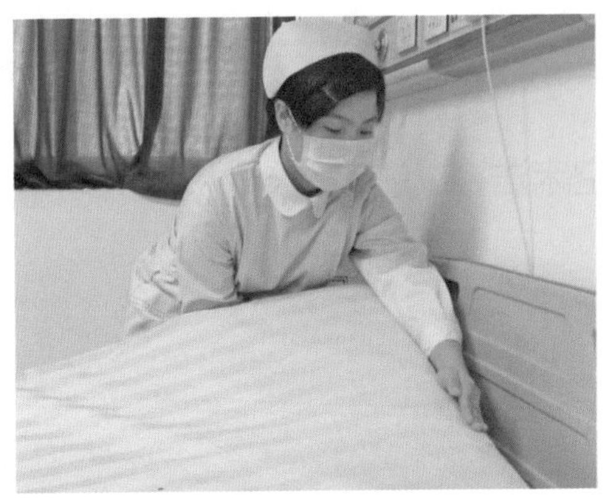

A

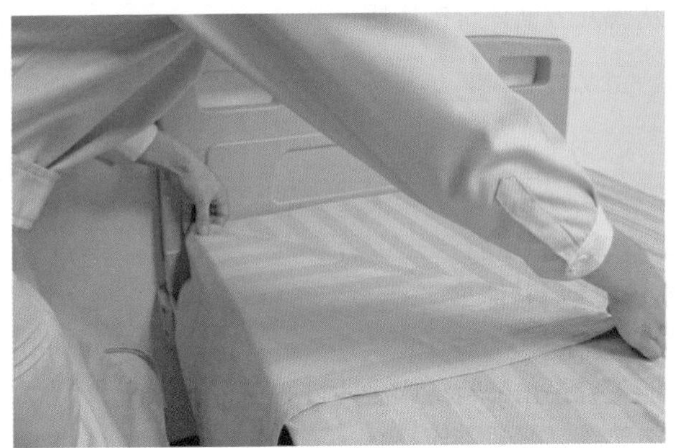

B

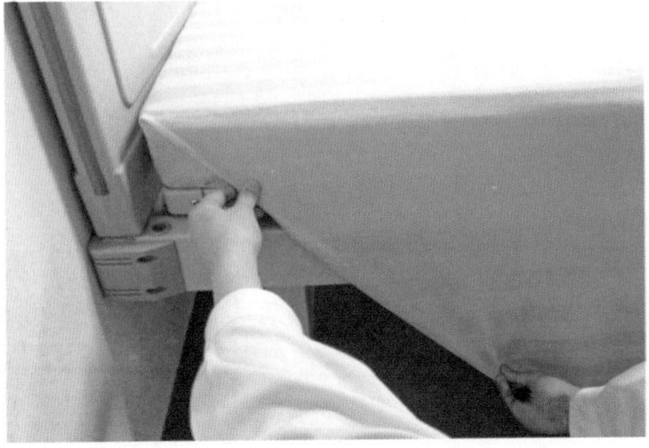

C

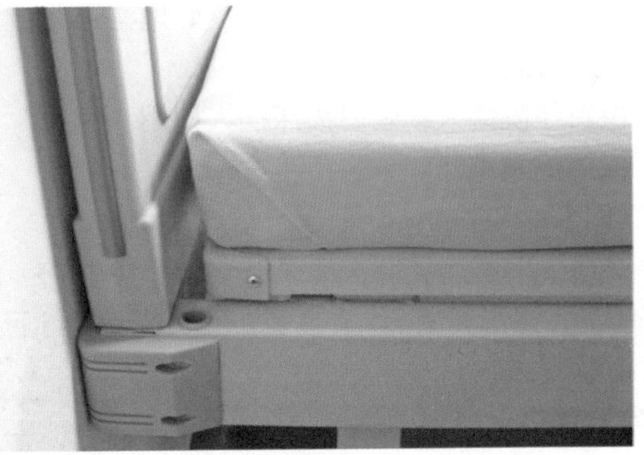

D

图1-3-1 折床角法

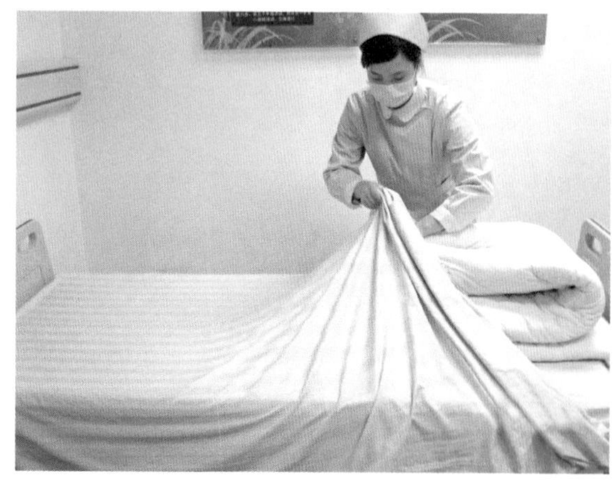

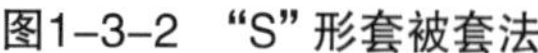
图1-3-2　"S"形套被套法

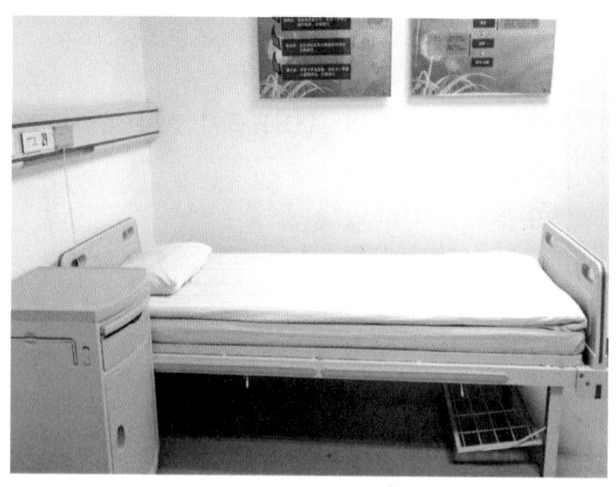
图1-3-3　备用床

【注意事项】

1. 病人进餐或做治疗时应暂停铺床。

2. 铺床前要检查床的各部有无损坏,若有应修理后再用。

3. 操作中应用节力原理。铺床前应将用物备齐,按使用的顺序放置;铺床时,身体应靠近床边,上身保持直立,两腿前后分开稍屈膝,有助于扩大支撑面,增加身体稳定性,既省力又能适应不同方向操作;同时手和臂的动作要协调配合,尽量用连续动作,避免过多的抬起、放下、停止等动作,以节省体力消耗、缩短铺床时间。

【思考题】

1. 举例说明铺床操作过程中运用到哪些节力原则。

2. 从哪几方面评价铺床质量。

（陈明霞）

实验四　铺暂空床法

【实验学时】1学时

【实验类型】技能型实验

【教学目标】

1. 能正确说出铺暂空床法的目的及注意事项。

2. 能熟练铺好暂空床,动作轻巧、稳重、准确。

3. 在操作中能正确运用节力原则,省时节力。

4. 在操作过程中能与病人进行良好地沟通交流,并正确对病人进行健康教育。

【实验目的】

1. 供新住院病人或暂时离床病人使用。

2. 保持病室整洁。

【案例】

黄先生,75岁。主诉:反复上腹部疼痛3年,加剧2天。体检:T 36.5℃,R 18次/分,P 76次/分,BP 140/85mmHg,神志清楚,体质虚弱。诊断:十二指肠溃疡。医嘱:胃镜检查。现病人要到胃镜室做检查,病床需铺成暂空床。

【实验程序】

1. 核对、评估及解释

(1)评估住院病人是否可以暂时离床活动或外出检查。

（2）向暂时离床活动或外出检查病人解释铺暂空床的目的。

［解释语］"您好！黄先生，今天感觉怎么样？上午您要做胃镜检查，观察胃黏膜情况。昨天交代过您早餐不要吃，要空腹做检查，您没吃早餐吧？由于您年老体弱行动不便，我准备用轮椅护送您到胃镜室做检查，请穿好衣服，防止受凉。现在我去准备轮椅，请您休息一会儿。"

2. 操作过程

护士准备：衣帽整洁，洗手，戴口罩。

↓

用物准备

①按备用床准备用物，必要时备橡胶单、中单。
②用物折叠正确，按顺序摆放。

↓

铺大单前准备

①推用物至床尾正中。
②移床旁桌。
③检查床垫必要时翻转床垫。
④铺床褥。

↓

铺大单

①将大单按顺序逐层展开。
②铺近侧床头角。
③铺近侧床尾角。
④塞好床中部边缘。
⑤铺对侧床头角。
⑥铺对侧床尾角。
⑦塞好床中部边缘。

↓

铺被套

①被套按顺序层层展开并打开尾部。
②棉胎放入被套内展开套平。
③系系带。
④折被筒。
⑤被尾向内折于床尾。
⑥将盖被上端向内折1/4，然后扇形三折于床尾（图1-4-1）。
［解释语］"黄先生，现在可以协助您上轮椅了吗？""请您往后坐，要靠在椅背上，两只手放在扶手上，这样会比较安全、舒适。现在我把您床上的棉被三折于床尾，等下检查回来好上床，病室也可保持整齐。""现在我们去做检查，中途有什么不舒服一定要马上告诉我，到了胃镜室会有专门的护士接待您，请不用紧张。"

↓

套枕套：套好枕套平放于床上，齐床头。

↓

整理：移回床旁桌椅（图1-4-2）。

↓

洗手

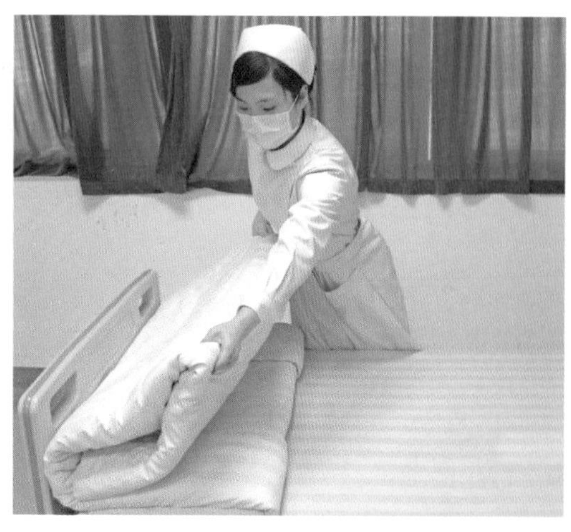
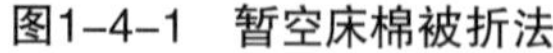

图1-4-1 暂空床棉被折法

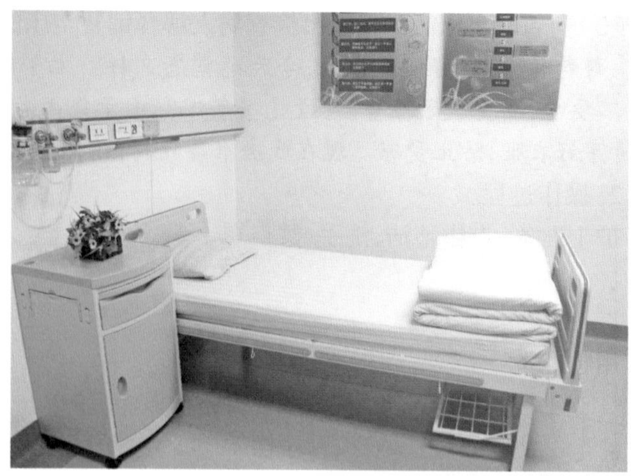

图1-4-2 暂空床

【注意事项】

1. 同备用床。
2. 用物准备符合病人病情需要。
3. 病人上床、下床方便。

【思考题】

1. 在哪些情况下需要铺暂空床?
2. 如何指导病人上下床?
3. 如何指导病人上下轮椅?

(陈明霞)

实验五 铺麻醉床法

【实验学时】2学时

【实验类型】技能型实验

【教学目标】

1. 能正确说出铺麻醉床法的目的及注意事项。
2. 能熟练铺好麻醉床,动作轻巧、稳重、准确。
3. 在操作中能正确运用节力原则,省时节力。
4. 在操作中能与病人家属进行良好的沟通交流,并进行健康教育。

【实验目的】

1. 便于接收和护理麻醉手术后的病人。
2. 使病人安全、舒适,预防并发症。
3. 避免床上用物被污染,便于更换。

【案例】

许女士,50岁。主诉:大便次数增加、带血2个月。病人2月前无明显诱因,排便次数增多,2~5次/天,不成形,间断带暗红色血迹。近来明显乏力,体重下降约2kg。体检:T36.9℃,P72次/分,R18次/分,BP110/72mmHg,神清,皮肤巩膜无黄染,心肺无明显异常,腹软,无压痛,右下腹可触及约3cm×6cm质韧包块,可推动,边界不清。诊断:结肠癌。今上午在全麻下行结肠癌根治术。病房准备麻醉床迎接术后病人。

【实验程序】

1. 核对、评估及解释

(1)评估病人:①诊断、病情、手术和麻醉方式;②术后需要的抢救或治疗物品等。

（2）向病人及家属解释铺麻醉床的目的。

［**解释语**］“您好，您能告诉我您叫什么名字吗？”“我是许××”“许阿姨您好，根据您的病情今天上午需要行结肠手术，等下手术室护士会过来接您，到手术室后护士会向您做解释和说明配合要点，医生护士始终在您身边，不用紧张。”“您去手术室后，我会把床上的被服全部更换清洁的并铺成麻醉床，便于术后护理，使您安全、舒适。您现在好好休息在病房等待，有什么需要可用呼叫器呼叫我。”

2. 操作过程

护士准备：衣帽整洁，洗手，戴口罩。

↓

用物准备

- （1）床上用物：①床垫、床褥、棉胎或毛毯、枕芯、大单、中单和橡胶单各2条、被套、枕套；②用物折叠正确，按顺序摆放。
- （2）麻醉护理盘：①治疗巾内：开口器、舌钳、通气导管、牙垫、治疗碗、氧气导管或鼻塞管、吸痰导管、棉签、压舌板、平镊、纱布或纸巾；②治疗巾外：手电筒、心电监护仪（血压计、听诊器）、治疗巾、弯盘、胶布、护理记录单、笔；③用物摆放整齐、合理。
- （3）另备输液架和吊篮，必要时备吸痰管，氧气筒，胃肠减压器。天冷时按需要备热水袋、毛毯等。

↓

铺大单前准备

- ①推用物至床尾正中。
- ②移床旁桌。
- ③检查床垫必要时翻转床垫。
- ④铺床褥。

↓

铺大单

- ①将大单按顺序逐层展开。
- ②铺近侧床头角。
- ③铺近侧床尾角。
- ④塞好床中部边缘。
- ⑤铺床中部橡胶单和中单（图1-5-1）。
- ⑥铺床头部橡胶单和中单。
- ⑦铺对侧床头角。
- ⑧铺对侧床尾角。
- ⑨塞好床中部边缘的橡胶单及中单（图1-5-2）。
- ⑩塞好床头橡胶单和中单（图1-5-3）。

↓

铺被套

- ①被套按顺序层层展开并打开尾部。
- ②棉胎放入被套内展开套平。
- ③系系带。
- ④折被筒。
- ⑤被尾向内折于床尾。
- ⑥将盖被三折叠于背门一侧（图1-5-4）。
- ⑦酌情放置热水袋。

↓

套枕套：套好枕套立放床头。

↓

整理

①移回床旁桌,椅子合理放置。

②麻醉护理盘置于床旁桌上。

③准备和检查床旁抢救物品,放置合理(图1-5-5)。

[**解释语**]“现在麻醉床铺好了,请家属不要坐在上面,不要翻动床铺和所准备的用物,请你们支持,谢谢!”

↓

洗手

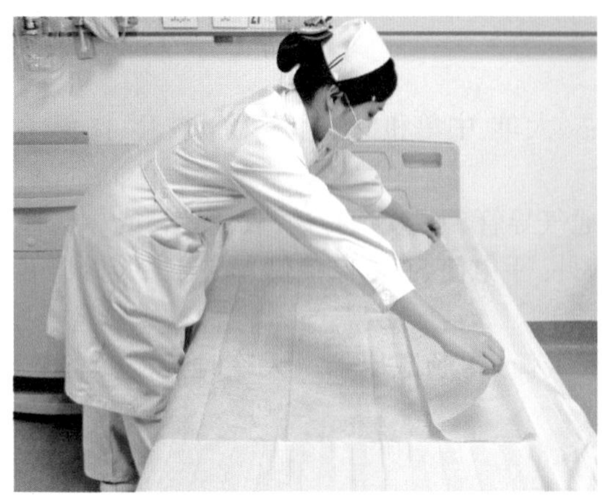

图1-5-1 铺床中部中单

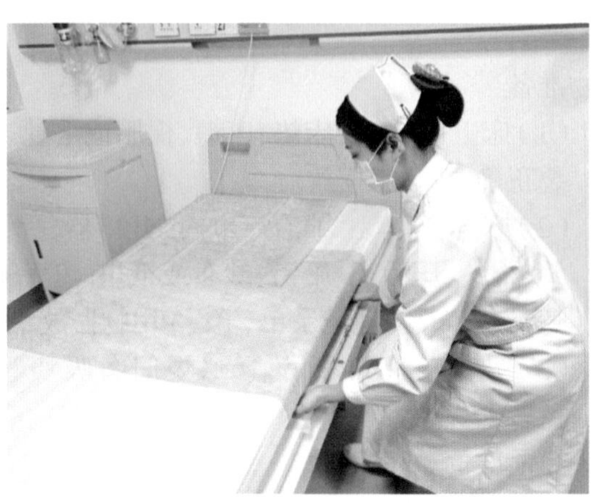

图1-5-2 塞好床中部各单

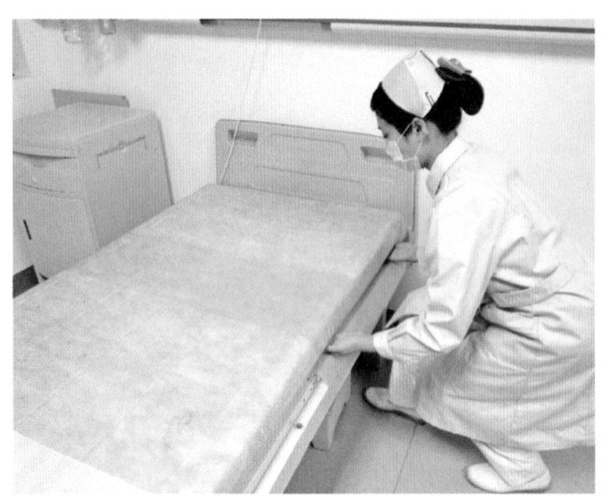

图1-5-3 塞好床头各单

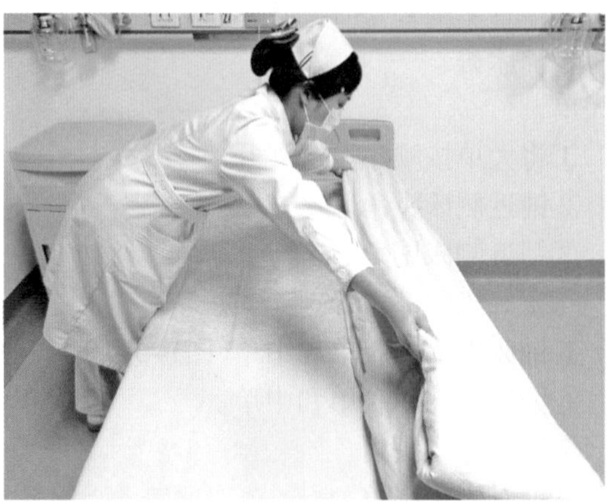

图1-5-4 盖被三折法

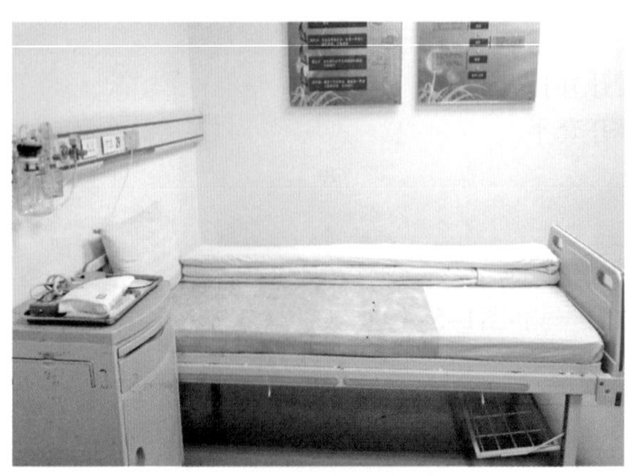

图1-5-5 麻醉床

【注意事项】

1. 铺床前要检查床的各部有无损坏，若有应修理后再用。
2. 操作中应用节力原理。
3. 护理术后病人的用物齐全，病人能及时得到抢救和护理。

【思考题】

1. 铺麻醉床要做哪些准备，评估哪些内容？
2. 如何根据病人手术部位铺橡胶单和中单？
3. 为何全麻手术病人要去枕平卧头偏向一侧？

（陈明霞）

实验六　卧床病人更换床单法

【实验学时】3学时

【实验类型】技能型实验

【教学目标】

1. 能正确说出卧床病人更换床单法的目的及注意事项。
2. 能熟练掌握卧床病人更换床单法，动作轻巧、稳重、准确。
3. 操作规范、程序清楚，铺床效果好。
4. 在操作中能正确运用节力原则，省时节力。
5. 在操作中能与病人进行良好的沟通交流，并正确对病人进行健康教育。

【实验目的】

1. 保持病人的清洁，使病人感觉舒适。
2. 预防压疮等并发症的发生。

【案例】

吴先生，70岁。主诉：寒战、高热，左侧胸痛伴铁锈色痰2天。体检：T 39.6℃，R 24次/分，P 100次/分，BP 130/85mmHg，神志清楚。胸部X线片检查示左下肺叶有大片模糊阴影。诊断：肺炎。病人由于发热体质虚弱，夜间出汗较多，晨间护理时需要更换床单等。

【实验程序】

1. 核对、评估及解释

（1）评估病人：①病情、意识状态；②活动能力，配合程度；③被服清洁情况。

（2）向病人解释更换床单的目的、方法、注意事项及配合要点。

［解释语］“您好，我是您的责任护士徐××，您可以叫我小徐，能告诉我您的名字吗？”“我是吴××。”“您好，吴大爷，您现在感觉怎样？您烧退后出了很多汗，被服比较潮湿，现在要给您更换床单，可以吗？”“请您稍休息一会儿，我去准备用物。”

2. 操作过程

护士准备：衣帽整洁，洗手，戴口罩。

↓

用物准备

- ①大单、中单、被套、枕套、床刷及床刷套，需要时备清洁衣裤。
- ②用物折叠正确，按顺序摆放。

↓

换单前

- ①推用物至床尾正中，再次核对病人床号、姓名。
- ②放平床头和膝下支架。
- ③移床旁桌。

↓

④移病人至对侧。

[解释语]“吴大爷,现在我要开始更换床单啦,需要您配合。请您往床对侧移动好吗?这样空出近侧床铺好换大单。麻烦家属配合一下,请站在对侧床边保护病人,防止坠床。”“吴大爷,我现在开始换单了,换单过程如有什么不舒服要马上告诉我,好吗?

↓

换大单、中单

①松近侧污单,用中单擦净橡胶单。
②上卷中单至床中线处,塞于病人身下。
③将橡胶单搭于病人身上。
④将大单卷至中线处,塞于病人身下(图1-6-1)。
⑤清扫床褥。
⑥铺近侧清洁大单、橡胶单、中单(图1-6-2)。
⑦移病人至近侧。
[解释语]“吴大爷,现在已经换好了近侧的大单了,请您身体往我这边移动好吗?请家属站过来保护病人。”
⑧移凳子至对侧床尾。
⑨同法清洁对侧橡胶单和床垫。
⑩同法铺对侧床单、橡胶单、中单。

↓

换被套

①移病人至床正中。
②从污被套内取出棉胎放于凳子上。
③将干净被套平铺于污被套上。
④将棉胎装入清洁被套内(图1-6-3)。
⑤撤出污被套。
⑥整理盖被。

↓

换枕套:换好的枕头揉松置于病人头下,开口背门。

[解释语]“吴大爷,现在我要更换枕套,请您把头抬起来好吗?枕套换好了我要放在您头下,请您再抬起头来可以吗?”

↓

整理

①移回床旁桌椅。
②根据病情摇起床头和膝下支架。
③做好交代和健康教育。
[解释语]“吴大爷,现在已经换好了床单、被套和枕套,是否感觉舒适多了。”“您需要多翻身,经常改变体位,多喝水,痰才容易咳出。”“谢谢您的配合,有事可用呼叫器叫我,我会马上过来的。”

↓

洗手

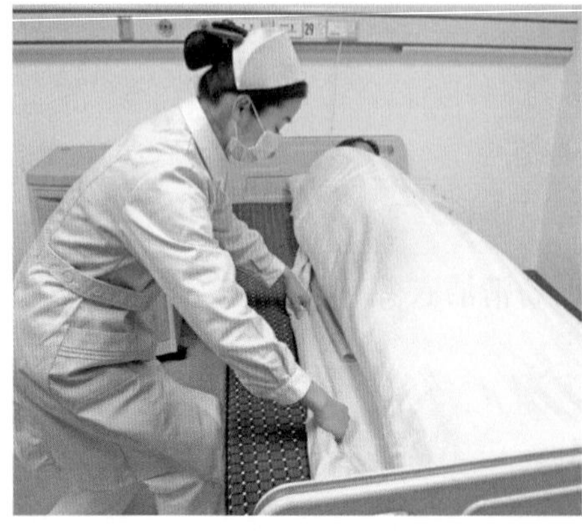

图1-6-1　上卷脏的大单

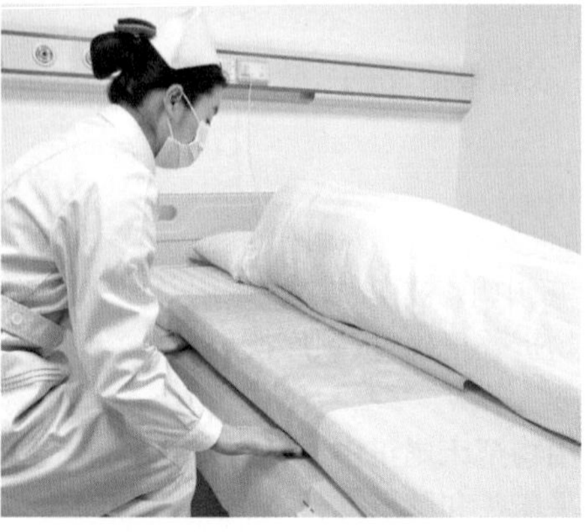

图1-6-2　铺近侧各单

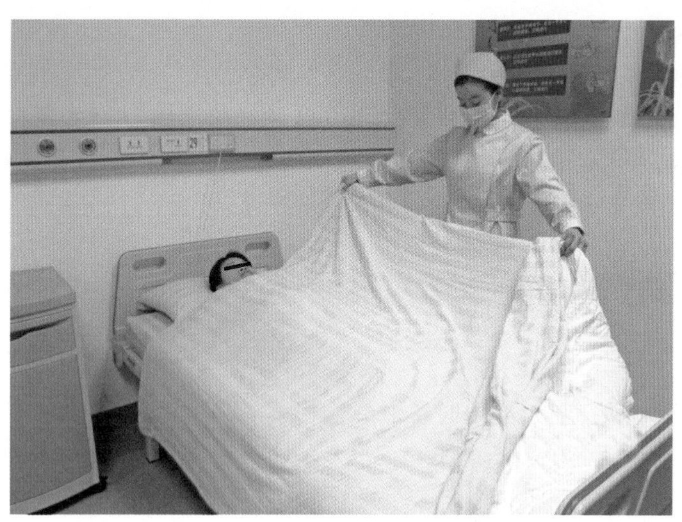

图1-6-3 更换被套

【注意事项】

1. 符合铺床的原则，铺床单、被套、套枕套正确、平整、美观。
2. 病人感觉舒适、安全。
3. 与病人进行有效沟通。

【思考题】

1. 在更换床单时如何保证病人舒适？
2. 在更换床单时如何保证病人安全？
3. 如不能翻身侧卧的病人应如何更换大单？

（陈明霞）

实验七 病人搬运法

【实验学时】1.5学时

【实验类型】技能型实验

【教学目标】

1. 能正确复述各种病人搬运法的目的及注意事项。
2. 能正确执行挪动法、一人、二人、三人、四人法搬运病人。
3. 能正确应用平车运送病人。
4. 在病人搬运过程中能正确运用人体力学原理。
5. 在搬运病人过程中护士之间能进行良好配合和协调。

【实验目的】

1. 运送不能下床的病人入院。
2. 运送不能下床的病人做各种检查、治疗、手术或转院。

【案例】

张先生，56岁，主诉：车祸致人事不省6小时。入院急诊颅脑CT检查示："右侧额颞叶脑挫裂伤伴血肿形成，右颞硬膜外血肿"，诊断：颅脑损伤。入院后急诊手术，手术过程顺利，术后第2天，病人神志恢复清醒，医嘱：平车运送病人复查头部CT。

【实验程序】

1. 核对、评估及解释

（1）评估病人：①病人的年龄、体重、意识状态、病情、损伤的部位及躯体活动能力。②理解合作程度。

③病人有无约束,各种导管情况。

(2)向病人解释搬运的步骤及配合方法。

[解释语]“您好,我是你的责任护士林××,能告诉我您的名字吗?”“我是张××。”“您好,您现在感觉怎样?昨天您做了手术,手术过程很顺利,为了进一步观察您的病情,术后常规都要去做一个头部CT,现在我们准备用平车送您去,我先去取平车,等会请您配合我一下,好吗?”

2. 操作过程

护士准备:衣帽整洁,洗手,戴口罩。

↓

用物准备:平车、车垫、枕头、盖被,必要时备中单。

↓

环境准备:安全、光线充足、空间宽敞。

↓

上平车前准备

(1)检查平车性能,将平车推至病人床旁,核对床号及姓名。

[解释语]“是张先生吗?我们要送您去做CT了。现在我们来帮助您移到平车上。请您配合我一下好吗?我们会很小心的。”

(2)安置好病人身上的导管,避免导管脱落、受压或液体反流。

↓

搬运病人上平车

(1)挪动法(适用于能在床上配合动作的病人)

①移开床旁桌、松开盖被,帮助病人移向床边。

②将平车与床平行并紧靠床边。

③护士抵住平车,帮助病人按上身、臀部、下肢的顺序向平车挪动(如果从平车移向床上时,顺序是:下肢-臀部-上身)。

(2)一人法(适用于儿童或体重较轻的病人)

①推平车大轮端至床尾,使平车与床成钝角,制动闸制动。

②松开盖被,协助穿衣。

③协助病人移至床边。

④协助病人屈膝,护士一臂自病人近侧腋下伸至对侧肩部外侧,另一臂伸入病人大腿下,病人双臂交叉于搬运者颈后,护士抱起病人移步转身,轻轻放于平车上(图1-7-1)。

(3)二人法(适用于不能自行活动或体重较重者)

①~②同一人法。

③两名护士(甲、乙)站于床同侧,将病人移至床边(图1-7-2A)。

④甲一手托住病人颈肩部,另一手托住病人腰部,乙一手托住病人臀部,一手托住腘窝,两人同时抬起,使病人身体稍向护士倾斜,同时移步转向平车(图1-7-2B)。

(4)三人法(适用于不能自行活动或体重较重者)

①~②同一人法。

③三名护士(甲、乙、丙)站于床同侧,将病人移至床边(图1-7-3A)。

④甲托住病人头、肩胛部,乙托住病人背部、臀部,丙托住病人腘窝、小腿部,三人同时抬起,使病人身体稍向护士倾斜,同时移步转向平车(图1-7-3B)。

(5)四人法(适用于病情危重或颈、腰椎骨折病人)

↓

①移开床旁桌、椅，推平车与床平行并紧靠床边。
②在病人腰、臀下铺中单。
③甲护士站于床头，托住病人头及颈肩部，乙护士站于床尾，托住病人两腿，丙护士和丁护士分别站于床及平车两侧，紧握中单四角，四人同时抬起病人（图1-7-4）。
④将病人轻放于平车中央，协助其躺好，盖好盖被。

整理

（1）整理床单位、铺暂空床。
（2）询问病人感受，交代注意事项。
［解释语］“张先生，您现在感觉怎样？您配合得很好，现在您已经在平车上了，现在我帮您把车旁的护栏拉上了，请您将手交叉到胸前，这样出去的时候就不会撞到门框或墙壁了，您有什么不舒服的一定要告诉我。很快就可以到CT室了，做CT时会有专门的医生护士告诉您注意事项和配合方法，请您不用紧张。”

运送病人：松开平车制动闸，推病人至目的地。

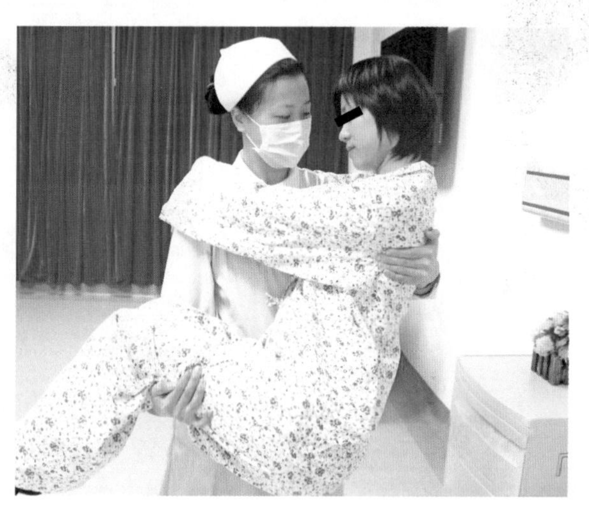

图1-7-1　一人搬运病人上平车法

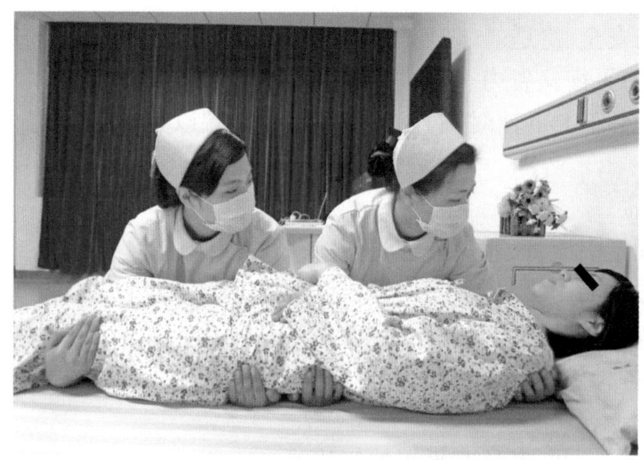

A. 二人搬运病人至床边法

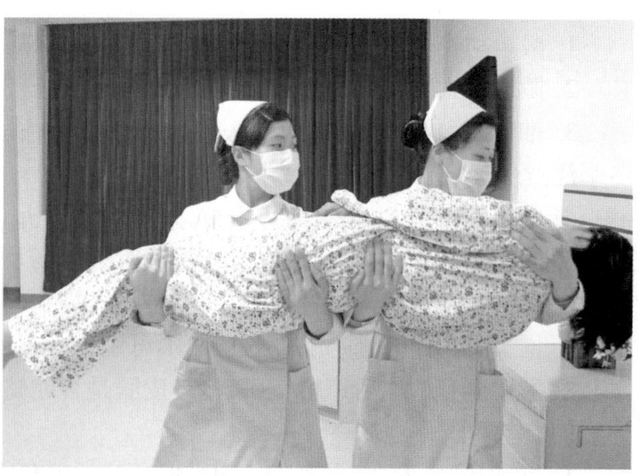

B. 二人搬运病人上平车法

图1-7-2　二人搬运法

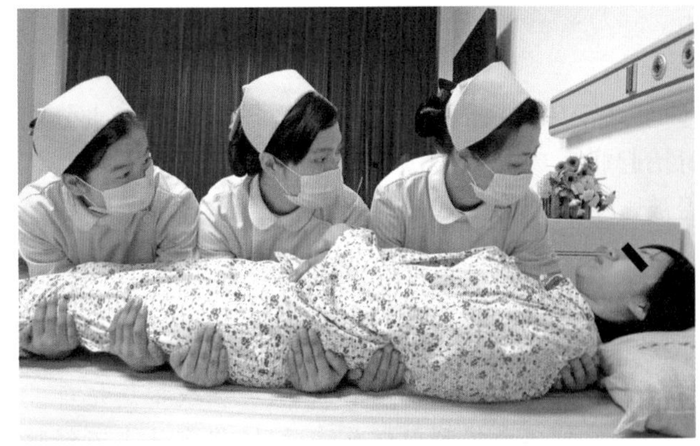

A. 三人搬运移病人至床边法

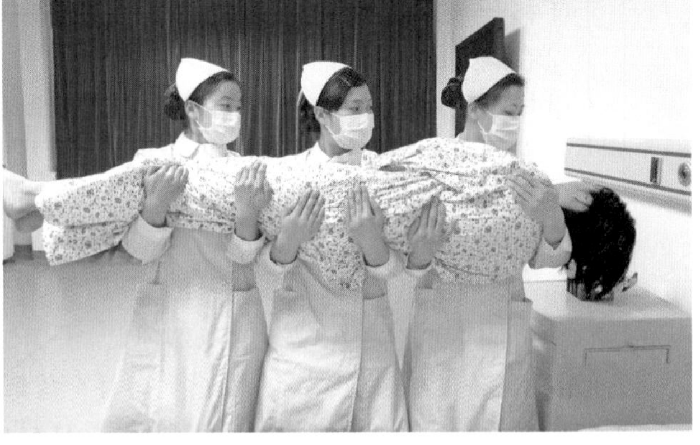

B. 三人搬运病人上平车法

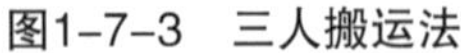

图1-7-3 三人搬运法

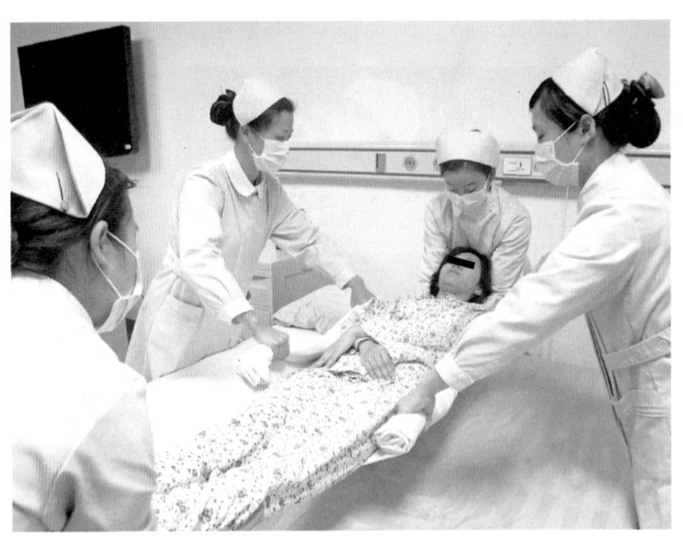

图1-7-4 四人搬运病人上平车法

【注意事项】

1. 搬运动作轻稳，协调一致，车速适宜，要确保病人安全、舒适。

2. 搬运病人时，尽量使病人身体靠近搬运者，既保持平衡又省力。

3. 推车时，护士应站在病人头侧，便于观察病情。平车上下坡时，病人头应在高处一端以免引起不适。冬季注意保暖，避免受凉。

4. 搬运骨折病人，车上需垫木板，并固定好骨折部位。

5. 搬运有导管的病人时，应保持输液管的通畅及固定引流管，避免导管脱落、受压或液体逆流。

6. 在搬运危重病人的过程中，应准备氧气袋和抢救物品。

7. 推车进出门时，应先将门打开，不可用车撞门，以免震动病人及损坏建筑物。

8. 搬运到目的地后严格交班，检查皮肤是否完整，各种导管是否通畅，避免护理差错的发生。

【思考题】

1. 挪动法，一人、二人、三人、四人搬运法的对象有何不同？搬运时平车如何放置？

2. 平车运送病人时，如何保证病人安全、舒适？

（王小燕）

实验八 变换卧位法

【实验学时】1学时

【实验类型】技能型实验

【教学目标】

1. 能正确复述各种卧位的适用范围和作用。
2. 能正确进行常用卧位的变换。
3. 能正确复述为特殊病人更换卧位时的注意事项。
4. 能运用人体力学原理来维持病人的稳定卧位。
5. 在变换卧位过程中能与病人进行良好的沟通交流,并正确指导病人。
6. 能正确运用节力原则对病人进行卧位更换。

【实验目的】

1. 变换姿势,增进病人的舒适。
2. 预防压疮、坠积性肺炎等并发症发生。
3. 适应治疗、护理的需要。

【案例】

郭先生,42岁,主诉:反复上腹部隐痛,伴乏力、纳差1个月。入院后行胃镜检查+病理活检,诊断:胃黏液腺癌。行"根治性胃大部切除术",现为术后第1天,予2小时翻身一次。

【实验程序】

1. 核对、评估及解释

(1)评估病人:①病人的性别、年龄、体重、意识状态、病情及躯体活动能力。②病人手术的部位、伤口的情况及理解合作程度;③病人有无约束、石膏固定或牵引,各种导管情况。

(2)向病人解释变换卧位的目的、方法及配合要点。

[**解释语**]"您好,我是您的责任护士王××,请问您叫什么名字?""我是郭××","郭先生,您感觉怎样?您现在身体的位置滑向床尾了,我来帮您移向床头好吗?这样您会比较舒服。如果您一直保持同一个体位躺着对您身上的皮肤不好,所以需要经常为您翻身,这样可避免局部的皮肤长时间受压损伤,促进全身的血液循环。您现在还很虚弱,并且还插了引流管,我会很小心的,希望也能得到您的配合!"

2. 操作过程

护士准备:衣帽整洁、洗手。

↓

用物准备:2~3个软枕。

↓

环境准备:整洁、安全、光线充足、必要时拉好床帘。

↓

变换卧位前准备

①核对床号、姓名。
②固定病床刹车,放平或摇平床头。
③放下近侧床栏、竖起对侧床栏,松开被尾。
④将各种导管及输液装置安置妥当。

↓

协助病人移向床头

（1）一人协助法（适用于轻症或疾病恢复期病人）

①将一软枕横立于床头。

②病人仰卧屈膝。

③双手放在胸前或握住床头栏杆，也可搭在护士肩部或抓住床沿。

④护士一手托在病人肩部，另一手托住臀部，同时让病人两臂用力，脚蹬床面，托住病人重心顺势向床头移动，放回软枕头（图1–8–1）。

[**解释语**]“郭先生，现在我要帮您移向床头了，请将两腿屈膝，双手握住床头栏杆，脚蹬床面，和我一起用力，1、2、3用力，…您配合得很好！谢谢！”

（2）两人协助法（适用于重症或体重较重的病人）

①同一人协助法①~②。

②两位护士分别站在床的两侧，交叉托住病人颈肩部和臀部，或一人拖住肩及腰部，另一人托住臀部及腘窝部，两人同时抬起病人移向床头，放回软枕头（图1–8–2）。

↓

协助病人翻身侧卧

（1）一人翻身法（适用于体重较轻的病人）

①病人仰卧，两手放于腹部。

[**解释语**]“郭先生，现在我要为您翻身了，您放心，请将两手放于腹部，两腿屈膝，您配合得很好！”

②将病人肩部、臀部移向护士侧的床缘，双下肢移近并屈膝。

③一手托肩，一手扶膝，轻轻将病人转向对侧，使病人背向护士（图1–8–3）。

（2）两人翻身法（适用于重症或体重较重的病人）

①同一人翻身法①。

②两护士站在同一侧，一人托住病人颈肩部和腰部，另一人托住病人臀部和腘窝部，同时将病人抬起并移向近侧。

③分别托扶病人的肩、腰、臀、膝部位，轻轻将病人翻向对侧（图1–8–4）。

↓

观察：观察局部皮肤有无发红、水疱、破损等。

↓

按摩：必要时拍背、按摩。

↓

垫枕

①一软枕纵向垫于腰背部。

②一软枕垫于两膝之间。

③一软枕病人抱于胸腹部。

↓

整理

①固定导管。

②整理床单位，必要时竖起床栏。

③询问病人感受，交代注意事项。

[**解释语**]“郭先生，我们已经为您改变了一下体位，您现在感觉如何，这个体位是否舒适？一定要注意不要用力牵拉导管，如有需要请随时按床头呼叫铃，我会及时过来为您处理的，您还有其他需要吗？好好休息。”

↓

洗手、记录：填写床头翻身卡，包括翻身时间、病人体位及皮肤情况。

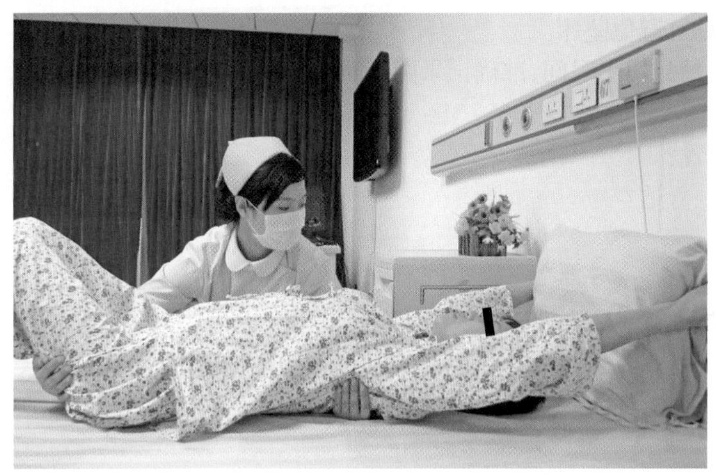

图1-8-1　一人协助病人移向床头法

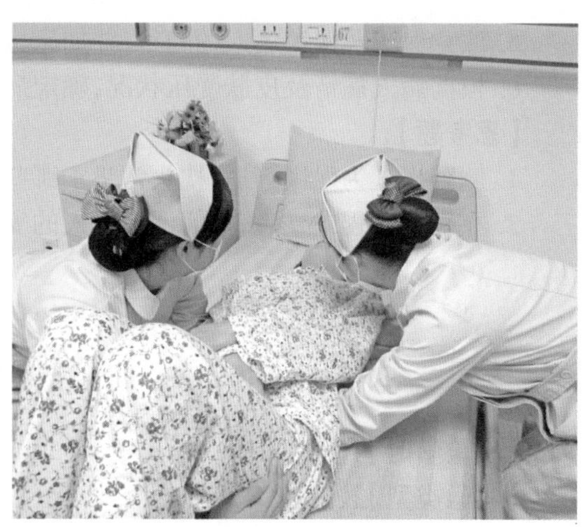

图1-8-2　两人协助病人移向床头法

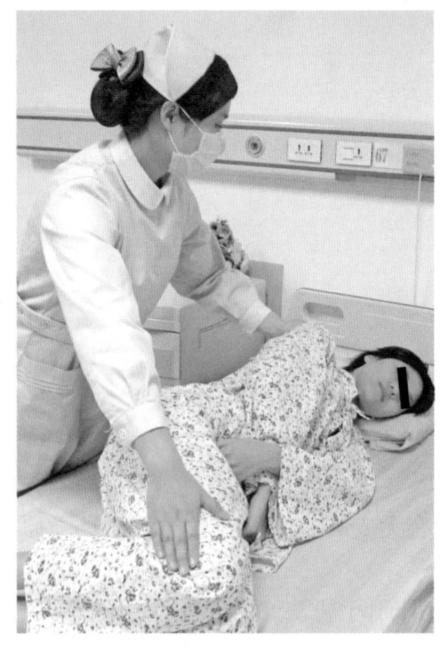

图1-8-3　一人翻身法

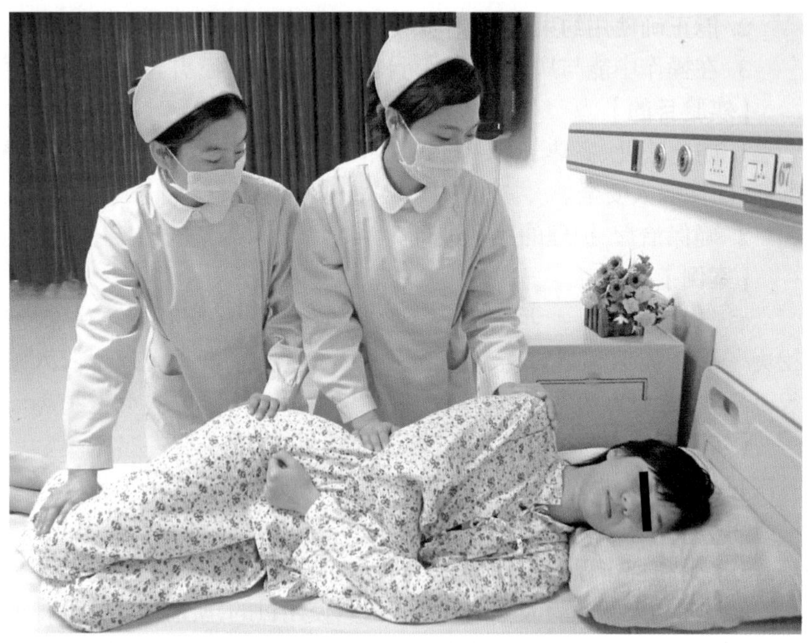

图1-8-4　两人翻身法

【注意事项】

1. 两人协助翻身时，注意动作协调，轻稳。

2. 平移病人及翻身、垫枕时应注意避免局部产生摩擦力、剪切力等；保持局部皮肤干燥。

3. 为有特殊情况的病人更换卧位时，应注意：

（1）翻身前应妥善安置导管、翻身后加以检查并固定，保持导管通畅。对气管插管、气切套管病人，护士应专人保护。

（2）颈椎或颅骨牵引者，翻身不可放松牵引，并保持头、颈、躯干在同一水平位翻动；翻身后注意牵引方向、位置以及牵引力是否正确。

（3）颅脑手术者，应取健侧卧位或平卧位。在翻身时注意头部不可剧烈翻动，以免引起脑疝，压迫脑干，导致病人突然死亡。

（4）石膏固定者，应注意翻身后患处位置及局部肢体的血运情况，防止受压。

（5）一般手术者，翻身前应检查敷料是否干燥、有无脱落，若分泌物浸湿敷料，应先更换敷料并固定妥当后再行翻身，翻身后注意伤口不可受压。

4. 注意观察局部受压皮肤有无发红、水疱、破损等现象，如有应及时处理。

5. 注意保暖及保护病人的隐私，并加床栏保护，避免坠床。

6. 根据病人病情及皮肤受压状况，确定病人翻身间隔时间，准确记录翻身时间。

【思考题】

1. 侧卧病人为促进舒适，枕头常垫于哪些位置？

2. 在翻身过程中，应该如何保证病人的安全、舒适？

（王小燕）

实验九　病人约束法

【实验学时】1学时

【实验类型】技能型实验

【教学目标】

1. 能正确说出使用约束带的目的和注意事项。

2. 能正确使用约束带，操作熟练、程序清楚。

3. 在操作中能与病人家属进行良好的沟通交流，并进行健康教育。

【实验目的】

1. 防止小儿、高热、谵妄、昏迷、躁动及危重病人因虚弱、意识不清或其他原因而发生坠床、撞伤、抓伤等意外，确保病人安全。

2. 确保治疗、护理的顺利进行。

【案例】

吕先生，45岁。主诉：乏力、食欲减退2个月，腹胀2周，既往有肝硬化病史。检查：T37℃，P 88次/分，R 22次/分，BP 90/70mmHg，腹水、双下肢水肿。病人以肝硬化腹水收入院治疗。病人入院第6天，出现意识混乱，行为异常，定向力障碍，烦躁不安，欲要把输液针头拔掉。为保护病人的安全，应用约束带约束病人。

【实验程序】

1. 核对、评估及解释

（1）评估病人：①年龄、病情、意识状态、生命体征及肢体活动度；②有无皮肤摩擦破损及血液循环障碍等；③接受和合作程度，有无使用保护具而出现异常的心理反应。

（2）向病人（清醒）及家属解释保护具使用目的，所需保护具的种类、使用时间、方法、注意事项及配合要点。

［解释语］“您好，我是吕先生的责任护士陈××，您是吕先生的家属吗？由于吕先生异常烦躁，没法用药，现在要将吕先生四肢约束起来，防止他拔针和坠床，如果你们同意用约束带，请签字好吗？”“你们心情我理解，只要病人安静下来，我会及时解除约束带，我会经常过来观察约束部位情况。”

2. 操作过程

护士准备：衣帽整洁，洗手，戴口罩。

↓

用物准备：宽绷带约束带、肩部约束带、膝部约束带、尼龙褡扣约束带、棉垫。

↓

约束带使用

（1）核对床号、姓名。

（2）安置病人卧位。

（3）约束带使用

▲宽绷带约束带（用于固定手腕及踝部，限制病人四肢活动）

①用棉垫包裹手腕或踝部。

↓

②宽绷带打成双套结，套在棉垫外（图1–9–1）。
③稍拉紧，松紧以肢体不脱出和不影响血液循环为宜。
④宽绷带系于床缘。
▲肩部约束带（用于固定肩部，限制病人坐起）（图1–9–2）
①腋窝衬棉垫。
②将袖筒分别套于病人两侧肩部。
③两袖筒上的系带在胸前打结固定。
④将两长带系于床头（图1–9–3）。
⑤必要时将枕头横立于床头。
▲膝部约束带（用于固定膝部，限制病人下肢活动）（图1–9–4）
①膝部衬棉垫。
②将约束带横放于两膝上。
③两头小细带各缚住一侧膝关节。
④将两长带系于两侧床缘（图1–9–7）。
▲尼龙褡扣约束带（用于固定手腕、上臂、膝部、踝部，限制固定部位活动）（图1–9–6）
①将约束带置于所固定关节处。
②约束部位衬棉垫。
③对合约束带上尼龙褡扣，松紧适宜。
④将带子系于床缘。

整理

①病人取舒适卧位，保持肢体及关节处于功能位。
②整理床单位、做好交代。
［**解释语**］“您好，我已经为吕先生固定好了约束带，我会定时过来观察病情和肢体血液循环情况，并会定时解松约束带。你们有空的话可以帮助经常按摩病人的手和脚，有利于血液循环。有什么需要可用呼叫器呼叫，我会立即过来的，谢谢你们的配合。”

洗手记录

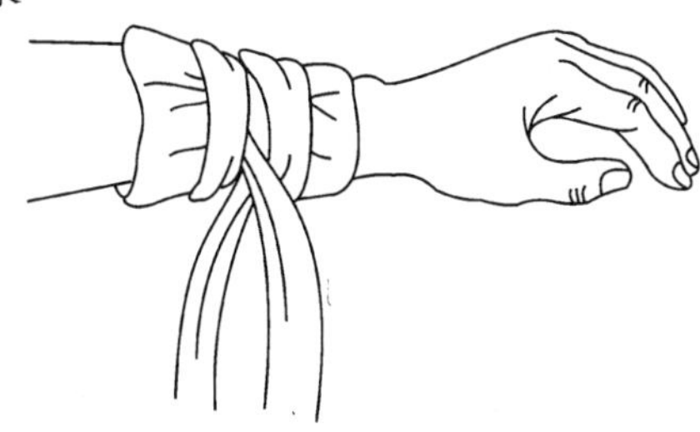
图1–9–1　宽绷带约束法

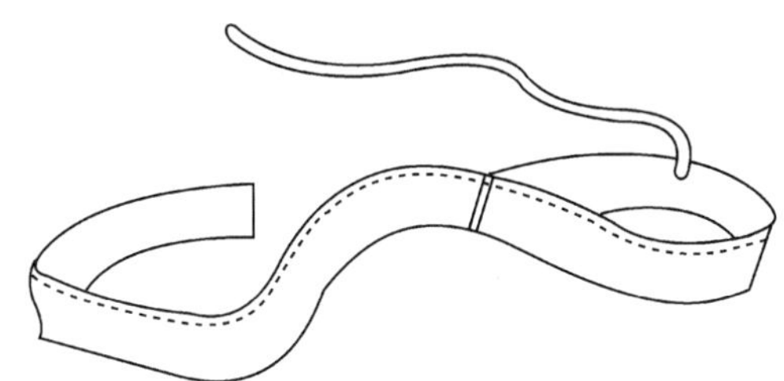
图1–9–2　肩部约束带

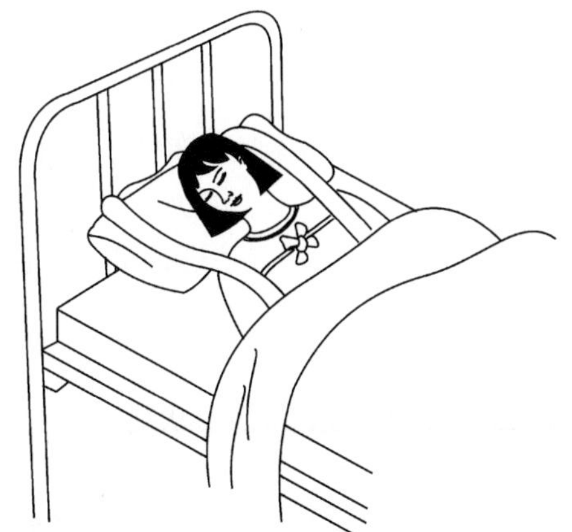
图1–9–3　肩部约束法

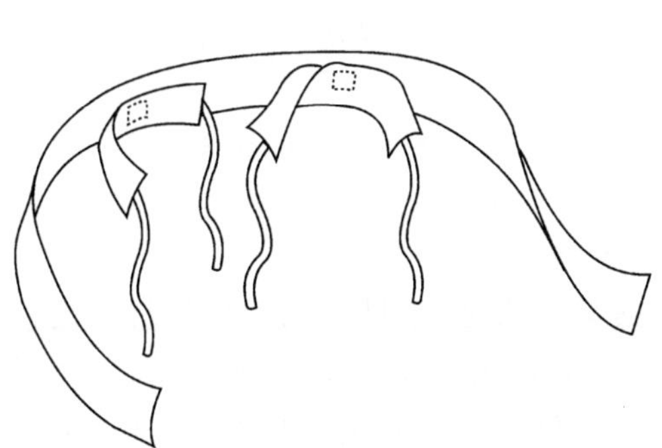
图1–9–4　膝部约束带

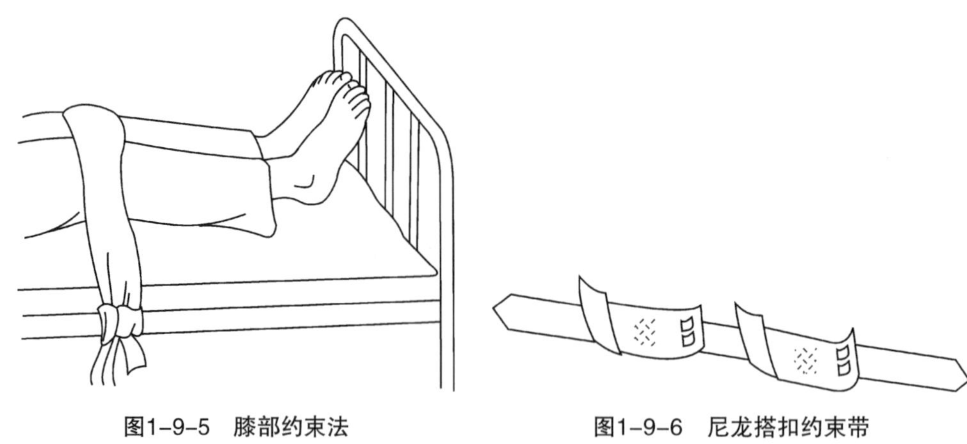

图1-9-5 膝部约束法　　图1-9-6 尼龙搭扣约束带

【注意事项】

1. 严格掌握保护具的应用指征，保护病人的自尊。使用前应向病人及家属说明保护具使用的目的、操作要点及注意事项，如非必须使用，则尽可能不用。

2. 保护具只宜短期使用。用时须注意病人的卧位，保持肢体及关节处于功能位，并协助病人经常更换体位。

3. 使用时，约束带下应放衬垫，松紧适宜并定时松解。注意观察受约束部位的末梢循环情况，发现异常及时处理。必要时进行局部按摩，促进血液循环。

4. 记录使用保护具的原因、时间、观察结果、相应的护理措施及解除约束的时间。

5. 随时评价保护具的使用情况。

【思考题】

1. 对于使用约束带病人，应如何保证安全和舒适？

2. 各种约束带使用的部位和目的是什么？

3. 支被架适用于哪些对象？其目的是什么？

4. 如病房里没有约束带可用什么替代？如何操作？

（陈明霞）

实验十　无菌技术

【实验学时】3学时

【实验类型】技能型实验

【教学目标】

1. 正确说出无菌技术操作原则。

2. 在操作中正确应用无菌技术操作原则。

3. 熟练进行常用无菌技术操作。

【实验目的】

保持无菌物品或无菌区不被污染，防止一切微生物侵入机体，避免给病人带来不应有的损失和危害。

【案例】

张先生，28岁。主诉：左臂外伤清创缝合术后。医嘱：换药1次。护士按无菌方法进行用物准备和协助换药。

【实验程序】

1. 核对、评估及解释

（1）评估病人：①年龄、病情、意识、治疗情况；②心理状态及合作程度；③伤口状况。

（2）向病人解释换药的目的、方法、注意事项及配合要点。

［解释语］“您好，我是您的责任护士王××，请问您叫什么名字？”“我叫张××。”“您好张先生，让我检查一下您的伤口好吗？”……“哦，伤口愈合了很多，不过还要继续换药。一会儿我和医生会过来为您换

药好吗？”“哦，太好了，换药之后，伤口会比较舒服。”“那好，我去准备药物一会儿过来。”

2. 操作过程

护士准备：衣帽整洁，洗手，戴口罩。

↓

用物准备：护士核对医嘱后进行物品准备。

- 无菌持物钳/镊及盛无菌持物钳/镊的容器。
- 无菌包：内包有无菌治疗巾、无菌纱布、器械等。
- 无菌容器：无菌贮槽、盆、罐等；内有灭菌治疗碗、棉球、纱布、器械等。
- 无菌溶液、消毒溶液、棉签。
- 无菌手套。
- 治疗盘、开瓶器、笔、弯盘。

↓

环境准备：环境清洁、宽敞。操作前半个小时禁止清扫，操作时减少人员走动。

↓

无菌包使用法

- ①检查无菌包（换药包）的名称，查看灭菌时间及灭菌指示标记，检查有无潮湿和破损。
- ②将无菌包放在清洁干燥平坦处，取下指示胶带。
- ③捏住包布外角依次打开，检查包内灭菌指示标志，手不可触及包的内面。
- ④用无菌持物钳取出包内物品（无菌巾一条），放于适当位置（治疗盘上）（图1–10–1）。
- ⑤包内无菌物品一次未用完按原折痕包好。写上开包日期、时间，24小时内有效。

↓

铺无菌盘法

- ①手捏住无菌盘上的无菌巾上层的两角外面将上层成扇形折于治疗盘对侧上，开口边向外，形成一无菌面，手臂不可跨越无菌区（图1–10–2A）。
- ②用无菌持物钳从无菌容器内取出无菌物品，放入无菌区域内。
- ［**情境导入**］按照换药所需，在无菌巾内放入无菌换药碗2只，分别放入一些无菌棉球，2把镊子，治疗碗外的无菌巾内放入几块纱布等无菌敷料。
- ③无菌巾边缘对齐，开口处向上反折两次，两侧边缘向下反折一次（图1–10–2B），注明铺盘时间，有效期4小时。

↓

无菌持物钳使用法

- ①检查无菌持物钳的有效日期和时间。
- ②打开无菌持物钳/镊的容器盖边缘，手不可触及容器边缘或内面（图1–10–3）。
- ③取：手持无菌持物钳/镊上1/3，闭合钳端，将钳移至容器中央，垂直取出。
- ④用：保持钳端向下，在腰部以上视线可及范围内使用（图1–10–4）。
- ⑤放：用后闭合钳端，打开容器盖，快速垂直放回容器，松开轴节，关闭容器盖。写上开启的日期和时间，有效期4h。
- ［**情境导入**］用卵圆钳、镊子等夹取换药碗、镊子、棉球、纱布等放入无菌盘内。

↓

无菌容器的使用

- ①检查无菌容器的灭菌日期、灭菌标记、有效期。
- ②打开容器盖，内面向上置于稳妥处或拿在手中，手不可触及边缘和内面（图1–10–5A）（图1–10–5B）。
- ③用无菌持物钳从容器内夹取无菌物品。
- ④取后盖紧，写上打开的日期和时间，有效期24h。
- ⑤手持无菌容器时，应托住容器底部（图1–10–6A）（图1–10–6B）。
- ［**情境导入**］从棉球罐、纱布罐等无菌容器中夹取换药碗、镊子、棉球、纱布等放入无菌盘内。

↓

取无菌溶液法

①核对无菌溶液瓶瓶签，检查有效期，检查瓶盖有无松动，瓶身有无裂缝，无菌溶液内有无沉淀、浑浊、变色等。

②打开铝盖，消毒瓶塞，在标签侧用示指和大拇指将瓶塞打开，手不可触及瓶塞内面。

③标签放于掌心，先倒出少量溶液冲洗瓶口（图1-10-7A），再由原处倒出溶液于无菌容器中，倒时避免液体溅出，尽量避免跨越无菌区（图1-10-7B）。

④将瓶塞塞入，按原样盖好，剩余液体不可再作无菌液体使用。写上开瓶日期、时间，有效期24小时。

［**情境导入**］在2个无菌换药碗的棉球上分别倒上适量无菌生理盐水和75%乙醇。备好换药盘后，携用物至床旁，核对床号、姓名之后，戴上无菌手套协助医生进行换药。

［**解释语**］“您好张先生，我现在为您换药，您准备好了么？”“准备好了，谢谢。”

戴无菌手套法

①核对检查无菌手套袋上的号码、灭菌标志及灭菌时间，打开手套袋，检查袋内灭菌指示标志及手套放置是否正确。

②取出滑石粉包涂擦双手。

③戴手套：

逐只取无菌手套法：一手掀开手套袋开口处，另一手捏住一只手套的反折部分（手套内面）取出手套，对准五指戴上，掀开另一只袋口，再用戴好手套的手指插入另一只手套的反折内面（手套的外面），取出手套，同法戴好。（图1-10-8A）、（图1-10-8B）

两只同时取出手套法：两手同时掀开手套袋开口处，分别捏住两只手套的反折部分，取出手套，将两手套五指对准，先戴一只手，再以戴好手套的手指插入另一只手套的反折内面，同法戴好（图1-10-9）。

④注意手不可触及手套的外面。已戴手套的手不可触及手套内面及非无菌物品。

⑤戴上手套后，双手交叉，检查手套有无破损。

⑥脱手套：一手捏住另一手套腕部外面，翻转脱下；再以脱下手套的手插入另一手套内，将其往下翻转脱下（图1-10-10A）、（图1-10-10B）。

⑦将用过的手套放入医用垃圾袋里。

［**解释语**］“张先生，现在已经换好药，要注意伤口不要受压了，不要被水弄湿了。您还有什么需要？如果没有请好好休息。”

整理用物、洗手

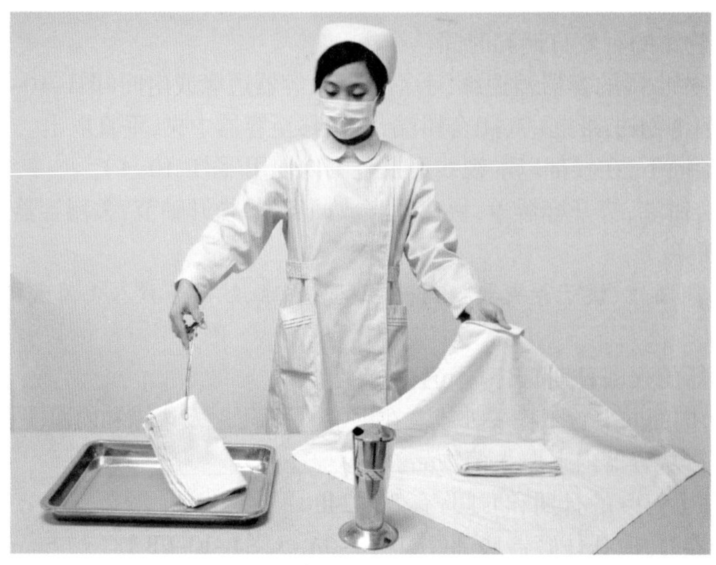

图1-10-1　从无菌包内取无菌物品

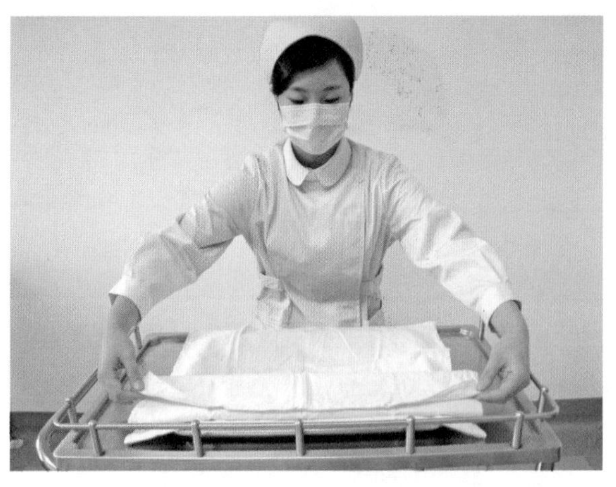

A

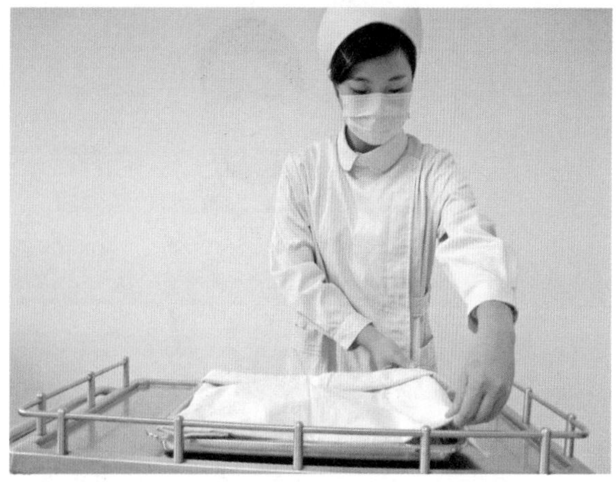

B

图1-10-2 铺无菌盘法

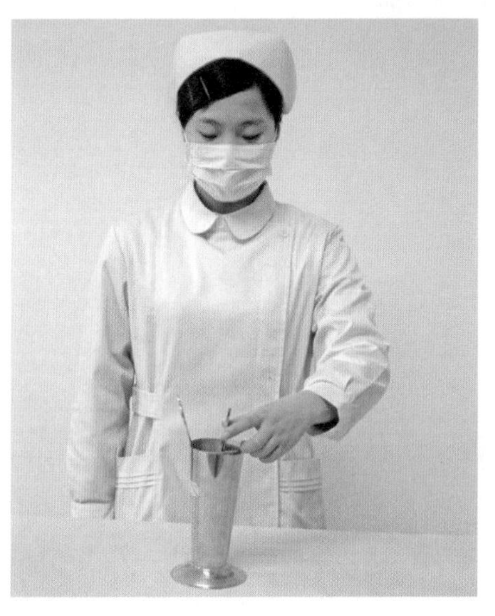

图1-10-3 打开无菌持物钳容器法

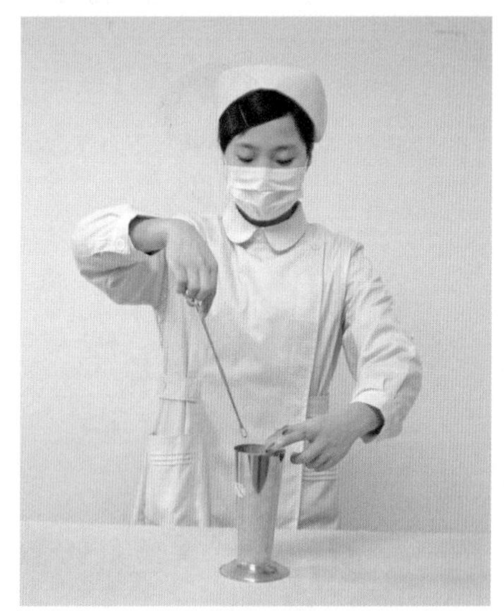

图1-10-4 无菌持物钳使用法

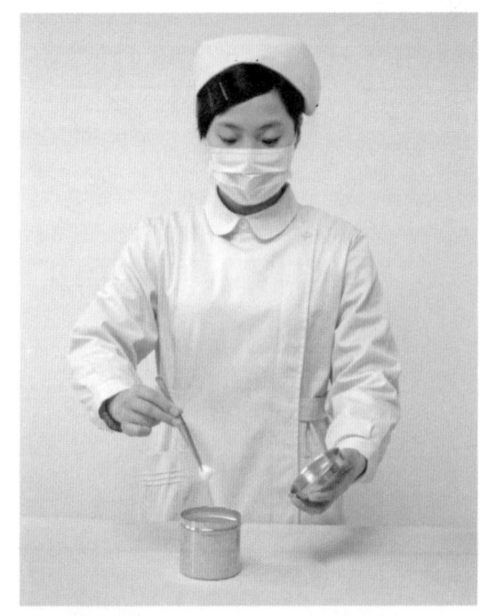

A

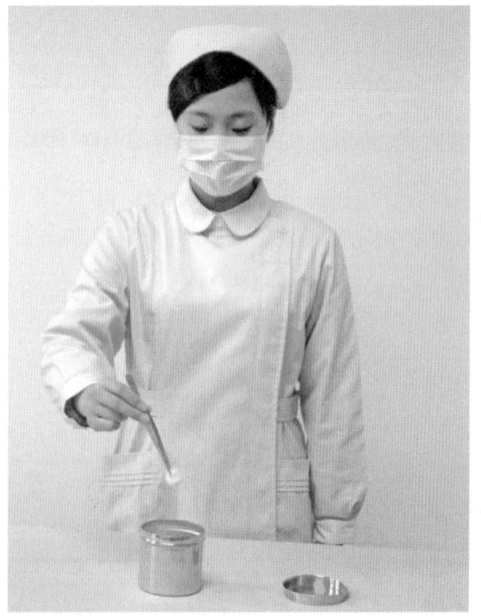

B

图1-10-5 打开无菌容器

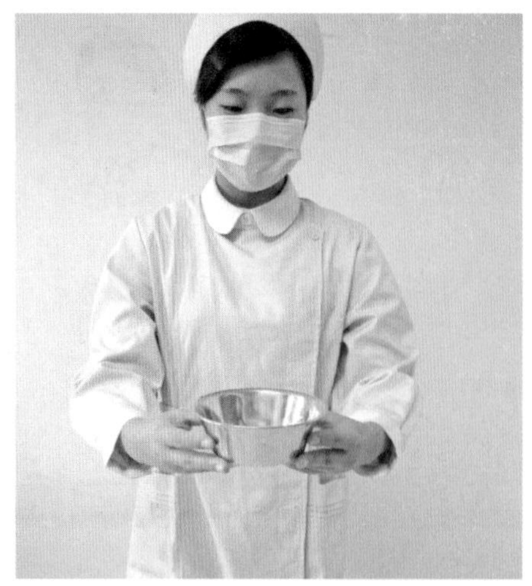

A

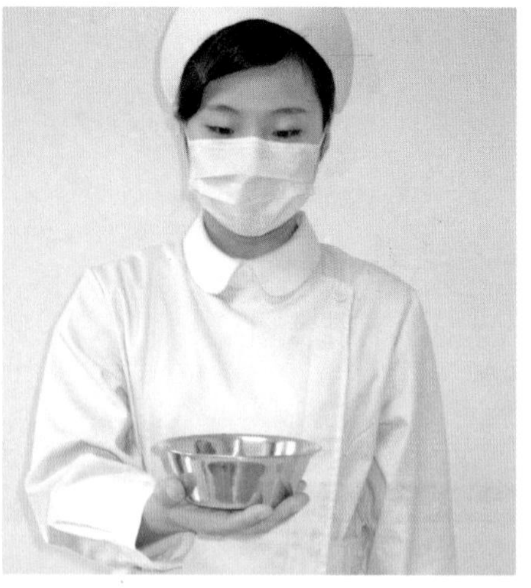

B

图1-10-6 手持无菌容器

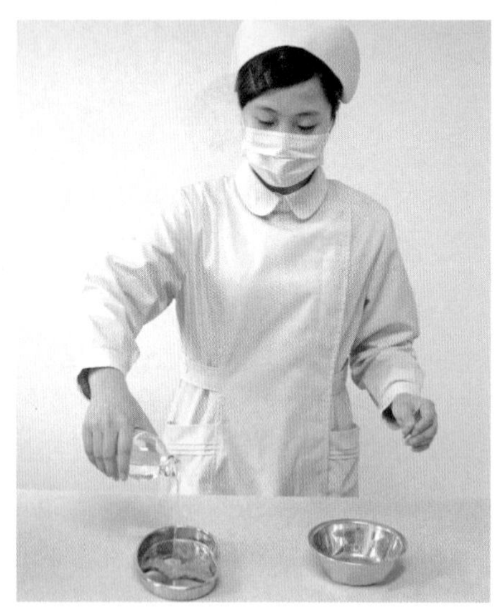

A

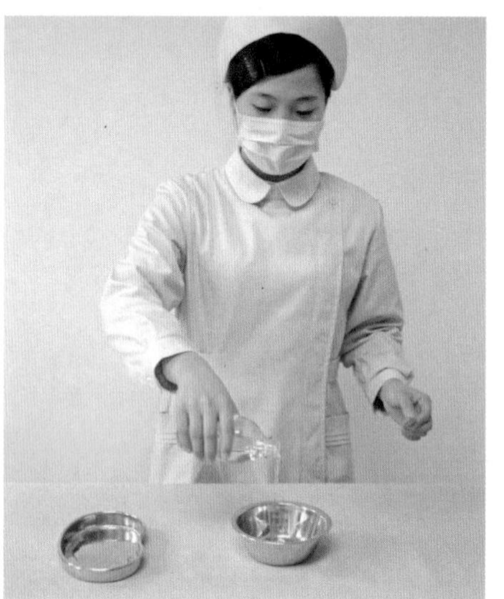

B

图1-10-7 倒无菌溶液法

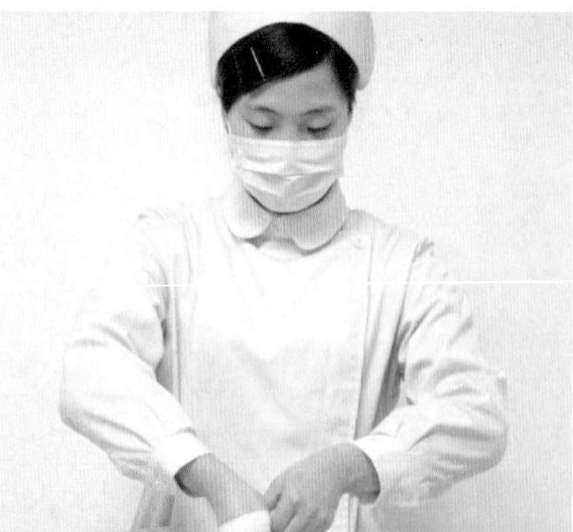

A

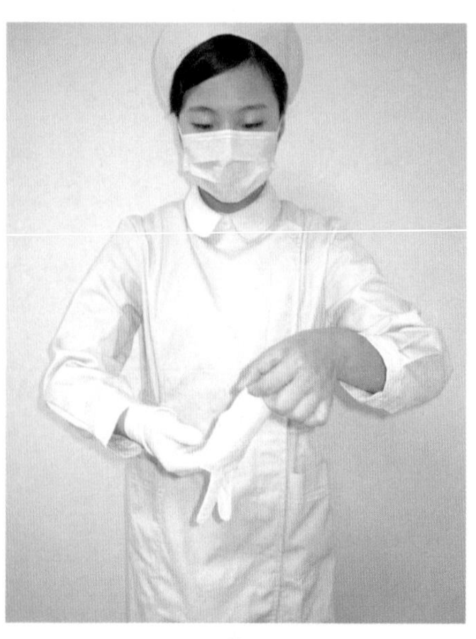

B

图1-10-8 逐只取无菌手套法

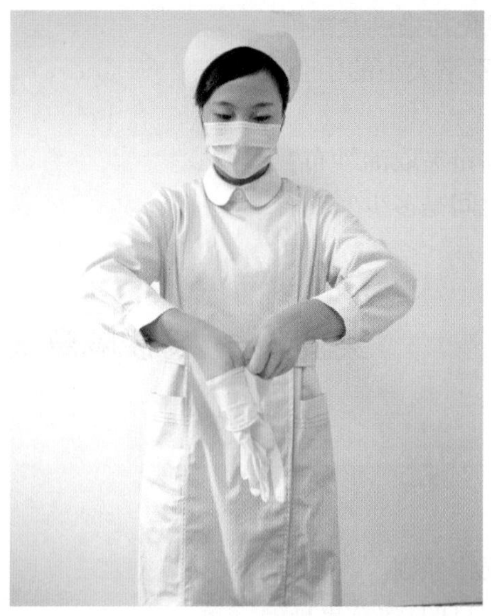

图1-10-9 两只同时取出无菌手套法

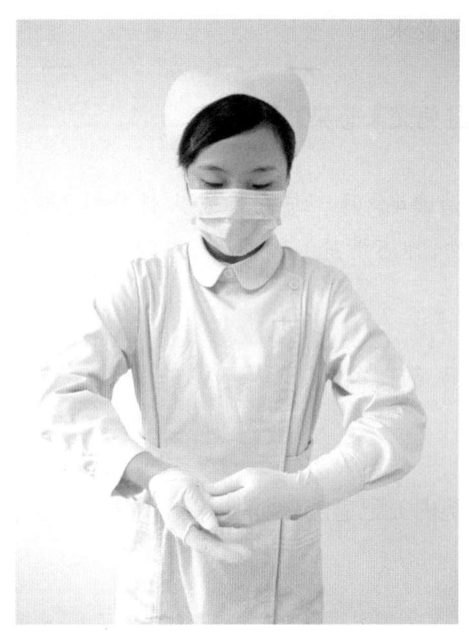

A

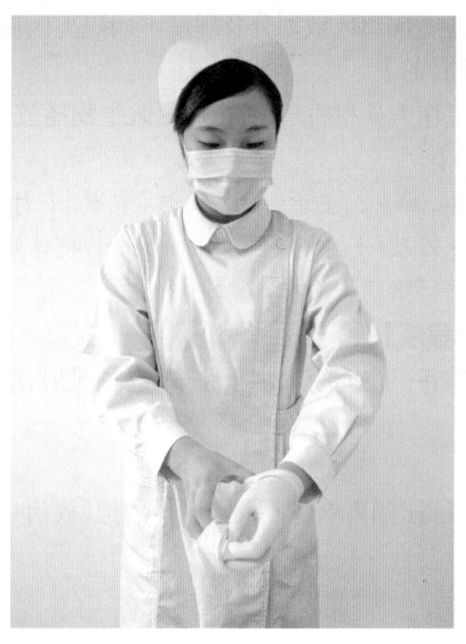

B

图1-10-10 脱无菌手套法

【注意事项】

1. 操作中注意严格无菌技术操作原则。

2. 取放无菌持物钳的钳端闭合,不可触及液面以上部分或罐口边缘;使用过程中始终保持钳端向下,不可触及非无菌区。

3. 到距离较远处取物时,应将持物钳和容器一起移至操作处,就地使用。

4. 无菌持物钳一经污染或可疑污染应重新灭菌。

5. 无菌容器应定期消毒灭菌。

6. 打开包布时手只能接触包布四角的外面,不可触及包布内面,不可跨越无菌面。

7. 如包内物品超过有效期、被污染或包布受潮,则需重新灭菌。

8. 铺无菌盘区域须清洁干燥,无菌巾避免潮湿、污染。

9. 取无菌溶液时不可将物品伸入无菌溶液瓶内蘸取溶液;倾倒液体时不可直接接触无菌溶液瓶口;已

倒出的溶液不可再倒回瓶内以免污染剩余溶液。

10. 戴手套时应选择合适手掌大小的手套尺码。

【思考题】

1. 为什么不能用无菌持物钳夹取油纱布?
2. 各种无菌物品的有效时间是多少?

（林 婷）

实验十一 穿脱隔离衣

【实验学时】2学时

【实验类型】技能型实验

【教学目标】

1. 能正确说出隔离技术操作原则。
2. 能正确说出穿脱隔离衣目的,注意事项。
3. 正确进行穿脱隔离衣操作。
4. 能进行隔离区域划分及理解不同隔离区域的要求。

【实验目的】

保护工作人员和病人,防止病原微生物播散,避免交叉感染。

【案例】

陈先生,38岁。主诉:反复发热、咳嗽3个月,消瘦4个月。与同性友人性交往3年。检查:T:39.8℃,P:92次/分,R:22次/分,BP:125/74mmHg,HIV抗体阳性,神志清楚。诊断:艾滋病。医嘱:物理降温。护士进出病室前后进行穿脱隔离衣。

【实验程序】

护士准备:衣帽整洁,取下手表,卷袖过肘,洗手,戴口罩。

↓

用物准备:隔离衣、洗手池、刷子数把(放治疗碗内)、肥皂液(或消毒液)、弯盘、小毛巾、挂衣架。

↓

穿隔离衣

①检查隔离衣的型号及是否完好、有无潮湿。
②手持衣领,取下隔离衣,清洁面朝向自己,衣领两端向外折少许,露出袖子内口(图1-11-1)。
③右手持衣领,左手伸入袖内(图1-11-2),右手将衣领向上拉,露出左手,换左手持衣领右手伸入袖内,举双手抖袖,注意勿触及面部。
④双手由衣领前部中央顺着边缘向后将领扣扣好,注意袖口不可触及面部、衣领及帽子(图1-11-3)。
⑤扣好袖口或系上袖带(此时手已被污染)(图1-11-4),解松腰带。
⑥将隔离衣一边(约腰下5厘米)渐向前拉,捏起边缘,同法捏住另一侧的边缘(图1-11-5),注意手勿触及衣的内面。双手在背后将边缘对齐,向一侧折叠;将腰带在背后交叉,回到前面打一活结。
⑦隔离衣完全遮盖工作服,穿好隔离衣后可开始工作(图1-11-6A)、(图1-11-6B)。

↓

脱隔离衣

①解开腰带,在前面打一活结。(图1-11-7)
②解开袖口,在肘部将部分袖子塞入工作服下(图1-11-8),露出双手。
③消毒双手:以流水润湿双手,用刷子蘸肥皂液(或消毒液),按前臂、腕部、手背、手掌、手指、指缝、指

甲顺序彻底刷洗，换刷子刷另一手，用流动水冲净泡沫，每只手臂刷洗半分钟，反复两次（共刷2min）。
④用小毛巾自上而下擦干双手，或用烘干机吹干。
⑤解开领扣，右手伸入左侧袖里拉下袖子过手（图1-11-9）；用遮盖着的左手握住右手隔离衣袖的外面将袖拉过手（图1-11-10）。
⑥双手轮换握住袖子，从袖管中退出（图1-11-11）。对齐肩缝，清洁面朝外翻出（图1-11-12），衣边对齐折好。手持衣领，挂在衣架上（如挂在半污染区或门口橱内，清洁面向外；如挂在污染区，污染面向外），如脱下隔离衣不再使用，将衣的清洁面向外翻，卷好投入污衣袋中。

整理：整理用物、洗手。

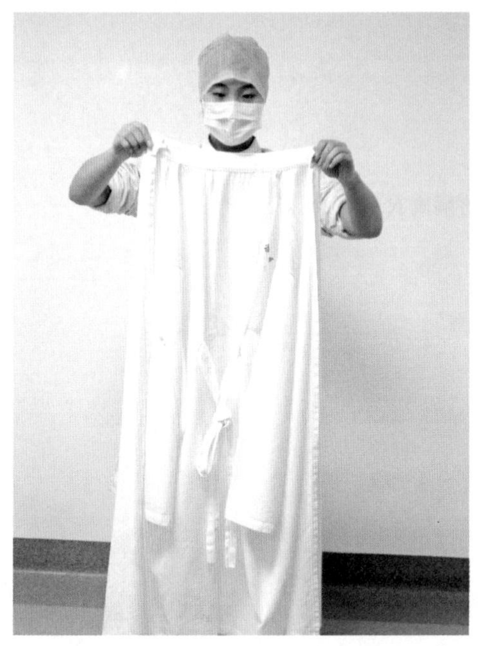
图1-11-1　取隔离衣，清洁面朝向自己

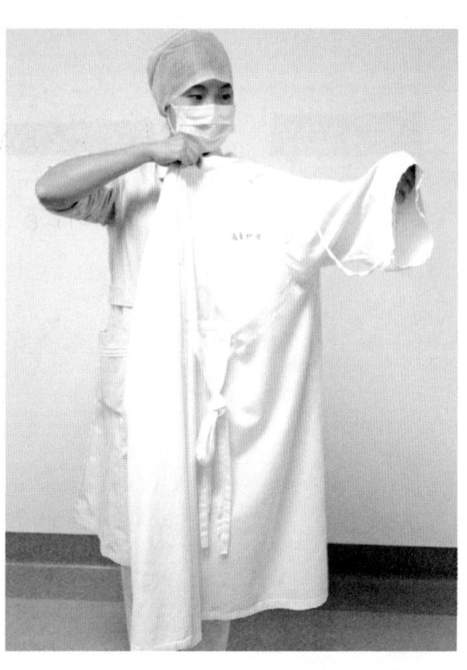
图1-11-2　穿衣袖

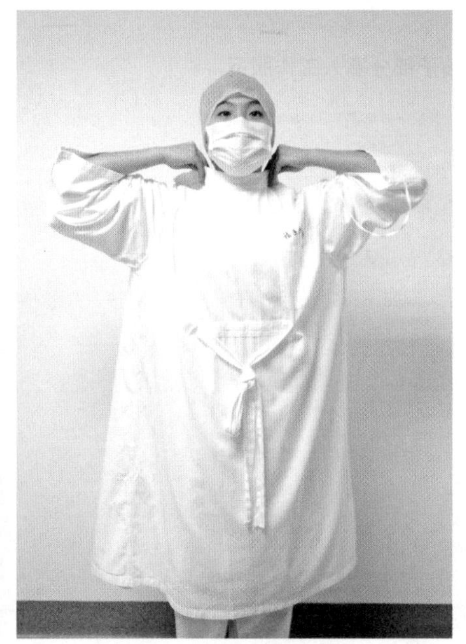
图1-11-3　穿好衣领

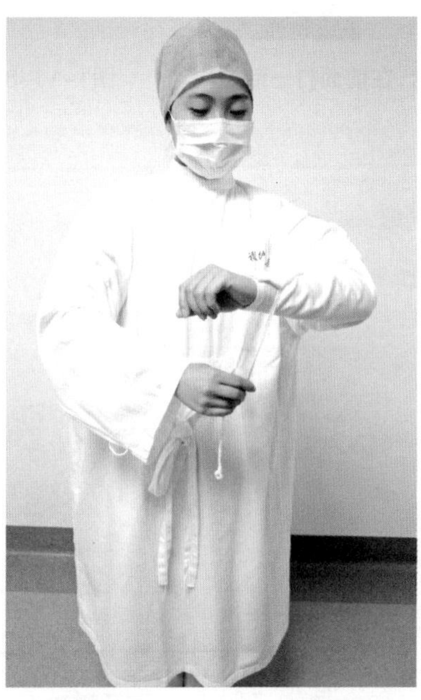
图1-11-4　系上袖带

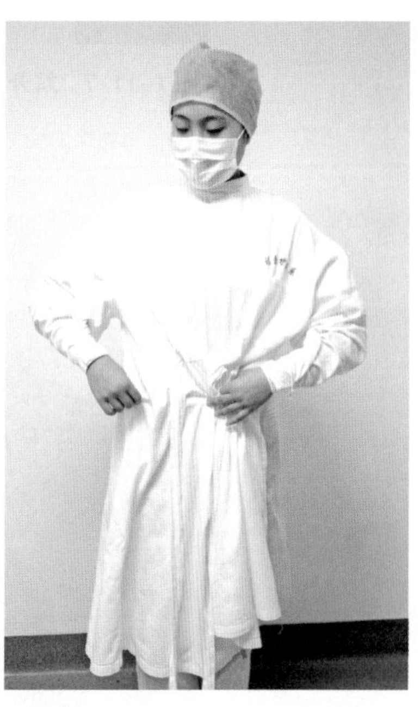
图1-11-5　将一侧衣边拉到前面

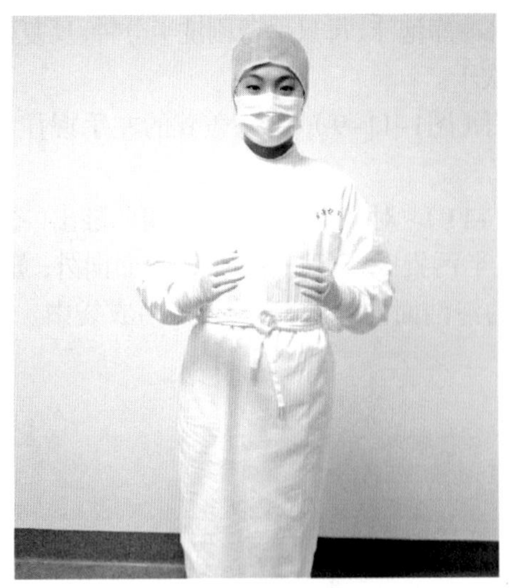

A

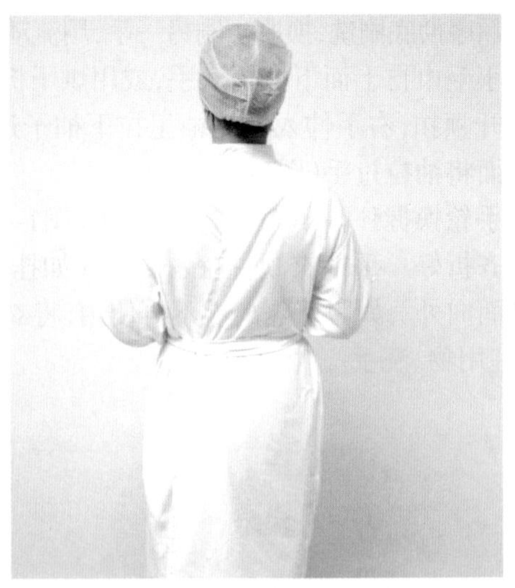

B

图1-11-6 穿好隔离衣

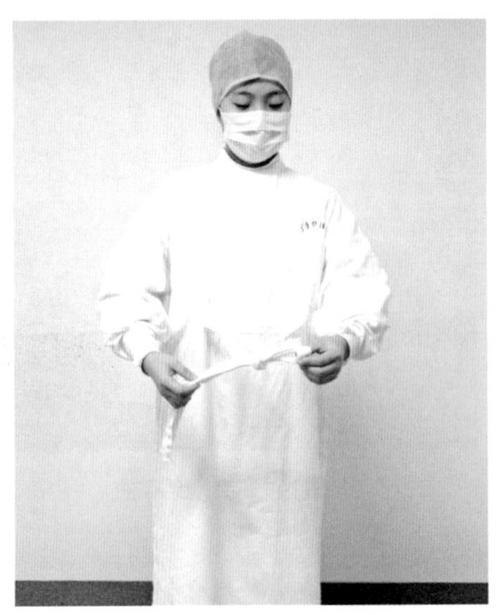

图1-11-7 解开腰带，在前面打一活结

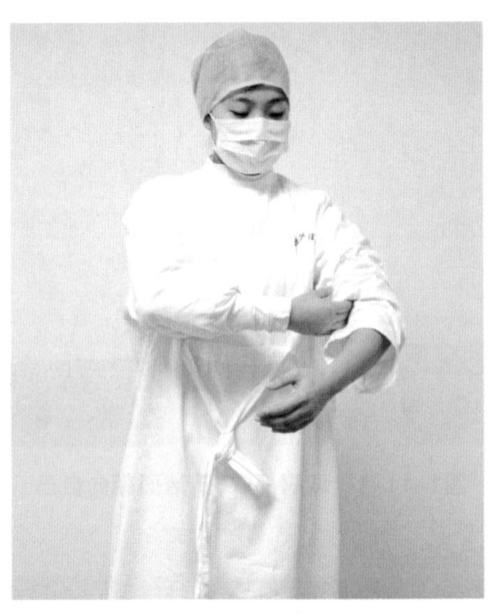

图1-11-8 袖子部分塞入工作服下

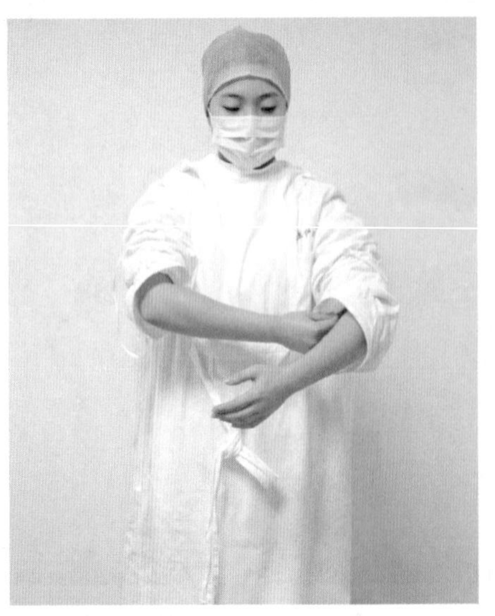

图1-11-9 拉下衣袖

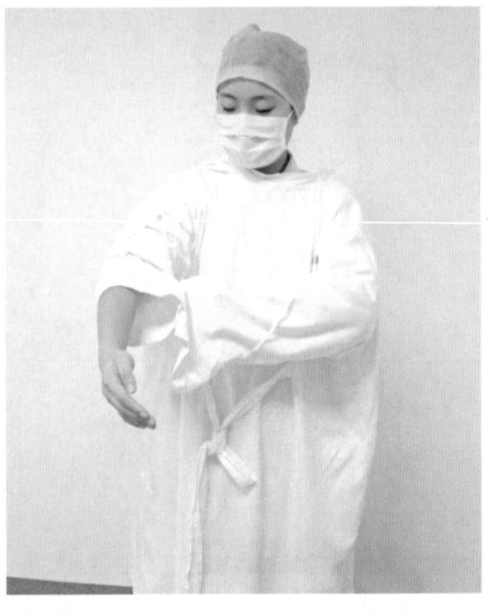

图1-11-10 一手在袖口内拉另一衣袖的污染面

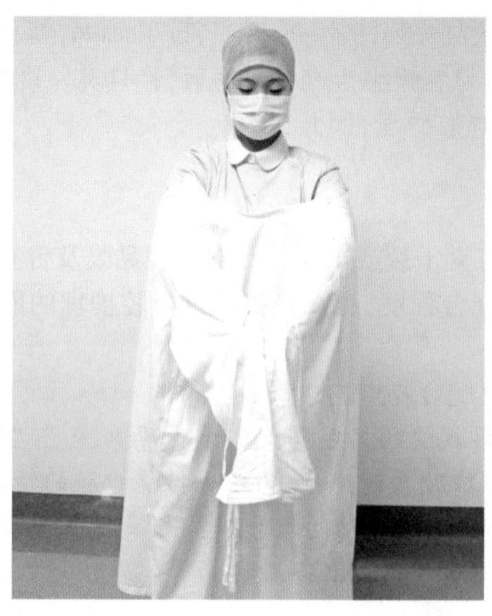

图1-11-11　双手轮换握住袖子，从袖管中退出

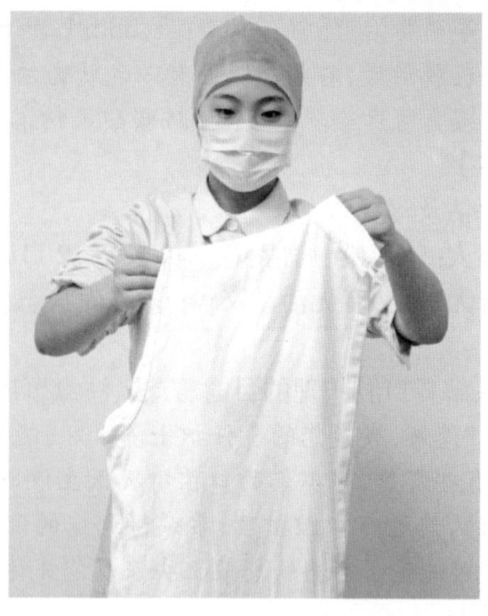

图1-11-12　对齐肩缝，清洁面朝外翻出

【注意事项】

1. 隔离衣长短要合适，须全部遮盖工作服，有破洞不可使用。
2. 保持衣领清洁，系领子时污染的袖口不可触及衣领、面部和帽子。
3. 穿隔离衣后不得进入清洁区。
4. 隔离衣每天更换，如有潮湿或污染，应立即更换。

【思考题】

1. 何谓清洁区、污染区、半污染区？
2. 如何正确使用隔离衣？
3. 接触感染源后，如何消毒双手？

（林　婷）

实验十二　口 腔 护 理

【实验学时】3学时

【实验类型】技能型实验

【教学目标】

1. 能依据病人的口腔情况，正确选择适当的口腔护理溶液。
2. 能正确说出口腔护理的目的和注意事项。
3. 能正确进行口腔卫生状况的评估。
4. 能正确执行口腔护理操作。
5. 在口腔护理过程中能与病人进行良好的沟通交流，并正确指导病人。
6. 能正确进行口腔卫生保健知识的健康教育。

【实验目的】

1. 保持口腔清洁、湿润，使病人舒适，预防口腔感染等并发症。
2. 防止口臭、口垢，促进食欲，保持口腔正常功能。
3. 观察口腔黏膜和舌苔变化、有无特殊的口腔气味，提供病情的动态信息。

【案例】

李女士，65岁。主诉：咳嗽、咳痰、气喘加重3周。诊断为“慢性支气管炎急性发作”入院，入院后经头孢拉定、氧氟沙星等药物治疗5周。检查：T 38.5℃，P 80次/分，R 19次/分，BP 135/70mmHg，精神差、食欲下降，口唇干裂，口腔黏膜干燥，右颊黏膜面有一乳状斑块，用棉签擦去后有一溃疡面，伴口臭。诊断：慢性支气管炎急性发作、口腔真菌感染。医嘱：2.5%碳酸氢钠溶液口腔护理，bid。

【实验程序】

1. 核对、评估及解释

（1）评估病人：①年龄、病情、意识状态等；②口唇有无干裂或出血，牙龈、口腔黏膜及舌有无水疱、溃疡、肿胀或出血，有无口臭，有无活动义齿；③心理状态及配合程度，有无自我进行口腔护理的能力及口腔卫生知识水平。

（2）向病人解释口腔护理的目的、方法、注意事项及配合要点。

［解释语］"您好，我是您的责任护士陈××，能告诉我您的名字吗？""我是李××。""您好，现在感觉怎么样？您还有些发热，根据您的口腔情况医生诊断为口腔真菌感染，为了保持您口腔的清洁，治疗口腔感染，等会由我来为您进行口腔护理，希望得到您的配合。您有活动的假牙吗？如果有假牙请先取下来泡在冷开水杯里，等擦洗完了后再给您装上去。那您先休息一下，我去准备用物。"

2. 操作过程

护士准备：衣帽整洁，洗手，戴口罩。

↓

用物准备

口腔护理包（内有治疗碗盛棉球16个以上、弯盘、弯血管钳2把、压舌板）、杯子（内有2.5%碳酸氢钠溶液口腔护理液）、吸水管、治疗巾、手电筒、液状石蜡、棉签、口腔外用药（按需备用，常用的有口腔溃疡膏、西瓜霜、维生素B_2粉末、锡类散等），必要时备开口器。

↓

体位准备

①携用物入病房、核对病人。

②将病人头部转向一侧或右侧卧位，面向操作者。

［解释语］"您好，李阿姨，现在给您清洗口腔好吗？我动作会很轻稳，请您配合好么？现在我帮您把头偏向我这一侧吧！"

③治疗巾铺于病人颌下。

↓

观察口腔

①检查口腔护理包并打开，弯盘置口角旁。

②倒漱口液，润湿并清点棉球。

③口唇干裂者先湿润口唇。

④一手用压舌板撑开面颊部，一手用手电筒检查口腔黏膜有无溃疡、出血等。（图1-12-1）

［解释语］"李阿姨，请您慢慢张口，我再看一下您的口腔情况。"

↓

擦洗口腔

①协助清醒病人用吸水管吸水漱口（昏迷病人禁忌漱口）。

［解释语］"李阿姨，现在请您吸口水，漱漱口。"

②用弯血管钳夹取含有口腔护理液的棉球拧干（图1-12-2）。

［解释语］"李阿姨，请您再张口，我现在开始给您擦洗口腔了，请您配合我来完成口腔护理好吗？等一会在擦洗的过程中有什么不舒服的话，您可以举手示意一下。"

③嘱病人咬合上下齿，用压舌板撑开左侧颊部，沿牙齿纵向擦洗左外侧面，由内洗向门齿，同法擦洗右外侧面（图1-12-3）。

④嘱病人张开上、下齿，擦洗牙齿左上内侧面、左上咬合面、左下内侧面、左下咬合面，以弧形擦洗左侧颊部。同法擦洗右侧牙齿。

⑤擦洗舌面、舌下及硬腭部（图1-12-4）。

⑥擦洗完毕，再次清点棉球。

↓

协助再次漱口、擦净口唇、面部

↓

处理口腔疾患

①口腔黏膜有溃疡者涂碘甘油。

［解释语］“李阿姨，口腔右侧颊部黏膜面有个溃疡，请您慢慢张口，我给您涂点药。”

②口唇干裂涂液状石蜡或润唇膏。

↓

整理

①撤去弯盘、治疗巾。

②协助病人取舒适卧位。

③整理床单位、清理用物、交代注意事项。

［解释语］“李阿姨，口腔擦洗好了，您感觉怎么样？您配合得很好，谢谢！请您多喝水，吃些清淡有营养的食物，这样可以提高您的抵抗力。平时您可以多漱口刷牙，对您的口腔卫生有好处。您还有其他需要吗？如果没有请好好休息！如果需要帮助请按呼叫器叫我们，谢谢。”

↓

洗手、记录：在护理记录单上记录病人的口腔异常情况及口腔护理的效果。

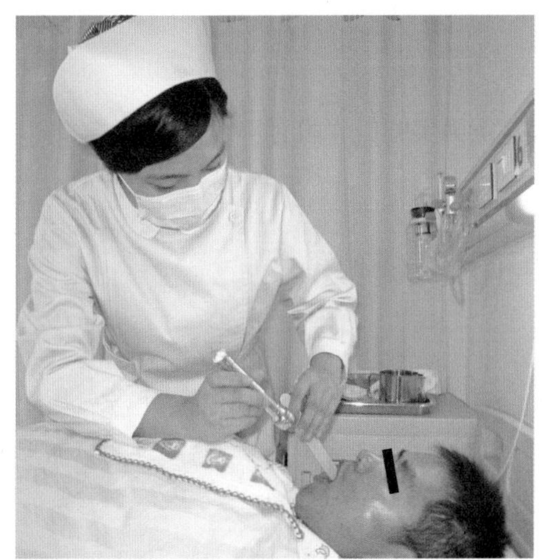

图1-12-1　检查口腔

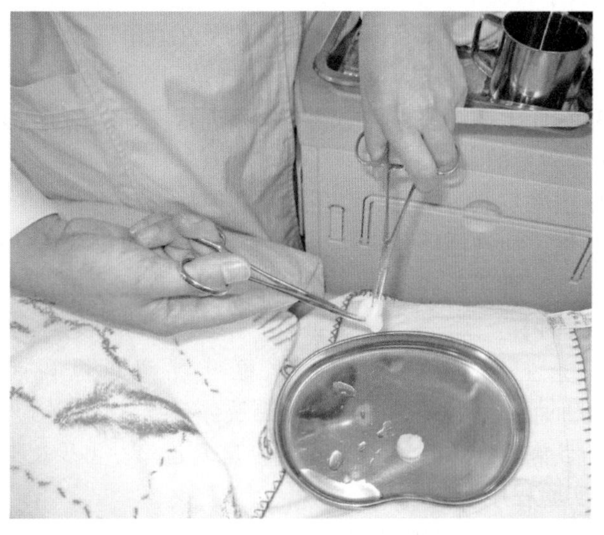

图1-12-2　拧干棉球

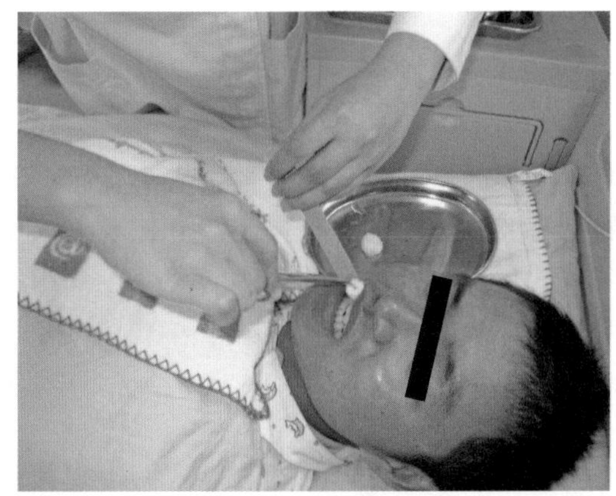

图1-12-3　擦洗外侧面

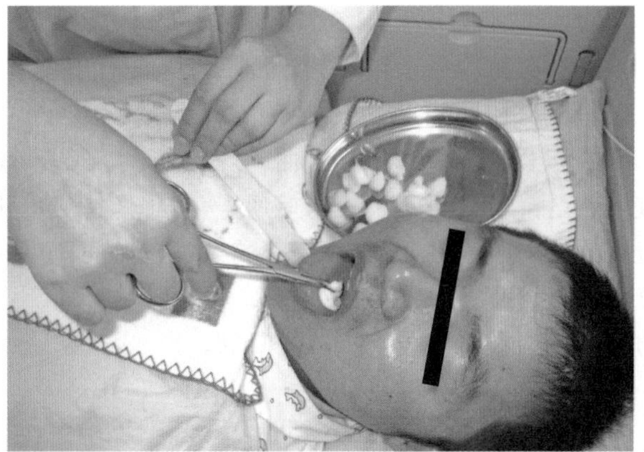

图1-12-4　擦洗舌面

【注意事项】

1. 棉球应包裹血管钳尖端，擦洗动作要轻，特别是对凝血功能差的病人，要防止碰伤黏膜及牙龈。

2. 擦洗时须用血管钳夹紧棉球,每次一个,防止棉球遗留在口腔内,棉球蘸漱口水不可过湿,以防病人将溶液吸入呼吸道。

3. 昏迷病人禁忌漱口,用开口器协助张口时,先用缠绕纱布的金属压舌板分开上、下齿,然后将缠绕纱布的开口器从臼齿处放入。

4. 传染病病人的用物应按隔离原则处理。

【思考题】

1. 常用的漱口液有哪些? 其作用如何?

2. 擦洗口腔时,为何要按一定顺序擦洗?

3. 哪些病人需要护士进行口腔护理?

(王小燕)

实验十三 床上擦浴法

【实验学时】3学时

【实验类型】技能型实验

【教学目标】

1. 能正确说出床上擦浴法的目的及注意事项。

2. 能正确进行床上擦浴法,操作规范、程序清楚。

3. 在床上擦浴法过程中能与病人进行良好的沟通交流,并正确实施健康教育。

【实验目的】

1. 去除皮肤污垢,保持皮肤清洁,使病人舒适。

2. 促进血液循环,增强皮肤排泄功能,预防皮肤感染和压疮等并发症的发生。

3. 观察和了解病人的一般情况,满足其身心需要。

【案例】

黄先生,75岁。主诉:头痛、呕吐伴意识障碍半天。体检:T 36.8℃,R 18次/分,P 68次/分,BP 190/100mmHg,神志不清,失语、左侧肢体瘫痪。诊断:脑出血。病人经过止血、降低颅内压等治疗,病情有所好转。目前病情稳定,正在进行早期康复治疗。由于长期卧床,现在要给病人行床上擦浴。

【实验程序】

1. 核对、评估及解释

(1)评估病人:①年龄、病情、意识状态及治疗等;②心理状态及配合程度;③皮肤的完整性和清洁度,有无自我护理的能力。

(2)向病人解释床上擦浴的目的、方法、注意事项及配合要点。

(3)询问并协助病人大小便。

[解释语]"您好,我是您的责任护士李××,能告诉我您的名字吗?""我是黄××。""黄大爷您好,您现在感觉怎样? 由于您卧床有一段时间了,为了保持您皮肤清洁,感觉舒适并防止皮肤出现压疮,现在需要为您擦洗全身,可以吗?""由于床上擦浴需要一段时间,您是否需要便器? 我去准备用物,请您休息一会儿。"

2. 操作过程

护士准备:衣帽整洁,洗手,戴口罩。

↓

用物准备

脸盆2个,水桶2个(一桶盛热水,水温在50~52℃,另一桶接盛污水)、毛巾、小毛巾、大毛巾、浴皂、头梳、治疗巾、小剪刀、量杯、弯盘、50%的乙醇、爽身粉、清洁衣裤,必要时备被服、便盆和便盆巾、屏风。

↓

擦浴前准备

①携用物入病房、核对病人。
②关门窗、拉好床帘遮挡病人。
③松开盖被。
④倒热水、解开衣领内折。
⑤棉被下拉或被头内折。
[解释语]“黄大爷,现在要为您洗脸,洗脸前需要解开您的衣领内折,洗脸时才不会弄湿衣服也方便洗脸。”

↓

擦浴

脸颈部——眼、脸、耳、颈(图1-13-1)
↓ 脱上衣
双上肢——近侧→对侧→洗双手(图1-13-2)
↓ 换水
胸腹部
↓
背臀部——①侧卧、擦背、臀部 ②观察背部皮肤、按摩 ③穿上衣

[解释语]“黄大爷,现在开始擦洗身上了,擦洗过程有什么不舒服一定要马上告诉我。”“现在先擦您的右手臂,需要在下面垫上浴巾。”“这样的水温合适吗?擦洗的力度可以吗?”“现在要帮您翻身侧卧后擦洗背部,这种体位舒适吗?”“黄大爷背部擦洗完了,下面要为您做背部按摩。”“按摩的力度可以吗?”

↓ 换水 脱裤
双下肢——近侧→对侧→泡洗双足(图1-13-3)
↓ 换水、盆、毛巾
会阴→穿裤子
[解释语]“黄大爷,现在要帮您擦洗下肢和会阴部,您现在感觉怎样?”

↓

擦浴后

①酌情剪指、趾甲,换床单。
②梳头,取舒适卧位。

↓

整理

①整理床单位。
②拉开床帘,开窗通风。
③清理用物、做好交代。
[解释语]“黄大爷,帮您全身擦洗完了,现在是否感觉舒服多了?您配合得很好,谢谢!您好好休息!有什么事请按呼叫器叫我们。”

↓

洗手记录

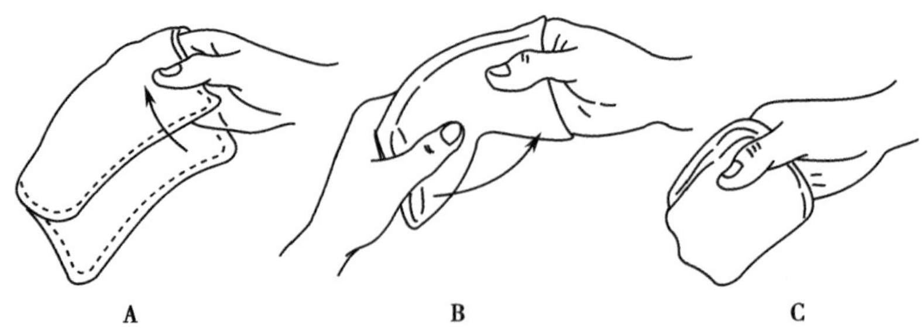

图1-13-1 包毛巾法

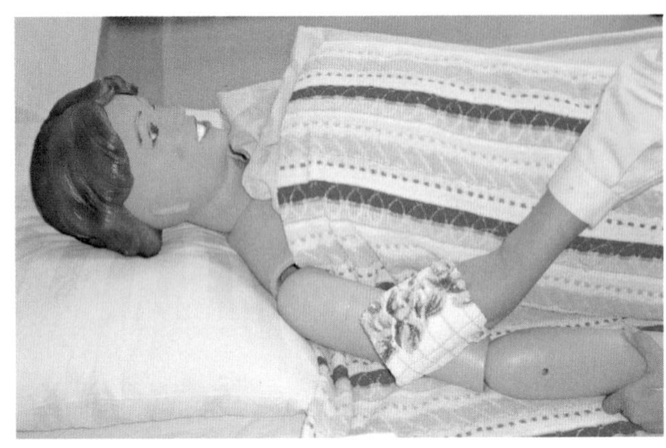

图1-13-2 擦洗上肢

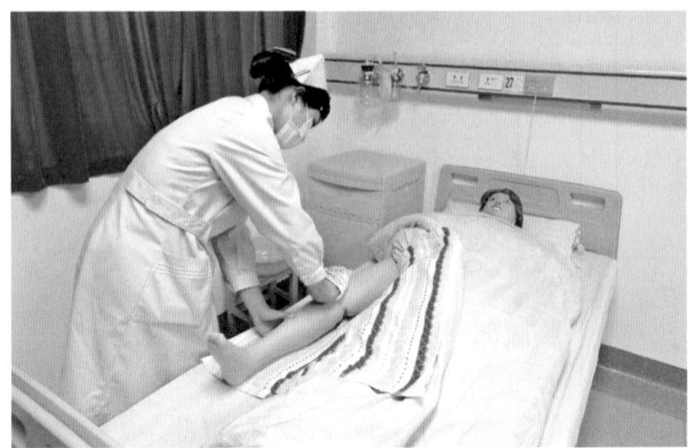

图1-13-3 擦洗下肢

【注意事项】

1. 护士操作中要应用节力原则。
2. 操作时要体贴病人，保护病人的自尊，动作敏捷、轻柔，减少翻动次数和暴露，防止受凉。
3. 擦浴中应注意观察病人的病情变化。

【思考题】

1. 床上擦浴适用于什么病人？
2. 穿脱衣服的原则是什么？
3. 床上擦浴对水、毛巾、脸盆有何要求？

（陈明霞）

实验十四 床上洗头法

【实验学时】3学时

【实验类型】技能型实验

【教学目标】

1. 能正确说出床上洗头法的目的及注意事项。
2. 能正确进行床上洗头法，操作规范、程序清楚。
3. 在床上洗头过程中能与病人进行良好的沟通交流，并正确对病人进行健康教育。

【实验目的】

1. 去除头皮屑及污物，清洁头发，减少感染机会。
2. 按摩头皮，促进头部血液循环及头发的生长代谢。
3. 促进病人舒适，增进身心健康，建立良好的护患关系。

【案例】

吴女士，60岁。病人脑出血后全身瘫痪，长期卧床不起，因并发肺部感染入院治疗，一级护理。目前病情稳定，现要给病人实施床上洗头法。

【实验程序】

1. 核对、评估及解释

（1）评估病人：①年龄、病情、意识状态等；②心理状态及配合程度；③头发的卫生状况，有无自我护理的能力。

（2）向病人解释床上洗头的目的、方法、注意事项及配合要点。

（3）询问并协助病人大小便。

［解释语］“您好，吴阿姨，我是您的责任护士赵××，能告诉我您的名字吗？”“我是吴××。”“吴阿姨，您现在感觉怎样？您有一段时间没洗头发了，目前病情比较稳定，等一下为您进行床上洗头好吗？由于洗发需要一段时间，您是否需要便器？现在我去准备用物，请您稍等一会儿。”

2. 操作过程

护士准备：衣帽整洁，洗手，戴口罩。

↓

用物准备

马蹄形垫（图1–14–1）、大小橡胶单各1条、大中毛巾各1条、别针、纱布、棉球2只、洗发液、梳子、量杯、弯盘、水壶或水桶（内盛43~45℃热水）、污水桶、必要时备电吹风机。

↓

洗发前准备

①携用物至病人床旁、核对病人。
②关门窗、拉好床帘遮挡病人。
③移开床旁桌。
④松开盖被。
⑤铺小橡胶单及大毛巾于枕上。
⑥松开衣领内折。
⑦中毛巾围颈部。
⑧斜角仰卧于床上，移枕于肩下，头在洗头槽中。
⑨棉球塞耳，纱布盖眼。

↓

洗发

①松开头发。
②湿发、抹洗发液并揉搓。
③冲洗干净（图1–14–2）。
④擦干，毛巾包发。
［解释语］“吴阿姨洗发前准备工作都做好了，下面要开始洗头发了，水温合适吗？洗发过程中有什么不舒服一定要马上告诉我，哪个部位需要多揉搓的也可以告诉我，不要客气。”

↓

撤用物

①取耳内棉球及眼罩。
②擦净面部。
③取下马蹄形垫。

↓

干发

①卧于床正中。
②擦干或吹干头发。
③梳理头发。
［解释语］“吴阿姨，头发已经洗好了，也吹干了，现在感觉舒服多了吧。您喜欢梳什么样的发式？”

↓

整理

①病人取舒适体位。
②整理床单位。
③拉开床帘，开窗通风。
④清理用物、做好交代。
［解释语］"吴阿姨，您现在这种卧位行吗？以后即使出院回家，平时也叫家属像我们这样给您多翻翻身，多拍拍背，要经常动动四肢，才利于康复，不会出现压疮和其他并发症。您还有什么需要吗？如有需要可用呼叫器呼叫我们，我会马上过来的，谢谢您的配合。"

洗手记录

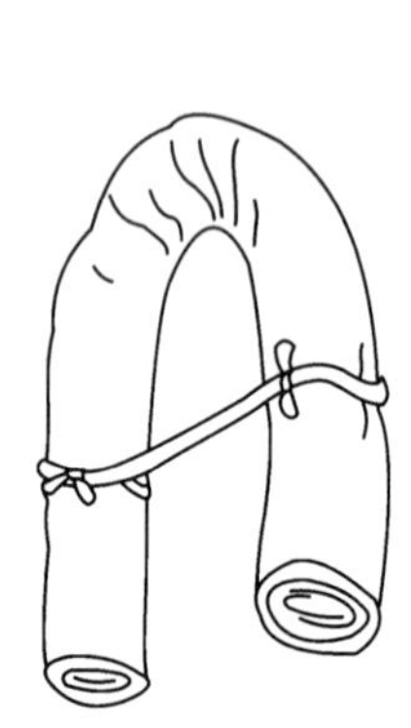
图1-14-1　马蹄形卷

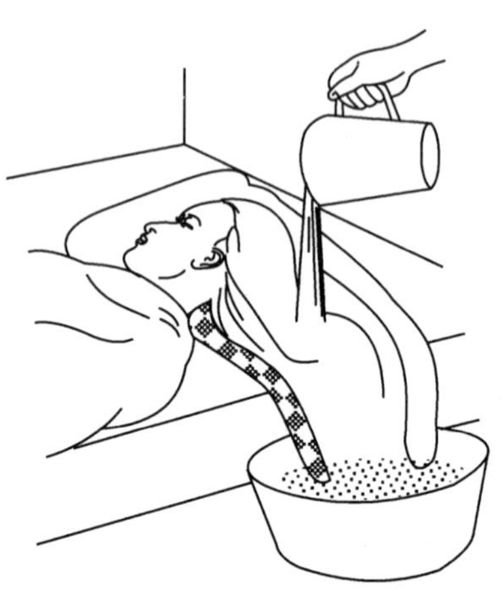
图1-14-2　马蹄形卷床上洗头法

【注意事项】

1. 要随时观察病情变化，如面色、脉搏、呼吸有异常时，应停止操作。
2. 注意室温和水温，及时擦干头发，防止病人受凉。
3. 防止水流入眼及耳内，避免沾湿衣服和床单。
4. 衰弱病人不宜洗发。

【思考题】

1. 为什么长期卧床病人应定期进行床上洗发？
2. 如病人长有头虱应如何处理？

（陈明霞）

实验十五　压疮的预防和护理

【实验学时】2学时

【实验类型】技能型实验

【教学目标】

1. 能正确复述压疮预防的目的及注意事项。
2. 能正确复述压疮的临床分期、治疗方法。
3. 在操作中能正确应用擦洗皮肤、翻身、按摩、更换衣服的手法。
4. 在操作过程中与病人进行良好的沟通交流，并正确指导病人。
5. 操作中能正确运用人体力学的原理，方法正确，符合节力原则。

【实验目的】

1. 促进皮肤的血液循环，预防压疮等并发症的发生。

2. 观察病人的一般情况，了解皮肤有无破损，满足病人的身心需要。

【案例】

张女士，68岁，主诉：突发言语含糊、口角歪斜2小时。检查：T：38.3℃，R 21次/分，P：92次/分，BP(左)：156/103mmHg，BP(右)：150/100mmHg。神志清楚，口角歪斜，无头晕、头痛、恶心、呕吐，无大小便失禁，左上下肢肌力正常，右侧上肢肌力1级，右侧下肢肌力2级，右侧肢体肌张力低。诊断：急性脑血管意外：脑梗死。医嘱：一级护理。护士给予病人皮肤护理，预防压疮的发生。

【实验程序】

1. 核对、评估及解释

（1）评估病人：①年龄、病情、意识状态及治疗等；②心理状态及配合程度；③皮肤卫生情况、肢体有无活动能力等。

（2）向病人解释压疮预防的目的、方法、注意事项及配合要点。

［解释语］"张大妈，您好，我是您的责任护士王××，能告诉我您的名字吗？""我是张××。""您现在感觉怎么样？您别紧张，目前病情比较稳定，但还需要绝对卧床休息，并且您体温还比较高，出汗很多，皮肤长期受压会变红，为了保持您皮肤的清洁干爽，预防压疮，等会由我来给您擦洗皮肤、翻身和按摩，好吗？"

2. 操作过程

护士准备：衣帽整洁，洗手，戴口罩。

↓

用物准备：毛巾、大浴巾、脸盆（内盛50~52℃温水）、50%乙醇、屏风、棉圈、气圈，有条件备气垫床。

↓

环境准备：关好门窗、调节室温在24~25℃以上，拉好床帘。

↓

擦洗

- ①携用物入病房、核对病人。
- ②协助病人取俯卧位或侧卧位，背向操作者。
- ［解释语］"张大妈，您好，现在我帮您翻个身，请您配合我，好吗？"
- ③将盛有温水的脸盆放于床旁桌或椅上。
- ④暴露背部、肩部和臀部，注意保暖。
- ⑤用毛巾擦洗病人的颈部、肩部、背部和臀部。
- ［解释语］"张大妈，现在我用温水来给您擦洗了，水温可以吗？"

↓

观察

- ①全身皮肤情况。
- ②受压处局部皮肤（受压处出现反应性充血的皮肤组织不能按摩。）
- ［解释语］"张大妈，我给您按摩一下，这样可以促进您皮肤的血液循环，请再配合我一下！"

↓

按摩

- ① 将两手掌蘸少许50%乙醇，用手掌的大、小鱼际肌作按摩。
- ［解释语］"张大妈，您感觉怎样，力度还好吗？您有什么不舒服就告诉我。"
- ②先将手放于骶骨部位，以环形方式按摩，从臀部向肩部按摩，按摩肩胛部时应用力稍轻，再从上臂沿背部的两侧向下按摩至髂嵴部位。勿将手离开病人皮肤，至少持续按摩3min。
- ③用拇指指腹蘸50%乙醇，由骶尾部开始沿脊柱旁按摩至肩部、颈部。继续向下按摩至骶尾部。
- ④用手掌的大小鱼际蘸50%乙醇紧贴皮肤按摩其他受压处。
- ⑤用浴巾将背部擦干。

↓

⑥再进行3min的背部轻叩。
[解释语]"张大妈,现在按摩好了,有没有舒服些?您衣服出汗湿了,现在给您换一下衣服。"

↓

更换衣服:根据情况,协助更换衣服。

↓

支垫:根据情况,采用适宜的支垫方法(气垫、气圈、衬垫)。

↓

整理

①协助病人取舒适卧位。
②扫净渣屑,整理床单位。
③拉开床帘,开窗通风。
④清理用物、交代注意事项。
[解释语]"张大妈,这个卧位您还舒服吗?您配合得很好,谢谢! 2小时后我会再过来给您翻身的。您先好好休息!有什么事请按呼叫器叫我们。"

↓

洗手、记录:在护理记录单上记录时间、病人体位、皮肤情况及护理效果。

【注意事项】

1. 操作过程中,注意监测病人的心率、血压及呼吸情况,如有异常应立即停止操作。
2. 护士在操作时,应符合人体力学原则,注意节时省力。
3. 减少不必要的身体暴露,注意保暖、保护病人的隐私。
4. 与病人进行有效沟通。

【思考题】

1. 压疮的预防措施有哪些?
2. 在按摩时如何保证病人舒适?

(王小燕)

实验十六　生命体征的测量

【实验学时】2学时

【实验类型】技能型实验

【教学目标】

1. 能正确复述体温、脉搏、呼吸、血压测量的目的及注意事项。
2. 能正确复述体温、脉搏、呼吸、血压的正常范围。
3. 能正确进行生命体征的测量。
4. 能正确对脉搏短绌病人进行测量。
5. 在生命体征测量过程中能与病人进行良好的沟通交流,并正确指导病人。

【实验目的】

1. 判断体温、脉搏、呼吸、血压有无异常。
2. 动态监测生命体征变化。
3. 协助诊断,为预防、治疗、康复和护理提供依据。

【案例】

张先生,78岁。主诉:心悸、乏力、气促4天,晕厥1次。既往有高血压、冠心病史15年。诊断:冠心病。医嘱:二级护理。病人入院后,护士给予生命体征测量。

【实验程序】

1. 核对、评估及解释

(1)评估病人:①年龄、病情、意识、治疗情况;②评估有无影响病人生命体征的因素,如运动、进食、冷热饮、情绪激动等;③心理状态及合作程度;④评估病人肢体功能和被测量部位皮肤情况。

(2)向病人解释测量体温、脉搏、呼吸、血压的目的、方法、注意事项及配合要点。

[解释语]"您好,我是您的责任护士王××,能告诉我您的名字吗?""我是张××。""张先生,您好,您现在感觉怎样?等会我先给您测量体温、脉搏、呼吸、血压,了解一下您目前的情况,希望您能配合。谢谢!"

2. 操作过程

护士准备:衣帽整洁,洗手,戴口罩。

↓

用物准备:治疗盘内备:血压计、听诊器、体温计(读数甩到35℃以下)、秒表、记录本、笔。

↓

病人准备

①核对:携用物至病人床旁,核对病人床号、姓名。

②向病人做好解释,病人取舒适体位(坐位或卧位)。

[解释语]"您好,张先生吗?现在我帮您测量体温、呼吸、脉搏、血压了,先给您量体温,采取什么姿势您会比较舒服?""躺着。""那您躺好!我帮您盖好被子。"

↓

量体温

①口温:口表水银端斜放于舌下热窝,嘱病人闭紧口唇,用鼻呼吸,嘱病人勿咬体温计,3分钟后取出,读数。

②腋温:擦干腋窝汗液,腋表置腋窝中央处,屈臂过胸夹紧,10分钟后取出读数。

③肛温:床帘遮挡,病人取侧卧、俯卧或屈膝仰卧位,露出肛门,润滑肛表水银端,成人插入肛门3~4cm(小儿2cm),扶托3分钟后取出读数。

↓

测脉搏

①协助病人手腕伸展,手臂放于舒适位置。

[解释语]"请您把手腕伸展,我给您测脉搏。"

②测量:以示指、中指、无名指的指端按桡动脉处,按压力量适中,以能清楚测得脉搏搏动为宜。注意脉搏节律及强弱。

③计数:正常脉搏计时30s×2。异常脉搏计时1分钟,若发现病人脉搏短绌,应由2名护士同时测量,一人听心率,另一人测脉率,由听心率者发出"起"和"停"口令,计时1分钟。

↓

测呼吸

①病人取舒适体位。

②将手放在病人的诊脉部位似诊脉状,眼睛观察病人胸部或腹部的起伏。

③观察:呼吸频率(一起一伏为一次呼吸)、深度、节律、音响、形态及有无呼吸困难等。

④危重病人呼吸微弱时,可用棉絮置于病人鼻孔前观察,计时1分钟。

↓

测血压

①体位:将病人手臂(肱动脉)与心脏同一水平。坐位:平第四肋;卧位:平腋中线(测量下肢腘动脉时病人取仰卧、俯卧或侧卧位)。

[解释语]"现在测量血压,请把您的手伸出来放平,我帮您把袖子往上卷,等会儿我充气的时候您会感觉手臂有点胀,不要紧,很快就会好的。"

②暴露病人一侧上臂、伸肘、手掌向上。

③血压计:垂直放好血压计,开启水银槽开关。

↓

④缠袖带：驱尽袖带内空气，测量肱动脉时置于上臂中部，下缘距肘窝2~3cm，松紧以能插入1指为宜。（测量下肢腘动脉时，袖带缠于大腿下部，其下缘距腘窝3~5cm。）
⑤戴听诊器，听诊器胸件置肱（腘）动脉搏动最明显处。
⑥注气：一手固定听诊器，另一手握加压气球，关气门，打气至动脉脉搏动音消失再升高20~30mmHg（2.6~4kPa）。
⑦放气：缓慢换气，速度以水银柱下降4 mmHg/s为宜，听肱动脉搏动声音变化的同时两眼平视水银柱所指刻度（读数）。
⑧判断：听诊器出现的第一声搏动音，此时水银柱所指的刻度，即为收缩压；当搏动音突然变弱或消失，水银柱所指的刻度即为舒张压。
⑨整理血压计：排尽袖带内余气，拧紧压力活门，整理后放入盒内，右倾血压计45°使水银全部流回槽内，关闭水银槽开关，盖上盒盖，平稳放置。

↓

整理

①协助病人穿衣，取舒适卧位，整理床单位。
②询问病人感受，交代注意事项。
［**解释语**］“张先生，现在我已经帮您量好体温、呼吸、脉搏、血压了，体温36.5℃是正常的，脉搏95次/分，呼吸22次/分，血压150/80mmHg。都比正常值要高，等会医生马上来看您了，会很快给您开处方进行治疗的，您要多注意休息，放松心情，可适当多吃些牛奶、瘦肉、水果、蔬菜，饮食应该清淡，有什么不舒服的，请按呼叫器及时告诉我，我会随时来看您的！谢谢您的配合！”
③清理用物，清点、检查体温计。

↓

洗手、记录：在记录本上记录生命体征数值。

↓

绘制体温单：在体温单上绘制生命体征曲线。

【注意事项】

1. 在甩体温表时用腕部力量，不能触及他物，以防撞碎；切忌把体温计放在热水中清洗或沸水中煮，以防爆裂。

2. 精神异常、昏迷、婴幼儿、口鼻腔手术或呼吸困难及不能合作者，均不宜采用口腔测温。刚进食或面颊部热敷后，应间隔30分钟方可测量。

3. 腹泻、直肠或肛门手术、心肌梗死病人不宜直肠测温；坐浴或灌肠者须待30分钟后才可测直肠温度。

4. 为婴幼儿、重症病人测温时，护士应守护在旁。

5. 发现体温和病情不相符时，应在病床旁监测，必要时作肛温和口温对照复查。

6. 如病人不慎咬碎体温计时，应立即清除玻璃碎屑，再口服蛋清或牛奶以延缓汞的吸收。

7. 测量脉搏忌用拇指，以免拇指小动脉搏动和病人的脉搏相混淆。

8. 为偏瘫病人测脉搏，应选择健侧肢体。

9. 为异常脉搏、危重病人测量脉搏应诊脉1分钟；呼吸异常或婴幼儿应测呼吸1 分钟。

10. 需密切观察血压的病人，应做到四定：定时间、定血压计、定部位、定体位。

11. 评估病人的肢体功能和皮肤情况，选择合适的测量血压的部位：

（1）如果病人接受静脉治疗，应避免在有静脉套管或静脉输液的肢体测量血压。

（2）避免在腋窝淋巴结清扫术或有动静脉瘘的肢体上测量血压。

（3）避免有外伤或有偏祖或麻痹的肢体上测量血压。

12. 排除影响血压值的外界因素，袖带不可过窄或过宽，过松或过紧而造成血压值误差。

13. 如对血压值有疑惑或未听清血压搏动音，应重复测量，但需驱尽袖带内空气，使汞柱降为零，同时让病人休息2~3分钟。

【思考题】

1. 影响体温、脉搏、呼吸生理性波动的因素有哪些?
2. 对有短绌脉病人,应如何测量?
3. 影响血压生理性波动的因素有哪些?
4. 下肢血压测量法与上肢血压测量法有何不同?

(王小燕)

实验十七 吸痰法

【实验学时】2学时

【实验类型】技能型实验

【教学目标】

1. 正确说出吸痰法的目的、注意事项。
2. 正确清理病人呼吸道分泌物。
3. 熟练进行吸痰法的操作。
4. 正确进行中心负压吸引器和电动吸引器的使用。

【实验目的】

1. 清除呼吸道分泌物,保持呼吸道通畅。
2. 促进呼吸功能,改善肺通气。
3. 预防并发症发生。

【案例】

张先生,55岁。主诉:吞咽阻塞感1个月。三天前行"胸腹联合切口食管癌根治术"。术后伤口痛,咳嗽无力,痰液不易咳出。检查:T37.9℃,P90次/分,R22次/分,BP130/78mmHg,SPO_2:89%,神志清楚,听诊双肺可闻及痰鸣音,血常规示:WBC12.8×10^9/L,N75.2%。诊断:食管癌,肺部感染。医嘱:吸痰,prn。

【实验程序】

1. 核对、评估及解释

(1)评估病人:①年龄、病情、意识、治疗情况;②心理状态及合作程度;③有无呼吸道分泌物排出的能力。

(2)向病人解释吸痰的目的、方法、注意事项及配合要点;观察病人生命体征及SPO_2,如有吸氧者提高吸氧浓度2分钟。

[解释语]"您好,我是您的责任护士张××,能告诉我您的名字吗?""我叫张××。""您好,张大伯,现在感觉怎样,是不是痰挺多又不容易咳出来?你的检查结果提示你有肺部感染,需要及时把痰液排出,就是将一根细管从您口鼻插到气管里,将痰液吸出来,虽然暂时有点不舒适,但清楚痰液可以减轻您的肺部感染,让您呼吸更顺畅,更舒服一些。因为吸痰时会加重缺氧,所以我将吸氧的浓度提高,让您吸一会儿再开始。"

2. 操作过程

护士准备:衣帽整洁,洗手,戴口罩。

↓

用物准备

↓ 无菌治疗盘(内有无菌治疗碗两个)、无菌生理盐水、吸痰管数根,治疗碗内有清洁纱布一块、弯盘(图1-17-1)。必要时备压舌板、张口器、舌钳。另备电动吸引器或中心吸引器。

病人准备

①携用物至床旁，再次核对病人，检查病人口、鼻腔、取下活动义齿。

[解释语]"您好，张大伯。现在我帮您吸痰，您口鼻有没有不舒服的地方，能让我检查一下吗？哦，口鼻都还好，您有没有活动的假牙，如果有需要取下。现在我为您翻身拍背一下，这样吸痰的效果会比较好。"

②为病人翻身拍背：操作者用一手握成空掌，由下而上，由外向内拍击病人后背部。

③将病人头部转向一侧，面向操作者（如为昏迷病人，用张口器帮助张口）。连接、检查并调节负压吸引器（中心负压吸引器或电动吸引器），洗手。

吸痰

①打开治疗盘，向治疗盘的2个无菌治疗碗中倒无菌生理盐水，戴上无菌手套，用无菌技术取出吸痰管（图1-17-2），将吸痰管与吸引管对准衔接，在左边无菌治疗碗中试吸检查吸痰管是否通畅。

②将吸痰管插入气管，插管过程中不可有负压。

经口吸痰：将吸痰管插入口咽部10~15cm以上。昏迷病人可用压舌板或张口器帮助张口。

经鼻吸痰：先取下给氧管，吸痰管由鼻腔插入20~25cm以上。

经人工气道吸痰：将吸痰管插入至气管隆突处，气管插管应插入30~35cm以上，气管套管应插入10~15cm以上。

③左右旋转，边吸边退（图1-17-3），边观察吸出液的性状，每次吸痰时间不超过15s，每吸痰一次应更换吸痰管。

④退出后用右边无菌治疗碗中的生理盐水抽吸冲洗导管，分离吸痰管置于医疗垃圾袋中，脱去手套（图1-17-4）。擦净面部。

整理

①观察气道是否通畅、病人的一般情况如面色、呼吸、心率、血压等是否改善；询问病人感受。进行健康教育。

[解释语]"张大伯，痰液吸出来不少，您感觉怎样？氧饱和度也提高了，平时您要注意多喝水，在床上时也要尽量多翻身多动动手脚，这样有利于排痰。咳嗽时应该深呼吸，然后憋气一会再咳这样效果会好一点，如果您怕痛，可以把枕头抱在胸口，双手抱住膝部，再咳，这样会减轻疼痛，有利于咳嗽。"

②为病人摆好舒适体位，整理床单位，调节氧气流量至正常水平。关闭负压吸引器开关，及时倒掉贮液瓶内的液体。整理用物。

洗手、记录

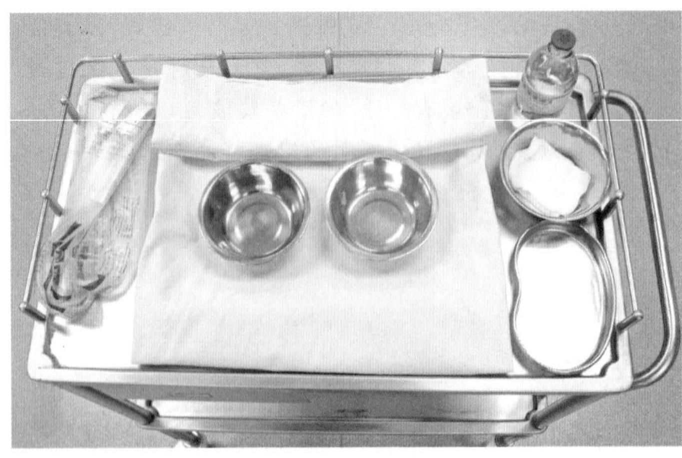

图1-17-1 吸痰法用物准备

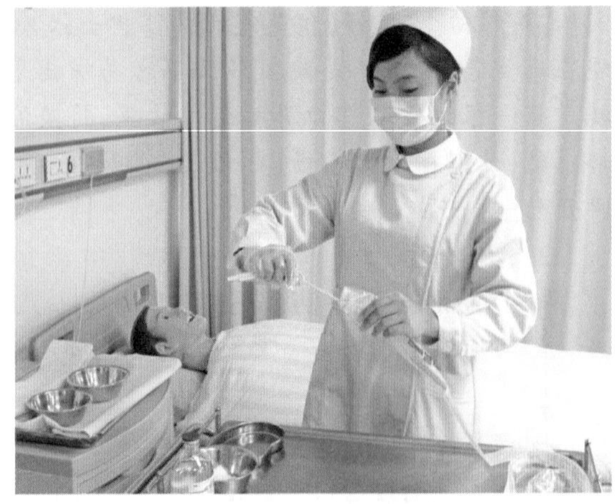

图1-17-2 取出吸痰管法

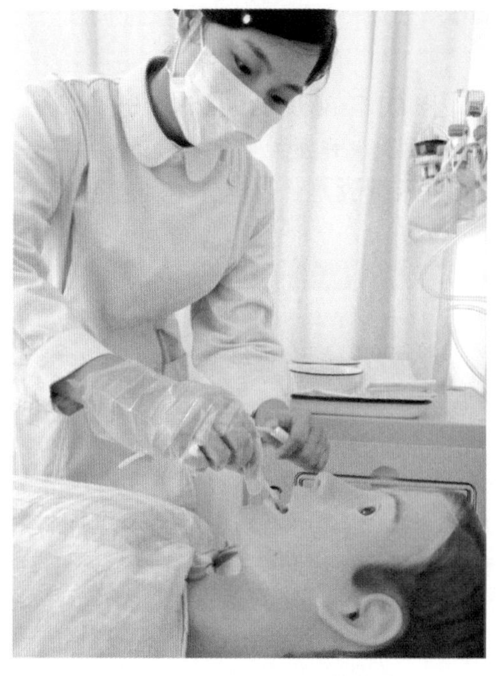
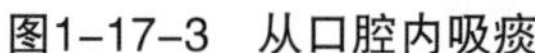

图1-17-3 从口腔内吸痰

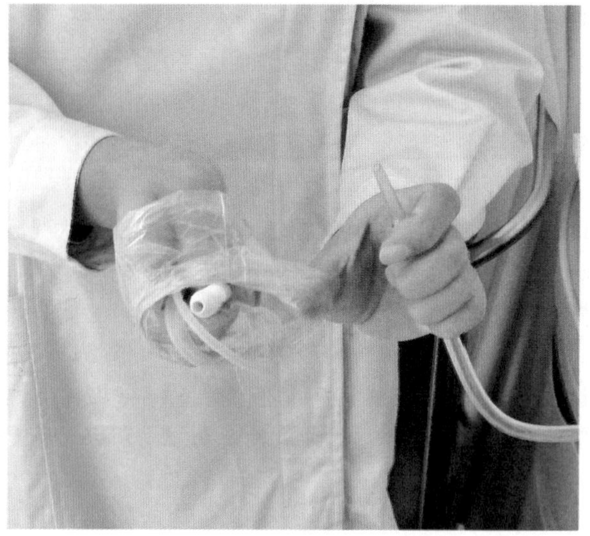

图1-17-4 脱去污染手套

【注意事项】

1. 吸痰前检查电动吸引器性能是否良好,连接是否正确。
2. 严格执行无菌操作,每吸痰一次更换一根吸痰管。
3. 吸痰动作轻柔,防止呼吸道黏膜损伤。
4. 痰液黏稠时,可配合叩击、蒸汽吸入、雾化吸入,提高吸痰效果。
5. 贮液瓶内吸出液应及时倾倒,不得超过2/3。
6. 每次吸痰时间<15s,以免造成缺氧。

【思考题】

1. 吸痰时,痰液黏稠如何处理?
2. 为什么吸痰时导管要边吸边退、左右旋转?
3. 吸痰适用于哪些病人?

(林 婷)

实验十八 鼻导管给氧法

【实验学时】3学时

【实验类型】技能型实验

【教学目标】

1. 能正确说出给氧法的目的、注意事项。
2. 正确进行鼻导管给氧法(包括中心供氧法、氧气筒供氧法)操作。
3. 正确执行安全用氧的原则。
4. 能说出中心供氧装置、氧气筒供氧装置的性能并进行正确安装。
5. 能对缺氧程度进行判断。
6. 能说出氧疗的副作用。

【实验目的】

1. 纠正各种原因造成的缺氧状态,提高动脉血氧分压和血氧饱和度,增加动脉血氧含量。

2. 促进组织的新陈代谢，维持机体生命活动。

【案例】

张先生，72岁。主诉：反复气促30年，胸闷2年，再发2天。检查：T：36.9℃，P：70次/分，R：30次/分，BP：126/88mmHg，神志清楚，双肺呼吸运动减弱，双肺呼吸音减弱，可闻及少许湿性啰音、散在干性啰音，口唇稍发绀，动脉血$PaCO_2$65mmHg，$PaO_2$45mmHg，$SaO_2$75%。诊断：慢性支气管炎急性发作并肺部感染、慢性阻塞性肺气肿、慢性肺源性心脏病。医嘱：给氧 2L/min。

【实验程序】

1. 核对、评估及解释

（1）评估病人：①年龄、病情、意识状态及营养状况等；②心理状态及配合程度。

（2）向病人解释吸氧法的目的、方法、注意事项及配合要点。

［解释语］“您好，我是您的责任护士林××，能告诉我您的名字吗？”“我叫张××。”“张大爷，您好。您现在感觉怎样？觉得呼吸有点困难是吗？根据肺部感染和缺氧情况，需要吸氧，这样可以让您呼吸更顺畅，对提高血液含氧量、改善病情有好处。一会儿我会过来给您用上氧，需要将一根管插入您两个鼻孔内少许，希望能得到您的配合。因为氧气是易燃易爆品，所以您和家属都需要注意安全，不能吸烟。”

2. 操作过程

［氧气筒给氧法］

护士准备：衣帽整洁，洗手，戴口罩。

↓

给氧用物准备

氧气筒、氧气表、鼻导管、湿化瓶（内装湿化液1/3~1/2）、小药杯（内有冷开水）、棉签、氧气记录单（或特护单）和笔、扳手、弯盘。

↓

在治疗室装表

①检查氧气筒的空满标志，开总开关冲去灰尘，关总开关。

②将氧气表装在氧气筒上（图1-18-1），湿化瓶与氧气表连接，检查流量表是否关紧（图1-18-2）。

③开总开关、开流量表、检查有无漏气和是否通畅，关流量表（图1-18-3）。

④将氧气筒推至病室。

↓

插管

①携用物至床旁，核对床号、姓名。

［解释语］“您好，张大爷，现在我帮您接上氧气管。您鼻子有没有什么不舒服？让我检查一下鼻腔好吗？鼻子没有问题，我先帮您清洁鼻腔。”

②检查鼻腔，用棉签蘸水清洁两侧鼻腔（图1-18-4），将鼻导管与氧气表相连接，开流量表，根据病情调节氧流量，在小药杯内的冷开水中检查鼻导管是否通畅同时润滑前端（图1-18-5）。

③将鼻导管轻轻插入鼻腔，固定鼻导管（图1-18-6），查看给氧时间。

④询问病人的感受，做好宣教，整理病人、床单位和用物。

［解释语］“张大爷，现在氧气给您用上了，您有没有觉得呼吸顺畅一些？氧气流量的大小已经帮您调整好，请您和家属不要随意调整，如有什么不舒服可以用呼叫器来叫我们，我们也会随时过来观察您的情况。因为氧气是易燃易爆品，所以请您和家属都要注意安全，在这里不能吸烟，不要摇动氧气瓶以免发生危险，也请您告诉来探视的朋友注意安全。”

↓

洗手、记录、观察

①洗手，记录给氧时间、氧流量。

②随时观察病情，查看缺氧情况是否好转，氧气装置是否漏气及通畅，有无出现氧疗的副作用。

［情境导入］2天后，病人胸闷、气促明显缓解，口唇、脸色红润，检查：T：36.9℃，P：70次/分，R：20次/分，BP：126/88mmHg，动脉$PaCO_2$45mmHg，$PaO_2$80mmHg，$SaO_2$96%。医嘱：停止给氧。

拔管准备

①核对、评估病人并解释；病人做好准备；护士洗手、衣帽整洁、戴口罩。

［解释语］“张大爷，现在您看上去脸色红润些了。呼吸也顺畅多了，经过治疗，医生认为您现在可以拔除氧气管。现在感觉怎样？好转很多是吗？那我一会过来拔管。”

②用物准备:治疗碗内有纱布、弯盘、记录单（或特护单）、笔。

↓

拔管

①携用物至床旁，再次核对和解释，松开鼻导管，用纱布包住鼻导管前端并取下，擦净病人鼻腔周围（图1–18–7）。

②关流量表，将鼻导管与氧气表分离，放入医疗垃圾桶中。关总开关，开流量表将余氧排净，再关流量表。看停止给氧的时间。

③询问病人感受，进行宣教，整理病床单位和用物。

［解释语］“张大爷，现在氧气管已经拔除，有没有觉得舒服一点？平时要多动动，咳嗽时用点力，这样排痰效果比较好，也可以经常到户外空气较好的地方休息，那样可以改善您的呼吸。您现在还有什么需要，如果没有请好好休息。”

↓

洗手、记录：记录给氧时间、给氧总量及病情。

↓

整理：将氧气筒推回指定地点卸表，对湿化瓶等用物进行终末处理。

↓

［中心供氧法］

护士准备：衣帽整洁，洗手，戴口罩。

↓

给氧用物准备

中心供氧装置、氧气表、鼻导管、湿化瓶（内装湿化液1/3~1/2）、小药杯（内有冷开水）、扳手、弯盘、棉签、氧气记录单（或特护单）和笔。

↓

插管

①携用物至床旁，核对床号、姓名。

②清洁中心供氧装置接头（图1–18–8），将湿化瓶装在氧气表上，关紧流量表开关，将氧气表插入中心供氧装置中，检查供氧装置是否通畅、有无漏气。

［解释语］“张大爷，现在我帮您吸氧。您鼻子没有什么不舒服吧？让我检查一下鼻腔好吗？现在帮您清洁鼻腔。”

③检查鼻腔，用棉签蘸水清洁两侧鼻腔，将鼻导管与氧气表相连接，开流量表，根据病情调节流量，在小药杯冷开水中检查鼻导管是否通畅同时润滑前端。

④将导管轻轻插入鼻腔，固定鼻导管，查看给氧时间。

⑤询问病人的感受，做好宣教，整理病人、床单位和用物。

［解释语］“张大爷，现在氧气给您用上了，您有没有觉得呼吸改善一些？氧气流量的大小已经帮你调整好，您和家人不要随意调整，有什么不舒服可以用呼叫器来叫我们，我们也会随时过来观察您的情况。因为氧气是易燃易爆品，所以请您和家属都要注意安全，在这里不能吸烟，您也要告诉来探视的朋友这些注意事项。”

↓

洗手，记录：给氧时间、氧流量。

↓

观察：随时观察病情，查看缺氧情况是否好转，氧气装置是否漏气及通畅，有无出现氧疗的副作用。

［情境导入］2天后，病人胸闷、气促明显缓解，口唇、脸色红润，检查: T: 36.9℃，P: 70次/分，R: 20次/分，BP: 126/88mmHg，动脉$PaCO_2$45mmHg，$PaO_2$80mmHg，$SaO_2$96%。医嘱:停止给氧。

拔管准备

①核对、评估病人并解释；病人做好准备；护士洗手、衣帽整洁、戴口罩。

［解释语］"张大爷，现在您看上去脸色比较红润。呼吸也顺畅多了，经过治疗，医生认为您现在可以拔除氧气管。那你现在感觉怎样？如果没有不舒服我一会过来拔管。"

②用物准备:治疗碗内有纱布、弯盘、记录单(或特护单)、笔。

↓

拔管

①携用物至床旁，再次核对和解释，松开鼻导管，用纱布包住鼻导管前端并鼻导管，擦净病人鼻腔周围。

②关流量表，将鼻导管与氧气表分离，放入医疗垃圾桶中。看停止给氧的时间。

③询问病人感受，进行宣教，整理病床单位和用物。

［解释语］"张大爷，现在氧气管已经拔除，有没有觉得舒服一点？平时您要多动动，咳嗽时用点力，这样排痰效果比较好，也可以经常到户外空气较好的地方休息，这样可以改善您的呼吸。您现在还有什么需要，如果没有请好好休息。"

④将流量表连同湿化瓶从中心供氧装置上取下。

↓

洗手、记录: 记录给氧时间、给氧总量及病情。

↓

整理: 湿化瓶等用物进行终末处理。

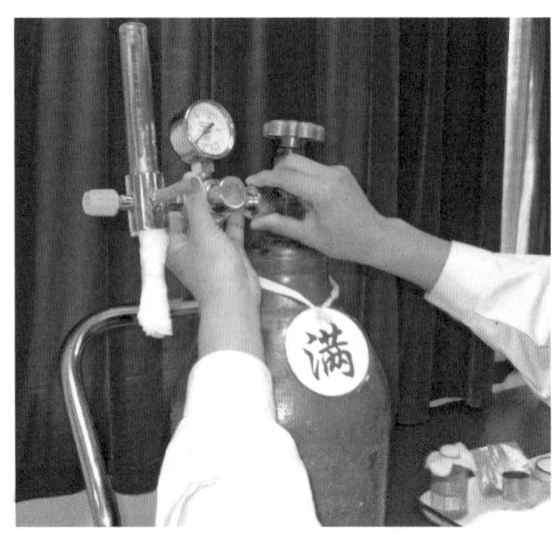

图1-18-1　装氧气表

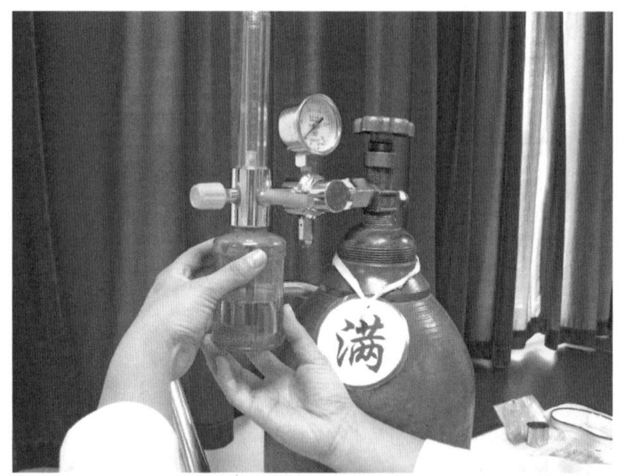

图1-18-2　装湿化瓶

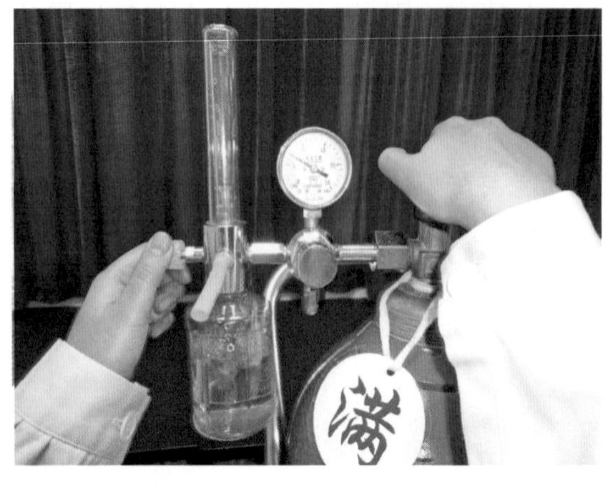

图1-18-3　检查气密性及通畅性

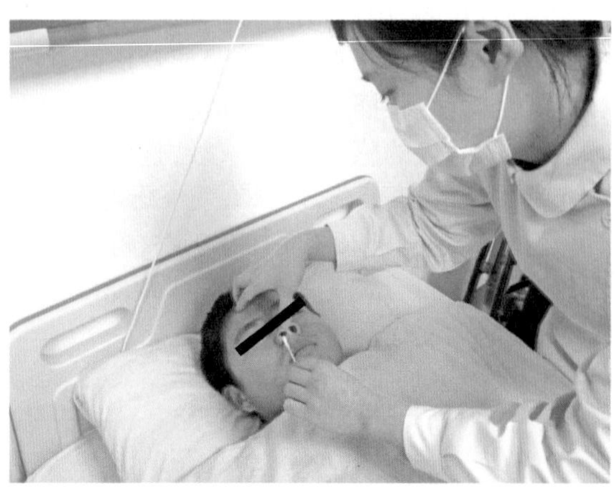

图1-18-4　清洁鼻腔

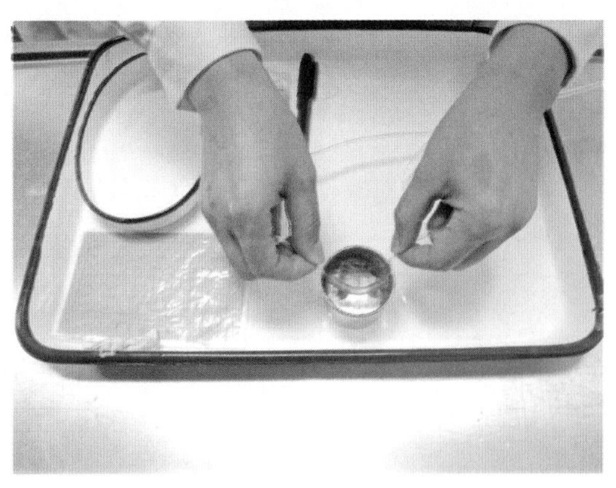

图1-18-5 再次检查鼻导管并润滑前端

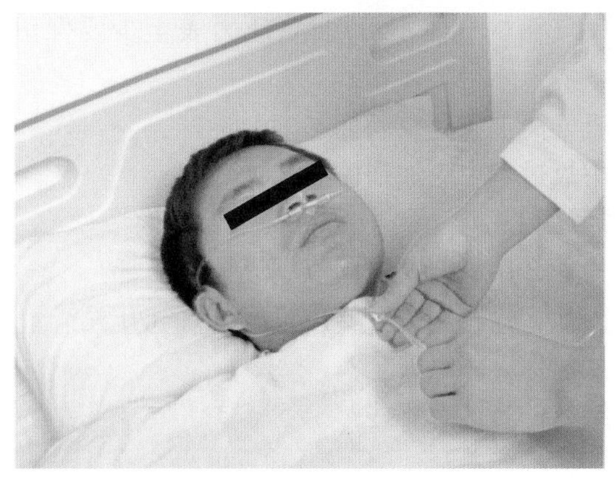

图1-18-6 固定鼻导管

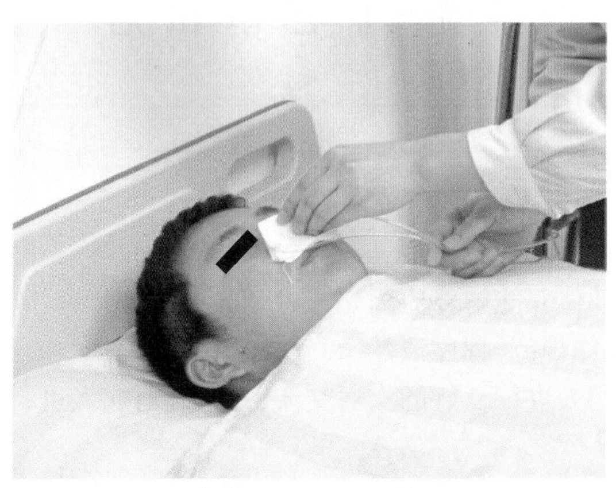

图1-18-7 擦净鼻腔周围

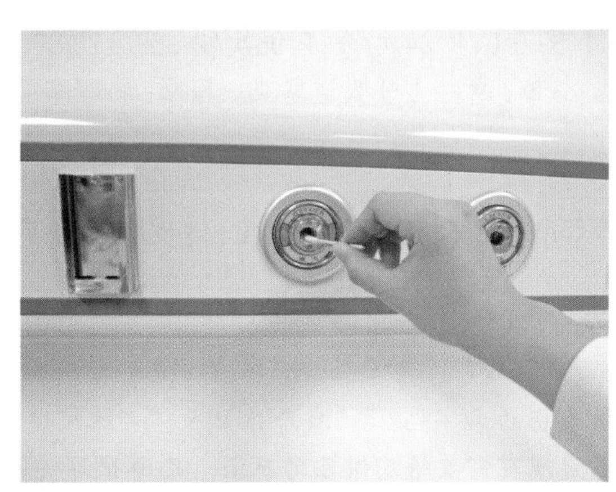

A

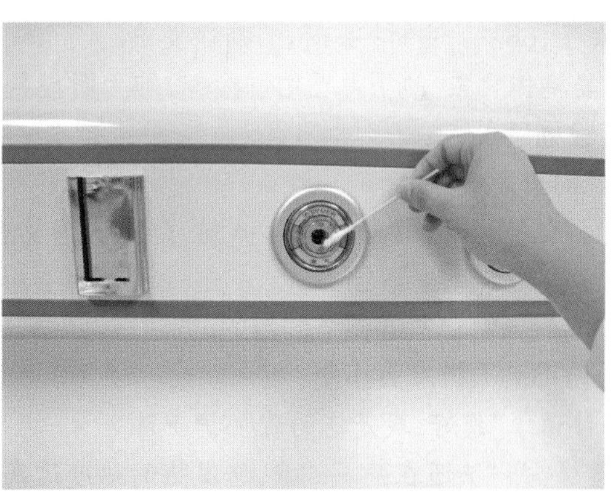

B

图1-18-8 清洁中心供氧装置接头

【注意事项】

1. 用氧时,检查氧气装置有无漏气,是否通畅。

2. 严格遵守操作规程、注意安全用氧,做到四防,即防震、防火、防热、防油。氧气瓶搬运时要避免倾倒撞击。氧气筒应放在阴凉处,周围严禁烟火及易燃品,至少距明火5m,距暖气1m,以防引起燃烧。氧气表及螺旋口上勿上油,也不用带油的手卸表。

3. 供氧时应先调节氧流量,再连接鼻导管;停氧时,应先分离鼻导管,再关开关;中途改变流量,应分离鼻导管与湿化瓶连接处,调节好再接上。

4. 常用的湿化液有冷开水、蒸馏水。急性肺水肿用20%~30%乙醇湿化。

5. 氧气筒内气体不可用尽，压力表至少要保留0.5mPa（5kg/cm^2），以免灰尘进入筒内，再充气时引起爆炸。

6. 氧气筒上应有空满标志。

7. 用氧过程中应加强监测。

【思考题】

1. 为什么用氧前要先调节氧流量后插管？
2. 为什么停止用氧时要拔管后关氧气开关？
3. 如何保证用氧安全？
4. 给氧的方法有哪些？

（林 婷）

实验十九 乙醇拭浴

【实验学时】3学时

【实验类型】技能型实验

【教学目标】

1. 能正确说出乙醇拭浴的目的及注意事项。
2. 能正确说出冷疗的禁忌部位并能解释原因。
3. 能正确进行乙醇拭浴，操作规范、程序清楚。
4. 在乙醇拭浴过程中能与病人进行良好的沟通交流，并正确对病人进行健康教育。

【实验目的】

通过乙醇的蒸发，刺激皮肤血管扩张的作用，增加机体散热，使高热病人降温。

【案例】

林女士，68岁。主诉：头痛、咽痛伴发热2天。体检：T 39.5℃，R 24次/分，P 96次/分，BP 120/82mmHg，神志清楚，扁桃体化脓，颌下淋巴结肿大，心肺无明显异常。诊断：急性上呼吸道感染。医嘱：物理降温。

【实验程序】

1. 核对、评估及解释

（1）评估病人：①年龄、病情、体温、意识状态及治疗等；②心理状态及配合程度；③皮肤状况、有无乙醇过敏史。

（2）向病人解释乙醇拭浴的目的、方法、注意事项及配合要点。

（3）协助病人排净大小便。

［**解释语**］“您好，我是您的责任护士陈××，能告诉我您的名字吗？”“我是林××。”“林阿姨您好，现在感觉怎样？”“头还在痛。”“哦，您发热的热度过高，医嘱现在需要给您做乙醇拭浴。乙醇拭浴就是用35%酒精为您全身血管处擦拭，帮助降温。您以往对酒精过敏吗？擦浴过程需要一段时间，您是否需要大小便？我去准备用物马上过来，请您稍休息一会儿。”

2. 操作过程

护士准备：衣帽整洁，洗手，戴口罩。

↓

用物准备

↓ ｛治疗碗（内盛25%~35%乙醇200~300毫升，温度30℃）、小毛巾2块、大毛巾、冰袋及套、热水袋及套、清洁衣裤，必要时备便盆及便盆巾。

拭浴前准备

↓ ｛①携用物入病房、核对病人。

②关门窗、拉好床帘遮挡病人。
③松开盖被。
④置冰袋于病人头部，置热水袋于病人足底。
⑤脱下病人上衣，下垫大毛巾。
[**解释语**]“林阿姨，现在擦拭前准备工作都做好了，下面要开始乙醇擦拭了，操作过程您有什么不舒服要马上告诉我，好吗？擦拭时觉得酒精太凉或手拍得太重，要告诉我，我会及时调整的。”

↓

拭浴

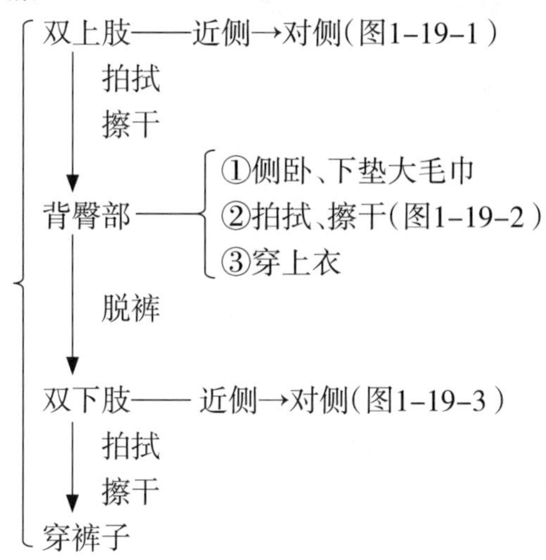

双上肢——近侧→对侧（图1-19-1）
↓ 拍拭
擦干
背臀部——①侧卧、下垫大毛巾
②拍拭、擦干（图1-19-2）
③穿上衣
↓ 脱裤
双下肢—— 近侧→对侧（图1-19-3）
↓ 拍拭
擦干
穿裤子

↓

整理

①移去热水袋、取舒适体位。
②整理床单位及用物。
③拉开床帘、开窗通风。
④做好交代，洗手。
[**解释语**]“林阿姨您好，现在乙醇拭浴做完了，您感觉好些了吗？冰袋仍然放在您头上帮助降温，请不要拿下来，过30分钟我会过来测量您的体温。平时要多喝水，注意休息有助于康复。您有什么需要可以用呼叫器叫我们，我会马上过来的。您配合得很好，非常感谢！”

↓

观察

①30分钟后测体温并记录。
②体温39℃以下取下冰袋。

↓

洗手

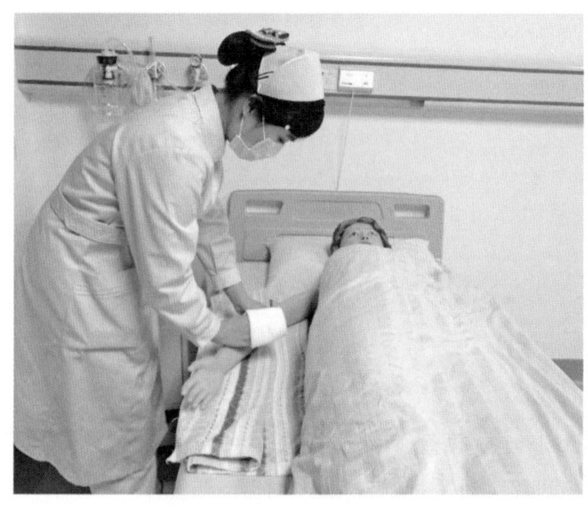

图1-19-1　拍拭上肢

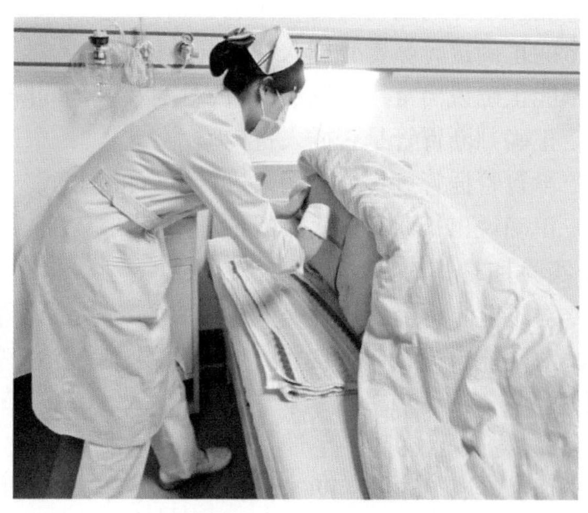

图1-19-2　拍拭背臀部

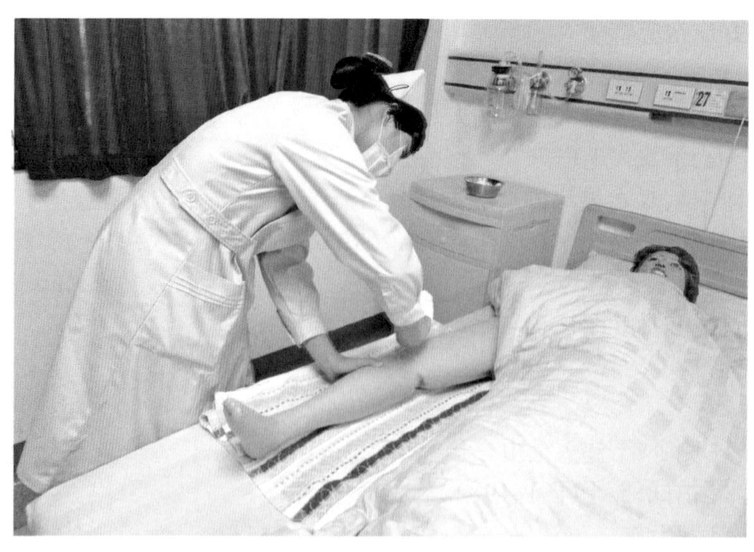

图1-19-3 拍拭下肢

【注意事项】

1. 乙醇温度应接近体温，避免过冷的刺激进一步促进肌肉收缩，使体温继续上升。

2. 拭浴时，以拍拭方法进行，不用摩擦方式，因摩擦易生热，在拭腋窝、腹股沟、腘窝等血管丰富处，应适当延长时间，以利增加散热。

3. 禁拭后项、胸前、腹部、足底等，以免引起不良反应。

4. 拭浴过程中，随时观察病人情况，异常时，应立即停止并及时与医生联系。

【思考题】

1. 冰袋置头部和热水袋置脚底有何目的？

2. 为何禁拭后项，胸前，腹部，足底？

（陈明霞）

实验二十 鼻 饲 法

【实验学时】3学时

【实验类型】技能型实验

【教学目标】

1. 能说出鼻饲法的目的和注意事项。

2. 能正确进行鼻胃管插入和鼻饲液的喂食。

3. 能正确说出常用鼻饲液的量、温度及鼻饲间隔时间要求。

4. 正确判断胃管是否插入胃内。

5. 鼻胃管插管过程能与病人进行良好的沟通。

6. 正确说出长期鼻饲病人的护理要点。

【实验目的】

1. 对不能自行经口进食病人供给食物，满足营养需要。

2. 对不能自行经口进食病人供给药物，满足治疗需要。

【案例】

病人，吴先生，69岁。主诉：突发言语含糊、口角歪斜8小时。检查：口角歪斜，无头晕、头痛、恶心、呕吐，无大小便失禁，T36.2℃，P82次/分，R19次/分，BP131/74mmHg，神志清楚，进食呛咳，存在吞咽困难。诊断：脑梗死。医嘱：留置胃管、鼻饲饮食。

【实验程序】

1. 核对、评估及解释

（1）评估病人：①年龄、病情、意识状态、活动能力等；②心理状态及配合程度；③鼻腔是否通畅，鼻腔黏膜有无肿胀、炎症、鼻中隔有无偏曲、息肉等，既往有无鼻部疾患等。

（2）向病人或家属（昏迷病人）解释鼻饲法的目的、方法、注意事项，教会配合方法，以取得合作。

［**解释语**］“您好，我是您的责任护士林××，能告诉我您的名字吗？”“我是吴××。”“吴大伯好，因为您现在吃东西会呛咳，医生建议给您插鼻饲管，就是将一根细管从鼻子插到胃内，食物就从这根管灌入胃内，这样不用从嘴进食，可以避免呛咳。为了更顺利地插管，需要得到您的配合，请您吞咽的时候您就做吞咽动作，现在能先请做一次给我看看好吗？”吴大爷做了吞咽动作。“哦，您做得很好。插管过程可能会有一点不舒服，比如会恶心、呕吐，这都是正常现象，您只要张口深呼吸或者做吞咽动作就可以缓解。现在请您稍准备一下，一会儿我就过来给您插管。”

2. 操作过程

护士准备：衣帽整洁，洗手，戴口罩。

↓

插管用物准备

治疗盘内备有鼻饲包（内有治疗碗、压舌板、血管钳、胃管、30~50ml注射器、纱布、液状石蜡、棉球、弯盘）、鼻饲饮食（200ml，温度为38~40℃）、温开水、治疗巾、听诊器、棉签、胶布、别针、夹子、弯盘。

↓

插管前准备

①携用物至床旁，核对病人姓名、床号，有活动义齿者应取下。

［**解释语**］“您好，是吴大伯吗？现在我来帮您插管。您有活动的假牙吗？如果有应该要拿下来以免操作时掉下来卡住喉咙。我还想知道您鼻子喉咙有没有不舒服？”“没有不舒服。”“没有是吗？为了更好插管您先坐起来一下，让我帮您清洁一下鼻子。”

②协助病人取坐位或半坐位，无法坐起者取右侧卧位，昏迷病人取去枕平卧位，头向后仰。

③颌下铺治疗巾，检查鼻腔并用湿棉签清洁两侧鼻腔（图1-20-1）。

④准备2条胶布，检查并打开鼻饲包，倒温开水于包内的治疗碗中，整理鼻饲包内其他用物，检查胃管是否通畅，润滑胃管前端。

↓

插胃管

①将胃管连同鼻饲包内的弯盘置于病人口角旁，用血管钳夹取胃管，松开胃管前端测量插入长度（病人发际到剑突长度）（图1-20-2），左手在管上做出标记。

②从一侧鼻孔轻轻插入胃管，到咽喉部时（插入14~16cm）嘱清醒病人作吞咽动作，同时将胃管送下。

［**解释语**］“吴大伯，现在请您吞咽几下。哦，做得很好，谢谢！”

③如昏迷病人，在插管前应将病人头向后仰，当插至15cm（会厌部）时，以左手将病人头托起，使下颌靠近胸骨柄，以增大咽喉部通道的弧度，以便胃管进入食道（图1-20-3）。

④若病人出现恶心，应暂停片刻，嘱其作深呼吸或作吞咽动作，插入不畅时应检查胃管是否盘在口中或胃管回抽一小段，再小心向前推进；插管过程中如发现呛咳、呼吸困难、发绀等，表示误入气管应立即拔出，休息片刻后重插。

↓

检查胃管是否在胃内

①检查胃管是否在胃内的方法有：用注射器抽吸有无胃液；将管末端放入碗内检查有无气泡；注入5~10ml空气，用听诊器听胃部有无气过水声。

②证实胃管在胃内后用胶布固定在鼻翼部和面颊部。

↓

灌注食物

①每次注饮食前先回抽胃液，证实在胃内方可开始喂食。

②先注入少量温开水，再注入饮食或药液，每次量不超过200ml，间隔时间不少于2小时。

③注完饮食后再注入少量温开水。

④每次推注鼻饲液后应反折胃管末端，避免灌入空气引起腹胀（图1–20–4）。

灌食后处理

①将胃管末端反折，用纱布包好，再用夹子夹紧，别针固定胃管于床单或枕头上。

②协助病人清洁口、鼻、面部，整理床单位，嘱病人维持原卧位20~30分钟。

［**解释语**］"吴大伯，现在胃管已经帮您插进去了，并且一些流质食物也灌到胃里了，请您尽量保持现在的姿势20~30分钟以利于消化吸收，防止食物反流。因为现在没有从嘴进食，口腔容易感染，所以要多漱漱口、刷刷牙，保持口腔卫生。请不要随意把管拔出来，在翻身、活动时要防止胃管脱落，如果咳嗽或呕吐时带出来，请及时告诉我们，有任何不舒服都可以用呼叫器告知我们，我们会及时处理。现在还有其他需要吗？请您好好休息。"

③整理用物，注射器洗净后放在治疗碗内，上盖纱布，放在病人床旁桌上。鼻饲用物每日更换消毒。

④洗手，记录鼻饲情况。

［**情境导入**］2周后，病人进食饮水不再呛咳，无吞咽困难。医嘱：停止鼻饲饮食。

拔管过程

①核对病人床号、姓名，评估病人的情况适合拔管，向病人解释拔管目的、注意事项。

［**解释语**］吴大伯，经过这一段时间治疗，您现在从嘴巴吃饭喝水不会呛咳了，根据现在情况医生认为可以拔掉鼻饲管了，拔掉之后会舒服一些。拔管的时候需要请您做深呼吸，您现在做一下给我看看好吗？好的，做得很好，谢谢！那您先准备一下，一会儿我帮您拔管。

②备齐拔管用物：治疗盘内备有治疗碗（内有纱布2块）、治疗巾、松节油、棉签、弯盘。

③携用物至床旁，再次核对病人。

④铺治疗巾，置弯盘于病人口角旁。取下别针和胶布，夹紧胃管末端，让病人作深呼吸，等慢慢呼气时，轻柔地拔出胃管，边拔边用纱布擦胃管（图1–20–5）。拔至咽喉部时应快速拔出，以免液体流入气管。

⑤如有胶布痕迹应擦去；清洁病人口鼻、面部；清醒病人应协助漱口，整理床单元和用物。

［**解释语**］吴大伯，现在管拔掉了，一会儿请您漱漱口。而且可以从嘴进食了，但要注意一开始进食的量不要太多，应逐渐增加，应从细软的东西开始，逐渐转为稍硬的食物。现在您还有其他需要吗？""没有，谢谢您。""那您好好休息。"

洗手、记录

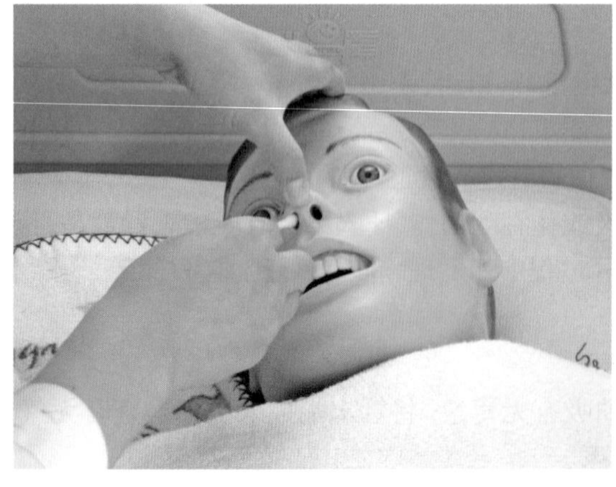

图1–20–1　清洁鼻腔

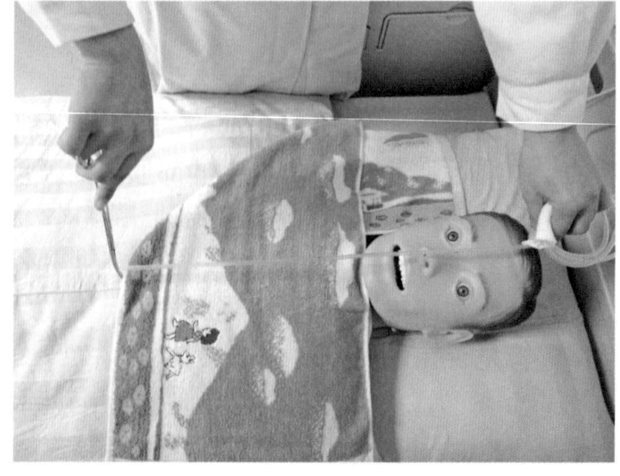

图1–20–2　测量鼻饲管插入长度

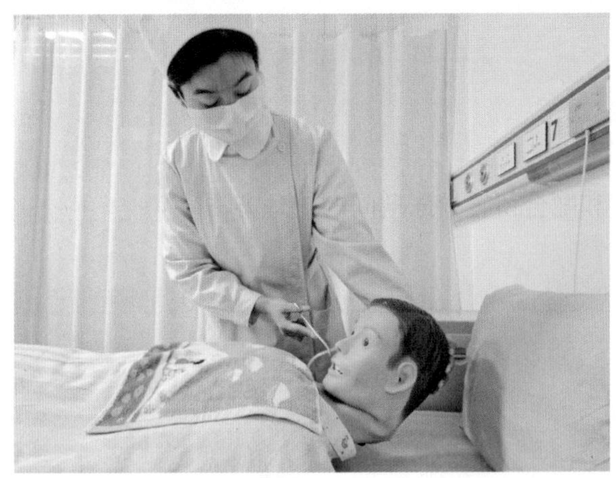

图1-20-3 为昏迷病人插入鼻饲管法

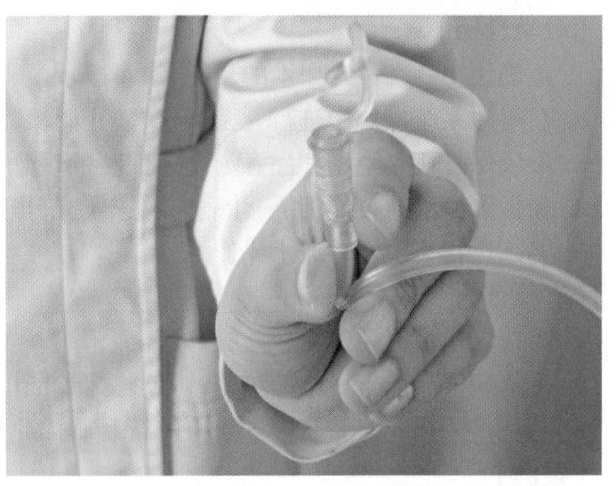

图1-20-4 反折胃管末端

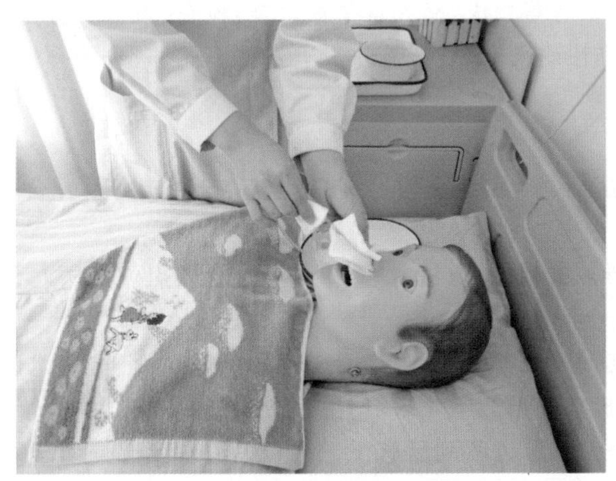

图1-20-5 边拔边擦鼻饲管

【注意事项】

1. 插管时动作应轻柔,避免损伤食管黏膜。

2. 每次喂食前应证实胃管在胃内且通畅,并用少量温开水冲管后再进行喂食,鼻饲完毕后再次注入少量温开水,防止鼻饲液凝结。

3. 鼻饲液温度应保持在38~40℃,避免过冷或过热;新鲜果汁与奶液应分别注入,防止产生凝块;药片研碎溶解后注入。

4. 长期鼻饲者应每日进行口腔护理2次,并定期更换胃管。

5. 鼻饲法的适应证:昏迷、口腔疾患或口腔手术后、吞咽困难、早产儿、病情危重、拒绝进食等病人。

6. 食管静脉曲张、食管梗阻的病人禁忌使用鼻饲法。

【思考题】

1. 鼻饲法适用于哪些病人?

2. 为昏迷病人插胃管时如何提高成功率?

3. 插胃管过程中会出现哪些情况?如何处理?

(林 婷)

实验二十一 一次性导尿术

【实验学时】3学时

【实验类型】技能型实验

【教学目标】

1. 正确说出一次性导尿术的目的、注意事项。
2. 在泌尿系统操作中进行无菌操作,防止感染。
3. 形成保护病人隐私和注意为病人保暖的观念。
4. 加强语言沟通技能训练,让病人及家属充分理解和配合留置导尿期间的护理方法。
5. 熟练进行一次性导尿术操作。

【实验目的】

1. 为尿潴留病人引流出尿液,以减轻痛苦。
2. 采集病人尿标本做细菌培养,协助临床诊断。
3. 膀胱内用药或为膀胱肿瘤病人进行膀胱内化疗。

【案例】

邵女士,52岁。主诉:反复右上腹痛2年。诊断:慢性胆囊炎伴胆囊结石。今在全麻下行"腹腔镜胆囊切除术",术毕返回病房,现为术后第二天,病人诉排尿困难,检查:耻骨上方成圆形浊音区。采取听流水声、针灸、按摩、会阴温水冲洗等方法均未奏效,医嘱:一次性导尿。

【实验程序】

1. 核对、评估及解释

(1)评估病人:①年龄、病情、意识状态等;②心理状态、自理能力及配合程度;③膀胱充盈度及会阴部皮肤黏膜情况。

(2)向病人解释一次性导尿的目的、方法、注意事项及配合要点。如病人有自理能力,嘱其清洁会阴;如没有自理能力,应协助其清洁会阴。

[解释语]"您好,我是您的责任护士吴××,能告诉我您的名字吗?""我是邵××。""您好,邵阿姨,您现在感觉怎样?小便排不出来是吗?刚才采取针灸、会阴温水冲洗、按摩等措施都没法帮到您,所以医生建议给您导尿,就是将一根导管从尿道插到膀胱里,引出尿液,希望能得到您的配合。为了减少因导尿而带来的感染,您最好能先用温水清洗一下会阴部。您能自己下床去洗会阴部吗?可以的话那请您先准备一下,我也去准备物品了。"

2. 操作过程

护士准备:衣帽整洁,洗手,戴口罩。

↓

用物准备

无菌导尿包(内装:血管钳1把、镊子2把、一个小药杯内置干棉球、另一个小药杯内置液状液状石蜡棉球、孔巾、治疗碗、标本瓶或试管),无菌持物钳、无菌手套、消毒溶液、气囊导尿管、治疗碗(内盛消毒液棉球数个、血管钳1把、上盖无菌纱布)、消毒左手套1只、弯盘、治疗巾、便盆及便盆巾。必要时备屏风。

↓

消毒前准备:

①带齐用物至病室,再次核对床号、姓名。

[解释语]"邵阿姨,您好!洗过会阴部了是吗?我现在帮您导尿。"

②根据情况关闭门窗,或用围屏遮挡病人。松开床尾盖被。

③脱去病人对侧裤腿遮近侧腿上(天冷时可用浴巾或毛毯加盖)、取屈膝仰卧位,两腿分开,对侧用被盖好(图1-21-1)。

[解释语]"现在我帮您把一侧裤子脱下来。您会冷吗?不会是吗,请把两腿稍分开。等会儿会在两腿之间打开一个包,并且铺上无菌治疗巾。为了方便操作并减少感染机会,您的双手不要伸到下方来,有任何不适请告诉我,我帮您处理,还希望能得到您的配合。"

④臀下铺治疗巾。

↓

第一次消毒

①弯盘、消毒用物放于两腿之间。

②左手戴上消毒手套，为病人擦洗外阴，从上而下、由外向内[阴阜—对侧大阴唇—近侧大阴唇—左手撑开大阴唇，暴露出小阴唇和尿道口（图1-21-2）—对侧小阴唇—近侧小阴唇—尿道口—肛门]进行消毒。

③消毒时每个棉球只用一次，消毒完毕，将弯盘放在床尾，消毒用物放车下层。掀开便盆巾，洗手。

第二次消毒

①打开导尿包前先检查导尿包的名称、灭菌日期及化学指示胶带，将无菌导尿包放在两腿间打开，铺好无菌区，倒药液于小药杯内，放入导尿管。

②戴无菌手套，铺孔巾，整理物品，检查、润滑导尿管。

③用左手示、拇指分开小阴唇，自上而下，由内向外（尿道口—对侧小阴唇—近侧小阴唇—尿道口）进行消毒（图1-21-3A）（图1-21-3B），第二次消毒尿道口时更换镊子，每个棉球只用一次。

导尿

①将无菌碗放在靠近孔巾口，取血管钳夹导尿管。

②指导病人放松。导尿管对准尿道口轻轻插入4~6cm，见尿流出后再插入1~2cm（图1-21-4）。

[解释语]“邵阿姨，张口深呼吸，请放松。”“好，就是这样。谢谢！”

③左手固定尿管，引出尿液，若需作尿培养，用无菌试管接取尿液5ml，盖好瓶盖。

整理

①导尿完毕，拔出导尿管，撤下孔巾，擦净外阴。

②脱去手套放在弯盘内，撤去导尿用物，治疗巾，协助病人穿裤。

③整理用物，协助病人卧于舒适位置，整理床铺，指导病人，标本及时送检。

[解释语]“邵阿姨，现在尿液已经导出来了，为了防止再次尿潴留，请您多喝水，喝水对减少感染也有好处。平时最好在没尿情况下做排尿动作，进行膀胱功能训练。现在您还有其他需要吗？如果没有请好好休息。”

洗手、记录

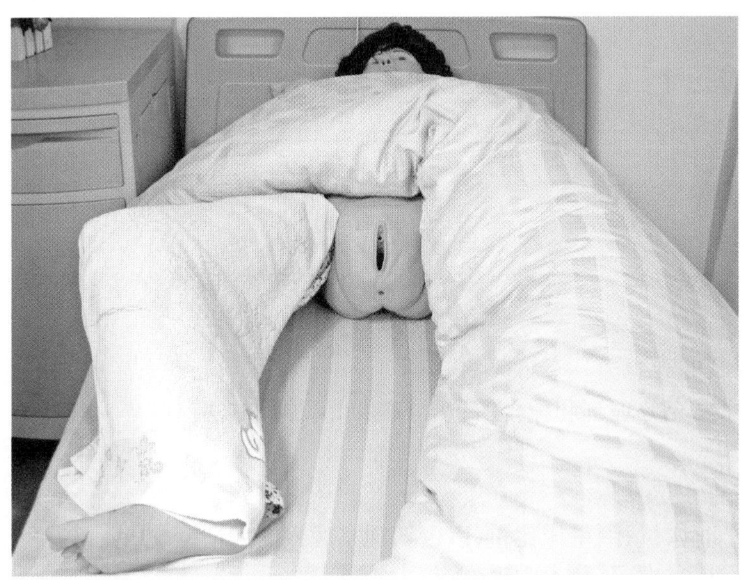

图1-21-1 取屈膝仰卧位

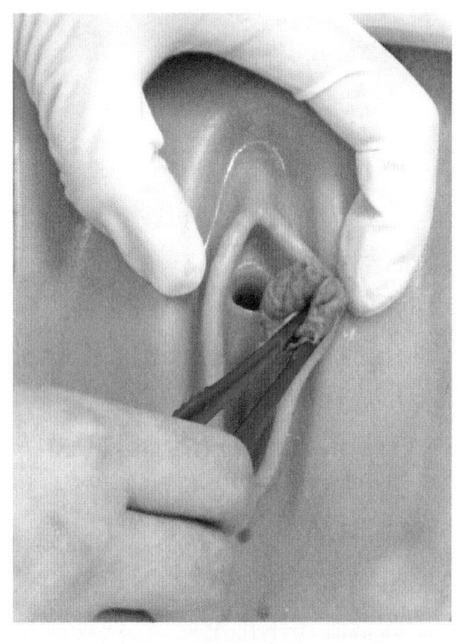

图1-21-2 女患者第一次消毒

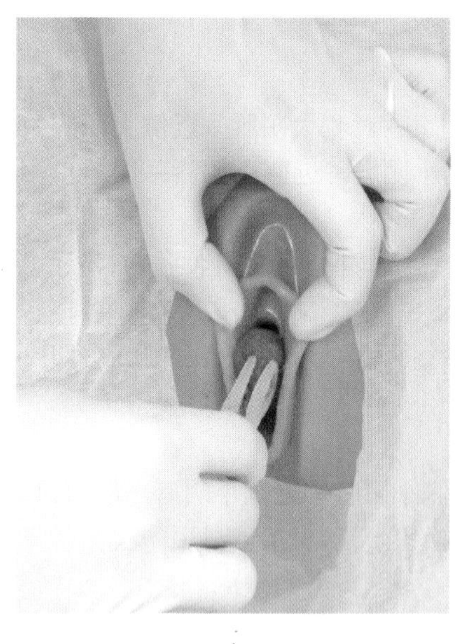

A

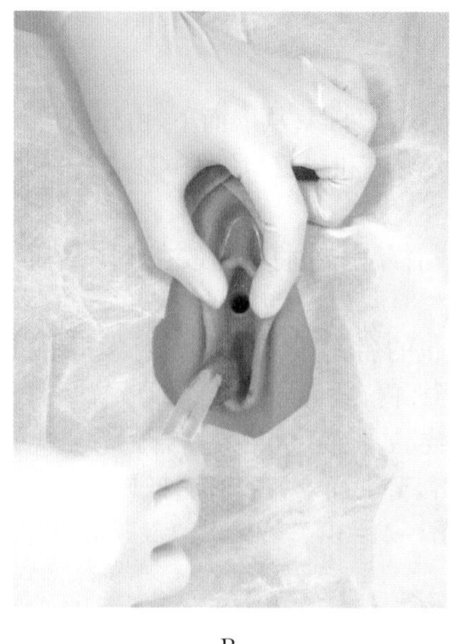

B

图1-21-3　女病人第二次消毒

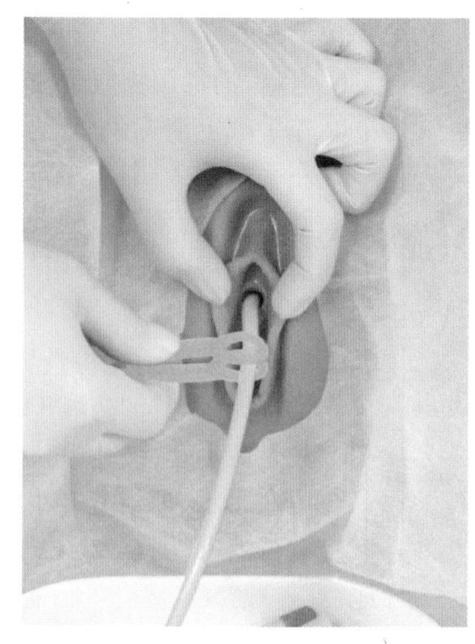

图1-21-4　为女病人插导尿管

【注意事项】

1. 用物必须严格灭菌，并按无菌操作进行，预防尿路感染。
2. 保护病人自尊和隐私、耐心解释，操作环境要遮挡。
3. 导管误入阴道，应换管重新插入。
4. 选择光滑和粗细适宜的导尿管，插管时动作要轻柔，避免损伤尿道黏膜。
5. 对膀胱高度膨胀且又极虚弱的病人，第一次导尿不应超过1000ml，防止虚脱与血尿。

【思考题】

1. 如何预防导尿所引起的尿路感染？
2. 发生尿潴留时，应如何护理病人？

（林　婷）

实验二十二　留置导尿术

【实验学时】3学时

【实验类型】技能型实验

【教学目标】

1. 正确说出导尿术的目的、注意事项。
2. 在泌尿系统操作中进行无菌操作，防止感染。
3. 形成保护病人隐私和注意为病人保暖的观念。
4. 加强语言沟通技能训练，让病人及家属充分理解和配合留置导尿期间的护理方法。
5. 能正确进行留置导尿术操作。

【实验目的】

1. 抢救危重、休克病人时正确记录每小时尿量、测量尿比重，以密切观察病人的病情变化。
2. 为盆腔手术排空膀胱，使膀胱持续保持空虚，避免术中误伤。
3. 某些泌尿系统疾病手术后留置导尿管，便于引流和冲洗，以减轻手术切口的张力，促进切口的愈合。
4. 为尿失禁或会阴部有伤口的病人引流尿液，保持会阴部的清洁干燥。
5. 为尿失禁的病人进行膀胱功能训练。

【案例】

高先生,72岁,主诉:"CT检查发现'胰腺占位性病变'3天"。入院后予完善相关检查,拟行"胰体尾+脾切除术"。医嘱:术前留置导尿。

【实验程序】

1. 核对、评估及解释

(1)评估病人:①年龄、病情、意识状态及营养状况等;②心理状态、自理能力及配合程度;③膀胱充盈度及会阴部皮肤黏膜情况。

(2)向病人解释留置导尿的目的、方法、注意事项及配合要点。如病人有自理能力,嘱其清洁会阴;如没有自理能力,应协助其清洁会阴。

[**解释语**]"您好,我是您的责任护士林××,能告诉我您的名字吗?"我是高××。""高大爷,您现在感觉怎样?因为您今天要手术,为了避免手术中膀胱太胀影响手术,现在要插一根尿管到您的膀胱内引流出尿液,并且这根尿管要留在您身上直到手术后,希望能得到您的配合。现在还请您去清洗一下会阴部,因为这样可以减少感染的发生。您可以自己下床去洗吗?可以是吗,那请您先准备一下,我去准备物品,一会儿给您导尿。"

2. 操作过程

护士准备:衣帽整洁,洗手,戴口罩。

↓

用物准备

无菌导尿包(内装:血管钳1把、镊子2把、一个小药杯内置干棉球数个、另一个小药杯内置液状石蜡棉球、孔巾、标本瓶、治疗碗),无菌持物钳、无菌手套、消毒溶液、合适型号无菌留置导尿管、无菌引流袋、无菌注射器、治疗碗(内盛消毒液棉球数个、血管钳1把,上盖无菌纱布)、一次性手套1只、弯盘、治疗巾、便盆及便盆巾、别针、系绳、胶布。必要时备屏风、生理盐水。

↓

消毒前准备

①带齐用物至病室,再次核对床号、姓名。

[**解释语**]"是高大爷吗?您已经洗过会阴部了是吗?我现在给您导尿。"

②根据情况关闭门窗,拉上床帘或用围屏遮挡病人。松开床尾盖被。

③脱去病人对侧裤腿遮近侧腿上(天冷时可用浴巾或毛毯加盖)、取屈膝仰卧位,两腿分开,对侧用被盖好。

[**解释语**]"高大爷,现在我帮您把一侧裤子脱下来。您会冷吗?""哦,不会。""不会是吗,请把两腿稍分开。等一下会在两腿之间打开一个包,并且铺上无菌治疗巾。为了方便操作并减少感染,您的双手不要伸到下方来,有任何不适请告诉我,我帮您处理,希望能得到您的配合。"

④臀下铺治疗巾。

↓

第一次消毒

①弯盘、消毒用物放于两腿之间。

②左手戴上手套,用纱布裹住阴茎提起,为病人擦洗外阴,从上而下、由外向内(阴阜-阴茎-阴囊—尿道口—冠状沟)进行消毒(图1-22-1)。

③消毒时每个棉球只用一次,消毒完毕,将弯盘放在床尾,消毒用物放车下层。撤开便盆巾,洗手。

↓

第二次消毒

①打开导尿包前先检查导尿包的名称、灭菌日期及化学指示胶带,将无菌导尿包放在两腿间打开,铺好无菌区,倒药液于小药杯内。

②在无菌区内正确放入无菌导尿管、无菌引流袋、无菌注射器。

③戴无菌手套,铺孔巾,整理物品,润滑导尿管。

④左手用纱布裹住阴茎并提起,由内向外(尿道口-冠状沟-尿道口)进行消毒(图1-22-2),最后一次消毒尿道口前更换镊子,每个棉球只用一次。

↓

导尿

①将无菌碗放在靠近孔巾口，取血管钳夹导尿管。

②指导病人放松。阴茎提起并使之与腹壁成60°角。导尿管对准尿道口轻轻插入（图1-22-3），见尿流出后再插入5~7cm。

[解释语]"高大爷，张口深呼吸，请放松。""哦，您做得很好。谢谢！"

③左手固定尿管，引出尿液，若需作尿培养，用无菌试管接取尿液5ml，盖好瓶盖。

④用血管钳夹闭导尿管尿液出口的末端，向导尿管气囊内注入空气或生理盐水并固定导尿管，将导尿管与引流袋连接（图1-22-4）。

⑤导尿管与引流袋穿过孔巾口，松开血管钳，先将引流袋从大腿下侧穿过之后固定在床旁（图1-22-5），导尿管用胶布固定于大腿内侧。再用别针将引流袋的连接管固定在床单上。

⑥注明置管日期。

整理

①撤下孔巾，擦净外阴，脱去手套放弯盘内，撤去导尿用物，小橡胶单，治疗巾，协助病人穿裤。

②整理用物，协助病人卧于舒适位置，整理床铺，对病人进行健康教育，将标本及时送检。（置管日期，尿液的量、性质、颜色）。

[解释语]"高大爷，现在尿管留在您身上，活动、翻身时要注意不要折了、扯断了，要注意尿袋不要高过下腹部，以免尿液反流引起感染。尿管应保持通畅，尿袋里尿液如果满了要及时倒掉或者通知我们来处理。那现在您还有其他需要吗？如果没有请好好休息。"

洗手、记录

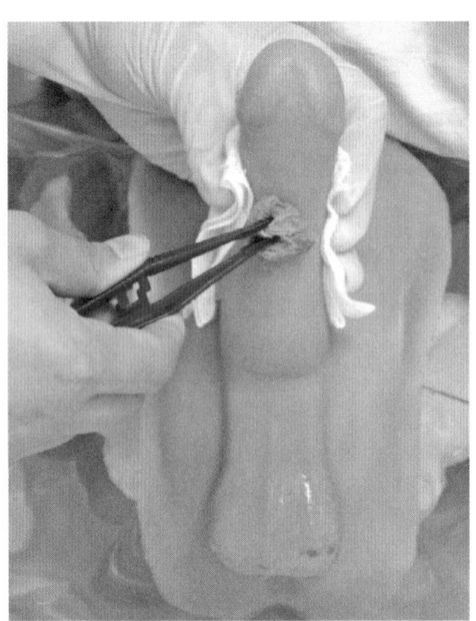

图1-22-1 男病人第一次消毒

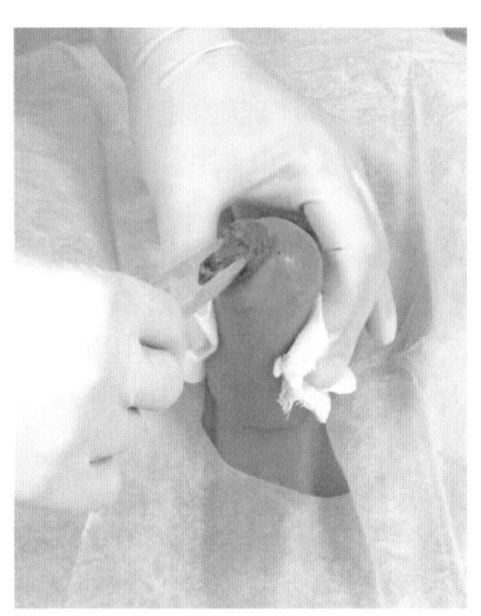

图1-22-2 男病人第二次消毒

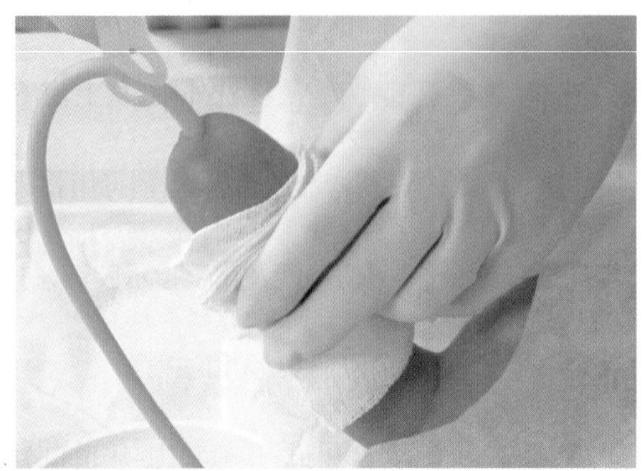

图1-22-3 男病人导尿

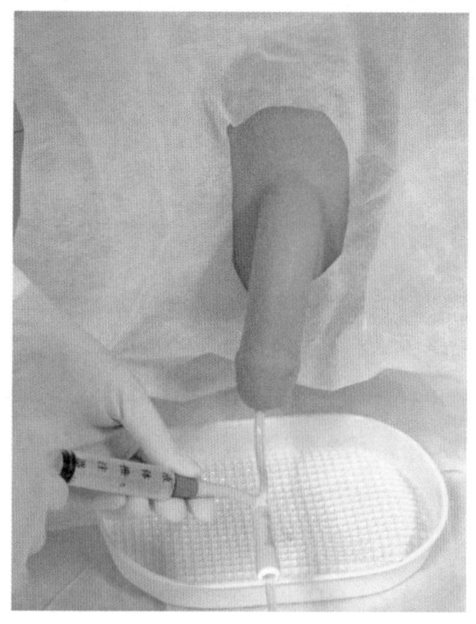
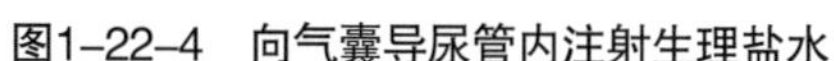

图1-22-4 向气囊导尿管内注射生理盐水

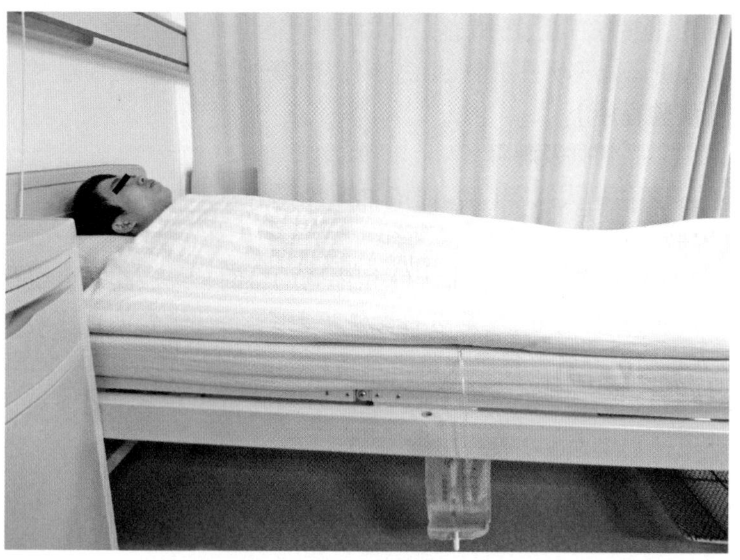

图1-22-5 集尿袋固定法

【注意事项】

1. 用物必须严格灭菌，并按无菌操作进行，预防尿路感染。
2. 保护病人自尊、耐心解释，操作环境要遮挡。
3. 导管误入阴道，应换管重新插入。
4. 选择光滑和粗细适宜的导尿管，插管时动作要轻柔，避免损伤尿道黏膜。
5. 对膀胱高度膨胀且又极虚弱的病人，第一次导尿不应超过1000ml，防止虚脱与血尿。
6. 指导长期留置尿管的病人多饮水并进行膀胱功能训练。

【思考题】

1. 如何预防留置导尿病人所引起的尿路感染？
2. 尿管留置在病人身上时应注意什么？

（林 婷）

实验二十三 大量不保留灌肠法

【实验学时】3学时

【实验类型】技能型实验

【教学目标】

1. 正确说出常用灌肠液种类、浓度、温度、量及适应证和禁忌证。
2. 能根据病人病情进行灌肠液的配制。
3. 正确说出大量不保留灌肠的目的、注意事项。
4. 正确进行大量不保留灌肠操作。
5. 操作中关心病人，减少暴露。

【实验目的】

1. 解除便秘、肠胀气。
2. 清洁肠道，为肠道手术、检查或分娩作准备。
3. 稀释并清除肠道内的有害物质、减轻中毒。
4. 灌入低温液体，为高热病人降温。

【案例】

黄先生，53岁。主诉"'原发性肝癌'术后2周，反复中上腹疼痛2天；现诉阵发性腹痛，伴腹胀、恶心、呕吐。

检查：中上腹轻压痛、肠鸣音亢进，胃肠道造影检查提示：远端小肠梗阻。经积极补液、抗炎、胃肠减压等处理，病人腹痛未见明显缓解，拟急诊行“剖腹探查+肠粘连松解术”。医嘱：肥皂水灌肠。

【实验程序】

1. 核对、评估及解释

（1）评估病人：①年龄、病情、排便情况、意识状态及营养状况等；②心理状态、自理能力及配合程度。③病人肛门及肛周皮肤有无异常。

（2）向病人解释：①大量不保留灌肠的目的、方法、注意事项及配合要点；②嘱病人排尿。

［**解释语**］“您好，我是您的责任护士王××，能告诉我您的名字吗？”“我是黄××。”“您好，黄大叔，您现在感觉怎样？觉得腹部很胀是吗？医生判断可能是肠道梗阻了，明天要手术帮您解决这个问题。为了避免术中感染，一会儿要帮您灌肠，您肛门周围皮肤有没有不舒服？没有是吗？因为灌肠时可能会引起排尿，所以请您现在去小便一下好吗？”

2. 操作过程

护士准备：衣帽整洁，洗手，戴口罩。

↓

用物准备

- 配制灌肠液物品：量杯、肥皂液（或生理盐水）、水温计、纱布、水。
- 按医嘱配制灌肠液：①将肥皂液配制成0.1~0.2%肥皂液（或用生理盐水）；②液量：成人每次用量500~1000ml、儿童200~500ml；③温度：39~41℃（降温用28~32℃、中暑者用4℃）。
- 灌肠物品：治疗盘内备灌肠筒（袋）一套（内有灌肠液）、血管钳、肛管一根、凡士林、棉签、手纸、手套、治疗巾、弯盘、便盆及便盆巾。

↓

灌肠前准备

①携用物至病室，再次核对床号、姓名，遮挡病人。

［**解释语**］“您好，是黄大叔吗？您已经小便了是吗？现在我帮您灌肠。灌肠过程中有便意是正常的，如果憋不住就张口深呼吸，您现在深呼吸一下给我看好吗？”黄先生做深呼吸。“您做得很好。灌肠时如果有腹痛或不舒服的时候一定要告诉我，我会及时处理。现在帮您把裤子脱下去。”

②取左侧卧位，双膝屈曲，脱裤至膝部，使臀部移近床沿（图1-23-1）。

③臀下垫治疗巾，弯盘、卫生纸置臀边，如病人肛门括约肌失去控制能力取仰卧位，臀下垫便盆。盖好被子，只暴露臀部。

④灌肠筒（袋）挂于输液架上，液面距肛门约40~60cm。

⑤操作者戴上手套，润滑肛管前端（图1-23-2），将肛管与灌肠筒（袋）连接，放出少量液体（图1-23-3），排出管内气体后用血管钳夹紧。

↓

灌肠

①左手用卫生纸分开臀部，暴露肛门，嘱病人深呼吸。

［**解释语**］“黄大叔，请您深呼吸，放松您自己”。“您做得很好，谢谢！”

②右手用卫生纸包住肛管轻轻插入直肠7~10cm，小儿约4~7cm（图1-23-4）。左手将两块卫生纸合并固定肛管，右手松开血管钳或调节器，使液体缓缓流入。

③观察并控制流速，注意观察病人反应：a.如溶液流入受阻，可稍移动肛管，必要时检查有无粪块阻塞；b.如病人有腹胀或便意感应适当调低灌肠筒的高度，并嘱病人深呼吸，以减轻腹压；c.病人有无面色苍白、心慌、气急等反应，若出现应立即停止操作，并通知医生。

［**解释语**］“黄大叔，您有没有什么不舒服？如果有请告诉我。”

↓

拔管

①灌肠液即将流尽时，夹紧导管。将两块卫生纸分开，左右手各一，右手包裹肛管轻轻拔出后，左手擦净肛门。

②将肛管与从灌肠筒（袋）接头处取下，放入弯盘内。取下灌肠筒（袋）（如为一次性灌肠袋则弃于医疗垃圾袋内）。

③置弯盘于车下层，脱去手套，撤去治疗巾。

拔管后

①能自理病人取平卧位，嘱保留5~10min后自行排便。

［解释语］"黄大叔，现在灌肠结束了，请您尽量保留5~10min，这样清洁肠道的效果才好。这里是卫生纸和呼叫器，如果有需要帮助请叫我们。"

②不能下床病人，臀下置便器，同时将呼叫器、卫生纸放于易取处。便后协助取出便器，擦净肛门，穿好衣裤。

③协助病人取舒适卧位。

④观察大便性状，必要时留取标本。

整理：整理床单位，开窗通风、撤去围屏，清理用物。

记录：在当天体温单的大便栏内记录结果（1/E，表示灌肠后排便一次；0/E，表示灌肠后无排便；11/E，表示自行排便一次，灌肠后又排便一次）。

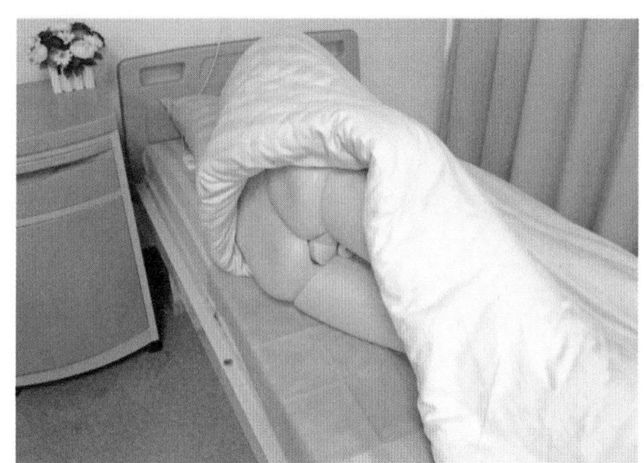

图1-23-1 大量不保留灌肠体位

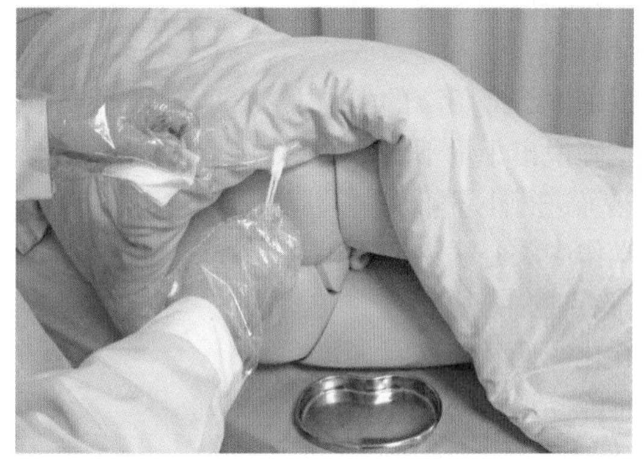

图1-23-2 润滑肛管前端

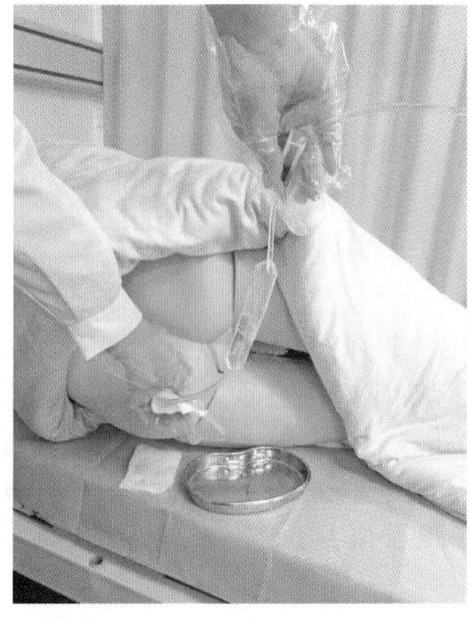

图1-23-3 排气

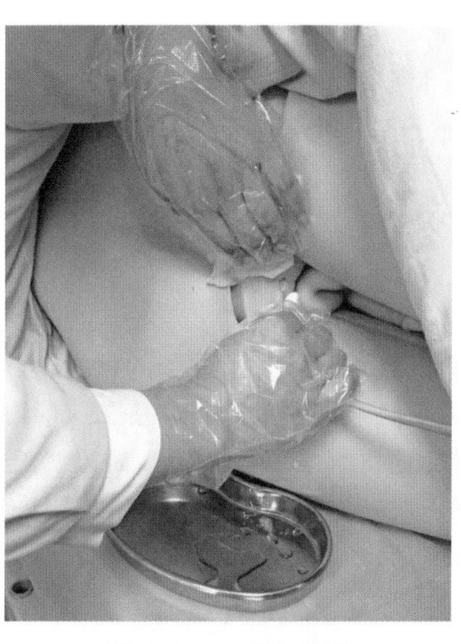

图1-23-4 插入肛管

【注意事项】

1. 急腹症、妊娠、严重心血管疾病等病人禁忌灌肠。

2. 伤寒病人灌肠时溶液不得超过500ml，压力要低(液面不得超过肛门30cm)。

3. 肝性脑病病人灌肠，禁用肥皂水，以减少氨的产生和吸收；充血性心力衰竭和水钠潴留病人禁用0.9%氯化钠溶液灌肠。

4. 准确掌握灌肠溶液的温度、浓度、流速、压力和液量。

5. 灌肠时病人如有腹胀或便意时，应嘱病人做深呼吸，以减轻不适。

6. 灌肠过程中应随时观察病人的病情变化，如发现脉速、面色苍白、出冷汗、剧烈腹痛、心慌气急时，应立即停止灌肠并及时与医生联系，采取急救措施。

【思考题】

1. 灌肠可分为几类，各适用于哪些情况？

2. 肝性脑病病人灌肠时应注意什么？为什么？

3. 充血性心力衰竭病人灌肠时应注意什么？为什么？

4. 伤寒病人灌肠时应注意什么？为什么？

(林 婷)

实验二十四　小量不保留灌肠法

【实验学时】2学时

【实验类型】技能型实验

【教学目标】

1. 正确进行灌肠液的配制方法(种类、浓度、温度、量)。

2. 正确说出小量不保留灌肠的目的、适应证和注意事项。

3. 熟练进行小量不保留灌肠法操作。

4. 操作中关心病人，减少暴露。

【实验目的】

1. 软化粪便，解除便秘。

2. 排除肠道内的气体，减轻腹胀。

【案例】

周大秀，女，12岁。主诉：因反复呼吸道感染3个月，晕厥2次入院。检查：神志清楚，面色苍白、发育迟缓。心脏扩大，心前区隆起，胸骨左缘及心尖区可听到响亮的收缩期杂音，肺动脉瓣区2音亢进和分裂。T 36.2℃，P102次/分，R 32次/分，BP 108/65mmHg。诊断：“房间隔缺损”。拟明日进行手术。医嘱：“1、2、3”溶液(50%硫酸镁30ml、甘油60ml、温开水90ml)不保留灌肠。

【实验程序】

1. 核对、评估及解释

(1)评估病人：①年龄、病情、排便情况、意识状态及营养状况等；②心理状态、自理能力及配合程度。③病人肛门及肛周皮肤有无异常。

(2)向病人解释：①小量不保留灌肠的目的、方法、注意事项及配合要点；②嘱病人排尿。

[**解释语**]“小妹妹，我是您的责任护士王××，可以告诉我你叫什么名字吗？”“我叫周大秀。”“你好，周妹妹，你现在有没觉得哪里不舒服的？因为明天要手术，一会儿阿姨要帮你灌肠，就是将一根细细的管插到你肛门里，把一些药水注进去，这样可以清洁你的肠道，明天手术会更安全一些。灌的时候肚子会有点胀胀的，但不很痛的，所以别害怕，我知道你很勇敢。现在你去小便一下好吗？阿姨一会儿就过来给你灌肠。”

2. 操作过程

护士准备：衣帽整洁，洗手，戴口罩。

↓

用物准备

治疗车上层备：量杯，注洗器或小容量灌肠筒（袋），肛管，温开水5~10ml，遵医嘱准备灌肠液，止血钳，润滑剂，棉签，弯盘，卫生纸，治疗巾，手套、水温计。

治疗车下层备：便盆和便盆巾。

常用灌肠液："1、2、3"溶液（50%硫酸镁30ml、甘油60ml、温开水90ml）；甘油50ml加等量温开水；各种植物油120~180ml。溶液温度为38℃。

↓

灌肠前准备

①携用物至病室，再次核对床号、姓名，遮挡病人。

［解释语］"是周大秀吗？你小便过了是吗？现在我帮你灌肠？灌肠过程中可能会有想大便的感觉，这是正常的，如果憋不住就张口深呼吸，你现在深呼吸一下给我看好吗？"周大秀做深呼吸。"哦，你做得很好。等会儿在灌肠时如果不舒服的时候一定要告诉阿姨，我会帮你的，好吗？现在阿姨帮你把裤子脱下去，你向左边侧躺。"

②取左侧卧位，双膝屈曲，脱裤至膝部，使臀部移近床沿。

③臀下垫治疗巾，弯盘、卫生纸置臀边，如病人肛门括约肌失去控制能力取仰卧位，臀下垫便盆，勿暴露肢体。

④操作者戴上手套，用注洗器抽吸灌肠液（或在输液架上挂小容量灌肠筒或袋，液面距肛门高度不超过30cm）（图1-24-1），连接肛管，润滑肛管前端，排出管内气体后用血管钳夹紧。

↓

灌肠

①左手用卫生纸分开臀部，暴露肛门，嘱病人深呼吸。

［解释语］"周妹妹，请张大嘴巴深呼吸……你做得很好。"

②右手用卫生纸包住肛管轻轻插入直肠7~10cm，小儿约4~7cm。左手将两块卫生纸合并固定肛管，右手松开血管钳，缓缓注入液体。

③注毕夹管，取下注洗器再吸取溶液，再行灌注，如此反复直至所有溶液全部注毕（如为灌肠筒或袋，灌注方法同大量不保留灌肠法）。

↓

拔管

①灌肠液即将流尽时，夹紧肛管尾端。将两块卫生纸分开，左右手各一，右手包裹肛管轻轻拔出后，左手擦净肛门。

②将肛管从灌肠筒（袋）或注洗器接头处取下，放入弯盘内（如为一次性灌肠袋则弃于医疗垃圾袋内）。

③置弯盘于车下层，脱去手套，撤去治疗巾。

↓

拔管后

①能自理病人取平卧位，嘱保留10~20min后自行排便。

［解释语］"周妹妹，现在药液都已经灌进去了，你尽量躺着过10~20min以上再去解大便，这样清洁肠道的效果会更好，明天手术更安全。这是呼叫器，有不舒服的时候呼叫我。你现在还需要阿姨为你做什么吗？""没有，谢谢阿姨。""那请你好好休息，阿姨一会再过来看你。"

②不能下床病人，臀下置便器，同时将信号灯、卫生纸放于易取处。便后协助取出便器，擦净肛门，穿好衣裤。

③协助病人取舒适卧位。

④观察大便形状，必要时留取标本。

↓

整理：整理床单位，撤去床帘，开窗通风、清理用物。

↓

洗手，记录：在当天体温单的大便栏内记录结果。

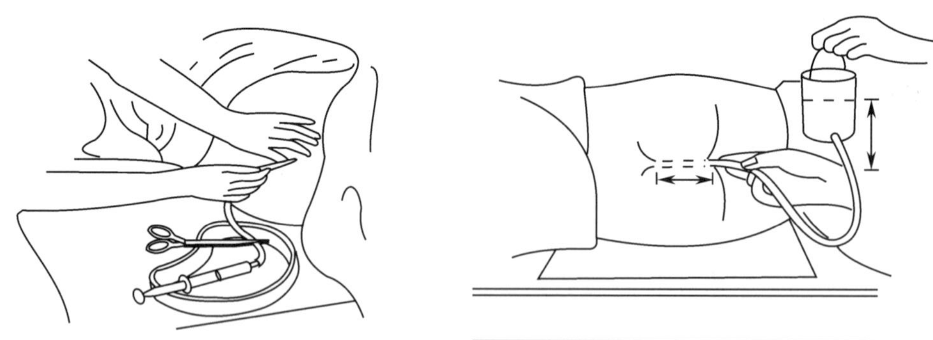

图1-24-1 小量不保留灌肠

【注意事项】

1. 灌肠时插管深度为7~10cm，压力宜低，灌肠液注入的速度不得过快。
2. 每次抽吸灌肠液时应反折肛管尾段，防止空气进入肠道，引起腹胀。

【思考题】

1. 小量不保留灌肠的主要用途是什么？各适用于哪些情况？
2. 小量不保留灌肠常用的灌肠液有哪些？

（林 婷）

实验二十五 保留灌肠法

【实验学时】2学时

【实验类型】技能型实验

【教学目标】

1. 能正确进行灌肠液的配制，说出灌肠液的种类、浓度、温度、量。
2. 能正确说出各种保留灌肠液的用途。
3. 能正确说出保留灌肠的目的、适应证、禁忌证。
4. 能正确进行保留灌肠操作。
5. 能正确对保留灌肠和不保留灌肠进行区别和联系。

【实验目的】

1. 镇静、催眠作用。
2. 治疗肠道疾病。

【案例】

吴先生，25岁。主诉：反复黏液血便3年，加重伴左下腹痛3个月。诊断：溃疡性结肠炎。医嘱：0.9%氯化钠150ml+地塞米松磷酸钠注射液5mg+美沙拉秦缓释颗粒1g保留灌肠qn。

【实验程序】

1. 核对、评估及解释

（1）评估病人：①年龄、病情、排便情况、意识状态及营养状况等；②心理状态、自理能力及配合程度；③病人肛门及肛周皮肤有无异常。

（2）向病人解释保留灌肠的目的、方法、注意事项及配合要点；嘱病人排尽大小便。

[解释语]"您好,我是您的责任护士王××,能告诉我您的名字吗?""我是吴××。""您好!吴先生,您现在感觉怎样?腹痛比较厉害是吗?医生诊断是溃疡性结肠炎,建议要将一些药物灌到结肠内,起到消炎作用。您肛门周围皮肤有没有不舒服?有没有痔疮?没有是吗?那一会儿我就把药液带来给您灌肠。为了要达到治疗效果,灌肠前请您先去大小便一下,这样可以排空结肠,灌肠液在肠道内可以保留更长时间,治疗效果更好。"

2. 操作过程

护士准备:衣帽整洁,洗手,戴口罩。

↓

用物准备

- 治疗盘内备:注洗器或小容量灌肠筒(袋),量杯(内盛灌肠液),肛管(20号以下),遵医嘱准备灌肠液,血管钳,润滑剂,棉签,手套。
- 治疗盘外备:弯盘,卫生纸,治疗巾,小垫枕,水温计。
- 常用灌肠液:液量不超过200ml、温度38℃。常用以下药物配制(所用药物剂量遵医嘱):①镇静、催眠用10%水合氯醛;②抗肠道感染用2%小檗碱,0.5%~1%新霉素或其他抗生素溶液。

↓

灌肠前准备

- ①携用物至病室,再次核对床号、姓名,遮挡病人,根据医嘱核对灌肠溶液。
- [解释语]"您好,吴先生,您已经去大小便了是吗?现在我帮您灌肠。灌肠过程中可能会有便意,如果憋不住就张口深呼吸,您现在深呼吸一下给我看好吗?"吴先生做深呼吸。"哦,您做得很好。灌肠时如果有腹痛或者其他不舒服的一定要告诉我,我来帮您处理。现在我帮您把裤子脱下去,请您向左边(或右边)侧躺过来好吗?谢谢!"
- ②病人取左侧卧位(根据病情选择不同的卧位:慢性细菌性痢疾,病变部位多在直肠或乙状结肠,取左侧卧位;阿米巴痢疾病变多在回盲部,取右侧卧位)。双膝屈曲,脱裤至膝部,使臀部移近床沿。
- ③臀下垫小垫枕,上铺治疗巾,使臀部抬高约10cm(图1-25-1)。
- ④操作者戴上手套,用注洗器抽吸灌肠液(或灌肠筒或袋挂于输液架上,液面距肛门<30cm),连接肛管,润滑肛管前端,排出管内气体后用血管钳夹紧。

↓

灌肠

- ①左手用卫生纸分开臀部,暴露肛门,嘱病人深呼吸。
- [解释语]"吴先生,请张口深呼吸,好的,谢谢。"
- ②右手用卫生纸包住肛管轻轻插入直肠15~20cm,左手将两块卫生纸合并并固定肛管,右手松开血管钳,使液体缓缓流入。

↓

拔管

- ①药液注入完毕,抬高肛管尾端,液体即将流尽时,夹紧肛管尾端。将两块卫生纸分开,左右手各一,右手包裹肛管轻轻拔出后,左手擦净肛门。
- ②将肛管与从灌肠筒(袋)或注洗器接头处取下,放入弯盘内(如为一次性灌肠袋则弃于医疗垃圾袋内)。
- ③脱去手套,撤去治疗巾。

↓

拔管后处理

- ①协助病人采取舒适体位,嘱病人尽量保留药液1小时以上。
- [解释语]"吴先生,现在所有药液都已经灌进去了,如果有便意,请张口深呼吸,尽量保留1小时以上,让药物全部吸收,这样治疗效果会更好。我把呼叫器放在您床头,有任何不适都可以呼唤我们。您现在还有其他需要吗?如果没有请好好休息。"
- ②整理床单位,开窗通风、撤去床帘,清理用物。

↓

洗手、记录

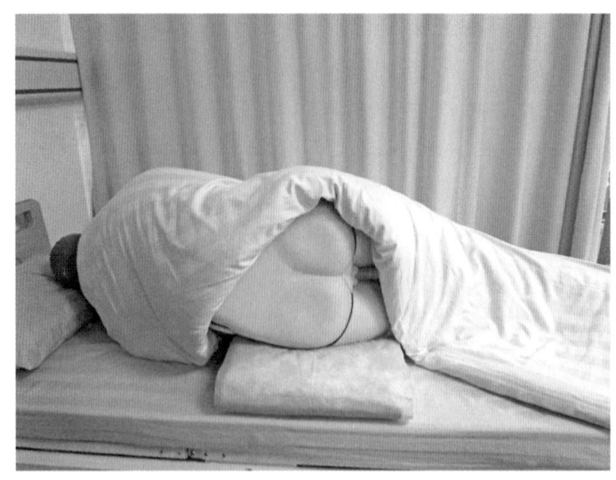

图1-25-1 抬高臀部

【注意事项】

1. 保留灌肠前嘱病人排便，肠道排空有利于药液吸收；了解灌肠目的和病变部位，以确定病人的卧位和插入肛管的深度。

2. 保留灌肠时，应选择稍细的肛管并且插入要深，液量不宜过多，压力要低，灌入速度宜慢，以减少刺激，使灌入的药液能保留较长时间，利于肠黏膜吸收。

3. 肛门、直肠、结肠手术及大小便失禁的病人，不宜做保留灌肠。

【思考题】

1. 保留灌肠常用的药物有哪些？主要用途是什么？

2. 保留灌肠时应如何根据病情选择体位？

（林 婷）

实验二十六 口服给药法

【实验学时】1学时

【实验类型】技能型实验

【教学目标】

1. 能正确说出口服给药法的目的及注意事项。

2. 能正确配药和发药，操作熟练、程序清楚。

3. 在配药和发药过程中严格执行三查七对制度。

4. 在发药过程中能与病人进行良好的沟通交流，并正确指导病人用药。

【实验目的】

1. 按照医嘱正确为病人实施口服给药，并观察药物作用。

2. 药物口服后经胃肠道黏膜吸收而产生疗效，达到治疗疾病的目的。

【案例】

周女士，63岁。主诉：活动后心悸、气促3年，加重1周。检查：T 37.8℃，P 92次/分，R 23次/分，BP 145/80mmHg，神志清楚。医嘱：地高辛0.25mg，qd；复方甘草口服液10ml，tid，等。

【实验程序】

1. 核对、评估及解释

（1）评估病人：①病情、治疗情况、服药自理能力；②意识状态、对用药的认知及合作程度；③是否适合口服给药，有无口腔、食管疾患，有无吞咽困难及呕吐等情况。

（2）向病人解释给药目的和服药注意事项。

[**解释语**]"您好,我是您的责任护士李××,能告诉我您的名字吗?""我是周××。""您好,周阿姨,您现在感觉怎样?根据您的症状医生给您开出一些口服药,用药后您的症状会有所改善。其中有一种药叫地高辛,服用前必须要数脉搏,如果少于60次/分是不能用的。请伸出一只手来我数一下您的脉搏,哦,脉搏72次/分,正常,节律也齐。我现在去准备药物,您休息一会儿。"

2. 操作过程

护士准备:衣帽整洁,洗手,戴口罩。

↓

用物准备

服药本、小药卡、药盘、药杯、药匙、量杯、滴管、研钵、湿纱布、包药纸、饮水管、治疗巾、发药车、水壶(内盛温开水)。

↓

备药

(1)根据医嘱核对小药卡(床号、姓名、药名、剂量、浓度、方法、时间),按顺序插小药卡于药盘内,放好药杯。

(2)配药:先配固体药,后配水剂及油剂。

▲固体药(用药匙取药)

①一手取药瓶,瓶签朝向自己,一手持药匙取药放入药杯。

②含化片和粉剂用纸包好。

▲液体药(用量杯量取)

①摇匀药液。

②打开瓶盖,内面向上放置。

③一手持量杯,拇指置于所需刻度,并使其刻度与视线平;另一手将药瓶有瓶签的一面朝上,倒药液至所需刻度处。

④将药液倒入药杯。

⑤更换药液品种时,洗净量杯。

⑥油剂、按滴计算的药液或药量不足1ml时,于药杯内倒入少许温开水,用滴管吸取药液。

⑦用湿纱布擦净瓶口,放药瓶回原处。

⑧由两人再次查对,盖上治疗巾,整理用物。

↓

发药

①洗手,携带发药盘、温开水,送药至病人床前。

②核对床号、姓名、药名、剂量、浓度、方法、时间。

③向病人做好解释。

④指导病人服药、协助病人服药后方可离开。

[**解释语**]"您好,是周阿姨吗?口服药为您准备好了,这些药都是饭后服用的。您吃过早餐了吗?喜欢什么姿势服药?请先服用这些药物。""哦,服完了是吗?现在服用止咳药,止咳药对呼吸道黏膜有安抚作用,会减轻咳嗽,要放在最后服用并且服后不要喝开水,以免冲淡药物,影响疗效。

⑤询问病人服药后感受,做好健康教育。

⑥不能自行服药病人应喂药,如年老、体弱、小儿、危重者、鼻饲者。

⑦因故未服药者取回药保存交班。

[**解释语**]"周阿姨口服药都服完了,现在感觉怎样?""记得服药时只能用开水,不可用茶水或其他汤水。""您的病情需要多卧床休息,饮食上要吃低盐,容易消化的食物,每餐不要吃得过饱,多吃水果、蔬菜,可防止便秘。"

↓

整理

①病人取舒适卧位。
②整理床单位。
③清理用物、洗手。

[解释语]"您还有什么需要吗？那您好好休息，有事可用呼叫器叫我，我会经常过来看您的。"

观察：病人服药后效果及不良反应。

【注意事项】

1. 严格查对制度，一次不能同时取出两个病人的药物，确保病人用药安全。
2. 需吞服的药物通常用40~60℃温开水送服，不要用茶水服药。
3. 发药时病人提出疑问，护士应认真听取，重新核对，确认无误后耐心解释。
4. 发药后观察病人服药的治疗效果和不良反应，有异常情况应及时与医生联系，酌情处理。
5. 对牙齿有腐蚀作用的药物，如酸类和铁剂，应用吸管吸服后漱口，以保护牙齿。
6. 缓释片、肠溶片、胶囊吞服时不可嚼碎。
7. 舌下含片应放在舌下或两颊黏膜与牙齿之间待其溶化。
8. 一般情况下，健胃药宜在饭前服，助消化药和对胃黏膜有刺激性的药物宜在饭后服，催眠药在睡前服，驱虫药在空腹或半空腹时服用。
9. 抗生素及磺胺类药物应准时给药，以保证有效的血药浓度。
10. 服用对呼吸道黏膜起安抚作用的药物后不宜立即饮水。
11. 磺胺类药服后应多饮水。
12. 服强心苷类药物时需加强对心率、节律的监测，脉率低于60次/分或节律出现异常时，应暂停服药并告知医生。

【思考题】

1. 哪些病人不适宜口服给药？
2. 哪些病人需要将药片研粉后口服或鼻饲给药？
3. 如何为口服给药病人做好用药指导？

（陈明霞）

实验二十七　皮 下 注 射

【实验学时】1学时

【实验类型】技能型实验

【教学目标】

1. 能正确复述皮下注射法的目的及注意事项。
2. 能正确选择注射部位及执行皮下注射。
3. 在皮下注射过程中严格执行无菌技术操作原则和三查七对制度。
4. 在皮下注射过程中能与病人进行良好的沟通交流，并正确指导病人。

【实验目的】

1. 注入小剂量药物，用于不宜口服给药而需在一定时间内发生药效时。
2. 预防接种。
3. 局部麻醉的起始步骤。

【案例】

陈先生，46岁。主诉：多饮、多食、多尿1年。采用饮食控制和口服降糖药治疗半年，效果不佳。检查：T 37.2℃，P 100次/分，R 20次/分，BP 145/80mmHg。实验室检查：空腹血糖9.0mmol/L，尿糖(+++)。诊断：2型糖尿病。医嘱：胰岛素8U，皮下注射，tid。

【实验程序】

1. 核对、评估及解释

(1)评估病人:①年龄、病情、治疗情况;②病人意识状态、肢体活动能力、对用药的认知及合作程度;③病人注射部位(常选用三角肌下缘、两侧腹壁、大腿前侧)的皮肤和皮下组织状况。

(2)向病人解释皮下注射的目的、方法、注意事项及配合要点。

[**解释语**]"您好,我是您的责任护士张××,能告诉我您的名字吗?""我是陈××。""您好,您现在感觉怎样?您以前注射过胰岛素吗?您现在需要皮下注射胰岛素治疗。您吃过早餐了吗?先别吃,胰岛素要在餐前注射,我马上就来为您进行胰岛素皮下注射,胰岛素能将您的血糖降下来,您喜欢选择哪个部位注射?右手臂是吗?让我看看您手臂情况……您手臂皮肤很适合注射,那我一会儿就选择这里注射好吗?"

2. 操作过程

护士准备:衣帽整洁,洗手,戴口罩。

↓

用物准备:基础治疗盘、医嘱单或电脑注射单、1~2ml注射器、药液(按医嘱备药)、笔、医疗垃圾桶、生活垃圾桶、锐器盒。

↓

检查、抽吸药液

①根据医嘱核对注射单、床号、姓名、药名、剂量、浓度、方法、时间。
②检查药物的有效期、有无裂痕、变质。
③检查注射器有效期、包装是否完好。
④安瓿颈部消毒处理、掰断,吸药、排气。
⑤再次核对医嘱单或注射单。
⑥保持无菌:将安瓿或药瓶套在针头上(也可以套上针头套,将安瓿或药瓶放于一边)放于无菌治疗巾内。

↓

病人准备

①核对:携用物至病人床旁,核对病人床号、姓名(一查)。
②向病人做好解释。
③选择注射部位、协助病人取舒适体位(上臂三角肌下缘:坐位或站位;两侧腹壁:坐位或仰卧位;大腿前侧:坐在床上或椅子上)。
[**解释语**]"您好,陈先生,现在我帮您皮下注射胰岛素了,采取什么姿势您会比较舒服?请您把手伸出来,我帮您把袖子卷起来……把手掌叉在腰上,您配合得很好,谢谢。"

↓

消毒皮肤

①螺旋式由内向外常规消毒2次穿刺部位皮肤,直径5cm以上。
②待干。

↓

穿刺

①再次核对(二查)。
②排气。
③一手绷紧局部皮肤,一手持注射器,以示指固定针栓,针头斜面向上,与皮肤成30°~40°角快速刺入皮下(图1-27-1),深度为针梗的1/2~2/3(若为腹壁注射,应捏起皮肤,距离脐窝至少两横指宽以避开脐静脉,以90°角进针)。

↓

推药

①推药前试抽回血,如无回血缓慢推注药液(图1-27-2)。
②观察局部和全身反应。

↓

拔针、按压

①将干棉签放于穿刺点上方快速拔出针头，按压局部（图1-27-3）。

［解释语］“陈先生，现在注射好了，感觉怎样？请压紧针眼一会，直到不出血。”

②再次核对（三查）。

③将针头和注射器整套立即放进锐器盒。

整理

①协助病人取舒适卧位，整理床单位，交代注意事项。

［解释语］“陈先生，注射胰岛素后不要剧烈运动，30分钟后要准时进餐，注射部位不能按揉以免加速胰岛素吸收而引起低血糖。您还有其他需要吗？那您好好休息！有什么事可随时按呼叫器叫我们。”

②清理用物。

洗手、记录：注射时间，药物名称、浓度、剂量、途径、病人的反应。

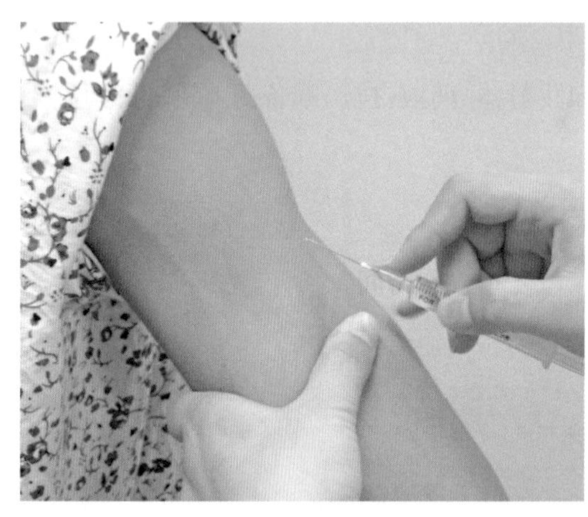

图1-27-1 进针

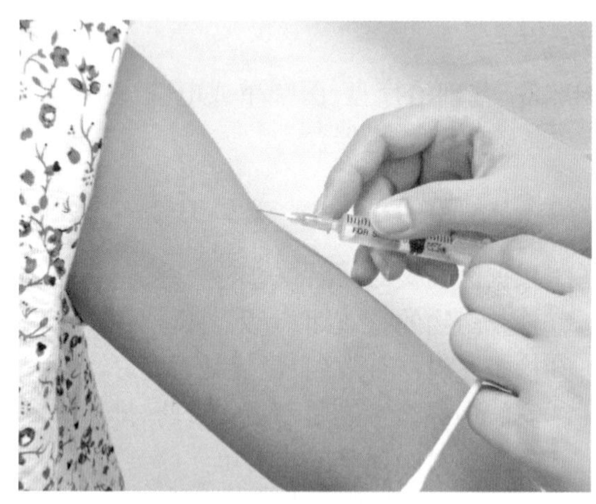

图1-27-2 推注药物

【注意事项】

1. 针头刺入角度不宜超45°，以免刺入肌层。
2. 尽量避免对皮肤有刺激作用的药物作皮下注射。
3. 经常注射者，应更换部位，建立轮流交替注射部位的计划，这样可达到在有限的注射部位，吸收最大药量的效果。
4. 注射少于1ml的药液时，必须用1ml注射器抽吸药液，以保证注入药液的剂量准确无误。

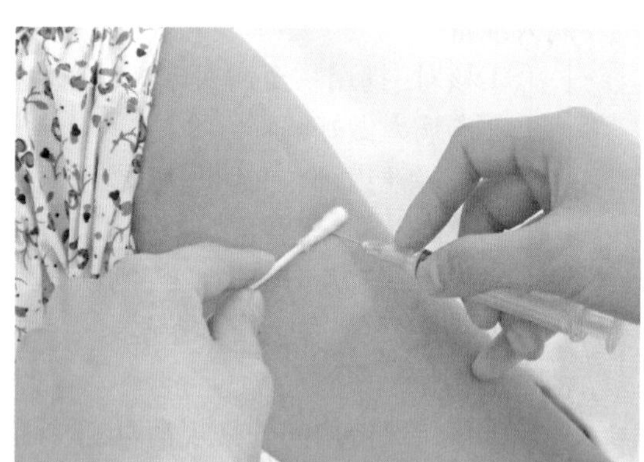

图1-27-3 拔针

【思考题】

1. 皮下注射可选用哪些部位？
2. 皮下注射进针的角度和深度为多少？为什么？
3. 为什么皮下注射前需排尽空气及抽回血？

（王小燕）

实验二十八 肌内注射

【实验学时】1学时

【实验类型】技能型实验

【教学目标】

1. 能正确说出肌内注射法的目的及注意事项。

2. 能正确选择注射部位及执行肌内注射。

3. 在肌内注射过程中严格执行无菌技术操作原则和三查七对制度。

4. 在肌内注射过程中与病人进行良好的沟通交流，并正确指导病人。

【实验目的】

注入药液，用于不宜或不能口服或静脉注射，且要求比皮下注射更快发生疗效时。

【案例】

薛女士，27岁。主诉：停经7周，阴道少量流血1天。妇科检查：子宫大小与停经周数相符，宫颈口未开，妊娠产物未排出。B超示：1.早期宫内妊娠，胚胎存活；2.宫腔积液。诊断：早孕，先兆流产。医嘱：黄体酮20mg，im，qd。

【实验程序】

1. 核对、评估及解释

（1）评估病人：①年龄、病情、治疗情况；②病人意识、心理状态、对用药的认知及合作程度；③病人注射部位（根据注射目的选择注射部位：常选用臀大肌、臀中肌、臀小肌）的皮肤、皮下和肌肉组织状况。

（2）向病人解释肌内注射的目的、方法、注意事项及配合要点。

［**解释语**］"您好，我是您的责任护士张××，请告诉我您的名字？""我是薛××""您好，您现在有先兆流产的迹象，您先别紧张，医生开了黄体酮进行肌内注射来保胎治疗，等会儿我就来为您进行臀部肌内注射。您喜欢打哪边臀部？右边是吗？那让我看看是不是适合……哦，右边臀部适合注射。过一会儿我过来帮您注射，希望得到您的配合。"

2. 操作过程

护士准备：衣帽整洁，洗手，戴口罩。

↓

用物准备：基础治疗盘、医嘱单或电脑注射单、笔、2~5ml注射器、药液（按医嘱备药）。医疗垃圾桶、生活垃圾桶、锐器盒。

↓

检查、抽吸药液

①根据医嘱核对注射卡、床号、姓名、药名、剂量、浓度、方法、时间。
②检查药物的有效期、有无裂痕、变质。
③检查注射器有效期、包装袋是否完好。
④安瓿颈部消毒处理，吸药、排气。
⑤再次核对医嘱单或注射单。
⑥保持无菌：将安瓿或药瓶套在针头上（也可以套上针头套，将安瓿或药瓶放于一边）放于无菌治疗巾内。

↓

环境准备：关好门窗、拉好床帘遮挡病人。

↓

病人准备

①核对：携用物至病人床旁，核对病人床号、姓名及注射单（一查）。
②向病人做好解释。
③协助病人取舒适体位（坐位或卧位）。
［**解释语**］"您好，薛女士吗？准备好了吗？现在我帮您肌内注射黄体酮了，采取什么姿势您会比较舒服？喜欢躺着是吗？那请您向左侧躺，将上面的腿伸直，下面腿稍弯曲，这样可以放松肌肉，减轻疼痛。"

↓

选择注射部位：臀大肌（婴幼儿选用臀中肌、臀小肌注射）

(1)臀大肌定位法

①十字法：从臀裂顶点向左侧或右侧划一水平线，从髂嵴最高点作一垂直线，将一侧臀部划分为四个象限，其外上象限(避开内角为注射区)。

②连线法：从髂前上棘至尾骨作一连线，其外1/3处为注射区(图1-28-1)。

(2)臀中肌、臀小肌定位法：以示指尖和中指尖分别置于髂前上棘和髂嵴下缘处，髂嵴、示指、中指之间构成的三角形区域为注射区。

↓

消毒皮肤

①螺旋式由内向外用安尔碘(或2%碘酊消毒，75%乙醇脱碘；或0.5%碘附)消毒2次穿刺部位皮肤，直径5cm以上。

②待干。

↓

穿刺

①再次核对(二查)。

②排气。

③一手拇、示指绷紧局部皮肤，一手持注射器，中指固定针栓，将针头迅速垂直刺入(图1-28-2)。

↓

推药

①推药前试抽回血，如无回血缓慢推注药液(图1-28-3)。

②观察局部和全身反应。

[**解释语**]"薛女士，感觉怎样？有些胀是吗？那我再推慢一点，这样好点了吗？……很快就注射完了，您配合得很好！"

↓

拔针、按压

①将干棉签放于穿刺点上方快速拔出针头，按压局部(图1-28-4)。

②再次核对(三查)。

[**解释语**]"薛女士，注射完了。请扶住棉签压紧针眼到不出血就可以了，谢谢您。"

③不分离针头和注射器，整套立即放进锐器盒。

↓

整理

①协助病人取舒适卧位，整理床单位、交代注意事项。

[**解释语**]"薛女士，这几天您要躺在床上好好休息，不能外出活动！心情要尽量放松，洗澡不能盆浴，绝对禁止夫妻同房，饮食要清淡，黄体酮注射后对局部肌肉有刺激，容易发生硬结，您在每次注射后2~3 h 用温毛巾热敷注射部位，不能注射后立即热敷，以防造成药液外渗或感染。您还有其他需要吗？有需要可随时按呼叫器叫我们。谢谢您的配合，好好休息。"

②清理用物。

↓

洗手、记录：注射时间，药物名称、浓度、剂量、途径、病人的反应。

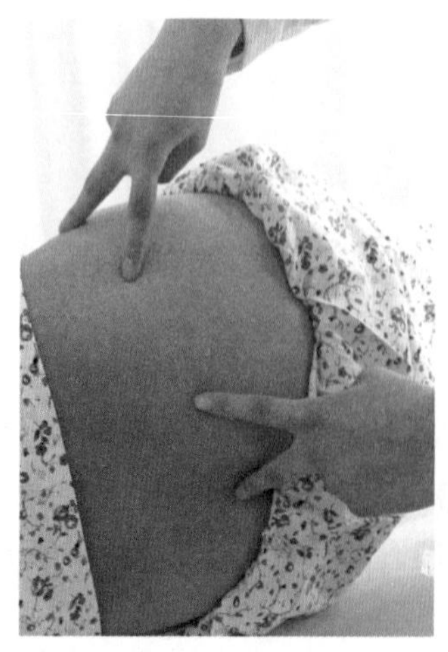

图1-28-1　连线法定位

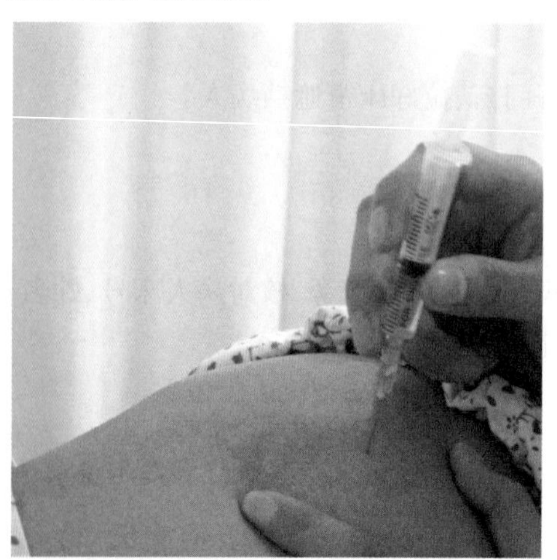

图1-28-2　进针

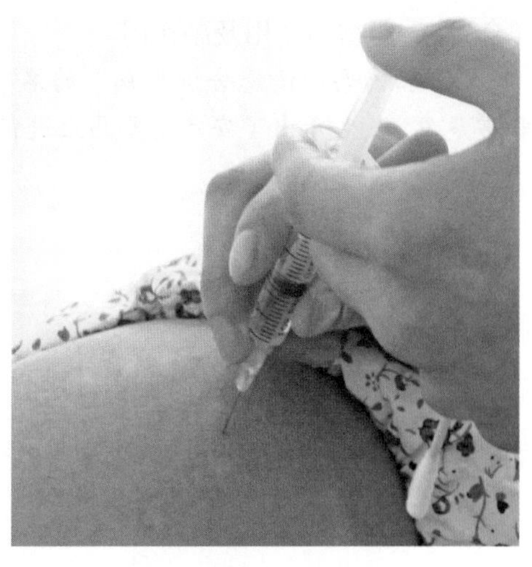

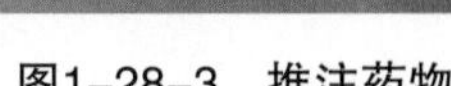

图1-28-3 推注药物

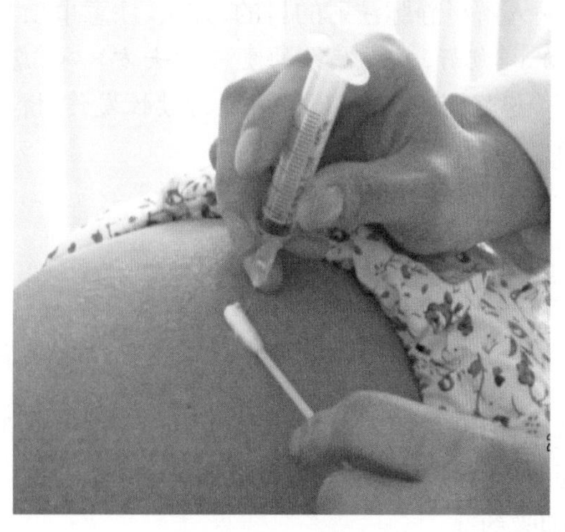

图1-28-4 拔针

【注意事项】

1. 需要两种药物同时注射,应注意配伍禁忌。

2. 两岁以下婴幼儿不宜选用臀大肌注射,应选用臀中肌、臀小肌注射。

【思考题】

1. 肌内注射部位有哪些?如何定位?

2. 怎样做到无痛注射?

3. 两岁以下婴幼儿肌内注射时应注意什么?为什么?

(王小燕)

实验二十九 静脉注射

【实验学时】1学时

【实验类型】技能型实验

【教学目标】

1. 能正确复述静脉注射法的目的及注意事项。

2. 能正确选择注射部位和执行静脉注射。

3. 能对有特殊静脉的病人进行正确穿刺。

4. 能正确分析静脉穿刺失败的原因。

5. 在静脉注射过程中能严格执行无菌技术操作原则和三查七对制度。

6. 在静脉注射过程中能与病人进行良好的沟通交流,并正确指导病人。

【实验目的】

1. 注入药物,用于药物不宜口服、皮下注射、肌内注射,或需迅速发挥药效时。

2. 注入药物作某些诊断性检查。

3. 静脉营养治疗。

【案例】

黄女士,34岁。主诉:发作性四肢抽搐1年。入院后行MRI示:脑左额部占位性病变。诊断:左额部占位性病变,症状性癫痫。病人住院后出现癫痫持续性发作,医嘱:安定10mg,iv,st!

【实验程序】

1. 核对、评估及解释

(1)评估病人:①年龄、病情、治疗情况;②病人意识状态、肢体活动能力、对给药计划的认知及合作程度;③病人注射部位的皮肤状况、静脉充盈度及管壁弹性。

（2）向病人解释静脉注射的目的、方法、注意事项及配合要点，药物的作用及副作用。

［**解释语**］“您好，我是病人的责任护士方××，您是病人的家属吗？请您告诉我病人的名字？”“病人叫黄××。”“您好，黄女士出现了癫痫持续性发作，情况非常危急，医生开出了安定需要马上进行静脉注射，以缓解癫痫发作，希望得到您的配合。”

2. 操作过程

护士准备：衣帽整洁，洗手，戴口罩。

↓

用物准备

基础治疗盘、医嘱单或电脑注射单、注射器、胶布、止血带、小枕、治疗巾、笔、弯盘、药液（按医嘱备药）。医疗垃圾桶、生活垃圾桶、锐器盒。

↓

检查、抽吸药液

①根据医嘱核对注射单（床号、姓名、药名、剂量、浓度、方法、时间）。
②检查药物的有效期、有无裂痕、变质。
③检查注射器有效期、包装袋是否完好。
④安瓿颈部消毒处理，吸药、排气。
⑤再次核对医嘱单或注射单。
⑥保持无菌：将安瓿或药瓶套在针头上（也可以套上针头套，将安瓿或药瓶放于一边）放于无菌治疗巾内。

↓

病人准备

①核对：携用物至病人床旁，核对病人床号、姓名、药物。（一查）
②协助病人取适宜体位，做好解释。
［**解释语**］“现在我要给黄女士推注地西泮了，您配合我将病人躺平好吗？谢谢。您别太担心，我会缓慢推注，医生也会密切观察，一旦出现异常情况会马上处理的。”

↓

选择合适静脉

①选择粗直、弹性好、易于固定的静脉，避免关节和静脉瓣。
②以手指探明静脉走向及深浅。
③对需长期注射者，应有计划地由下而上，由远到近选择静脉。
④在穿刺部位的下方垫软枕和铺治疗巾。

↓

消毒皮肤

①穿刺点上方（近心端）6cm扎止血带。
②螺旋式由内向外用安尔碘（或2%碘酊消毒，75%乙醇脱碘；或0.5%碘附）消毒2次穿刺部位皮肤，直径5cm以上。
③待干。

↓

穿刺

①再次核对（二查）。
②检查注射器内有无气泡（或给注射器接上头皮针，排尽空气），病人握拳，绷紧下端皮肤，使其固定。
③针头斜面向上，与皮肤成15°～30°角自静脉上方或侧方进针，见回血可再顺静脉进针少许。
④松止血带，松拳，固定针栓（若为头皮针，用胶布固定）。

↓

注入药液

①注药前试抽回血，见回血后，注药缓慢。
②观察局部和全身反应。

↓

拔针、按压

①药物注毕,将干棉签放于穿刺点上方快速拔出针头,按压局部。
②将针头和注射器整套立即放进锐器盒。
③再次核对(三查)。

整理

①协助病人取舒适卧位,整理床单位,向家属交代注意事项。
[解释语]"黄女士现在病情已经平稳一些,不再抽搐了,请您压紧针眼3分钟不出血就可以了。我会随时过来观察的,呼叫器在这里,有什么事可随时按呼叫器叫我们。"
②清理用物。

洗手、记录:记录注射时间,药物名称、浓度、剂量、途径、病人的反应。

【注意事项】

1. 严格执行查对制度和无菌操作制度。
2. 需长期静脉给药者,为了保护静脉,应有次序地先下后上、由远端到近端地选择血管,进行注射。
3. 根据病情及药物性质,掌握注入药物的速度,并随时听取病人的主诉,观察局部以及病情变化。
4. 对组织有强烈刺激的药物,应确认针头在静脉内后方可注入,防止药物外溢于组织内而发生组织坏死。

【思考题】

1. 如何选择合适的静脉进行穿刺?
2. 对组织有强烈刺激的药液,静脉注射时应如何防止药液外溢?
3. 静脉注射失败的常见原因有哪些?

(王小燕)

实验三十 皮内注射法(药物过敏试验)

【实验学时】3学时

【实验类型】技能型实验

【教学目标】

1. 能正确复述药物过敏试验的目的及注意事项。
2. 能正确复述发生药物过敏反应的抢救程序。
3. 能正确进行皮试液的配制。
4. 能正确选择皮内注射部位及执行皮内注射。
5. 在操作过程中能严格执行无菌技术操作原则和三查七对制度。
6. 在皮内注射过程中能与病人进行良好的沟通交流,并正确指导病人。

【实验目的】

1. 进行药物过敏试验,以观察有无过敏反应。
2. 预防接种。
3. 局部麻醉的起始步骤。

【案例】

林女士,43岁。主诉:突发寒战、高热1日,咳嗽、气急,胸痛半日。检查:T 39.7℃,P 116次/分,R 35次/分,BP 120/65mmHg。神志清楚,急性面容,呼吸急促,左上胸呼吸运动减弱,可闻及支气管呼吸音及细湿啰音,白细胞计数16×10^9/L。诊断:大叶性肺炎。医嘱:青霉素钠50U皮试( );0.9%NS250ml+青霉素钠320万U,静脉滴注,bid。

【实验程序】

1. 核对、评估及解释

(1)评估病人:①年龄、病情、治疗情况、用药史及药物过敏史;②病人意识状态、心理状态、对用药的认知及合作程度；③病人注射部位的皮肤状态。

（2）向病人解释皮内注射法（药物过敏试验）的目的、方法、注意事项及配合要点。

［**解释语**］"您好，我是您的责任护士张××，请告诉我您的名字？""我是林××。""您好，您现在感觉怎样？根据您的症状医生诊断为大叶性肺炎，需要注射青霉素消炎治疗。在用青霉素前要做皮肤药物过敏试验，看看您是否对青霉素过敏，试验结果为阴性才能放心用药，您以前用过青霉素吗？您和您的家人对青霉素是否有过敏反应？……您吃过早餐了吗？……吃过了，好的。您喜欢在哪边手臂注射？右手是吗？让我看看您的皮肤好吗？哦，您的皮肤适合注射，那您先休息一下，我准备好药品马上过来给您做皮肤试验。"

2. 操作过程

护士准备：衣帽整洁，洗手，戴口罩。

↓

用物准备

- 治疗盘内：75%乙醇、砂轮、棉签、无菌治疗巾、0.9%生理盐水、青霉素药液，如为药敏试验应备0.1%盐酸肾上腺素和注射器。
- 治疗盘外：医嘱单或电脑注射单、开瓶器、无菌注射器（1ml、2~5ml）和针头（$4^1/2$~7号）。
- 医疗垃圾桶、生活垃圾桶、锐器盒、氧气装置、吸痰装置。

↓

检查药液

- ①根据医嘱核对注射单（床号、姓名、药名、剂量、浓度、方法、时间）。
- ②检查药物的有效期、批号、有无裂痕、变质。
- ③检查注射器有效期、包装袋是否完好。

↓

配制皮试液

- ①用开瓶器开启小密封瓶中心部位铝盖。
- ②常规消毒瓶塞。
- ③用砂轮在安瓿颈部锯一裂痕，再用乙醇棉签拭去玻璃粉，折断安瓿。
- ④用5ml注射器从安瓿中抽取所需药液，注入密闭瓶中，操作中手不可触及活塞，排尽空气，防止浪费药液。
- ⑤拔出注射器摇匀。
- ⑥用1ml注射器抽取所需皮试液进行稀释，稀释至所需浓度（每ml药液含青霉素钠200~500U），备用。
- ⑦再次核对医嘱单或注射单。
- ⑧保持无菌：将安瓿或药瓶套在针头上（也可以套上针头套，将安瓿或药瓶放于一边）放于无菌治疗巾内。

↓

皮内注射

- ①携用物至病人床旁，核对床号、姓名、注射单（一查）。
- ②选择注射部位，用75%乙醇消毒皮肤。
- ［**解释语**］"您好，林女士吗？现在我帮您做皮试了，先需要局部消毒，请伸出您的右手，掌心向上。"
- ③再次核对，排气（二查）。
- ④穿刺、注射：一手绷紧局部皮肤，一手持注射器，针头斜面向上，与皮肤成0~5°刺入皮内（图1-30-1）。待针头斜面完全进入皮内后，再进入少许。用绷紧皮肤的手的拇指固定针栓，注入药液0.1ml（含青霉素20~50U）隆起成一皮丘（图1-30-2）。
- ⑤注射完毕拔出针头，勿按压针眼，再次核对（三查）。

↓

观察

①再次核对、观察反应。

②协助病人取舒适体位，向病人及家属交代注意事项。

[解释语]“林女士，皮试做好了，谢谢您的配合！您感觉怎样？如果您有任何不适，请立即告诉我们，呼叫器就在这儿！皮试的地方不能用力按压也不能搔抓，皮试20分钟后我会来观察试验结果，请您不要离开病房。”

③不分离针头和注射器，整套立即放进锐器盒。

整理用物、洗手、记录

判断结果

①判断皮肤试验结果是否为阴性或阳性。

②告知病人及其家属试验结果。

[解释语]

▲皮试结果若为阴性(局部皮丘大小无改变，直径小于1cm，周围无红肿，无红晕，全身无不适)：“林女士，您感觉怎样？您的皮肤试验结果是阴性，说明您能用青霉素，我会给您记录和通知医生的，等会我就去备药为您注射。”

▲皮试结果若为阳性(局部皮丘隆起增大，出现红晕，直径大于1cm，周围有伪足，有头晕、心慌、恶心等症状)(图1-30-3)：

“林女士，您有什么不舒服的吗？很遗憾，您的青霉素皮试结果是阳性，所以您不能用青霉素了，我会立即通知医生给您换其他抗生素，请记住您对青霉素过敏，以后千万不能用青霉素了。”

记录结果、签名：告知医生皮试结果并记录在体温单、病历、医嘱单、床头卡、护理评估单上。

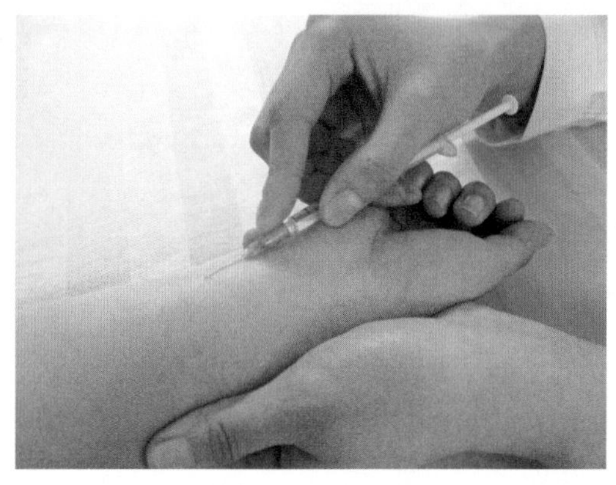

图1-30-1 进针

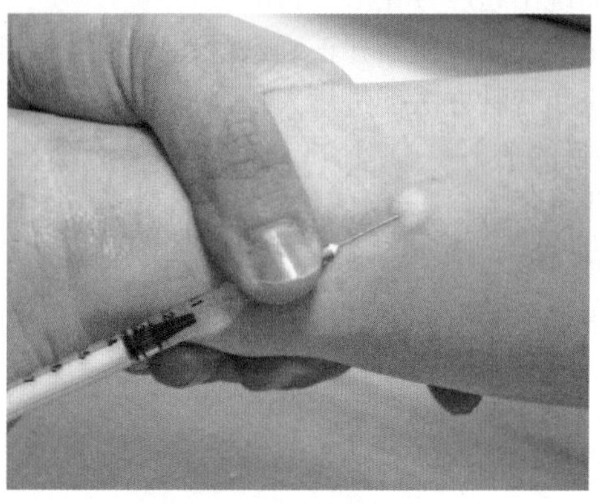

图1-30-2 推注药物

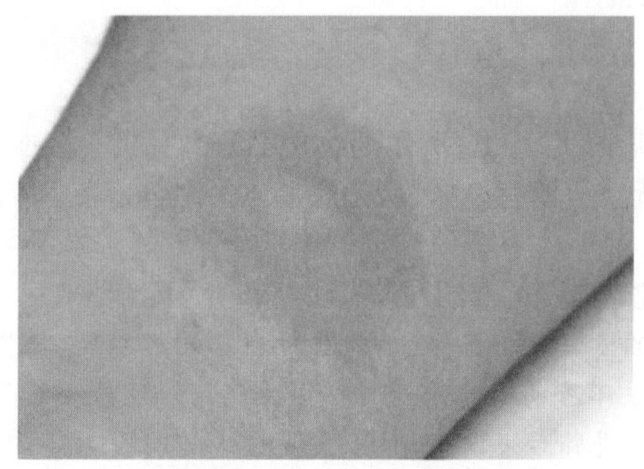

图1-30-3 皮试结果呈阴性

【注意事项】

1. 严格执行查对制度和无菌操作制度。

2. 做药物过敏试验前,护士应详细询问病人的用药史、过敏史及家族史,如病人对需要注射的药物有过敏史,则不可作皮试并与医生联系,更换其他药物。

3. 药物试验消毒皮肤时忌用碘酊、碘附,以免影响对局部反应的观察。

4. 进针角度以针尖斜面能全部进入皮内为宜,进针角度过大易将药液注入皮下,影响结果的观察和判断。

5. 在为病人做药物过敏试验前,要备好急救药品,以防发生意外。

6. 药物过敏结果如为阳性反应,告知病人或家属,不能再用该种药物,并记录在病历上。

【思考题】

1. 皮试常选择哪个部位?为什么?

2. 皮试时,为何忌用碘酊消毒皮肤?

3. 如何判断皮肤试验结果?

4. 如对皮试结果有怀疑,应如何处理?

5. 做药物过敏试验时,常规要准备哪种急救药物?其机制是什么?

(王小燕)

实验三十一 超声雾化法

【实验学时】2学时

【实验类型】技能型实验

【教学目标】

1. 正确说出超声雾化法的目的。

2. 能正确使用雾化器并正确进行超声雾化操作。

3. 能应用各种方法促进病人排痰。

【实验目的】

1. 湿化气道。

2. 控制呼吸道感染。

3. 改善通气功能。

4. 预防呼吸道感染。

【案例】

李先生,77岁。主诉:反复咳嗽、咳痰1个月余,再发1天。检查:痰液黏稠、色白、痰量较多,不易咳出,双肺呼吸音粗,可闻及大量哮鸣音,双下肺可闻及湿啰音。诊断:肺部感染。医嘱:0.9%氯化钠注射液+注射用糜蛋白酶4000U,雾化吸入,bid。

【实验程序】

1. 核对、评估及解释

(1)评估病人:①年龄、病情、用药史、所用药物的药理作用等;②心理状态、自理能力及配合程度;③呼吸道是否感染、通畅,有无支气管痉挛、呼吸道黏膜水肿、痰液等;病人面部及口腔黏膜有无感染、溃疡等。

(2)向病人解释:超声雾化吸入法的目的、方法、注意事项及配合要点。

[解释语]"您好,我是您的责任护士王××,能告诉我您的名字吗?""我是李××。""您好,李大爷,您最近咳嗽比较厉害,并且痰也不容易咳出来是吗?医生建议给您做个雾化吸入,就是将化痰药物糜蛋白酶利用机器超声波变成雾状,吸进肺后可以稀释痰液、帮助祛痰。您口腔、鼻子有没有不舒服的地方?没有是吗?为了使雾化效果更好,请您在雾化时深呼吸,现在跟我做一下深呼吸,用口鼻用力吸气,用鼻子呼气,

好，您做得很好，谢谢。那我先去准备物品一会儿过来给您雾化。”

2. 操作过程

护士准备：衣帽整洁，洗手，戴口罩。

↓

用物准备

- 超声波雾化吸入器一套。
- 治疗盘内备：水温计、弯盘、冷蒸馏水、生理盐水。
- 根据医嘱准备药液：
  - ①控制呼吸道感染，消除炎症：常用庆大霉素、卡那霉素等抗生素。
  - ②解除支气管痉挛：常用氨茶碱、沙丁胺醇。
  - ③稀释痰液、帮助祛痰：常用α-糜蛋白酶等。
  - ④减轻呼吸道黏膜水肿：常用地塞米松等。

↓

组装雾化器并加药

- ①检查雾化器各部件是否完好，有无松动、脱落等异常情况。
- ②连接雾化器主件与附件。
- ③加冷蒸馏水于水槽内（图1-31-1），水量视不同类型雾化器而定，要求浸没雾化罐底部透声膜。
- ④将药液用生理盐水稀释至30~50ml倒入雾化罐内（图1-31-2），检查无漏水后，将雾化罐放入水槽，盖紧水槽。

↓

开始雾化

- ①携用物至病人处，核对病人床号、姓名、医嘱。
- ［解释语］“您好，是李大爷吗？现在我帮您雾化，因为雾化需要20分钟时间，所以请您采取一个比较舒适的姿势。”
- ②协助病人取舒适卧位。
- ③接通电源，打开电源开关（指示灯亮），预热3~5分钟。
- ④调整定时开关至所需时间，一般每次15~20分钟。
- ⑤打开雾化开关，调节雾量。
- ⑥气雾喷出时，将口含嘴放入病人口中（也可用面罩）（图1-31-3），指导病人做深呼吸。
- ［解释语］“李大爷，请深呼吸，您做得很好。雾量大小和时间已经帮您调好，请您不要随意调节大小，您只要在整个过程中保持深呼吸就可以了，谢谢您的配合！”

↓

结束雾化、整理

- ①治疗毕，取下口含嘴（或面罩）。
- ②关雾化开关，再关电源开关（连续雾化时，中间间隔30min）。
- ③擦干病人面部，协助其舒适卧位，根据病情进行拍背并指导有效咳嗽，整理床单位。
- ［解释语］“李大爷，现在做完雾化了，我帮您拍拍背，您也要多用力咳嗽，把稀释的痰液咳出来，这样对改善病情有好处。现在请跟着我做有效咳嗽的方法，这样的咳嗽方法会比较容易将痰液咳出：深呼吸……屏气……双手抓床沿……用力咳嗽，好，做得很好，谢谢配合。您现在还有其他需要吗？请您好好休息。”
- ④清理用物，放掉水槽内的水，擦干水槽。将口含嘴、雾化罐、螺纹管浸泡于消毒液内1小时，再洗净晾干备用。

↓

洗手，记录

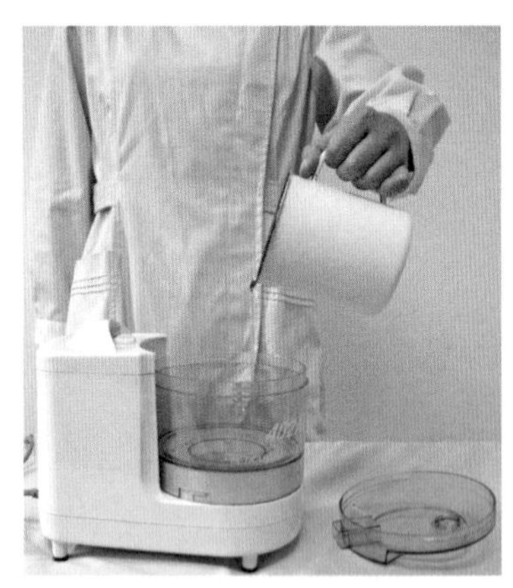

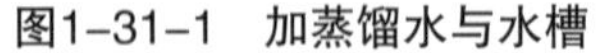
图1-31-1 加蒸馏水与水槽

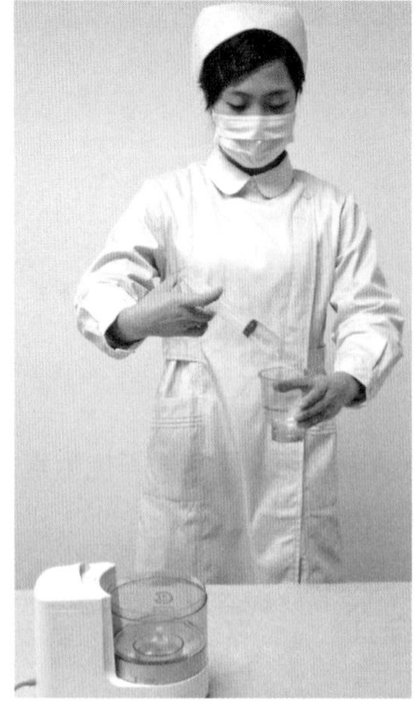
图1-31-2 加药

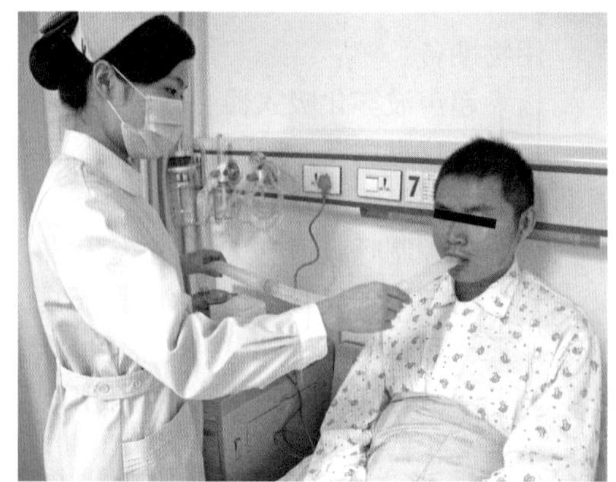

图1-31-3 雾化吸入

【注意事项】

1. 护士熟悉雾化器性能，水槽内应保持足够的水量(虽有缺水保护装置，但不可在缺水状态下开机)；水温不宜超过60℃。

2. 注意保护雾化罐底部的透声膜及水槽底部晶体换能器，因透声膜及晶体换能器质脆易破碎，在操作及清洗过程中，动作要轻，防止损坏。

3. 观察病人痰液排出是否困难，若因黏稠的分泌物经湿化后膨胀致痰液不易咳出时，应予以拍背以协助痰排出，必要时吸痰。

【思考题】

1. 促进排痰提高雾化效果的方法有哪些？

2. 常用超声波雾化药物有哪些？主要的作用原理有哪些？

（林 婷）

实验三十二 静脉输液法

【实验学时】3学时

【实验类型】技能型实验

【教学目标】

1. 能正确说出静脉输液的目的及注意事项。
2. 在静脉输液过程中能严格执行三查七对制度。
3. 能严格遵守无菌技术操作原则，无污染。
4. 在静脉输液过程中能与病人进行良好地沟通交流，并正确指导病人。
5. 能正确说出输液过程中常见故障及排除方法。
6. 能正确说出常见的输液反应及护理措施。

【实验目的】

1. 补充水分及电解质，预防和纠正水、电解质及酸碱平衡紊乱。
2. 增加循环血量，改善微循环，维持血压及微循环灌注量。
3. 供给营养物质，促进组织修复，增加体重，维持正氮平衡。
4. 输入药物，治疗疾病。

【案例】

周女士,32岁。主诉:腹痛、腹泻伴发热2天。检查:T 39.2℃,P 90次/分,R 20次/分,BP 118/65mmHg。神志清楚,白细胞计数15×10^9/L。诊断:急性胃肠炎。医嘱:0.9%100ml+头孢克肟2g,静脉滴注,bid;5%GNS500ml+10%Nacl 20ml,静脉滴注,qd。

【实验程序】

1. 核对、评估及解释

(1)评估病人:①年龄、病情、意识状态及营养状况等;②心理状态及配合程度;③穿刺部位的皮肤、血管状况及肢体活动度。

(2)向病人解释输液的目的、方法、注意事项及配合要点。

[**解释语**]"您好,我是您的责任护士黄××,能告诉我您的名字吗?""我是周××。""周女士,您好,您现在感觉怎样?根据您的症状医生诊断您是急性胃肠炎,需要输液抗炎。等会儿我来为您输液,希望您能配合。今天您输的液体有头孢克肟,它是抗感染药物,其他是补充体液的液体。因为输液需要一段时间,请您先去大小便一下好吗?"

2. 操作过程

护士准备:衣帽整洁,洗手,戴口罩。

↓

用物准备

- 治疗盘内备:基础治疗盘用物一套、输液标签(根据医嘱打印或抄写一式两份)、输液巡视卡、液体及药物(按医嘱准备)、注射器、输液器、治疗巾、开瓶器、笔、瓶套、止血带、输液贴、弯盘。必要时备胶水。
- 治疗盘外备:输液架、剪刀、回收止血带桶、生活垃圾桶、医疗垃圾桶、锐器收集器、必要时备夹板、棉垫及绷带等。

↓

检查药液

①根据医嘱两人核对标签:核对床号、姓名、药名、浓度、剂量、用法、时间、失效期。其中一张标签夹在输液巡视卡上。

②核对所备药物的药名、浓度、剂量。

③检查药物瓶口有无松动、瓶身有无裂痕。

④检查有无浑浊、沉淀、絮状物(图1-32-1)。检查药物有无变色。

⑤将另一张输液标签倒贴在输液瓶上(图1-32-2)。

↓

加药

①用开瓶器启开输液瓶铝盖的中心部分,常规消毒瓶塞。

②按医嘱加入药物,检查药液情况,签加药时间及操作者全名(加药过程由另一名护士核对)。套上瓶套,消毒瓶塞一次。

③检查一次性输液器有无过期和漏气,打开输液器包装,将输液管和通气管针头同时插入瓶塞直至针头根部(输液管仍保留在包装袋中)(图1-32-3)。

↓

穿刺前准备

①携用物至病人床旁,核对床号姓名。再次查对所有药液,再次洗手。

②协助病人取舒适体位,选择血管。

[**解释语**]"您好,是周女士吗?现在我帮您输液,采取什么姿势您会比较舒服?能让我看看您哪只手臂的血管比较适合输液吗?"

③调节输液架位置和高度,备好输液贴。

④挂输液瓶于输液架上。将穿刺针的针柄夹于两手指之间,倒置茂菲滴管,并挤压滴管使输液瓶内的液体流出(1-32-4A)。当茂菲滴管内的液面达到滴管的1/2~2/3满时,迅速转正滴管,打开调节器,使液体缓慢下降,排气至过滤网连接处(图1-32-4B),将输液管放好。

↓

穿刺

①在穿刺部位下方铺上治疗巾，扎止血带于穿刺部位上10~15cm处，消毒穿刺部位皮肤（范围8×10cm）。

②进针前再次核对。排气至针头处。让病人握拳，进针（图1-32-5A），见回血，针头放平再进少许（图1-32-5B）。松开止血带、嘱病人松拳、打开调节器。

③确定滴入通畅，固定好（图1-32-6）。必要时用夹板固定关节。

④根据病人的年龄、病情及药物的性质调节输液滴数，通常情况下，成人40~60滴/分；儿童20~40滴/分，特殊者另定（图1-32-7）。

⑤最后一次查对。协助病人取舒适卧位，将呼叫器放于病人易取处。询问病人感受，做好交代。

［**解释语**］“周女士，我已经调整好输液滴速了，在输液过程中您有任何不舒服，请用呼叫器叫我们，我们也会随时过来观察，所以您最好不要自己调整输液滴速。现在您是否需要变换姿势或者有其他需要？没有是吗，请您好好休息。”

↓

整理

①整理病床单位和用物，洗手。在输液巡视卡上做好记录（输液的时间和滴速等）并挂在输液架上。

②输液过程中加强巡视，随时观察输液情况。

↓

输液完毕

①确认全部液体输入完毕后，携拔针用物至床旁，核对床号姓名。

［**解释语**］“您好，周女士，今天的液体已经全部输完，现在我为您拔针。”

②关输液管调节器、轻揭胶布，快速拔针，用棉签按压穿刺点，不揉搓，局部按压1~2分钟（至无出血为止）。

［**解释语**］“好了，请您按压针眼一两分钟不出血就可以了。周女士，因为您丢失液体比较多，所以要多喝点糖盐水，补充液体；平时要注意饮食卫生。您现在还有其他需要吗？没有是吗，那请您好好休息。”

③协助病人取舒适体位、整理床单位、清理用物、做好交代。

↓

洗手、记录

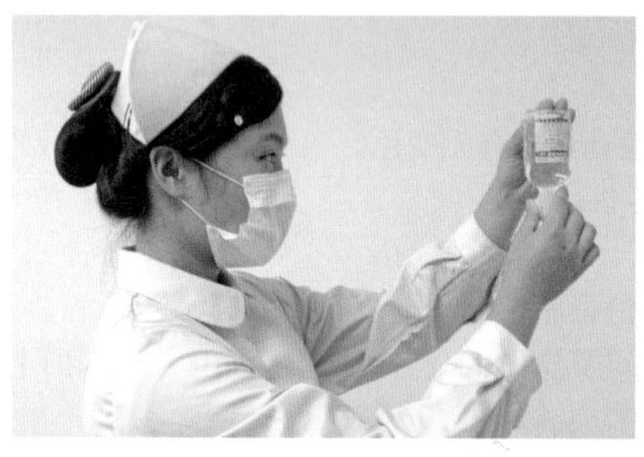

图1-32-1　检查药物

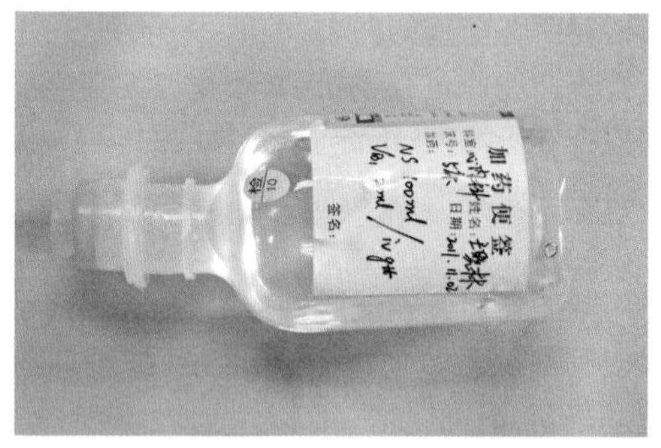

图1-32-2　倒贴输液标签

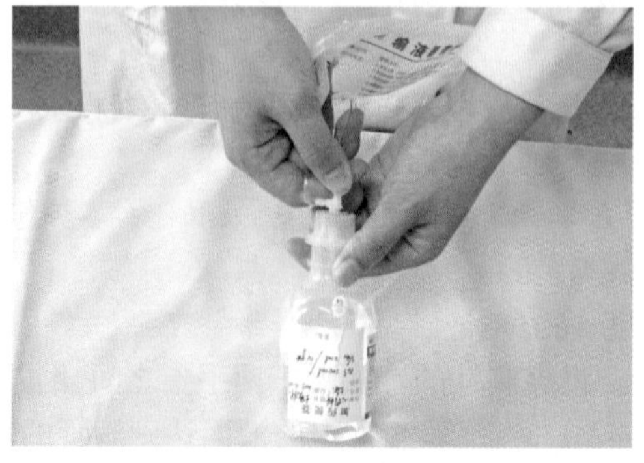

图1-32-3　输液器插入输液瓶内

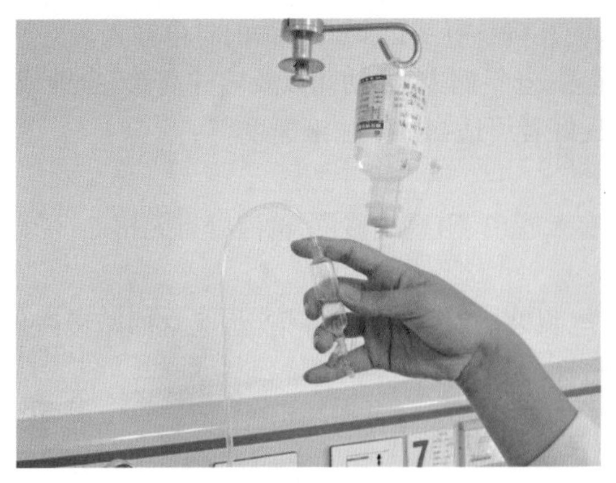

A

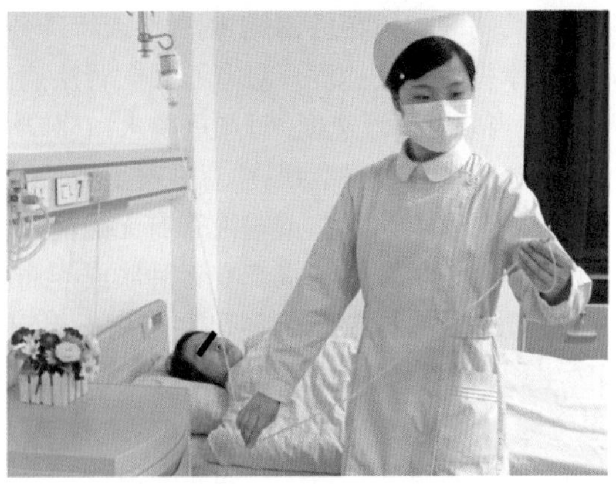

B

图1-32-4 排气

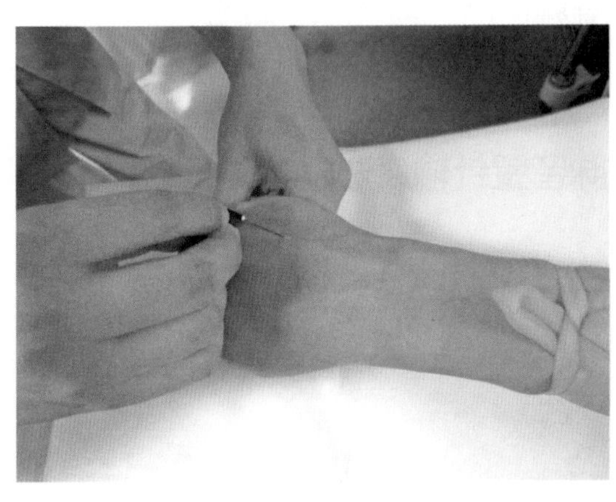

A

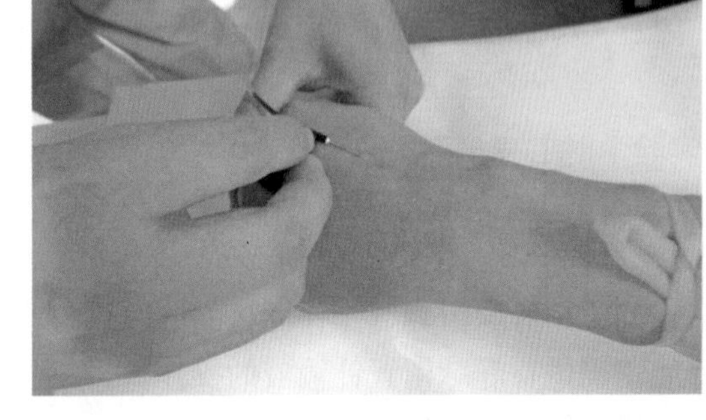

B

图1-32-5 进针

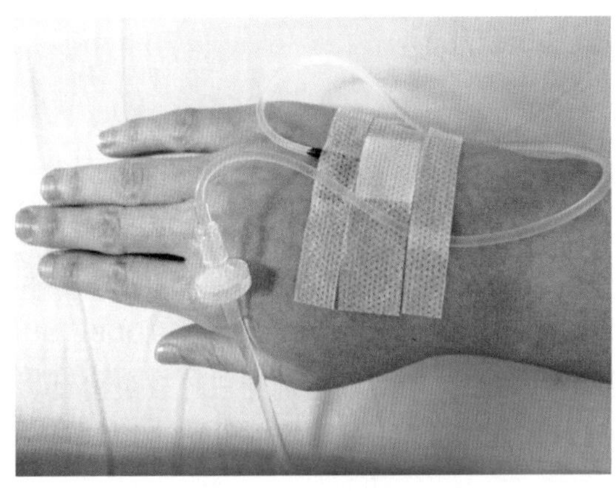

图1-32-6 输液贴固定

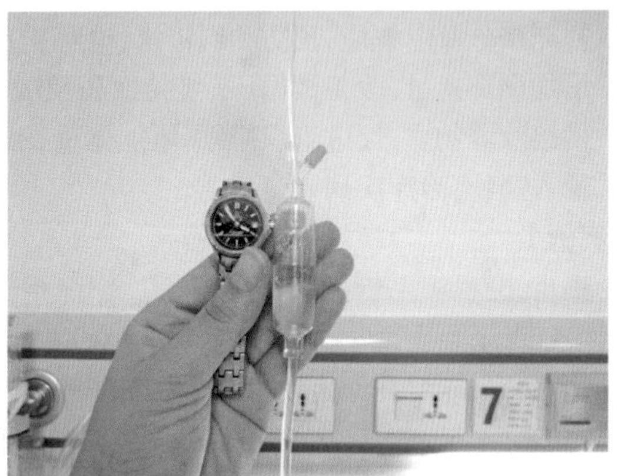

图1-32-7 调节滴速

【注意事项】

1. 严格执行无菌操作及查对制度，预防感染及差错事故的发生。

2. 根据病情需要安排输液顺序，并根据治疗原则，按急、缓及药物半衰期等情况合理分配药物。

3. 对需要长期输液的病人，要注意保护和合理使用静脉，一般从远端小静脉开始穿刺（抢救时可例外）。

4. 输液前要排尽输液管及针头内的空气，药液滴尽前要及时更换输液瓶或拔针，严防造成空气栓塞。

5. 注意药物的配伍禁忌,对于刺激性或特殊药物,应在确认针头已刺入静脉内时再输入。

6. 严格掌握输液的速度。对有心、肺、肾疾病的病人,老年病人、婴幼儿以及输注高渗、含钾或升压药液的病人,要适当减慢输液速度;对严重脱水,心肺功能良好者可适当加快输液速度。

7. 输液过程中要加强巡视,注意观察下列情况:

(1)滴入是否通畅,针头或输液管有无漏液,针头有无脱出、阻塞或移位,输液管有无扭曲、受压。

(2)有无溶液外渗,注射局部有无肿胀或疼痛。

(3)密切观察病人有无输液反应,如病人出现心悸、畏寒、持续性咳嗽等情况,应立即减慢或停止输液,并通知医生,及时处理。每次观察巡视后,应做好记录。

【思考题】

1. 溶液不滴常见哪些情况?如何处理?

2. 茂菲滴管内液面过高或过低如何处理?

3. 调节滴速时,应考虑哪些因素?如何调节?

4. 常见的输液反应有哪些?其中最常见的是哪一种?

(林 婷)

实验三十三 静脉留置针输液法

【实验学时】3学时

【实验类型】技能型实验

【教学目标】

1. 正确说出静脉留置针操作的目的、注意事项。

2. 能正确进行静脉留置针输液的操作。

3. 正确进行静脉留置针封管。

4. 对带有静脉留置针的病人进行正确护理。

【实验目的】

1. 补充水分及电解质,预防和纠正水、电解质及酸碱平衡紊乱。

2. 增加循环血量,改善微循环,维持血压及微循环灌注量。

3. 供给营养物质,促进组织修复,增加体重,维持正氮平衡。

4. 输入药物,治疗疾病。

【案例】

庄先生,52岁。主诉:"原发性肝癌"术后4年,呕血6小时。6小时前因进食青枣后,呕吐鲜血,共呕血2次,量约1000ml,伴头晕、乏力,发病以来小便较少约300ml/24h。检查:急性面容,面色稍苍白,甲床苍白,四肢皮温较低,T36.0℃,P96次/分,R19次/分,BP92/60mmHg。诊断:食管胃底静脉曲张伴破裂出血。诊疗计划:予禁食、补液、扩容、止血、降低门脉压力、制酸、保肝等治疗。医嘱:周围静脉置管护理。

【实验程序】

1. 核对、评估及解释

(1)评估病人:①年龄、病情、意识状态及营养状况等;②心理状态及配合程度;③穿刺部位的皮肤、血管状况及肢体活动度。

(2)向病人解释应用静脉留置针进行输液的目的、方法、注意事项及配合要点。

[解释语]"您好,我是您的责任护士李××,能告诉我您的名字吗?""我叫庄××。""您好,庄先生,您现在感觉怎样?根据您的症状医生诊断食管和胃里有血管破裂,情况比较危险,需要输液止血等。可能最近几天您需要较多的输液,为了方便及时治疗,我会在您手臂上先留一根留置针,这样每次输液时直接从接头处穿刺,可以减少反复穿刺给您带来的痛苦,希望您能配合。"

2. 操作过程

护士准备：衣帽整洁，洗手，戴口罩。

↓

用物准备

- 治疗盘内备：治疗本、输液卡、输液巡视卡、夹子、液体及药物（按医嘱准备）、胶水、安尔碘等消毒剂、棉签、加药用注射器、弯盘、开瓶器、砂轮、笔、瓶套、一次性输液器、静脉留置针一套、封管液、输液架、止血带、透明敷贴、胶布。
- 治疗盘外备：输液架、放止血带的桶（内盛有消毒液）、生活垃圾桶、医疗垃圾桶、锐器收集器、必要时备夹板、棉垫及绷带。

↓

按静脉输液方法检查药液和准备药液

↓

穿刺前准备

①携用物至病人床旁，再次核对床号姓名。再次查对所有药液，再次洗手。

②协助病人取舒适体位，选择血管。

［解释语］"您好，是庄先生吗？现在我帮您输液，采取什么姿势您会比较舒服？您愿意用哪只手臂输液，能让我看看手臂的血管是否合适置管？好，那就用这只手臂吧。"

③调节输液架位置和高度。

④挂输液瓶于架上。将穿刺针的针柄夹于两手指之间，倒置茂菲滴管，并挤压滴管使输液瓶内的液体流出。当茂菲滴管内的液面达到滴管的1/2~2/3满时，迅速转正滴管，打开调节器，使液体缓慢下降，排气至过滤网连接处，将输液管放好。

⑤打开静脉留置针外包装，将输液器的头皮针连接于肝素帽上（图1–33–1）。

↓

穿刺

①备好胶布和无菌敷贴，在胶布上写上日期和时间（图1–33–2）。

②扎止血带于穿刺部位上10~15cm处，消毒穿刺部位皮肤（范围8 cm × 10cm），待干。

③取下留置针针套，旋转松动外套管（转动针芯），排气至留置针针头处。

④再次核对。让病人握拳，15° ~30° 角进针，见回血后压低角度，顺静脉走向再继续进针0.2cm（图1–33–3）。

⑤左手持Y接口，右手后撤针芯0.5cm。持针座将针芯与外套管一起送入静脉内。

⑥左手固定针翼，右手迅速将针芯抽出（图1–33–4）。

⑦松开止血带、打开调节器、嘱病人松拳。

↓

固定

①用无菌敷贴对留置针管做密闭式固定，再用胶布固定插入肝素帽内输液器及输液管（图1–33–5，图1–33–6）。

②根据病人的年龄、病情及药物的性质调节输液滴数，通常情况下，成人40~60滴/分；儿童20~40滴/分，特殊者另定。

③最后一次查对。协助病人取舒适卧位，询问病人感受，做好交代。

［解释语］"庄先生，我已经调整好输液滴速了，在输液过程中您有任何不舒服，请用呼叫器叫我们，我们也会随时过来观察，所以您最好不要自己调整输液滴速。现在您是否需要变换姿势或者有其他需要？"

↓

整理

①整理病床单位和用物，将呼叫器放于病人易取处。洗手，在输液巡视卡上做好记录（输液的时间和滴速）并挂在输液架上。

②输液过程中加强巡视，随时观察输液情况。

↓

封管

①确认本次输液全部液体输注完毕，关闭调节器，拔出输液器针头。

［解释语］"庄先生，今天你所有的液体已经输完了，我帮您把针拔掉。"

②常规消毒肝素帽。

③用注射器向肝素帽内注入封管液，边推注边推针，直至针头完全退出为止，确保正压封管（图1–33–7）。

④向病人交代留置针护理的注意事项。

［解释语］"庄先生，这个管留在您身上，要注意保护，如果膜有松脱、弄脏一定要告诉我，洗漱时要注意保持局部干燥，活动时要防止导管脱出。那您还有其他需要吗？如果没有，请好好休息。"

再次输液

①进行三查七对，按静脉输液法准备液体并排气。

［解释语］"庄先生，您好，今天感觉怎样？好多了是吗？现在我帮你输液，今天的液体仍然是止血补液作用。"

②常规消毒肝素帽。

③输液针头插入肝素帽内完成输液。

拔除留置针

［解释语］"庄先生，您好，经过几天的治疗，您的病情恢复了许多，医生认为可以不用输液改吃口服药就可以，现在我帮您把留置针拔下来，这样您也会舒服一些。"

①关闭调节器。

②揭开胶布及无菌敷贴。

③用无菌干棉签轻压穿刺点上方，快速拔出套管针，局部按压直至无出血。

④协助病人取舒适卧位，整理床单位，清理用物。

［解释语］"庄先生，平时吃东西时注意细嚼慢咽，应该吃细软的食物，如果有觉得肚子痛、头晕、拉黑便应该及时就诊。那您还有其他需要吗？如果没有请好好休息。"

⑤洗手，做好记录。

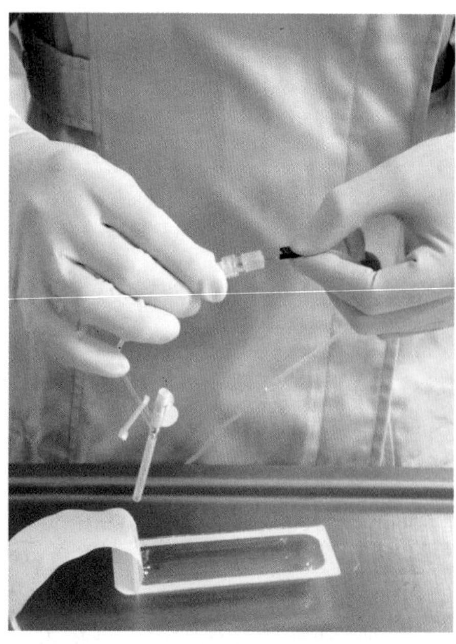

图1–33–1 头皮针连接肝素帽

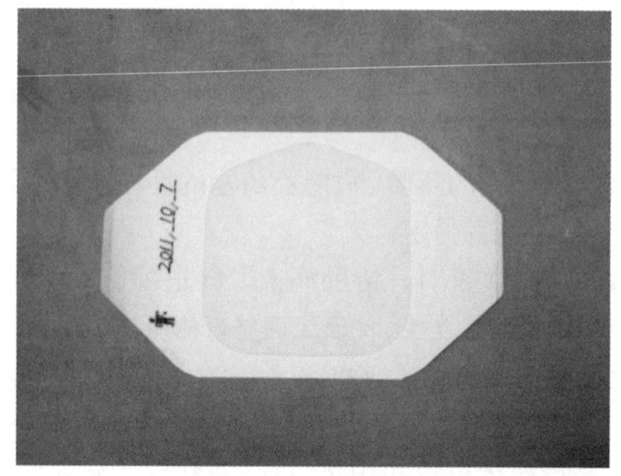

图1–33–2 备无菌敷贴

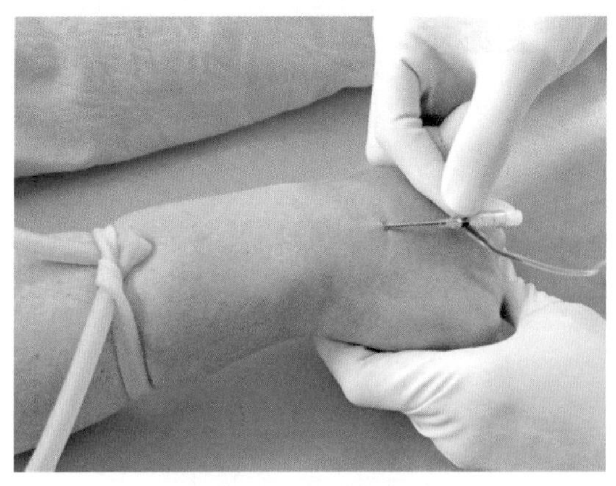

图1-33-3 留置针进针

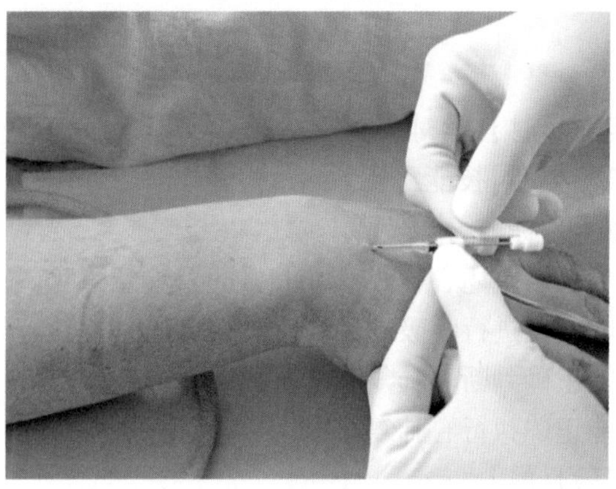

图1-33-4 抽出留置针针芯

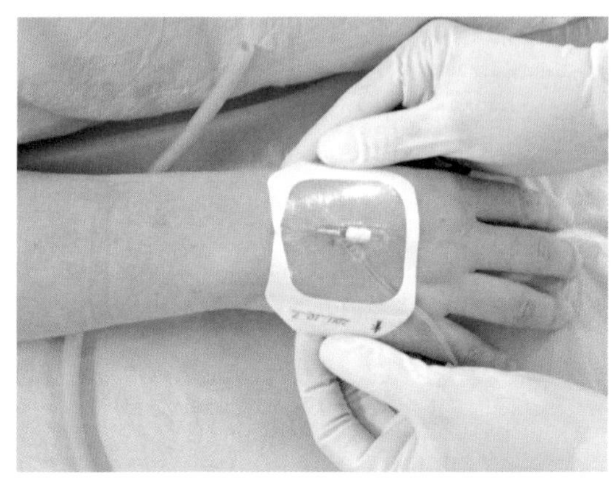

图1-33-5 无菌敷贴固定

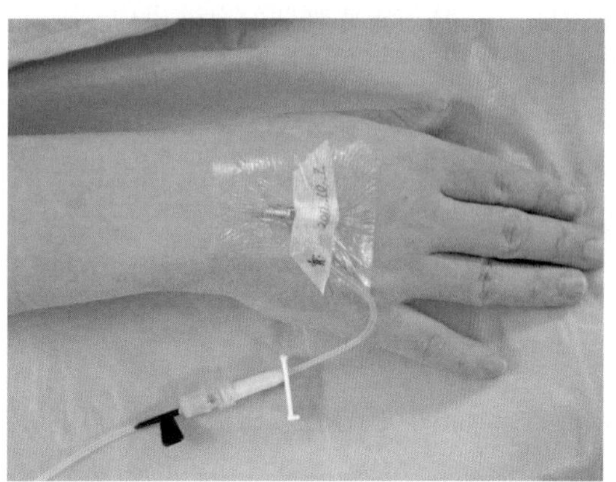

图1-33-6 胶布固定

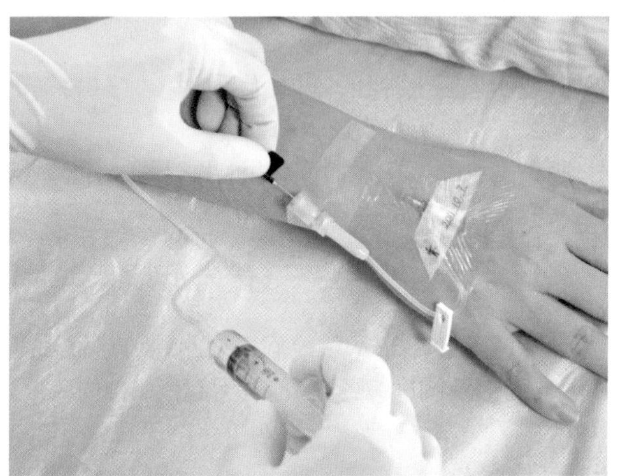

图1-33-7 封管

【注意事项】

1. 严格执行无菌操作及查对制度，预防感染及差错事故的发生。
2. 静脉留置针输液法应严格掌握留置时间。一般留置针可保留3~5天，最好不超过7天。

【思考题】

1. 常用的静脉留置针的封管液有哪些？其主要原理是什么？
2. 留置针留在病人身上时注意事项是什么？

（林 婷）

实验三十四 心肺复苏术

【实验学时】3学时

【实验类型】技能型实验

【教学目标】

1. 能正确复述心肺复苏术的目的及注意事项。
2. 能正确进行呼吸、心搏骤停的判断。
3. 能正确判断心肺复苏是否成功。
4. 能正确执行心肺复苏术。

【实验目的】

1. 通过实施CPR，促进建立病人的循环、呼吸功能。
2. 保护脑、心、肺等重要脏器的血液供应。

【案例】

徐先生，51岁，心脏瓣膜手术后第8天，进午餐时突然昏倒在地，口吐白沫，小便失禁。护士立即赶到病人床边，判断病人情况，行心肺复苏术。

【实验程序】

护士准备：衣帽整洁，指甲不过长且清洁。情绪镇定、动作敏捷。

↓

用物准备：纱布两块、心脏按压板、脚垫等用物。

↓

判断意识状态

①观察脸色，发现病人面色青紫，口唇发绀。
②呼叫病人并拍打双肩(或压迫眶上神经)，病人无反应。
[解释语]"徐先生，您怎么了？能听见我的话吗？"

↓

呼救：呼叫他人帮助(院外需拨打120)、看呼救时间，并说出"呼救时间×点×分"。

[解释语]"王医生，快来抢救啊，13床昏过去了……时间：8月5日中午12点20分。"

↓

检查呼吸和大动脉搏动

①抢救者中指、示指移至喉结旁开1~2cm，触摸病人近侧颈动脉有无搏动(图1-34-1)。
②触摸同时眼睛看病人的面部及胸廓，观察胸部有无起伏，10s内完成颈动脉搏动的检查。

↓

做好抢救准备

① 拉好床帘，避免影响其他病人。
②去枕仰卧，掀开盖被，解开衣领及前胸衣服，松腰带。
③移开床旁桌，如果是软床，肩背下需垫心脏按压板，其上缘与病人肩平齐，两侧横跨床缘。
④将病人移近床缘，安放脚垫(或跪于床上)。

↓

胸外心脏按压

如颈动脉无搏动，暴露胸部，抢救者站在脚垫上或跪在病人一侧，将一手掌根部紧贴在病人双乳头连线的胸骨中心[或剑突上2~3横指(图1-34-2)]，另一手掌根部重叠放于其手背上，手指不能触及胸壁，双臂伸直，垂直按压，使胸骨下陷≥5cm(成人)，每次按压后使胸廓完全反弹(按压与放松时间比1：1)，放松时手掌不能离开胸壁，按压频率≥100次/分(图1-34-3)。

↓

开放气道

①检查口腔,如有呼吸道分泌物或异物将病人头偏向一侧,应及时清除;如有假牙应取下,如有舌根后坠应拉出。

②再次开放气道。根据病人不同情况选择开放气道的方法,如仰头抬颈法(图1-34-4)、仰头抬颏法(图1-34-5)、托下颌法(图1-34-6)。

人工呼吸

①再次开放气道。

②人工呼吸(口对口人工呼吸法)(图1-34-7),左手捏住病人鼻孔,吸气后,屏气,双唇包住病人口唇,不留空隙,使胸廓扩张,见胸廓抬起即可。吹气毕,松开捏鼻孔的手,头稍抬起,侧转换气,同法再次吹气,同时注意观察胸部复原情况。每次通气1秒钟,吹气量为400~600ml/次。每次人工呼吸之前都必须开放气道。

③若用简易呼吸器,连接氧气,调节氧流量至少10~12L/min(有氧情况下)。使面罩与病人面部紧密衔接,挤压气囊1s,使胸廓抬举,连续两次。通气频率8~10次/分(图1-34-8)。

④胸外心脏按压与人工呼吸同时进行,单双人均以30(按压):2(通气)的比例进行,反复5个循环之后,再人工呼吸2次,判断心肺复苏的效果。

心肺复苏后评价

① 摸颈动脉5~10秒钟,如果没有搏动,继续心肺复苏。

② 如有搏动,判断有无呼吸;如果没有呼吸,继续给予人工呼吸。

③如果呼吸、颈动脉搏动均恢复,复苏成功。

④复苏成功后,看抢救成功时间并说出,安慰病人,给予心理支持。

[**解释语**]"恢复心跳和呼吸时间:8月5日中午12点40分。徐先生,您很坚强!我们都会在您身边好好照看您的!您一定要坚持住!"

⑤继续遵医嘱诊治,转入进一步生命支持。

整理:

①为病人取舒适体位(复苏后体位),未建立人工气道的病人头偏向一侧。

②床单位、用物

洗手、记录:在特护单上准确完整地记录抢救全过程。

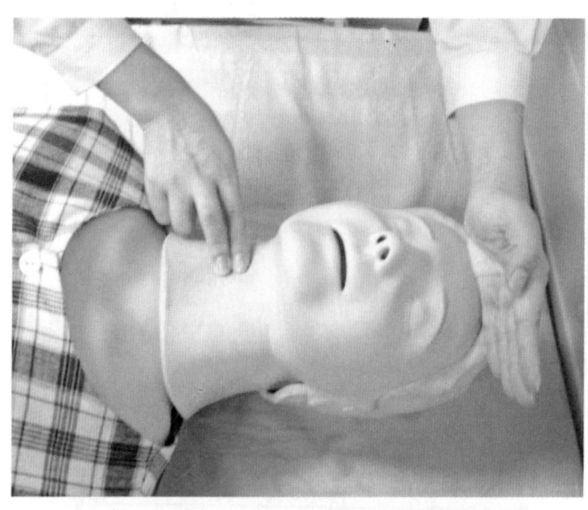

图1-34-1 检查颈动脉搏动

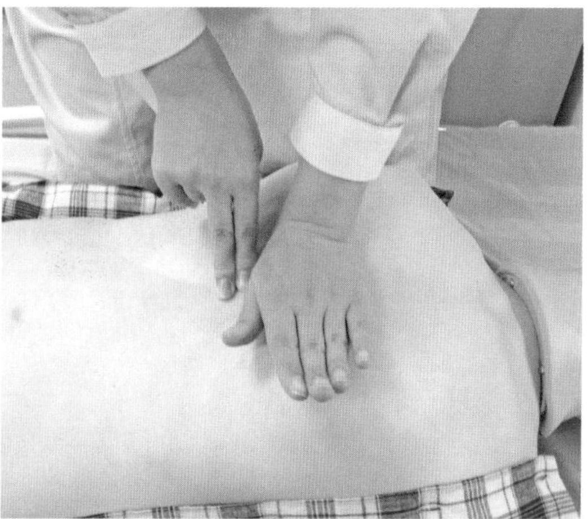

图1-34-2 定位

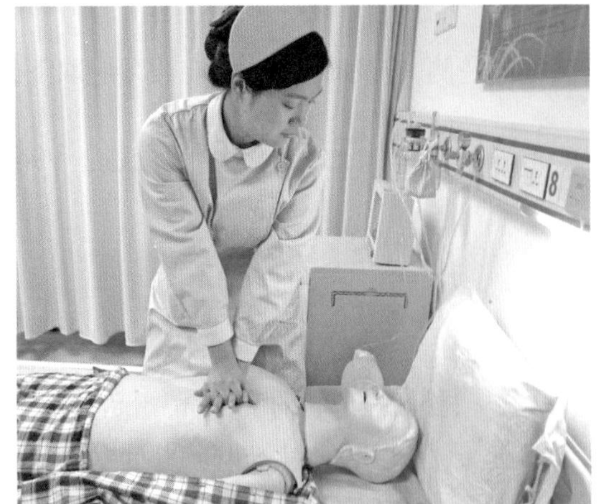

图1-34-3 胸外心脏按压

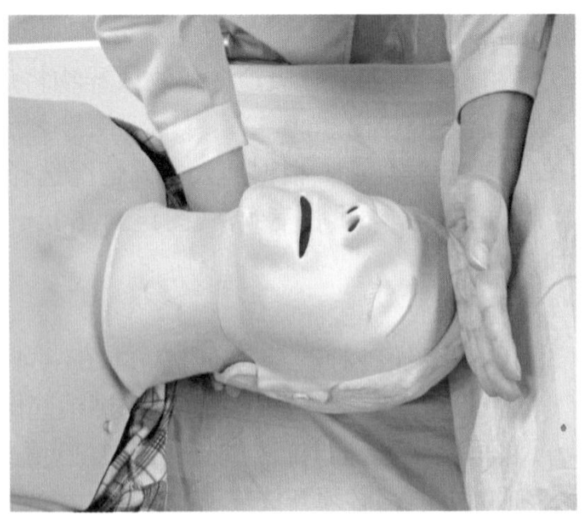

图1-34-4 仰头抬颈法

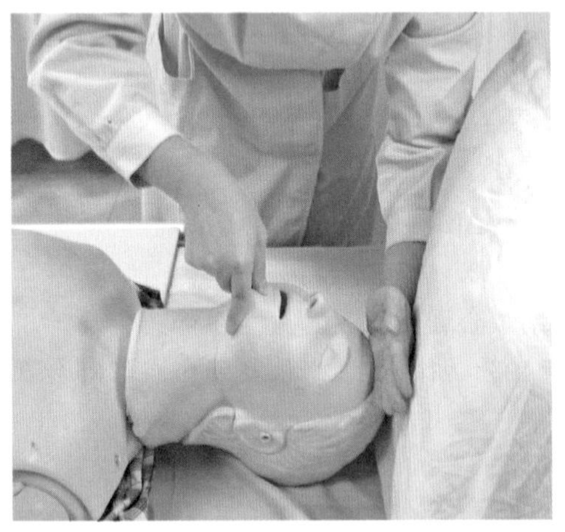

图1-34-5 仰头抬颏法

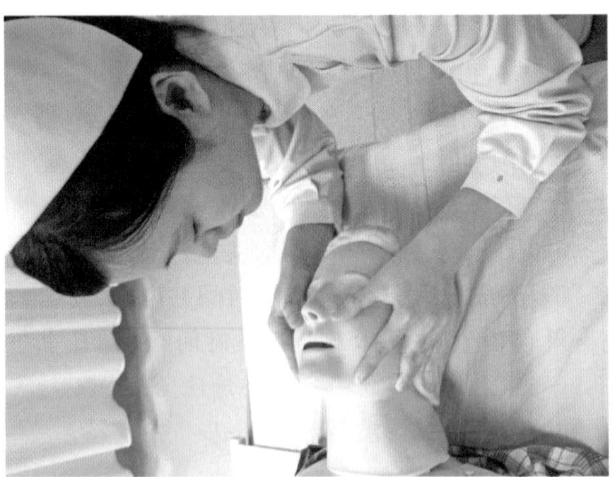

图1-34-6 托下颌法

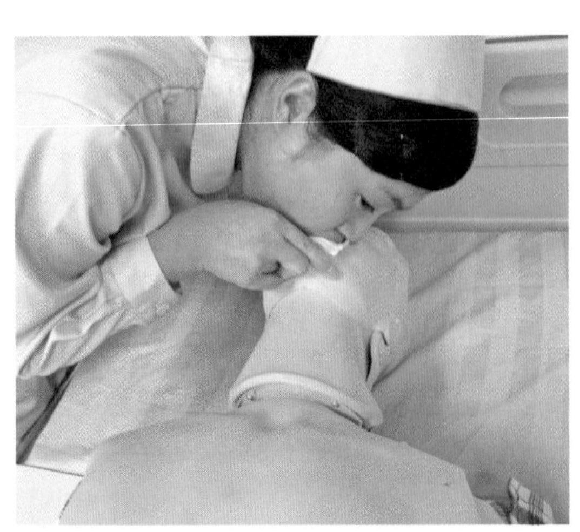

图1-34-7 口对口人工呼吸

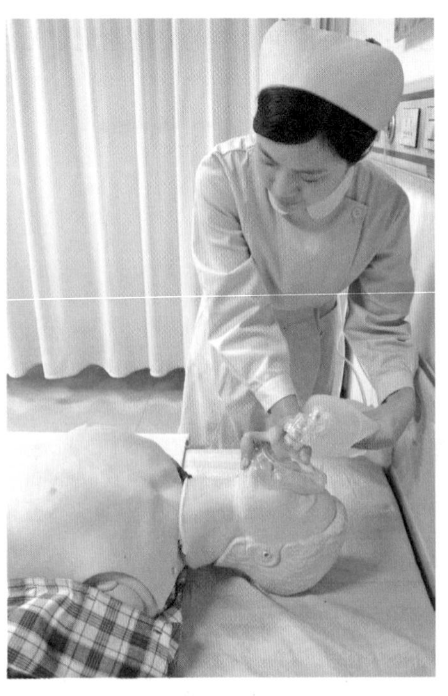

图1-34-8 简易呼吸器人工呼吸

【注意事项】

1. 病人仰卧,争分夺秒就地抢救,避免因搬动而延误时机。
2. 清除口咽分泌物、异物,保证气道通畅。
3. 按压部位要准确,用力合适,以防止胸骨、肋骨压折。
4. 按压应确保足够的速度与深度,尽量减少中断,如需安插人工气道或除颤时,中断不应超过10s。
5. 成人使用1~2L的简易呼吸器,如气道开放,无漏气,1L简易呼吸器挤压1/2~2/3,2L简易呼吸器挤压1/3。
6. 人工通气时,避免过度通气。
7. 如病人没有人工气道,吹气时稍停按压;如病人插有人工气道,吹气时可不暂停按压。

【思考题】

1. 如何判断病人心跳呼吸停止?
2. 为什么说心肺复苏的主要对象是临床死亡期的病人?
3. 判断心肺复苏成功的标志有哪些?

(王小燕)

实验三十五 尸体护理

【实验学时】3学时

【实验类型】技能型实验

【教学目标】

1. 能正确复述尸体护理的目的及注意事项。
2. 能正确执行尸体护理。
3. 能与死者家属进行良好的沟通交流,安慰死者家属。

【实验目的】

1. 使尸体整洁,无渗液,维持良好的尸体外观,易于鉴认。
2. 安慰家属,减少哀痛。

【案例】

刘先生,84岁,因患贫血、糖尿病多年,伴恶心呕吐1个月,加重1天,全身乏力、胸闷入院。入病房后10:45上厕所时突然意识不清,呼之不应,血压60/30mmHg,心率124次/分,律齐,双侧瞳孔等圆等大,直径2mm,光反应灵敏,四肢肌张力稍增高。给予吸氧、多巴胺静滴,心电监护等。至10:55血压降至30/0mmHg,心率降至68次/分,呼吸减慢,6次/分,又予多巴胺、尼可刹米等处理后,病情未能缓解,意识仍不清,双侧瞳孔明显缩小,对光反射消失,血压降为0,至11:08心跳停止,经进一步抢救仍无效,医生宣告生物学死亡。

【实验程序】

1. 核对、评估及解释

(1)评估死者:①死者是否有伤口,引流管;②死者的身高、体重、皮肤情况和死因。

(2)医生开出死亡通知单后,填写尸体鉴别卡;安慰并通知家属,解释尸体护理的配合要点。

[解释语]"小刘,刘爷爷已经走了,我们也很难过,请您节哀顺变!一会儿我帮他擦洗干净、穿戴好,让他走好。"

2. 操作过程

护士准备:衣帽整洁,洗手,戴口罩。

↓

用物准备:

治疗盘内备尸单,尸体衣裤(或尸袍)、尸体鉴别卡3张、别针或大头针3枚,弯血管钳、治疗碗、不脱脂棉花、绷带、四头带、剪刀、治疗巾、头梳、松节油,棉签,弯盘。有伤口者备换药敷料,按需要准备擦洗用具。必要时备隔离衣、手套和屏风。

↓

劝慰家属

①备齐用物，携至床旁。

②劝家属离开病房并用床帘遮挡，撤去治疗用物。

[解释语]“小刘，我们现在要给刘爷爷做尸体护理了，请您暂时回避一下。”

↓

清洁尸体

①将尸体放平仰卧，头下垫一枕头，以免头部充血发紫或胃内容物流出，撤去被褥，用被套(或大单)遮盖尸体。

②梳头、洗脸、闭上眼睑，眼睑不能闭合，可用湿毛巾湿敷或于上眼睑下垫少许棉花，使上眼睑下垂闭合。如有假牙，则代为装上。

③用血管钳夹棉花填塞口、耳、鼻、肛门、阴道等孔道，若有上消化道出血或肺部疾患病人，应塞咽喉部，以免液体外溢，填塞孔道时，严禁棉花外露。下颏下垂口不能闭合者，用四头带托起下颏。

④脱去衣裤，依次洗净上肢、胸、腹、背及下肢，如有胶布痕迹，应用松节油擦净。

⑤有伤口者更换敷料，如有引流管应拔出后缝合伤口或用蝶形胶布封闭，再用棉垫盖好包扎。

↓

包裹尸体

①穿上尸体衣裤，将第一张尸体鉴别卡固定在尸体的手腕部。

②铺好尸单让尸体斜卧床上，端正尸体姿势。先将尸单下端遮盖脚，再将左右两边尸单整齐地包好，最后将尸单上端遮盖头部。在颈、腰及踝部用绷带固定。

③再系第二张尸体鉴别卡在尸单上。

↓

运送尸体

①用被套遮盖尸体，由病区工人送太平间。

②第三张尸体卡挂在停尸屉外。以便家属认领。

↓

操作后整理

①整理病历，在体温单40~42℃之间写上死亡时间，按出院手续办理结账，注销各种执行单(治疗、药物、饮食卡等)。

②将遗物清点交给家属，家属不在时，应由二人共同清点，将贵重物品列出清单交护士长保存，以便交还家属或死者工作单位。如死者为传染病，按传染病病人终末消毒处理。

[解释语]“小刘，这是刘爷爷的遗物，请您保管好并且清点一下，看有没有遗漏的东西，我们都会怀念刘爷爷的。”

③床单位按出院的清洁消毒方法处理。

↓

洗手，记录

【注意事项】

1. 医生证明病人确已死亡，应立即尸体护理，以防僵硬。
2. 应以严肃认真态度进行尸体护理。
3. 传染病病人的尸体护理应按隔离技术进行。
4. 安慰家属，劝其勿在病房放声啼哭，以免影响其他病人。

【思考题】

1. 尸体护理时为什么要抬高头部?
2. 尸体护理时应填塞哪些孔道，填塞时注意什么?
3. 尸体鉴别卡分别固定于何处?
4. 死者遗物应如何处理?

(王小燕)

实验三十六　基础护理学综合性实验(一)

【实验学时】3学时

【实验类型】综合型实验

【教学目标】

1. 能分析病人资料,提出需要解决的护理问题。

2. 能综合应用各项基础护理技能为病人解决问题。

【案例】

王女士,32岁,因车祸于2010年9月20日22:00急诊入院,经检查后诊断为"颈5、6骨折、脱位伴截瘫"。完善各项检查后,于9月21日上午08:15在全麻下行颈前路减压植骨钢板内固定术,手术顺利,术后安全返回骨科病房,给予激素、脱水、补液、抗感染等治疗。

目前为术后第2天,19:30病人突发胸闷、气急,进行性加重,查体:T39.1 ℃,P80次/分,R30次/分,BP92/60mmHg,$SPO_2$76%。血气分析:pH7.38,$PaO_2$55mmHg,$PaCO_2$70mmHg,诊断为"急性呼吸功能不全"转ICU监护。入院后立即行经口气管插管接呼吸机辅助呼吸,模式为同步间歇指令通气(SIMV),给予激素、脱水、抗感染、抑酸及营养支持等综合治疗。神志清楚,肺部听诊发现左肺散在哮鸣音,右肺散在湿啰音。胸部X线示双下肺炎症。病人神志清楚,经常向周围人眨眼睛,嘴角微动,表情痛苦,睡眠紊乱。

【实验程序】

1. 案例讨论

(1)按分级护理原则该病人适合哪一级别的护理?该病人的病情观察要点有哪些?

(2)请评估目前该病人主要的护理问题有哪些?

(3)应为病人采取哪些主要护理措施?

(4)实施这些护理操作中可能遇到的主要困难是什么?应如何应对?

2. 学生进行分组讨论

3. 每组学生代表发言,教师评析

4. 技能训练

(1)实施一级护理:每15~30min巡视病人一次。

(2)病情观察:包括病人意识、表情;体温、脉搏、呼吸、血压;缺氧情况;肺部痰液情况等。

(3)主要技能操作:下列情境中的各护士分别由不同同学扮演练习。

[**情境导入**]"王女士血气分析pH7.38,$PaO_2$55mmHg,$PaCO_2$70mmHg,诊断为'急性呼吸功能不全'",提示必须"鼻导管给氧"(鼻导管给氧具体方法见本篇实验十八)。

护士小李巡视病人时,发现病人表情痛苦,呼吸急促。小李:"您好,王女士。我是您的责任护士小李。我知道您说不出话,不过没关系,我说您听,如果我说的与您的情况一致,您就眨一下眼睛,如果不一致,您就眨两下眼睛,好吗?"王女士眨一下眼睛。"很好,好像您已经懂得了,那让我们再试试。请问您是叫王××吗?如果是您就眨一下眼睛。"王女士眨一下眼睛。"哦,您懂了,那好,我们就用这种方式沟通好吗?谢谢您的配合。我看您有点难受,是哪不舒服,是觉得呼吸时气不够是吗?"王女士眨一下眼睛。"这说明您呼吸困难,根据您的血气分析,医生诊断为'急性呼吸功能不全',所以给您用上了呼吸机,并且需要吸氧,这样才能缓解您的病情。不知道我所说的您能不能理解?"王女士眨一下眼睛。"哦,太好了,谢谢。我现在就帮你接上氧气。谢谢您的配合。"

[**情境导入**]"王女士肺部听诊发现左肺散在痰鸣音,右肺散在湿啰音,肺部有炎症。"提示必须:气管插管内吸痰和经鼻吸痰。

几分钟后,王女士出现剧烈咳嗽,表情痛苦。护士小王来到床边:"您好,王女士,您喉咙里痰很多是吗?让我用听诊器听听您的肺部好吗?"王女士眨一下眼睛。"哦,王女士,听诊发现左肺散在哮鸣音,右肺散在湿啰音,说明肺部有炎症,并且痰比较多,同时因为使用呼吸机不太好咳嗽,所以我一会儿过来帮您吸痰好吗？”王女士眨一下眼睛。“因为吸痰时有点缺氧，现在我帮您调节吸氧的浓度，让您用浓度较高的氧吸一到两分钟，这样可以缓解一下缺氧。”王女士眨一下眼睛。“为了使吸痰效果更好，我现在帮您拍拍背吧，我请同事一起来先帮您翻身，您请放心，我们会小心的。谢谢您的配合。”王女士眨一下眼睛。（具体方法见第二篇第二章实验十）

［**情境导入**］医嘱给予应用激素、脱水、抗感染、抑酸及营养支持等综合治疗提示必须静脉输液（具体方法见本篇实验三十）。

根据病情，医生应用激素、脱水、抗感染、抑酸及营养支持等综合治疗。护士小张遵医嘱对病人行静脉输液：“您好，能让我看一下您的手腕带吗？”王女士眨一下眼睛。“请问您是叫王××吗？”王女士眨一下眼睛。“根据您的病情，医生开出一些药液给您输液，这些药主要作用是消炎、脱水，纠正您体内的酸碱平衡，同时因为您无法从口进食，所以也给您从静脉补充一些营养，这样有利于您病情好转，所以希望能得到您的配合。”王女士眨一下眼睛。

［**情境导入**］“颈5、6骨折、脱位伴截瘫”提示必须：加强基础护理，主要包括测量体温、脉搏、呼吸、血压（具体方法见本篇实验十六）；加强翻身、预防压疮发生等皮肤护理（具体方法见实验十三）。

护士小林在晨间护理时对病人进行健康教育：“您好，王女士，您现在无法自己活动，一直躺着皮肤受压太久容易出现压疮，所以我们需要经常为您翻身、擦澡，这样才能保护皮肤，可以吗？”王女士眨两下眼睛。“您是担心翻身擦澡对气管插管有影响是吗？”王女士眨一下眼睛。“哦，您的担心是很正常的。不过您请放心，我曾经帮很多像您这样的病人翻身擦澡过，等会我会请一位护士和我一起配合操作，我们会很小心的。”王女士眨一下眼睛……“王女士，现在我再帮您测体温、脉搏、呼吸、血压好吗？”王女士眨一下眼睛。“谢谢您的配合。”

［**情境导入**］经常向周围人眨眼睛，嘴角微动，表情痛苦，睡眠紊乱提示必须：加强心理护理。

护士小薛对病人进行心理护理：“您好，王女士，我看您最近没睡好？您心里有点难受是吗？”王女士眨一下眼睛。“您的心情我完全理解，我和您聊聊好吗？”王女士眨一下眼睛。“王女士，您是担心您的病情吗？”王女士眨一下眼睛。“您昨天的手术还是比较成功的，现在病情需要一段时间恢复，所以不要太着急。您这样的病人我们治疗过很多，已经有一定的经验，而且医生都很有责任心，所以请您放心，我们会尽最大努力照顾好您。”王女士眨一下眼睛。“您想家人吗？”王女士眨一下眼睛。“很抱歉的是，因为病房管理的规定，您的家属无法一直陪伴您，不过下午4点到6点是他们探视的时间，我会通知他们到时来看您，可以吗？”王女士眨一下眼睛。“谢谢您的理解，我会经常过来看您，希望我的服务能帮到您，谢谢您的配合。”王女士眨一下眼睛。

【思考题】

1. 查阅文献，呼吸机辅助通气时，吸痰应注意什么？
2. 与意识清醒但表达障碍的病人进行沟通交流的技巧有哪些？
3. 为颈部骨折病人进行翻身时应注意什么？

（林 婷）

实验三十七　基础护理学综合性实验（二）

【实验学时】3学时

【实验类型】综合型实验

【教学目标】

1. 能分析病人的病情资料，提出主要护理措施。
2. 能综合应用各项基础护理技能操作。

【案例】

方先生，47岁。主诉：间歇排黑便2年，再发5天伴呕血1天。检查：T37.0℃，P105次/分，R20次/分，BP100/60mmHg，神志清楚，中度贫血外观，全身皮肤黏膜色泽稍苍白，可见肝掌。急查血常规：WBC18×10^9/L，

N70.7%，Hb 62.0g/L，PLT71 × 10^9/L。根据病史初步诊断：食管胃底静脉曲张伴破裂出血、出血性休克，慢性乙型肝炎肝硬化。入院后予书面病重告知家属，予输血、扩容、止血、制酸、抗感染及营养支持等处理。现病人出现神志淡漠，嗜睡，对答切题，言语较模糊，考虑肝性脑病可能，仍有呕血数次，呈鲜红色，量共约400ml，排暗红色糊状便2次，量共约200ml，BP90/56mmHg，T39.8℃，P106次/分，R20次/分。以下为部分医嘱：禁食、Ⅰ级护理、心电监护、记24h出入量、血型、血交叉、悬浮红细胞4单位 ivgtt st！、白米醋150ml保留灌肠等。

【实验程序】

1. 案例讨论

（1）目前病人主要的护理问题有哪些？

（2）医嘱如何分类？请对上述医嘱进行分类？

（3）现阶段应为病人采取哪些主要护理措施？

（4）为病人进行保留灌肠时应注意什么？

2. 学生进行分组讨论

3. 每组学生代表发言，教师评析

4. 7~8位同学为一组为病人实施主要护理措施

（1）实施一级护理：每15~30min巡视病人一次。

（2）病情观察：观察意识、表情；体温、脉搏、呼吸、血压；呕吐物、粪便的量、颜色、性质、气味。

（3）主要技能操作：下列情境中的各护士分别由不同同学扮演练习。

［情境导入］“入院后予书面病重通知告知家属”、“现病人出现神志淡漠，嗜睡”提示必须：对家属和病人加强心理护理。

入院后病人情况较危急，护士小王、小李、小林共同接诊病人。小王对病人家属说：“你们好，你们是这位病人的家属吗？”“是的，我们是，现在他情况怎么样，我们很担心。”“你们的心情我能理解，现在病人的情况确实比较危急，神志还不是很清醒，医生和护士正组织人员全力进行抢救，请相信我们会尽最大努力救治和护理病人，谢谢你们配合工作，如果你们人太多在这里会影响抢救开展，所以请留下一位对病人情况比较熟悉的家属，其余家属退到病房外好吗？谢谢你们的理解和配合。”“我是他的妻子，我留下。”在核对病人信息后，小李对病人妻子说：“您好，我们对重要信息进行了核对和记录，现在病人需要进行抢救，所以请您也不能要留在抢救室里，请您放心，我们医护人员会尽最大努力抢救和照顾他，并且会为您及时通报病人的病情变化和治疗进展，如果您有什么需要也可提出来，我们在不违反救治原则的基础上尽量满足您的需求。”“好的，谢谢你们的用心，我在抢救室外面等待。”“感谢您的理解和配合。”

虽然病人意识模糊，但小王仍然给以心理护理，握着病人的手说：“您好，方先生，您不用担心，这里有最好的医生、护士及医疗设备，我们会一直陪伴您，尽全力救治和照顾您，所以您要有信心，我们一起努力挺过这一关。好吗？”

［情境导入］“病人仍有呕血数次，呈鲜红色，量共约400ml，排暗红色糊状便2次，量共约200ml，BP90/56mmHg，T39.8℃，P106次/分，R20次/分”提示病人可能出现出血性休克，应进行：安置休克卧位，同时给予鼻导管给氧（具体方法见本篇实验十八）、心电监护、留置导尿（具体方法见本篇实验二十二）。

小李为病人安置休克体位，之后为病人连接中心供氧，接上心电监护，进行留置导尿。

［情境导入］“病人仍有呕血数次，呈鲜红色，量共约400ml”提示必须：床边准备负压吸引器（具体方法见本篇实验十九），以免大量呕血时误吸。同时遵医嘱通知血库备血。

护士小魏检查并调节病人床边中心负压吸引器，以备随时吸痰，并加强病情观察。抽取一定量血液进行血型、血交叉试验，之后根据医嘱通知血库备好悬浮红细胞4单位。

［情境导入］“病人出现神志淡漠，嗜睡，对答切题，言语较模糊，考虑肝性脑病可能”，提示需要：保留灌肠（具体方法见本篇实验二十五）。

护士小苏根据医嘱配制白米醋150ml，调节溶液温度至38~40℃，为病人进行保留灌肠。

［病情转归］

经过一段时间抢救，病人呕血停止，血压上升，意识清醒，BP105/65mmHg，T39.8℃，P98次/分，R18次/

分，口腔分泌物培养示真菌感染。医嘱禁食、温水拭浴，予扩容、止血、制酸、抗感染及营养支持等处理。

[**情境导入**]“T39.8℃”提示应进行：温水拭浴(具体方法见本篇实验十九)。

护士小陈根据医嘱准备为病人进行温水拭浴：“您好，能告诉我您的名字吗？”“我叫方××。”“能让我看看您的手腕带吗？”“请看吧，戴在右手。”“好的，我核对过了，谢谢您。您现在感觉怎样？”“好一些了，但感觉很累。”“经过几天救治，现在各项指标都显示您病情有好转，感谢您这几天的支持和配合。您现在感觉很累是很正常的，因为疾病的恢复需要一个过程。刚才帮您测的体温是39.8℃，发热时人也会比较累，说明炎症还没有消退，需要您继续配合。”“好的，谢谢你们。”“医生说您身体还很虚弱，并且发着高热，这种情况最好先物理降温，所以我一会儿给您用温水擦擦澡，这样能够帮助降温，可以吗？”“好的，谢谢您。”“您需要大小便吗？”“不需要，刚刚才小便过了。”“那好，我准备好，一会儿帮您擦澡。”

[**情境导入**]方先生因“禁食”、“口腔分泌物培养出真菌感染”提示必须进行口腔护理(具体方法见实验十)。

护士小于准备为病人进行口腔护理：“您好，请问您叫什么名字?”“我叫方××。”“我看一下您的手腕带好吗？”“可以。”“哦，我核对过了，没有错。方先生，因为您最近几天不能经口进食，前几天您的口腔分泌物培养发现真菌感染，所以医生根据您的情况，建议用碳酸氢钠给您擦洗口腔，以缓解病情。您有活动的假牙吗？”“我没有假牙，不过我觉得，口腔里有破溃的地方。”“哦，请您张嘴让我检查一下好吗？”“好的。”“哦，我已经看到了溃疡的地方，一会儿擦洗之后我给您上些药，那我先去准备物品。”

[**情境导入**]医嘱予方先生“扩容、止血、制酸、抗感染及营养支持等处理”提示必须：静脉留置针输液法(具体方法见本篇实验三十一)

医生根据病人病情开出医嘱，护士小叶到病人床边：“您好，可以告诉我您的姓名吗？”“我的名字是方××。”“让我看看您的手腕带好吗？”“请看吧。”“哦，没有错。方先生，您现在虽然不出血了，但病情还不稳定，医生认为还需要止血治疗，所以给您开出止血药物进行输液；同时根据您目前的情况，认为还需纠正酸中毒、消炎和补充营养等治疗，这些药物大部分都是需要静脉输液的。因为药物比较多并且需连续治疗几天，为了避免反复穿刺造成静脉的损伤，我们建议您用留置针输液，就是将一根细软管留在静脉，每次输液时只要接上输液针，不用重复穿刺。这样，可以减轻您的痛苦，也方便治疗。您接受用这样的方法吗？”“哦，我很愿意。”“那好，我先去配药，一会儿过来给您输液。”

【思考题】

1. 为病人进行输血时应注意什么?
2. 为病人进行给氧时氧流量应为多少?
3. 请简述周围静脉置管护理的方法。

(**林 婷**)

附: 评分标准

实验一 一般洗手法评分标准

班级______________ 组别______________ 学号______________ 姓名______________

<table>
<tr><th colspan="2">项目</th><th>项目总分</th><th>内 容 要 求</th><th>标准分数</th><th>考试评分</th><th>备注</th></tr>
<tr><td colspan="2" rowspan="4">准备</td><td rowspan="4">8</td><td>护士衣帽整洁、修剪指甲</td><td>2</td><td rowspan="4"></td><td rowspan="4">用物多一少一均扣一分</td></tr>
<tr><td>取下饰物及手表,卷袖过肘</td><td>2</td></tr>
<tr><td>用物齐全,性能良好,放置合理</td><td>2</td></tr>
<tr><td>环境整洁</td><td>2</td></tr>
<tr><td rowspan="10">操作过程</td><td rowspan="10">洗手</td><td rowspan="10">77</td><td>打开水龙头,调节合适水流和水温</td><td>5</td><td rowspan="10"></td><td rowspan="10"></td></tr>
<tr><td>湿润双手,关上水龙头</td><td>4</td></tr>
<tr><td>取适量洗手液或肥皂涂抹双手</td><td>5</td></tr>
<tr><td>洗手部位、范围正确*</td><td>22</td></tr>
<tr><td>洗手顺序正确</td><td>12</td></tr>
<tr><td>洗手时间正确</td><td>12</td></tr>
<tr><td>冲洗方法正确</td><td>8</td></tr>
<tr><td>干手方法正确</td><td>5</td></tr>
<tr><td>整理用物</td><td>4</td></tr>
<tr><td></td><td></td></tr>
<tr><td colspan="2">理论</td><td>5</td><td>回答问题逻辑清楚、内容正确、要点完整</td><td>5</td><td></td><td></td></tr>
<tr><td colspan="2">操作质量</td><td>10</td><td>操作熟练,程序清晰; 动作轻稳、准确、时间适宜*</td><td>10</td><td></td><td></td></tr>
<tr><td rowspan="2">评价</td><td>关键性指标</td><td colspan="5">出现下列情况之一者定为不及格:
( )1. 工作服被溅湿过多
( )2. 洗手的范围过小、时间过短、手上仍有污染物体
( )3. 操作程序混乱,思路不清</td></tr>
<tr><td>等级</td><td colspan="5">( )不及格 及格(分)</td></tr>
<tr><td colspan="4">监考老师(签名):</td><td colspan="3">监考时间:</td></tr>
</table>

注: *为关键性指标,达不到本指标者定为不及格

实验二　手的消毒法评分标准

班级________　组别________　学号________　姓名________

<table>
<tr><th colspan="2">项目</th><th>项目总分</th><th>内　容　要　求</th><th>标准分数</th><th>考试评分</th><th>备注</th></tr>
<tr><td colspan="2">准备</td><td>12</td><td>护士衣帽整洁、修剪指甲
取下饰物及手表，卷袖过肘
用物齐全，符合要求，放置合理
环境整洁
消毒前洗手，保持手的干燥</td><td>2
2
2
2
4</td><td></td><td>用物多一少一均扣一分</td></tr>
<tr><td rowspan="4">操作过程</td><td rowspan="4">洗手</td><td rowspan="4">73</td><td>以下任何一种方法完成均可</td><td></td><td rowspan="4"></td><td rowspan="4">漏掉1个部位扣4分</td></tr>
<tr><td>▲涂擦消毒法（73分）
涂擦部位、范围正确*
涂擦顺序正确*
次数正确
消毒时间正确*
干手方法正确
用过的毛巾放入准备好的容器中</td><td>
28
10
10
15
6
4</td></tr>
<tr><td>▲消毒手：浸泡消毒法（73分）
浸泡部位、范围正确，手不可触及容器壁*
按涂擦法揉搓*
消毒时间正确*
消毒完毕，手离开消毒液时未接触容器边缘
干手方法正确
用过的手巾放入准备好的容器中</td><td>
18
20
15
10
6
4</td></tr>
<tr><td>▲刷手（73分）
用刷子蘸消毒（剂）液
刷手顺序、方法正确*
范围正确*
时间正确*
刷手时腕部低于肘部
冲洗方法正确
干手方法正确
用过的手巾放入准备好的容器中</td><td>
4
24
10
15
5
5
6
4</td></tr>
<tr><td colspan="2">理论</td><td>5</td><td>回答问题逻辑清楚、内容正确、要点完整</td><td>5</td><td></td><td></td></tr>
<tr><td colspan="2">操作质量</td><td>10</td><td>操作熟练，程序清晰；动作轻稳、准确、时间适宜、隔离观念强*</td><td>10</td><td></td><td></td></tr>
<tr><td rowspan="2">评价</td><td>关键性指标</td><td colspan="5">出现下列情况之一者定为不及格：
（　）1. 容器或水龙头被污染
（　）2. 工作服溅湿过多
（　）3. 消毒双手的范围过小、时间过短、手上仍有污染物体
（　）4. 操作程序混乱，思路不清</td></tr>
<tr><td>等级</td><td colspan="5">（　）不及格　及格（　分）</td></tr>
<tr><td colspan="4">监考老师（签名）：</td><td colspan="3">监考时间：</td></tr>
</table>

注：*为关键性指标，达不到本指标者定为不及格

实验三 铺备用床法评分标准

班级______________ 组别______________ 学号______________ 姓名______________

项目		项目总分	内容要求	标准分数	考试评分	备注
准备		5	护士着装整洁,洗手,戴口罩	1		用物多一少一均扣一分
			用物齐全,性能良好,折叠正确,放置合理	3		
			环境整洁、无病人进行治疗或进餐	1		
操作过程	铺大单	36	用物置床尾正中	2		
			移开床旁桌	2		
			翻转床垫与床头齐	2		
			铺上大单,中线对齐*	6		
			铺单顺序、手法正确	6		
			近侧大单两角包紧、美观	6		
			近侧中间拉平塞紧	2		
			对侧大单两角包紧	6		
			对侧中间拉平塞紧	2		
	套被套	36	被套正面展平	6		
			中线与床中线对齐,开口朝床尾*	4		
			棉胎放置正确、位置合理	6		
			棉胎展平各角对齐	6		
			系好带子	2		
			被头距床头合理	4		
			两侧齐床沿	4		
			被尾平整	4		
	套枕套	4	套好枕芯	2		
			平整置于床头,开口背门	2		
	整理	4	桌、椅归位整齐	2		
			洗手	2		
理论		5	回答问题逻辑清楚、内容正确、要点完整	5		
操作质量		10	操作熟练,程序清晰,动作轻、稳、准,时间不超过5分钟 各单中线正,平整,紧扎,四角美观	10		
评价	关键性指标	出现下列情况之一者定为不及格: ( )1. 大单中线歪斜或偏移3cm,折角不美观,大单松散,不平整。 ( )2. 多次抖甩棉被,棉被中线歪斜,不平整。 ( )3. 操作程序混乱,思路不清。 ( )4. 操作不熟练,时间超过7分钟。				
	等级	( )不及格 及格(分)				
监考老师(签名):			监考时间:			

注:*为关键性指标,达不到本指标者定为不及格

实验四 铺暂空床法评分标准

班级______________ 组别______________ 学号______________ 姓名______________

项目		项目总分	内 容 要 求	标准分数	考试评分	备注
准备		5	评估病人并解释、病人做好准备 护士衣帽整洁,洗手,戴口罩 用物齐全,性能良好,折叠正确,放置合理	2 1 2		
操作过程	铺大单	30	用物置床尾正中 移开床旁桌 翻转床垫与床头齐 铺上大单,中线对齐* 铺单顺序、手法正确 近侧大单两角包紧、美观 近侧中间拉平塞紧 对侧大单两角包紧 对侧中间拉平塞紧	2 2 2 4 4 6 2 6 2		
	套被套	32	被套正面展平 中线与床中线对齐,开口朝床尾* 棉胎放置正确、位置合理 棉胎展平各角对齐 系好带子 被头距床头合理 两侧齐床沿 被尾平整 盖被上端向内折1/4,扇形三折于床尾	4 4 4 6 2 2 4 2 4		
	套枕套	4	套好枕芯 平整置于床头,开口背门	2 2		
	整理	4	桌、椅归位整齐 洗手	2 2		
指导病人		10	对病人进行正确指导和良好沟通	10		
理 论		5	回答问题逻辑清楚、内容正确、要点完整	5		
操作质量		10	操作熟练,程序清晰,动作轻、稳、准,时间不超过5分钟 各单中线正,平整,紧扎,四角美观	10		
评价	关键性指标	出现下列情况之一者定为不及格: ( )1. 大单中线歪斜或偏移3cm,折角不美观,大单松散,不平整。 ( )2. 多次抖甩棉被,棉被中线歪斜,不平整。 ( )3. 操作程序混乱,思路不清。 ( )4. 操作不熟练,时间超过8分钟。				
	等级	( )不及格 及格(分)				
监考老师(签名):				监考时间:		

注: *为关键性指标,达不到本指标者定为不及格

实验五 铺麻醉床法评分标准

班级______________ 组别______________ 学号______________ 姓名______________

项目		项目总分	内容要求	标准分数	考试评分	备注
准备		5	评估病人并解释、病人做好准备	2		
			护士衣帽整洁，洗手，戴口罩	1		
			用物齐全，性能良好，折叠正确，放置合理	2		
操作过程	铺大单	30	用物置床尾正中	2		
			移开床旁桌	2		
			翻转床垫与床头齐	2		
			铺上大单，中线对齐*	4		
			铺单顺序、手法正确	2		
			近侧大单两角包紧、美观*	4		
			近侧中间拉平塞紧	2		
			橡胶单、中单位置正确、铺法正确	4		
			对侧大单两角包紧、美观*	4		
			对侧中间拉平塞紧	2		
			橡胶单、中单平整紧扎	2		
	套被套	30	被套正面展平	4		
			中线与床中线对齐，开口朝床尾*	4		
			棉胎放置正确、位置合理	4		
			棉胎展平各角对齐	4		
			系好带子	2		
			折被筒符合要求	4		
			棉被呈扇形三折于背门一侧	6		
			热水袋放置正确	2		
	套枕套	4	套好枕芯	2		
			立于床头，开口背门	2		
	整理	6	桌、椅归位整齐	2		
			麻醉护理盘及急救物品放置妥当	2		
			洗手	2		
指导病人		10	对病人进行正确指导和良好沟通	10		
理论		5	回答问题逻辑清楚、内容正确、要点完整	5		
操作质量		10	操作熟练，程序清晰，动作轻、稳、准，时间不超过8分钟 各单中线正，平整，紧扎，四角美观	10		
评价	关键性指标	出现下列情况之一者定为不及格： (　)1. 大单中线歪斜或偏移3cm，折角不美观，大单松散，不平整。 (　)2. 多次抖甩棉被，棉被中线歪斜，不平整。 (　)3. 操作程序混乱，思路不清。 (　)4. 操作不熟练，时间超过10分钟。				
	等级	(　)不及格　及格(　分)				
监考老师(签名)：				监考时间：		

注：*为关键性指标，达不到本指标者定为不及格

实验六 卧床病人更换床单法评分标准

班级______________ 组别______________ 学号______________ 姓名______________

项目		项目总分	内容要求	标准分数	考试评分	备注
准备		5	评估病人并解释、病人做好准备	2		
			护士衣帽整洁，洗手，戴口罩	1		
			用物齐全，折叠正确，放置合理	2		
操作过程	更换大单、中单	44	推护理车至床尾，放置正确	2		
			核对床号、姓名	2		
			放平支架及床栏	2		
			移开床旁桌	2		
			协助病人翻身侧卧于对侧	3		
			松近侧污单	3		
			卷污单至病人身下	3		
			清扫近侧橡胶单和床褥	3		
			铺近侧清洁大单、橡胶单和清洁中单	6		
			协助病人卧于近侧	3		
			移凳子至对侧床尾	1		
			松对侧污单并撤出	3		
			清扫对侧橡胶单和床褥	3		
			取下床刷套放于污物袋，床刷放回护理篮	2		
			铺对侧清洁大单、橡胶单和清洁中单	6		
	更换被套枕套	22	协助病人卧于床中央	2		
			松开被筒，从污被套内撤出棉胎置于凳子上	4		
			将清洁被套铺于污被套上	4		
			将棉胎套入清洁被套内	6		
			撤出污被套	2		
			整理好盖被	2		
			更换枕套	2		
	整理	4	移回床旁桌、椅	2		
			根据病情摇起支架和床栏	1		
			洗手、记录	1		
指导病人		10	对病人进行正确指导和良好沟通	10		
理论		5	回答问题逻辑清楚、内容正确、要点完整	5		
操作质量		10	操作熟练，程序清晰；动作轻、稳、准 注意病人安全、保暖 各单中线正，平整，紧扎，四角美观	10		
评价	关键性指标	出现下列情况之一者定为不及格： （ ）1. 无安全意识，造成病人坠床 （ ）2. 无保暖意识，多次暴露病人 （ ）3. 操作程序混乱，思路不清				
	等级	（ ）不及格 及格（ 分）				
监考老师（签名）：				监考时间：		

注*为关键性指标，达不到本指标者定为不及格

实验七　病人搬运法评分标准

班级________ 组别________ 学号________ 姓名________

项目	项目总分	内容要求	标准分数	考试评分	备注
准备	8	评估病人并解释	2		用物多一少一均扣一分
		协助病人做好准备	2		
		护士着装整齐,仪表大方,洗手	2		
		用物齐全,符合要求,摆放合理	2		
操作过程	67	检查平车性能,推平车至病人床旁	2		
		核对病人并解释	2		
		安置好病人身上的导管*	3		
		平车放置的位置正确	2		
		挪动法搬运病人方法正确,配合好	10		
		一人法搬运病人方法正确,配合好	10		
		两人法搬运病人方法正确,配合好	10		
		三人法搬运病人方法正确,配合好	10		
		四人法搬运病人方法正确,配合好	10		
		将病人轻放于平车中央,协助其躺好,盖好盖被	2		
		整理床单位、铺暂空床	2		
		做好交代	2		
		松开平车制动闸,推病人至目的地	2		
指导病人	10	对病人进行正确指导和良好沟通	10		
理论	5	回答问题逻辑清楚、内容正确、要点完整	5		
操作质量	10	操作熟练,程序清晰;动作轻稳、准确、节力,保护病人意识强*	10		
评价	关键性指标	出现下列情况之一者定为不及格: (　)1. 搬运过程中造成病人跌倒、导管脱出等损伤 (　)2. 操作程序混乱,思路不清			
	等级	(　)不及格　及格(　分)			
监考老师(签名):			监考时间:		

注: *为关键性指标,达不到本指标者定为不及格

实验八　变换卧位法评分标准

班级＿＿＿＿＿＿　组别＿＿＿＿＿＿　学号＿＿＿＿＿＿　姓名＿＿＿＿＿＿

项目		项目总分	内　容　要　求	标准分数	考试评分	备注
操作前准备		8	评估病人并解释 协助病人做好准备 护士着装整齐,仪表大方,洗手 用物齐全,性能良好,符合要求	2 2 2 2		
操作过程	变换卧位前	7	核对病人并解释 放平床栏,松开被尾 将各种导管及输液装置安置妥当	2 2 3		
	变换卧位	40	▲协助病人移向床头法(40分) 放平床头支架或靠背架,将一软枕横立于床头 一人协助移向床头手法正确 两人协助病人移向床头手法正确* 放回枕头 帮助病人取舒适体位	 5 15 15 2 3		可选择其中一种变换卧位方法
			▲协助病人翻身侧卧法(40分) 病人仰卧,两手放于腹部 一人翻身法的手法正确 两人翻身法的手法正确	 4 18 18		
	观察整理	20	观察、按摩局部皮肤 垫枕位置正确 整理床单位,支起床栏 固定导管 记录翻身时间、皮肤情况 询问病人感受,做好交代	5 5 2 3 2 3		
指导病人		10	对病人进行正确指导和良好沟通	10		
理论		5	回答问题逻辑清楚、内容正确、要点完整	5		
操作质量		10	操作熟练,程序清晰;动作轻稳、准确、节力,保护病人意识强*	10		
评价	关键性指标	出现下列情况之一者定为不及格: (　)1. 因变换卧位造成病人坠床、导管脱出等损伤 (　)2. 操作程序混乱,思路不清				
	等级	(　)不及格　及格(　分)				
监考老师(签名):			监考时间:			

注:*为关键性指标,达不到本指标者定为不及格

实验九 病人约束法评分标准

班级________ 组别________ 学号________ 姓名________

<table>
<tr><th colspan="2">项目</th><th>项目总分</th><th>内 容 要 求</th><th>标准分数</th><th>考试评分</th><th>备注</th></tr>
<tr><td colspan="2">准备</td><td>5</td><td>评估病人并解释、病人做好准备
护士衣帽整洁,洗手,戴口罩
用物齐全,符合要求</td><td>2
1
2</td><td></td><td></td></tr>
<tr><td rowspan="3">操作过程</td><td>约束前</td><td>4</td><td>携用物至床旁、核对病人
安置病人卧位</td><td>2
2</td><td></td><td></td></tr>
<tr><td>约束带使用</td><td>54</td><td>▲宽绷带约束带(14分)
用棉垫包裹手腕或踝部*
打成双套结套在棉垫外
约束带松紧适宜*
约束带系于床缘
▲肩部约束带(12分)
腋窝衬棉垫*
将袖筒分别套于病人两侧肩部
两袖筒上的系带在胸前打结固定
约束带两长带系于床头
必要时将枕头横立于床头
▲膝部约束带(14分)
膝部衬棉垫*
将约束带横放于两膝上*
两头小细带各缚住一侧膝关节
约束带松紧适宜*
约束带两长带系于两侧床缘
▲尼龙褡扣约束带(14分)
约束带置于所固定关节处
约束部位衬棉垫*
对合约束带上尼龙搭扣
约束带松紧适宜*
带子系于床缘</td><td>
4
4
4
2

4
2
2
2
2

4
2
2
4
2

2
4
2
4
2</td><td></td><td></td></tr>
<tr><td>整理</td><td>12</td><td>病人取舒适卧位,肢体处于功能位
整理床单位、做好交代
洗手、记录
观察约束部位</td><td>3
4
3
2</td><td></td><td></td></tr>
<tr><td colspan="2">指导病人</td><td>10</td><td>对病人家属进行正确指导和良好沟通</td><td>10</td><td></td><td></td></tr>
<tr><td colspan="2">理论</td><td>5</td><td>回答问题逻辑清楚、内容正确、要点完整</td><td>5</td><td></td><td></td></tr>
<tr><td colspan="2">操作质量</td><td>10</td><td>操作熟练,程序清晰;注意病人安全</td><td>10</td><td></td><td></td></tr>
<tr><td rowspan="2">评价</td><td>关键性指标</td><td colspan="5">出现下列情况之一者定为不及格:
( )1. 约束带使用不当,造成病人坠床
( )2. 约束带使用不规范,造成病人肢体损伤
( )3. 操作程序混乱,思路不清</td></tr>
<tr><td>等级</td><td colspan="5">( )不及格 及格(分)</td></tr>
<tr><td colspan="4">监考老师(签名):</td><td colspan="3">监考时间:</td></tr>
</table>

注: *为关键性指标,达不到本指标者定为不及格

实验十 无菌技术评分标准

班级＿＿＿＿＿＿＿ 组别＿＿＿＿＿＿＿ 学号＿＿＿＿＿＿＿ 姓名＿＿＿＿＿＿＿

项目		项目总分	内容要求	标准分数	考试评分	备注
准备		5	着装整洁、洗手、戴口罩	2		用物多一少一均扣一分
			环境整洁，用物备齐放置合理、便于操作	3		
操作过程	使用无菌钳法	10	打开容器盖、钳端闭合，垂直取出持物钳	3		
			取出时未触容器口边缘	2		
			使用中保持钳(镊)端向下	2		
			就近夹取无菌物品，用后即放回	2		
			钳端闭合，垂直放入容器内	2		
			容器和持物钳在有效期内使用，定期消毒	3		
	无菌包的使用法	18	查无菌包名称、灭菌日期及标记	3		
			将无菌包放于清洁、干燥、平坦处，取下灭菌指示胶带	2		
			依次打开各角，手不可触及包布内面	2		
			用无菌钳取出无菌巾放于治疗盘内，不跨越无菌区	4		
			包内未用物按原折痕包起无菌包	2		
			注明开包日期及时间，24小时内有效	2		
			正确使用一次性投递包	3		
	无菌容器使用法	11	开盖后盖放稳妥，不可污染	2		
			手不可触及容器的内面、外边缘	2		
			用毕及时盖严	2		
			从无菌容器中取物时，无菌钳不可触及容器边缘、容器盖	3		
			持无菌容器时，手托底部不可触及容器边缘	2		
	铺无菌盘法	15	治疗盘清洁、干燥	2		
			捏住无菌巾上层两角外面、不触及无菌巾内面	2		
			扇形折叠，开口边向外	4		
			无菌物品放置合理，不跨越无菌区	5		
			边缘对齐反折，有效期4小时	2		
	取用无菌溶液法	13	查瓶签、瓶盖、瓶身、溶液	3		
			开瓶塞方法正确、消毒方法正确	3		
			冲洗瓶口、从原处倒出溶液(高度约10cm)、方法正确	3		
			盖瓶塞、注明开瓶日期和时间，24小时有效	2		
			正确使用剩余液体	2		
	戴无菌手套法	11	查手套包型号、灭菌日期和时间、灭菌指示标志	2		
			打开无菌手套包，查包内灭菌指示标志	2		
			撒粉、戴手套，保持外面无菌	4		
			脱手套口，翻转脱下，洗手	3		
	整理	2	按要求清理用物	2		
理论		5	回答问题逻辑清楚、内容正确、要点完整	5		
操作质量		10	无菌观念强，操作熟练、动作轻巧、稳重、准确*	10		

续表

项目		项目总分	内 容 要 求	标准分数	考试评分	备注
评价	关键性指标	出现下列情况之一者定为不及格: ( )1. 操作过程中违反无菌技术操作原则,但自行发现每次扣2分,如未自行发现为不及格 ( )2. 操作程序混乱,思路不清				
	等级	( )不及格 及格(分)				
监考老师(签名):				监考时间:		

注: *为关键性指标,达不到本指标者定为不及格

实验十一 穿脱隔离衣评分标准

班级________ 组别________ 学号________ 姓名________

项目		项目总分	内 容 要 求	标准分数	考试评分	备注
准备		7	着装整齐,仪表大方 戴好帽子、口罩、摘手表、卷袖过肘 用物齐全,放置合理	2 3 2		用物多一少一均扣一分
操作过程	穿隔离衣	37	检查隔离衣、取隔离衣方法正确 穿衣袖方法正确 系领扣不污染 扎袖口方法正确、美观 解松活结 对齐两侧衣边,不污染 完全遮盖住内面工作服* 系腰带	4 6 6 4 3 7 4 3		
	脱隔离衣	37	解腰带、打活结 解袖口、塞好衣袖 刷手方法顺序正确 正确擦干双手、不污染 解领扣 脱衣方法正确 脱衣时不污染 折衣正确、符合要求、挂衣于衣架上	2 5 8 4 2 6 5 5		
	整理	4	用物整理、归位、洗手	4		
理论		5	回答问题逻辑清楚、内容正确、要点完整	5		
操作质量		10	操作熟练,程序清晰;隔离观念强、操作严密无污染*	10		
评价	关键性指标	出现下列情况之一者定为不及格: ( )1. 隔离观念差,污染未发现定为不及格,操作中污染一次并自行发现扣2分 ( )2. 穿好隔离衣后未能完全遮盖工作服 ( )3. 操作程序混乱,思路不清				
	等级	( )不及格 及格(分)				
监考老师(签名):				监考时间:		

注: *为关键性指标,达不到本指标者定为不及格

实验十二 口腔护理评分标准

班级________ 组别________ 学号________ 姓名________

<table>
<tr><th colspan="2">项目</th><th>项目总分</th><th>内 容 要 求</th><th>标准分数</th><th>考试评分</th><th>备注</th></tr>
<tr><td colspan="2">准备</td><td>8</td><td>评估病人并解释
协助病人做好准备
护士衣帽整洁,洗手,戴口罩
用物齐全,符合要求,放置合理</td><td>2
2
2
2</td><td></td><td>用物多一少一均扣一分</td></tr>
<tr><td rowspan="4">操作过程</td><td>体位准备</td><td>7</td><td>携用物至床旁、核对,解释说明
头偏向一侧
颌下铺巾、放弯盘</td><td>3
2
2</td><td></td><td></td></tr>
<tr><td>观察口腔</td><td>5</td><td>检查、打开口腔护理包,倒漱口液、清点棉球
湿润口唇①
观察口腔黏膜①</td><td>2
1
2</td><td></td><td>①顺序颠倒扣3分</td></tr>
<tr><td>擦洗口腔</td><td>47</td><td>协助漱口(清醒者)①
使用压舌板方法正确
夹取棉球方法正确②
拧干棉球方法正确
棉球湿度适宜
擦洗方法正确*
擦洗顺序正确
清点棉球
协助漱口(清醒者)
擦净面部
观察及处理口腔疾患</td><td>2
4
8
3
3
13
7
2
2
1
2</td><td></td><td>②每次错误扣0.5分</td></tr>
<tr><td>整理</td><td>8</td><td>撤去弯盘、治疗巾、擦净口、面部
协助病人取舒适卧位
整理床单位、清理用物、做好交代
洗手、记录</td><td>3
2
2
1</td><td></td><td></td></tr>
<tr><td colspan="2">指导病人</td><td>10</td><td>对病人进行正确指导和良好沟通</td><td>10</td><td></td><td></td></tr>
<tr><td colspan="2">理论</td><td>5</td><td>回答问题逻辑清楚、内容正确、要点完整</td><td>5</td><td></td><td></td></tr>
<tr><td colspan="2">操作质量</td><td>10</td><td>操作熟练,程序清晰; 动作轻巧、稳重、准确、时间适宜</td><td>10</td><td></td><td></td></tr>
<tr><td rowspan="2">评价</td><td>关键性指标</td><td colspan="5">出现下列情况之一者定为不及格:
( )1. 遗漏棉球在病人口中
( )2. 操作造成病人牙龈出血等损伤
( )3. 操作程序混乱,思路不清</td></tr>
<tr><td>等级</td><td colspan="5">( )不及格 及格(分)</td></tr>
<tr><td colspan="4">监考老师(签名):</td><td colspan="3">监考时间:</td></tr>
</table>

注: *为关键性指标,达不到本指标者定为不及格

实验十三 床上擦浴法评分标准

班级__________ 组别__________ 学号__________ 姓名__________

项目		项目总分	内 容 要 求	标准分数	考试评分	备注
准备		5	评估病人并解释、病人做好准备 护士衣帽整洁,洗手,戴口罩 用物齐全,符合要求,放置合理	2 1 2		
操作过程	擦浴前	6	携用物至床旁、核对 关门窗、遮挡病人* 松盖被 热水量、水温适宜	2 2 1 1		
	擦浴	54	解衣领、内折,拉下被头 垫大毛巾方法正确(上肢、胸部、背部、下肢、脚) 擦洗部位顺序正确 擦洗手法、次数正确 观察皮肤 按摩手法正确 翻身方法正确* 遮盖会阴 泡洗双脚、擦洗会阴 适时换水、换毛巾和脸盆 穿脱衣裤方法正确 注意保暖、不弄湿床单位*	3 5 10 4 2 6 2 2 4 6 4 6		
	擦浴后	5	酌情剪指、趾甲、换单 梳头 开窗、拉开床帘	1 2 2		
	整理	5	整理病人、床单位、清理用物 洗手,记录	3 2		
指导病人		10	对病人家属进行正确指导和良好沟通	10		
理论		5	回答问题逻辑清楚、内容正确、要点完整	5		
操作质量		10	操作熟练,程序清晰,动作轻、稳、准;注意病人安全、保暖	10		
评价	关键性指标	出现下列情况之一者定为不及格: (　)1. 无安全意识,造成病人坠床 (　)2. 无保暖意识,多次暴露病人,造成病人感冒 (　)3. 操作程序混乱,思路不清				
	等级	(　)不及格　及格(　分)				
监考老师(签名):			监考时间:			

注: *为关键性指标,达不到本指标者定为不及格

实验十四 床上洗头法评分标准

班级__________ 组别__________ 学号__________ 姓名__________

<table>
<tr><th colspan="2">项目</th><th>项目总分</th><th>内 容 要 求</th><th>标准分数</th><th>考试评分</th><th>备注</th></tr>
<tr><td colspan="2">准备</td><td>5</td><td>评估病人并解释、病人做好准备
护士衣帽整洁,洗手,戴口罩
用物齐全,符合要求,放置合理</td><td>2
1
2</td><td></td><td></td></tr>
<tr><td rowspan="4">操作过程</td><td>洗发前准备</td><td>24</td><td>携用物至床旁、核对
酌情关窗、遮挡病人
移床旁桌椅
铺单于枕上
松衣领内折
中毛巾围颈部固定
斜角仰卧,枕置肩下*
垫好马蹄形垫
棉球塞耳、纱布盖眼</td><td>2
2
2
2
2
2
4
4
4</td><td></td><td></td></tr>
<tr><td>洗发</td><td>24</td><td>松开头发
试温、湿发*
揉搓顺序合理
冲洗彻底</td><td>2
4
12
6</td><td></td><td></td></tr>
<tr><td>干发</td><td>16</td><td>擦面部、撤用物
卧位舒适
擦干或吹干头发
梳理头发</td><td>6
3
4
3</td><td></td><td></td></tr>
<tr><td>整理</td><td>6</td><td>整理床单位、拉开床帘,开窗通风
清理用物
洗手,记录</td><td>2
2
2</td><td></td><td></td></tr>
<tr><td colspan="2">指导病人</td><td>10</td><td>正确指导病人</td><td>10</td><td></td><td></td></tr>
<tr><td colspan="2">理论</td><td>5</td><td>回答问题逻辑清楚、内容正确、要点完整</td><td>5</td><td></td><td></td></tr>
<tr><td colspan="2">操作质量</td><td>10</td><td>操作熟练,程序清晰,动作轻、稳、准;注意病人保暖</td><td>10</td><td></td><td></td></tr>
<tr><td rowspan="2">评价</td><td>关键性指标</td><td colspan="5">出现下列情况之一者定为不及格:
(　)1. 无安全意识,造成病人坠床
(　)2. 无保暖意识,多次暴露病人,造成病人感冒
(　)3. 操作程序混乱,思路不清</td></tr>
<tr><td>等级</td><td colspan="5">(　)不及格　及格(　分)</td></tr>
<tr><td colspan="4">监考老师(签名):</td><td colspan="3">监考时间:</td></tr>
</table>

注:*为关键性指标,达不到本指标者定为不及格

实验十五　压疮的预防和护理评分标准

班级＿＿＿＿＿＿＿　组别＿＿＿＿＿＿＿　学号＿＿＿＿＿＿＿　姓名＿＿＿＿＿＿＿

项目		项目总分	内　容　要　求	标准分数	考试评分	备注
操作前准备		8	评估病人并解释	2		用物多一少一均扣一分
			协助病人做好准备	2		
			护士衣帽整洁,洗手,戴口罩	2		
			用物齐全,性能良好,放置合理	2		
操作过程	擦洗	20	携用物入病房、核对病人、解释	2		
			关好门窗、调节室温,拉好床帘	4		
			协助病人取俯卧位或侧卧位,背向操作者	2		
			将盛有温水的脸盆放于床旁桌或椅上	2		
			暴露背部、肩部和臀部,注意保暖	3		
			擦洗顺序正确(从颈部、肩部、背部和臀部)	4		
			擦洗动作轻柔	3		
	观察	5	全身皮肤情况	2		
			受压处局部皮肤	3		
	按摩	30	按摩方法正确	5		
			按摩顺序正确	5		
			按摩时间合适	4		
			按摩时手未离开皮肤	2		
			按摩脊柱方法正确	4		
			按摩其他受压处	3		
			按摩结束后进行3min背部轻叩	3		
			倾听病人感受	2		
			根据情况为病人更换衣服	2		
	整理	12	扫净渣屑,整理床单位	2		
			协助病人取舒适卧位	2		
			根据情况采用适宜的支架、垫等保护皮肤方法	2		
			拉开床帘,开窗通风	2		
			清理用物、做好交代	2		
			洗手,记录	2		
指导病人		10	对病人进行正确指导和良好沟通	10		
理论		5	回答问题逻辑清楚、内容正确、要点完整	5		
操作质量		10	操作熟练,程序清晰;动作轻巧、稳重、准确、节力,保护病人意识强*	10		
评价	关键性指标	出现下列情况之一者定为不及格: (　)1. 擦洗或按摩过程中造成病人损伤 (　)2. 操作程序混乱,思路不清				
	等级	(　)不及格　及格(　分)				
监考老师(签名):			监考时间:			

注:*为关键性指标,达不到本指标者定为不及格

实验十六 生命体征测量评分标准

班级____________ 组别____________ 学号____________ 姓名____________

项目		项目总分	内容要求	标准分数	扣分	备注
准备		5	评估病人并解释	2		用物多一少一均扣一分
			着装整齐，仪表大方	1		
			用物齐全，性能良好，摆放合理（清点体温计）	2		
操作过程	测体温	10	携用物至床旁	2		
			核对病人并解释	2		
			体温计放置方法、部位正确	4		
			测量时间正确	2		
	测脉搏	10	测量方法、部位正确	4		
			测量时间正确	2		
			测量结果正确（误差<4次/分）	4		
	测呼吸	10	测量方法正确	4		
			测量时间正确	2		
			测量结果正确（误差<2次/分）	4		
	测血压	24	体位正确	2		
			血压计放置正确	2		
			暴露上臂、松紧合适	2		
			系袖带位置正确	3		
			听诊器使用方法正确	3		
			注气和放气平稳	2		
			测量结果正确（误差<4mmHg）	4		
			一次听清测量数值（重复一次扣2分）			
			放尽袖带内空气	1		
			关闭血压计水银槽方法正确	2		
			协助穿衣	1		
			整理血压计	2		
	整理	8	病人卧位舒适	2		
			整理床单位	2		
			询问病人感受，做好交代	2		
			清理用物（体温计清点、消毒）、洗手	2		
	记录	4	记录方法正确	4		
	绘表	4	体温单绘制正确	4		
指导病人		10	对病人进行正确指导和良好沟通	10		
理论		5	回答问题逻辑清楚、内容正确、要点完整	5		
操作质量		10	操作熟练，程序清晰；动作轻巧、稳重、准确、时间适宜	10		
评价	关键性指标	出现下列情况之一者定为不及格： （ ）1. 因测量造成病人损伤 （ ）2. 测量数值误差过大 （ ）3. 操作程序混乱，思路不清				
	等级	（ ）不及格 及格（ 分）				
监考老师（签名）：				监考时间：		

注：*为关键性指标，达不到本指标者定为不及格

实验十七　吸痰法评分标准

班级__________　组别__________　学号__________　姓名__________

项目		项目总分	内容要求	标准分数	考试评分	备注
准备		5	评估病人并解释、病人做好准备 护士衣帽整洁,洗手,戴口罩 用物齐全,性能良好,符合要求	2 1 2		用物多一少一均扣一分
操作过程	检查吸引器	19	携用物至床旁、核对病人 检查口鼻腔情况、取下活动义齿 为病人翻身拍背 病人体位正确 帮助昏迷病人张口 连接、检查吸引器性能 正确调节负压* 洗手	2 2 3 2 3 3 2 2		
	插管	20	向无菌治疗盘内两个碗中倒无菌生理盐水 戴上无菌手套,取出吸痰管 将吸痰管与吸引器连接 用左边无菌治疗碗中生理盐水检查吸痰管是否通畅 插管方法正确	4 6 2 2 6		
	吸痰	11	吸痰方法正确* 吸痰时间适宜 观察吸出液 吸痰管退出时用右边无菌治疗碗中生理盐水抽吸	4 3 2 2		
	观察整理	20	分离吸痰管置于感染性垃圾袋中 脱去手套 擦净病人脸部分泌物 观察气道、病人情况、进行健康教育 摆好体位、整理床单位 调节氧流量 关闭吸引器、倒掉贮液瓶内液体 清理用物、洗手、记录	3 2 2 3 3 2 2 3		
指导病人		10	对病人进行正确指导和良好沟通	10		
理论		5	回答问题逻辑清楚、内容正确、要点完整	5		
操作质量		10	操作熟练,程序清晰;无菌观念强,动作轻、稳、准	10		
评价	关键性指标	出现下列情况之一者定为不及格: (　)1. 操作过程中违反无菌技术操作原则,但自行发现每次扣2分,如未自行发现为不及格 (　)2. 不能正确将痰液吸出 (　)3. 操作程序混乱,思路不清				
	等级	(　)不及格　及格(　分)				
监考老师(签名):				监考时间:		

注: *为关键性指标,达不到本指标者定为不及格

实验十八(一) 鼻导管给氧法(氧气筒法)评分标准

班级______________ 组别______________ 学号______________ 姓名______________

项目		项目总分	内 容 要 求	标准分数	考试评分	备注
准备		5	评估病人并解释、病人做好准备 护士衣帽整洁,洗手,戴口罩 用物齐全,性能良好,符合要求	2 1 2		用物多一少一均扣一分
	装表	11	检查空满标志 氧气装置安装正确,符合要求* 关开氧气装置顺序正确 检查氧气装置是否通畅、漏气	1 4 3 3		
操作过程	供氧	29	携用物至床旁,治疗车、氧气筒位置适当 核对床号、姓名 检查、清洁鼻腔 将鼻导管连接氧气装置上方法正确 调节流量正确(根据病情、年龄) 检查、润滑鼻导管 插管正确 固定导管正确、美观 查看给氧时间 询问病人感受,做好宣教 整理病人、床单位、用物 洗手、记录用氧时间、氧流量 观察用氧情况(病情改善情况)	2 2 2 3 3 3 3 2 1 2 2 2 2		
	停氧	23	核对、评估、解释 携用物至床旁,再次核对 拔管方法正确 正确分离鼻导管 关闭氧气顺序正确 看停止给氧的时间 询问病人感受,做好宣教 整理病人、床单位 洗手,记录停止用氧时间、病情改善情况	3 2 3 2 3 2 2 2 4		
	卸表	7	将氧气筒推回指定地点,正确卸表 对鼻导管、湿化瓶等用物进行终末处理	4 3		
指导病人		10	对病人进行正确指导和良好沟通	10		
理论		5	回答问题逻辑清楚、内容正确、要点完整	5		
操作质量		10	操作熟练,程序清晰;动作轻、稳、准	10		
评价	关键性指标	出现下列情况之一者定为不及格: ( )1. 未能正确安装给氧装置 ( )2. 未能正确给病人用氧和停止供氧 ( )3. 操作程序混乱,思路不清				
	等级	( )不及格 及格(分)				
监考老师(签名):				监考时间:		

注:*为关键性指标,达不到本指标者定为不及格

实验十八(二) 鼻导管给氧法(中心供氧法)评分标准

班级__________ 组别__________ 学号__________ 姓名__________

项目		项目总分	内容要求	标准分数	考试评分	备注
准备		5	评估病人并解释、病人做好准备	2		用物多一少一均扣一分
			护士衣帽整洁,洗手,戴口罩	1		
			用物齐全,性能良好,符合要求	2		
操作过程	供氧	40	携用物至床旁、核对床号、姓名	3		
			清洁中心供氧装置接头	2		
			正确连接中心供氧装置*	6		
			检查、清洁鼻腔	3		
			将鼻导管连接氧气装置上方法正确	2		
			调节流量正确(根据病情、年龄)	3		
			检查、润滑鼻导管	3		
			插管正确	4		
			固定导管正确、美观	2		
			查看给氧时间	2		
			询问病人感受,做好宣教	2		
			整理病人、床单位、用物	3		
			洗手、记录用氧时间、氧流量	3		
			观察用氧情况(病情改善情况)	2		
	停氧	30	核对、评估、解释	3		
			携用物至床旁,再次核对	2		
			拔管方法正确	3		
			正确分离鼻导管	3		
			关闭氧气方法正确	3		
			询问病人感受,做好宣教	3		
			整理病人、床单位	2		
			将氧气表连同湿化瓶从中心供氧装置上取下	4		
			洗手,记录停止用氧时间、病情改善情况	4		
			对鼻导管湿化瓶等用物进行终末处理	3		
指导病人		10	对病人进行正确指导和良好沟通	10		
理论		5	回答问题逻辑清楚、内容正确、要点完整	5		
操作质量		10	操作熟练,程序清晰;动作轻、稳、准	10		
评价	关键性指标	出现下列情况之一者定为不及格: (　)1. 未能正确安装给氧装置 (　)2. 未能正确给病人用氧和停止供氧 (　)3. 操作程序混乱,思路不清				
	等级	(　)不及格　及格(　分)				
监考老师(签名):				监考时间:		

注:*为关键性指标,达不到本指标者定为不及格

实验十九 乙醇拭浴法评分标准

班级＿＿＿＿＿＿ 组别＿＿＿＿＿＿ 学号＿＿＿＿＿＿ 姓名＿＿＿＿＿＿

项目		项目总分	内容要求	标准分数	考试评分	备注
准备		5	评估病人并解释、病人做好准备 护士衣帽整洁，洗手，戴口罩 用物齐全，符合要求，放置合理	2 1 2		
操作过程	拭浴前	8	携用物至床旁、核对 关门窗、遮挡病人* 松盖被 冰袋、热水袋摆放位置正确	2 2 2 2		
	拭上身	30	脱衣服、松裤带 铺大毛巾方法正确 拍拭上肢方法、顺序正确 拍拭背部方法、顺序正确 拍拭时间正确 大毛巾擦干、注意保暖* 穿脱衣服方法正确	3 2 12 6 3 2 2		
	拭下身	24	脱掉裤子遮盖会阴 铺大毛巾方法正确 拍拭下肢方法、顺序正确 拍拭时间正确 大毛巾拭干、注意保暖* 穿脱裤子方法正确*	2 2 14 2 2 2		
	整理	8	移去热水袋 整理床单位及用物，洗手 30min后测体温，并绘制于体温单上 体温在39℃以下取下冰袋	1 4 2 1		
指导病人		10	正确指导病人	10		
理论		5	回答问题逻辑清楚、内容正确、要点完整	5		
操作质量		10	操作熟练，程序清晰，动作轻、稳、准；注意病人安全、保暖	10		
评价	关键性指标	出现下列情况之一者定为不及格： （ ）1. 无安全意识，造成病人坠床 （ ）2. 无保暖意识，多次暴露病人，造成病人感冒 （ ）3. 拍拭禁拭部位 （ ）4. 操作程序混乱，思路不清				
	等级	（ ）不及格 及格（ 分）				
监考老师（签名）：				监考时间：		

注：*为关键性指标，达不到本指标者定为不及格

实验二十 鼻饲法评分标准

班级______________ 组别______________ 学号______________ 姓名______________

项目		项目总分	内容要求	标准分数	考试评分	备注
准备		5	评估病人并解释、病人做好准备 护士衣帽整洁，洗手，戴口罩 用物齐全，性能良好，符合要求	2 1 2		用物多一少一均扣一分
操作过程	插胃管	36	核对、解释，病人卧位正确 颌下铺巾 检查，清洁鼻腔、准备胶布 开包整理、倒水 检查胃管、润滑胃管、量管 插管方法正确，深度适宜 正确掌握昏迷病人插管方法 正确处理插管过程中出现的异常情况 判断胃管位置的方法正确* 胃管固定牢固、美观	4 2 5 2 5 5 4 4 3 2		
	喂食	19	注入流质的方法、速度正确* 注入流质的量、温度、时间正确 喂食前后用温开水冲管 管口包扎、固定妥善 正确清洁病人口鼻、面部 指导病人，整理床单位、用物 洗手、记录(鼻饲时间、量)	3 5 2 2 2 3 2		
	拔管	12	核对、评估、解释 携用物至床旁、再次核对 铺巾、置弯盘 拔管方法正确 清洁面部、协助漱口、卧位舒适	2 2 2 4 2		
	整理	3	整理床单位、用物 洗手、记录	2 1		
指导病人		10	对病人进行正确指导和良好沟通	10		
理论		5	回答问题逻辑清楚、内容正确、要点完整	5		
操作质量		10	操作熟练，程序清晰；动作轻、稳、准	10		
评价	关键性指标	出现下列情况之一者定为不及格: (　)1. 喂食前没有判断胃管是否在胃内 (　)2. 未能正确执行鼻饲液灌入 (　)3. 操作程序混乱，思路不清				
	等级	(　)不及格　及格(　分)				
监考老师(签名):				监考时间:		

注: *为关键性指标，达不到本指标者定为不及格

实验二十一 一次性导尿评分标准

班级_______________ 组别_______________ 学号_______________ 姓名_______________

<table>
<tr><th colspan="2">项目</th><th>项目总分</th><th>内　容　要　求</th><th>标准分数</th><th>考试评分</th><th>备注</th></tr>
<tr><td colspan="2">准备</td><td>5</td><td>评估病人并解释、病人做好准备，清洗外阴（自理或协助）
护士着装整齐，仪表大方，洗手
用物齐全，放置合理、无菌物品有效</td><td>2
1
2</td><td></td><td>用物多一少一均扣一分</td></tr>
<tr><td rowspan="4">操作过程</td><td>第一次消毒</td><td>22</td><td>携用物至床旁、核对病人
关门窗，屏风遮挡，松盖被
脱裤方法正确
卧位正确
铺巾方法正确
治疗碗、弯盘放置合理
左手戴手套
暴露尿道口方法正确
消毒外阴顺序、方法正确
打开便盆巾、洗手</td><td>2
2
2
2
2
2
2
2
4
2</td><td></td><td></td></tr>
<tr><td>第二次消毒</td><td>29</td><td>正确检查并打开无菌导尿包
正确放入气囊导尿管
倒消毒液方法正确
戴无菌手套方法正确
铺洞巾方法正确
整理物品、检查、润滑导尿管
暴露尿道口方法正确
消毒外阴尿道口顺序、方法正确</td><td>5
2
2
4
2
4
3
7</td><td></td><td></td></tr>
<tr><td>导尿</td><td>14</td><td>指导病人放松，夹持尿管方法正确
插管部位准确、深度适宜、方法正确
引流尿液方法正确
倒去治疗碗内尿液
留取标本方法正确
拔管、擦外阴</td><td>2
4
2
2
2
2</td><td></td><td></td></tr>
<tr><td>整理</td><td>5</td><td>整理床单位，对病人进行指导
清理用物、标本送验、洗手、记录</td><td>2
3</td><td></td><td></td></tr>
<tr><td colspan="2">指导病人</td><td>10</td><td>对病人进行正确指导和良好沟通</td><td>10</td><td></td><td></td></tr>
<tr><td colspan="2">理论</td><td>5</td><td>回答问题逻辑清楚、内容正确、要点完整</td><td>5</td><td></td><td></td></tr>
<tr><td colspan="2">操作质量</td><td>10</td><td>操作熟练，程序清晰；无菌观念强，动作轻、稳、准</td><td>10</td><td></td><td></td></tr>
<tr><td rowspan="2">评价</td><td>关键性指标</td><td colspan="5">出现下列情况之一者定为不及格：
（ ）1. 操作过程中违反无菌技术操作原则，但自行发现每次扣2分，如未自行发现为不及格
（ ）2. 不能正确将导尿管插入尿道内
（ ）3. 操作程序混乱，思路不清</td></tr>
<tr><td>等级</td><td colspan="5">（ ）不及格 及格（ 分）</td></tr>
<tr><td colspan="4">监考老师（签名）：</td><td colspan="3">监考时间：</td></tr>
</table>

注：*为关键性指标，达不到本指标者定为不及格

实验二十二　留置导尿术评分标准

班级＿＿＿＿＿＿＿＿　组别＿＿＿＿＿＿＿＿　学号＿＿＿＿＿＿＿＿　姓名＿＿＿＿＿＿＿＿

项目		项目总分	内容要求	标准分数	考试评分	备注
准备		5	评估病人并解释、病人做好准备，清洗外阴(自理或协助) 护士着装整齐，仪表大方，洗手 用物齐全，放置合理、无菌物品有效	2 1 2		用物多一少一均扣一分
操作过程	第一次消毒	22	核对、向病人解释 关门窗、遮挡病人，松盖被 脱裤方法正确 卧位正确 铺巾方法正确 治疗碗、弯盘放置合理 左手戴手套、消毒外阴顺序、方法正确 打开便盆巾、洗手	2 2 2 2 3 2 7 2		
	第二次消毒	28	检查并正确打开导尿包 倒消毒液方法正确 正确放入无菌气囊导尿管、引流袋、注射器 戴无菌手套 铺孔巾方法正确 整理物品、润滑尿管前端 暴露尿道口方法、位置正确 消毒外阴尿道口顺序、方法正确	4 2 3 2 4 4 4 5		
	插、拔管	14	指导病人放松，夹持尿管方法正确 插管部位准确、深度适宜* 引流尿液和倒尿液方法正确 尿管与引流袋连接方法正确 引流袋固定方法正确 注明置管日期	2 2 2 2 4 2		
	整理	6	整理床单位，进行指导 清理用物、标本送验、洗手、记录	2 4		
指导病人		10	对病人进行正确指导和良好沟通	10		
理论		5	回答问题逻辑清楚、内容正确、要点完整	5		
操作质量		10	操作熟练，程序清晰；无菌观念强，动作轻、稳、准	10		
评价	关键性指标	出现下列情况之一者定为不及格: (　)1. 不能严格执行无菌技术操作 (　)2. 不能正确插入导尿管 (　)3. 操作程序混乱，思路不清 (　)4. 操作过程中违反无菌技术操作原则，但自行发现每次扣2分，如未自行发现为不及格				
	等级	(　)不及格　及格(　分)				
监考老师(签名):			监考时间:			

注: *为关键性指标，达不到本指标者定为不及格

实验二十三　大量不保留灌肠法评分标准

班级＿＿＿＿＿＿　组别＿＿＿＿＿＿　学号＿＿＿＿＿＿　姓名＿＿＿＿＿＿

<table>
<tr><th colspan="2">项目</th><th>项目总分</th><th>内容要求</th><th>标准分数</th><th>考试评分</th><th>备注</th></tr>
<tr><td rowspan="2">准备</td><td></td><td>5</td><td>评估病人并解释、病人做好准备，排空膀胱
护士着装整齐，洗手，戴口罩
用物齐全，放置合理</td><td>2
1
2</td><td></td><td>用物多一少一均扣一分</td></tr>
<tr><td>配液</td><td>5</td><td>根据医嘱溶液配制正确（量、浓度、温度）*</td><td>5</td><td></td><td></td></tr>
<tr><td rowspan="5">操作过程</td><td>插管前</td><td>13</td><td>携用物至床旁、核对、解释
关门窗、遮挡病人、松盖被
为病人正确翻身、摆好卧位
铺治疗巾方法正确
臀边置弯盘、卫生纸</td><td>2
3
4
2
2</td><td></td><td></td></tr>
<tr><td>插管</td><td>19</td><td>输液架位置正确
灌肠筒高度适宜
戴手套、润滑肛管、肛管与灌肠筒连接紧密
排气方法正确
插管手法正确、深度适宜*
固定肛管方法正确</td><td>2
2
4
2
5
4</td><td></td><td></td></tr>
<tr><td>灌液</td><td>8</td><td>松止血钳、观察液体流速
观察并处理灌肠过程中的特殊情况</td><td>2
6</td><td></td><td></td></tr>
<tr><td>拔管</td><td>15</td><td>拔管方法正确
正确地撤灌肠筒、弯盘、治疗巾
脱去手套
协助病人平卧、嘱保留5~10分钟排便
不能下床者放好所需用物
正确进行便后处理</td><td>3
3
2
2
2
3</td><td></td><td></td></tr>
<tr><td>整理</td><td>10</td><td>整理病人床单位、用物
开窗通风、撤围屏
清理用物，洗手，记录</td><td>4
2
4</td><td></td><td></td></tr>
<tr><td colspan="2">指导病人</td><td>10</td><td>对病人进行正确指导和良好沟通</td><td>10</td><td></td><td></td></tr>
<tr><td colspan="2">理论</td><td>5</td><td>回答问题逻辑清楚、内容正确、要点完整</td><td>5</td><td></td><td></td></tr>
<tr><td colspan="2">操作质量</td><td>10</td><td>操作熟练，程序清晰；动作轻、稳、准</td><td>10</td><td></td><td></td></tr>
<tr><td rowspan="2">评价</td><td>关键性指标</td><td colspan="5">出现下列情况之一者定为不及格：
（　）1. 不能正确配制灌肠液
（　）2. 不能正确插入肛管并灌入液体
（　）3. 操作程序混乱，思路不清</td></tr>
<tr><td>等级</td><td colspan="5">（　）不及格　及格（　分）</td></tr>
<tr><td colspan="4">监考老师（签名）：</td><td colspan="3">监考时间：</td></tr>
</table>

注：*为关键性指标，达不到本指标者定为不及格

实验二十四　小量不保留灌肠评分标准

班级＿＿＿＿＿＿＿　组别＿＿＿＿＿＿＿　学号＿＿＿＿＿＿＿　姓名＿＿＿＿＿＿＿

项目		项目总分	内容要求	标准分数	考试评分	备注
准备		5	评估病人并解释、病人做好准备，排空膀胱 护士着装整齐，洗手，戴口罩 用物齐全，放置合理	2 1 2		用物多一少一均扣一分
	配液	5	根据医嘱溶液配制正确（量、浓度、温度）*	5		
操作过程	插管前	13	携用物至床旁、核对解释 遮挡病人、松盖被 为病人正确翻身、摆好卧位 铺治疗巾方法正确 置弯盘、卫生纸	2 3 4 2 2		
	插管	19	戴手套 用注洗器正确抽吸灌肠液（或正确使用小量灌肠筒） 正确连接肛管 润滑肛管前端 排气方法正确 插管手法正确、深度适宜 固定肛管方法正确	2 2 2 2 5 4 2		
	灌液	8	松止血钳、正确灌入液体 反复灌入液体直至所有溶液全部注毕（或正确从小量灌肠筒中灌入液体）*	2 6		
	拔管	15	拔管方法正确 正确地撤去注洗器（或灌肠筒）、弯盘、治疗巾 脱手套 协助病人平卧、嘱保留10~20分钟后排便 不能下床者放好所需用物 正确进行便后处理	3 3 2 3 2 2		
	整理	10	整理病人床单位、用物 开窗通风、撤床帘 清理用物，洗手，记录	4 2 4		
指导病人		10	对病人进行正确指导和良好沟通	10		
理论		5	回答问题逻辑清楚、内容正确、要点完整	5		
操作质量		10	操作熟练，程序清晰；动作轻、稳、准	10		
评价	关键性指标	出现下列情况之一者定为不及格： （　）1. 不能按医嘱正确配制灌肠液 （　）2. 不能正确灌入灌肠液 （　）3. 操作程序混乱，思路不清				
	等级	（　）不及格　及格（　分）				
监考老师（签名）：				监考时间：		

注：*为关键性指标，达不到本指标者定为不及格

实验二十五 保留灌肠法评分标准

班级________ 组别________ 学号________ 姓名________

项目		项目总分	内容要求	标准分数	考试评分	备注
准备		5	评估病人并解释、病人做好准备，排尽大小便 护士着装整齐，洗手、戴口罩 用物齐全，放置合理	2 1 2		
	配液	6	核对医嘱* 溶液配制正确（量、浓度、温度）	2 4		
操作过程	插管前	13	携用物至床旁、核对医嘱和病人 关门窗、遮挡病人、松盖被 协助病人翻身、摆好卧位 抬高臀部方法正确	2 3 5 3		
	插管	21	戴手套 注洗器正确抽吸灌肠液（或正确使用小容量灌肠筒） 正确连接肛管 润滑肛管前端 排气方法正确 插管手法正确、深度适宜* 固定肛管方法正确	2 3 2 2 5 5 2		
	灌液	8	松止血钳、正确灌入液体 反复灌入液体直至所有溶液全部注毕（或正确从小量灌肠筒中灌入液体）*	2 6		
	拔管	12	拔管方法正确 撤去注洗器（或灌肠筒）、弯盘、治疗巾 脱手套 协助病人平卧、嘱保留药液20~30min以上	4 4 2 2		
	整理	10	安置并指导病人 整理用物 观察用药后的效果并记录	4 2 4		
指导病人		10	对病人进行正确指导和良好沟通	10		
理论		5	回答问题逻辑清楚、内容正确、要点完整	5		
操作质量		10	操作熟练，程序清晰；动作轻、稳、准	10		
评价	关键性指标	出现下列情况之一者定为不及格： （ ）1. 没有查对医嘱 （ ）2. 未能正确将灌肠液灌入直肠内 （ ）3. 操作程序混乱，思路不清				
	等级	（ ）不及格 及格（ 分）				
监考老师（签名）：				监考时间：		

注：*为关键性指标，达不到本指标者定为不及格

实验二十六 口服给药法

班级__________ 组别__________ 学号__________ 姓名__________

项目		项目总分	内 容 要 求	标准分数	扣分	备注
准备		5	评估病人并解释、病人做好准备 护士衣帽整洁,洗手,戴口罩 用物齐全,符合要求,放置合理	2 1 2		
操作过程	备药	30	根据医嘱备药 严格执行查对制度(注意三查七对具体内容)* 先配固体药,后配水剂及油剂 配制固体药方法正确 含化片和粉剂用纸包好 配制液体药方法正确 再次核对* 整理用物	2 6 3 4 2 8 3 2		
	发药	28	备齐用物至床旁 核对、解释* 正确分发药物 指导病人服药* 协助病人服药 不能自行服药病人应喂药 未服药者取回药做好交班	2 6 4 4 5 5 2		
	整理	12	病人取舒适卧位 整理床单位、清理用物 洗手 观察服药后反应	4 2 2 4		
指导病人		10	对病人进行正确指导和良好沟通	10		
理论		5	回答问题逻辑清楚、内容正确、要点完整	5		
操作质量		10	操作熟练,程序清晰,动作轻、稳、准;严格执行查对制度	10		
评价	关键性指标	出现下列情况之一者定为不及格: ( )1. 未正确执行三查七对,发错药 ( )2. 不能正确指导病人服药 ( )3. 操作程序混乱,思路不清				
	等级	( )不及格 及格(分)				
监考老师(签名):			监考时间:			

注: *为关键性指标,达不到本指标者定为不及格

实验二十七 皮下注射法评分标准

班级__________ 组别__________ 学号__________ 姓名__________

<table>
<tr><th colspan="2">项目</th><th>项目总分</th><th>内 容 要 求</th><th>标准分数</th><th>扣分</th><th>备注</th></tr>
<tr><td colspan="2">操作前准备</td><td>8</td><td>评估病人并解释
病人做好准备
着装整齐,洗手、戴口罩、仪表大方
用物齐全,放置合理</td><td>2
2
2
2</td><td></td><td>用物多一少一均扣一分</td></tr>
<tr><td rowspan="4">操作过程</td><td>查对</td><td>10</td><td>根据医嘱备药
严格执行查对制度(注意三查七对具体内容)*
检查药物质量
检查注射器</td><td>2
4
2
2</td><td></td><td></td></tr>
<tr><td>抽药</td><td>9</td><td>开启、消毒安瓿(或密封瓶)方法正确
准确抽吸药液(方法、剂量、不漏、不污染)*</td><td>2
7</td><td></td><td></td></tr>
<tr><td>注射</td><td>40</td><td>携用物至床旁,核对床号、姓名
向病人解释
病人体位适宜
选择注射部位
消毒皮肤范围、方法正确
排气方法正确
再次核对
正确绷紧皮肤
进针手法正确*
抽动活塞无回血
固定针栓
注射速度适宜
观察病人反应
拔针、按压方法正确
再次核对</td><td>2
2
3
4
4
2
2
2
5
3
2
3
2
2
2</td><td></td><td></td></tr>
<tr><td>整理</td><td>8</td><td>协助病人取舒适体位、整理床单位
做好交代
清理用物
洗手、记录</td><td>2
2
2
2</td><td></td><td></td></tr>
<tr><td colspan="2">指导病人</td><td>10</td><td>对病人进行正确指导和良好沟通</td><td>10</td><td></td><td></td></tr>
<tr><td colspan="2">理论</td><td>5</td><td>回答问题逻辑清楚、内容正确、要点完整</td><td>5</td><td></td><td></td></tr>
<tr><td colspan="2">操作质量</td><td>10</td><td>操作熟练,程序清晰;动作轻巧、稳重、准确、无菌观念强</td><td>10</td><td></td><td></td></tr>
<tr><td rowspan="2">评价</td><td>关键性指标</td><td colspan="5">出现下列情况之一者定为不及格:
(　)1. 违反无菌操作原则,多次污染
(　)2. 未正确执行三查七对
(　)3. 注射部位错误
(　)4. 注射失败、未能准确注入药物
(　)5. 操作程序混乱,思路不清</td></tr>
<tr><td>等级</td><td colspan="5">(　)不及格　及格(　分)</td></tr>
<tr><td colspan="4">监考老师(签名):</td><td colspan="3">监考时间:</td></tr>
</table>

注:*为关键性指标,达不到本指标者定为不及格

实验二十八 肌内注射评分标准

班级__________ 组别__________ 学号__________ 姓名__________

<table>
<tr><th colspan="2">项目</th><th>项目总分</th><th>内 容 要 求</th><th>标准分数</th><th>扣分</th><th>备注</th></tr>
<tr><td colspan="2" rowspan="4">准备</td><td rowspan="4">8</td><td>评估病人并解释</td><td>2</td><td rowspan="4"></td><td rowspan="4">用物多一少一均扣一分</td></tr>
<tr><td>协助病人做好准备</td><td>2</td></tr>
<tr><td>着装整齐，洗手、戴口罩、仪表大方</td><td>2</td></tr>
<tr><td>用物齐全，性能良好，放置合理</td><td>2</td></tr>
<tr><td rowspan="28">操作过程</td><td rowspan="3">查对</td><td rowspan="3">10</td><td>根据医嘱备药</td><td>2</td><td rowspan="3"></td><td rowspan="3"></td></tr>
<tr><td>严格执行查对制度，检查药物*</td><td>7</td></tr>
<tr><td>检查注射器</td><td>1</td></tr>
<tr><td rowspan="2">抽药</td><td rowspan="2">9</td><td>开启、消毒安瓿（或密封瓶）方法正确</td><td>2</td><td rowspan="2"></td><td rowspan="2"></td></tr>
<tr><td>准确抽吸药液（方法、剂量、不漏、不污染）*</td><td>7</td></tr>
<tr><td rowspan="15">注射</td><td rowspan="15">40</td><td>携用物至床旁，核对床号、姓名</td><td>2</td><td rowspan="15"></td><td rowspan="15"></td></tr>
<tr><td>向病人解释，床帘遮挡</td><td>2</td></tr>
<tr><td>病人体位适宜</td><td>3</td></tr>
<tr><td>正确选择注射部位（二种定位方法）</td><td>4</td></tr>
<tr><td>消毒皮肤范围、方法正确</td><td>4</td></tr>
<tr><td>排气方法正确</td><td>2</td></tr>
<tr><td>再次核对</td><td>2</td></tr>
<tr><td>正确绷紧皮肤</td><td>2</td></tr>
<tr><td>进针手法正确*</td><td>5</td></tr>
<tr><td>抽动活塞无回血</td><td>3</td></tr>
<tr><td>固定针栓</td><td>2</td></tr>
<tr><td>注射速度适宜</td><td>3</td></tr>
<tr><td>观察病人反应</td><td>2</td></tr>
<tr><td>拔针、按压方法正确</td><td>2</td></tr>
<tr><td>再次核对</td><td>2</td></tr>
<tr><td rowspan="4">整理</td><td rowspan="4">8</td><td>协助病人取舒适体位、整理床单位</td><td>2</td><td rowspan="4"></td><td rowspan="4"></td></tr>
<tr><td>做好交代</td><td>2</td></tr>
<tr><td>清理用物</td><td>2</td></tr>
<tr><td>洗手、记录</td><td>2</td></tr>
<tr><td colspan="2">指导病人</td><td>10</td><td>对病人进行正确指导和良好沟通</td><td>10</td><td></td><td></td></tr>
<tr><td colspan="2">理论</td><td>5</td><td>回答问题逻辑清楚、内容正确、要点完整</td><td>5</td><td></td><td></td></tr>
<tr><td colspan="2">操作质量</td><td>10</td><td>操作熟练，程序清晰；动作轻巧、稳重、准确、无菌观念强</td><td>10</td><td></td><td></td></tr>
<tr><td rowspan="2">评价</td><td>关键性指标</td><td colspan="5">出现下列情况之一者定为不及格：
（ ）1. 违反无菌操作原则，多次污染
（ ）2. 未正确执行三查七对
（ ）3. 注射部位错误
（ ）4. 注射失败、未能准确注入药物
（ ）5. 操作程序混乱，思路不清</td></tr>
<tr><td>等级</td><td colspan="5">（ ）不及格 及格（ 分）</td></tr>
<tr><td colspan="4">监考老师（签名）：</td><td colspan="3">监考时间：</td></tr>
</table>

注：*为关键性指标，达不到本指标者定为不及格

实验二十九 静脉注射法评分标准

班级____________ 组别____________ 学号____________ 姓名____________

项目		项目总分	内 容 要 求	标准分数	扣分	备注
准备		8	评估病人并解释	2		用物多一少一均扣一分
			协助病人做好准备	2		
			着装整齐,洗手、戴口罩、仪表大方	2		
			用物齐全,性能良好,放置合理	2		
操作过程	查对	10	根据医嘱备药	2		
			严格执行查对制度(注意三查七对具体内容)*	4		
			检查药物质量	2		
			检查注射器	2		
	抽药	9	开启、消毒安瓿(或密封瓶)方法正确	2		
			准确抽吸药液(方法、剂量、不漏、不污染)*	7		
	注射	40	携用物至病人床旁,核对床号、姓名*	2		
			向病人解释	2		
			病人体位舒适	2		
			选择合适血管	3		
			扎止血带部位正确、松紧适宜	2		
			消毒皮肤范围、方法正确	3		
			再次核对	2		
			排气方法正确、握拳	2		
			穿刺手法正确,一针见血*	8		
			松止血带、松拳	2		
			固定方法正确	2		
			注射速度适宜	3		
			观察病人反应	2		
			拔针、按压方法正确	3		
			再次核对	2		
	整理	8	协助病人取舒适体位、整理床单位	2		
			做好交代	2		
			清理用物	2		
			洗手、记录	2		
指导病人		10	对病人进行正确指导和良好沟通	10		
理论		5	回答问题逻辑清楚、内容正确、要点完整	5		
操作质量		10	操作熟练,程序清晰;动作轻巧、稳重、准确、无菌观念强	10		
评价	关键性指标	出现下列情况之一者定为不及格: (　)1. 违反无菌操作原则,多次污染 (　)2. 未正确执行三查七对 (　)3. 穿刺失败、未能准确注入药物 (　)4. 操作程序混乱,思路不清				
	等级	(　)不及格　及格(　分)				
监考老师(签名):			监考时间:			

注:*为关键性指标,达不到本指标者定为不及格

实验三十 皮内注射法(药物过敏试验)评分标准

班级______________ 组别______________ 学号______________ 姓名______________

项目		项目总分	内 容 要 求	标准分数	考试评分	备注
准备		8	评估病人并解释(询问过敏史)	2		用物多一少一均扣一分
			协助病人做好准备	2		
			护士衣帽整洁,洗手,戴口罩	2		
			用物齐全,符合要求、放置合理	2		
操作过程	配制皮试液	27	根据医嘱备药	2		
			严格执行查对制度(注意三查七对具体内容)*	4		
			检查药物、注射器质量	4		
			开启、消毒密封瓶和安瓿的方法正确	4		
			皮试液配制方法、剂量正确*	13		
	皮内注射	25	携用物至床旁,核对床号、姓名*	2		
			正确选择注射部位	2		
			消毒皮肤范围、方法正确	3		
			再次核对	1		
			排气方法正确	2		
			正确绷紧皮肤	2		
			进针角度、深度正确*	4		
			正确固定针栓	2		
			注射剂量准确、皮丘符合要求	4		
			拔针方法正确	2		
			再次核对	1		
	观察记录	15	观察反应	2		
			协助病人取舒适体位、整理床单位	2		
			交代注意事项	3		
			清理用物、洗手、记录	2		
			20min后正确判断试验结果	3		
			记录结果	3		
指导病人		10	对病人进行正确指导和良好沟通	10		
理论		5	回答问题逻辑清楚、内容正确、要点完整	5		
操作质量		10	操作熟练,程序清晰;动作轻巧、稳重、准确、无菌观念强	10		
评价	关键性指标	出现下列情况之一者定为不及格: ( )1. 违反无菌操作原则,多次污染 ( )2. 未正确执行三查七对 ( )3. 注射失败、未能准确注入药物 ( )4. 操作程序混乱,思路不清				
	等级	( )不及格 及格(分)				
监考老师(签名):				监考时间:		

注:*为关键性指标,达不到本指标者定为不及格

实验三十一 超声雾化评分标准

班级________ 组别________ 学号________ 姓名________

<table>
<tr><th colspan="2">项目</th><th>项目总分</th><th>内 容 要 求</th><th>标准分数</th><th>考试评分</th><th>备注</th></tr>
<tr><td rowspan="2">准备</td><td></td><td>11</td><td>评估病人并解释(指导病人用口吸气,用鼻呼气)
病人做好准备
护士着装整齐,洗手、戴口罩
用物齐全,放置合理、按医嘱正确配药*</td><td>3
2
2
4</td><td></td><td>用物多一少一均扣一分</td></tr>
<tr><td>组装雾化器</td><td>15</td><td>检查并连接雾化器主件与附件
加冷蒸馏水于水槽内
正确稀释药液并倒入雾化罐中*</td><td>6
3
6</td><td></td><td></td></tr>
<tr><td rowspan="2">操作过程</td><td>雾化</td><td>26</td><td>携用物至病人处,核对病人床号、姓名、医嘱
协助病人取舒适卧位
正确接通电源,打开电源开关
调整定时开关至所需时间
打开雾化开关,调节雾量
正确将口含嘴放入病人口中
指导病人做深呼吸</td><td>4
3
3
3
3
4
6</td><td></td><td></td></tr>
<tr><td>整理</td><td>23</td><td>治疗毕,取下口含嘴
正确关闭雾化器
擦干病人面部,协助其取舒适卧位,进行健康指导
整理床单位
正确清理雾化罐等用物
洗手,记录</td><td>3
4
6
2
6
2</td><td></td><td></td></tr>
<tr><td colspan="2">指导病人</td><td>10</td><td>对病人进行正确指导和良好沟通</td><td>10</td><td></td><td></td></tr>
<tr><td colspan="2">理论</td><td>5</td><td>回答问题逻辑清楚、内容正确、要点完整</td><td>5</td><td></td><td></td></tr>
<tr><td colspan="2">操作质量</td><td>10</td><td>操作熟练,程序清晰;动作轻、稳、准</td><td>10</td><td></td><td></td></tr>
<tr><td rowspan="2">评价</td><td>关键性指标</td><td colspan="5">出现下列情况之一者定为不及格:
(　)1. 配药前未核对医嘱
(　)2. 未能正确执行药液配制和稀释
(　)3. 操作程序混乱,思路不清</td></tr>
<tr><td>等级</td><td colspan="5">(　)不及格　及格(　分)</td></tr>
<tr><td colspan="4">监考老师(签名):</td><td colspan="3">监考时间:</td></tr>
</table>

注:*为关键性指标,达不到本指标者定为不及格

实验三十二 静脉输液法评分标准

班级________ 组别________ 学号________ 姓名________

项目		项目总分	内容要求	标准分数	考试评分	备注
准备		5	评估病人并解释、病人做好准备(排尽大小便) 护士着装整洁,洗手,戴口罩 用物齐全,放置合理	2 1 2		用物多一少一均扣一分
操作过程	药物准备	19	严格执行查对制度,检查药物* 填写、贴输液卡 加药方法正确 再次检查药液、签名 套瓶套、消毒瓶塞 检查输液器 插输液器方法正确	3 2 6 2 2 2 2		
	穿刺前准备	9	携用物至床旁、再次核对床号、姓名 输液架放置合理、备好输液贴 将输液瓶挂于输液架上 排气手法正确、一次排气成功*	2 2 1 4		
	穿刺	19	正确选择血管 应用止血带方法正确、松紧适宜 消毒皮肤范围、方法正确 再次核对、排气,握拳 穿刺手法正确 进针角度、深度适宜、一针见血* 三松(松止血带、拳头、调节器)	2 2 3 3 3 3 3		
	固定调速	6	固定方法正确 调节滴速(根据病情、年龄、药物性质来调节) 最后一次查对	2 2 2		
	整理	5	协助病人取舒适卧位,整理床单位、做好交代 洗手、填写输液巡视卡	3 2		
	拔针	12	确认全部液体输入完毕 携拔针用物至床旁,再次核对床号、姓名 拔针方法正确 协助病人取舒适体位 整理床单位、清理用物、做好交代 洗手,做好记录	1 2 3 2 2 2		
指导病人		10	对病人进行正确指导和良好沟通	10		
理论		5	回答问题逻辑清楚、内容正确、要点完整	5		
操作质量		10	操作熟练,程序清晰;正确执行查对制度;无菌观念强,动作轻、稳、准	10		

续表

<table>
<tr><th colspan="2">项目</th><th>项目总分</th><th>内 容 要 求</th><th>标准分数</th><th>考试评分</th><th>备注</th></tr>
<tr><td rowspan="2">评价</td><td>关键性指标</td><td colspan="5">出现下列情况之一者定为不及格:
(　)1. 不能正确进行三查七对
(　)2. 不能一次性排气成功
(　)3. 不能一次性穿刺成功
(　)4. 操作程序混乱,思路不清
(　)5. 操作过程中如违反无菌技术操作原则但自行发现每次扣2分,如未自行发现为不及格</td></tr>
<tr><td>等级</td><td colspan="5">(　)不及格　及格(　分)</td></tr>
<tr><td colspan="4">监考老师(签名):</td><td colspan="3">监考时间:</td></tr>
</table>

注: *为关键性指标,达不到本指标者定为不及格

实验三十三 静脉留置针评分标准

班级________ 组别________ 学号________ 姓名________

项目		项目总分	内容要求	标准分数	考试评分	备注
准备		5	评估病人并解释、病人做好准备(排尽大小便) 护士着装整洁,洗手,戴口罩 用物齐全,放置合理	2 1 2		用物多一少一均扣一分
操作过程	穿刺前准备	12	按静脉输液的方法检查和准备药液* 携用物至床旁、再次三查七对* 按静脉输液法进行输液架的放置、调节和液体的排气* 输液器的头皮针正确连接于留置针的肝素帽	3 2 4 3		
	穿刺	24	备好胶布和无菌敷贴、并在胶布上写上日期和时间 正确选择血管、扎上止血带和消毒皮肤 取下留置针针套,旋转松动外套管 排气至留置针针头处 再次核对,嘱病人握拳 穿刺手法正确 进针角度、深度适宜、一针见血* 正确送入外套管和退出针芯* 三松(松止血带、拳头、调节器)	3 3 2 2 1 4 2 4 3		
	固定调速	11	无菌敷贴固定留置针、记录留置时间 胶布正确固定输液器针头及输液管 调节滴速(根据病情、年龄、药物性质) 再一次查对 协助病人取舒适卧位,做好交代	3 3 2 1 2		
	整理	3	整理床单位 洗手、填写输液巡视卡 输液过程中加强巡视	1 1 1		
操作过程	封管	7	确认本次液体输注完毕 正确消毒肝素帽 用注射器向肝素帽正确注入封管液后拔出输液针头 交代注意事项	1 1 4 1		
	再次输液	4	进行三查七对 按静脉输液法准备液体并排气 常规消毒肝素帽后 输液针头插入肝素帽内完成输液	1 1 1 1		
	拔除留置针	9	关闭调节器 揭开胶布及无菌敷贴 正确拔除留置针 协助病人取舒适卧位,整理床单位,清理用物 洗手,记录	1 2 3 2 1		

续表

<table>
<tr><th>项目</th><th>项目总分</th><th>内 容 要 求</th><th>标准分数</th><th>考试评分</th><th>备注</th></tr>
<tr><td>指导病人</td><td>10</td><td>对病人进行正确指导和良好沟通</td><td>10</td><td></td><td></td></tr>
<tr><td>理论</td><td>5</td><td>回答问题逻辑清楚、内容正确、要点完整</td><td>5</td><td></td><td></td></tr>
<tr><td>操作质量</td><td>10</td><td>操作熟练，程序清晰；正确执行查对制度；无菌观念强，动作轻、稳、准；</td><td>10</td><td></td><td></td></tr>
<tr><td rowspan="2">评价</td><td>关键性指标</td><td colspan="4">出现下列情况之一者定为不及格：
（　）1. 不能正确进行三查七对
（　）2. 不能一次性排气成功
（　）3. 不能一次性放置留置针成功
（　）4. 操作程序混乱，思路不清
（　）5. 操作过程中违反无菌技术操作原则，但自行发现每次扣2分，如未自行发现为不及格</td></tr>
<tr><td>等级</td><td colspan="4">（　）不及格　及格（　分）</td></tr>
<tr><td colspan="3">监考老师（签名）：</td><td colspan="3">监考时间：</td></tr>
</table>

注：*为关键性指标，达不到本指标者定为不及格

实验三十四　心肺复苏术评分标准

班级______________　组别______________　学号______________　姓名______________

项目		项目总分	内　容　要　求	标准分数	考试评分	备注
准备		2	着装整齐,用物备齐	2		
操作过程	判断意识与呼救	7	观察脸色 呼叫病人并拍打双肩(或压迫眶上神经) 呼叫他人帮助 看并说出呼救时间	1 2 2 2		
操作过程	判断呼吸和心跳	5	正确判断大动脉搏动情况 眼睛同时看病人的面部及胸廓,观察胸部有无起伏	3 2		
	做好抢救准备	10	拉好床帘 去枕仰卧,掀盖被,解开衣领及前胸衣服,松腰带 移开床旁桌 正确放置按压板和脚垫 将病人移近床缘,安放脚垫(或跪于床上)	2 3 1 2 2		
	心脏按压	18	按压部位定位正确* 心脏按压手法、频率、节律正确*	4 14		
	开放气道	11	检查口腔有无分泌物和异物 清理呼吸道异物方法正确* 开放气道方法正确*	2 5 4		
	人工呼吸	18	口对口人工呼吸法或用简易呼吸器方法正确* 通气频率、量正确* 每次人工呼吸之前都必须开放气道 按压呼吸比正确	6 6 3 3		
	复苏后评价	4	正确判断大动脉搏动恢复情况 正确判断呼吸恢复情况	2 2		
	整理	10	说出抢救成功时间 安慰病人,给予心理支持 转入进一步生命支持 整理床单位、用物 洗手、记录	2 2 2 2 2		
理论		5	回答问题逻辑清楚、内容正确、要点完整	10		
操作质量		10	动作熟练、稳重、准确;时间适宜	5		
评价	关键性指标	出现下列情况之一者定为不及格: (　)1. 动作缓慢,在30秒内没有实施心脏按压和人工呼吸 (　)2. 按压位置、力度不正确,造成胸骨、肋骨骨折 (　)3. 未开放气道 (　)4. 人工呼吸时病人胸廓无起伏 (　)5. 操作程序混乱,思路不清				
	等级	(　)不及格　及格(　分)				
监考老师(签名):			监考时间:			

注:*为关键性指标,达不到本指标者定为不及格

实验三十五　尸体护理评分标准

班级__________ 组别__________ 学号__________ 姓名__________

项目		项目总分	内 容 要 求	标准分数	考试评分	备注
准备		6	评估死者并安慰家属	2		用物多一少一均扣一分
			着装整齐，仪表大方，表情严肃	2		
			用物齐全，性能良好，放置合理	2		
操作过程	清洁包裹尸体	53	核对、填写尸体识别卡	4		
			劝慰家属离开、床帘遮挡	4		
			撤去一切治疗用物	4		
			安放尸体体位	4		
			梳头、洗脸、闭上眼睑	4		
			填塞孔道	5		
			清洁尸体	6		
			处理伤口	4		
			包裹尸体	12		
			正确放置尸体鉴别卡	3		
			运送尸体	3		
	整理	16	处理医疗文件	4		
			整理遗物，交给家属	4		
			处理用物、病床单位	5		
			洗手、记录	3		
指导家属		10	对病人家属进行正确指导和良好沟通	10		
理论		5	回答问题逻辑清楚、内容正确、要点完整	5		
操作质量		10	操作熟练，程序清晰；动作轻巧、稳重、准确、工作态度认真、严谨	10		
评价	关键性指标	出现下列情况之一者定为不及格： （　）1. 包裹尸体方法错误，尸单凌乱、尸体外露 （　）2. 操作程序混乱，工作态度不严谨，不尊重死者				
	等级	（　）不及格　及格（　分）				
监考老师（签名）：				监考时间：		

2 第二篇　专科护理实验

第一章　内科护理学

实验一　心电图检查技术

【实验学时】3学时

【实验类型】技能型实验

【教学目标】

1. 能正确描记一份基线稳定、图形清晰、无干扰伪差的心电图。

2. 能正确说出心电图检查的注意事项。

3. 能识别出正常心电图与异常心电图。

【实验目的】

1. 记录心脏的电活动变化，反映心脏的情况。

2. 辅助临床诊断。

【案例】

张先生，68岁。主诉：胸闷1小时。体格检查：T 36.8℃，P 120次/分，R28次/分，BP 140/85mmHg。神志清楚，呼吸加快，精神紧张，面色苍白，口唇稍发绀，大汗淋漓。病人高血压史10年。医嘱：心电图检查。

【实验程序】

1. 核对、评估及解释

（1）评估病人：①年龄、病情、用药、意识状态及情绪等；②心理状态及配合程度；③放置电极部位的皮肤情况。

（2）向病人解释心电图检查的目的、过程、注意事项及配合要点。

［**解释语**］"您好，我是您的责任护士王××，您可以叫我小王。请问您的名字？""我是张××""您好，张先生，现在感觉怎么样？医生让我来给您做一份心电图。就是通过心电图机来记录心脏的电活动变化，反映心脏的情况，这对于疾病诊断很有帮助。这是个无创的操作，只要几分钟就可以完成，您不要担心。在操作的过程中，需要您把袖子、裤管和上衣往上拉，暴露皮肤。现在先让我看一下手腕、脚踝和胸部的皮肤，好吗？""您现在躺着休息一下，我去准备用物，马上过来。"

2. 操作过程

护士准备：衣帽整洁，洗手，戴口罩

↓

用物准备

①心电图机（以单道心电图机为例）及其导联线、电源线、地线、心电图记录纸。

②治疗盘内备导电膏或75%酒精、治疗碗（内放棉球若干、镊子）、弯盘。

↓

环境准备

①室内保持温暖，以免因寒冷引起肌电干扰。

②检查床的宽度不宜过窄，以免肌体紧张而引起肌电干扰。

③心电图机旁不要摆放其他电器用具。

↓

核对病人、摆好体位

［**解释语**］"张先生，您好！我现在准备开始为您描记心电图了，请您平躺在床上，放松。"

↓

安装心电图纸

↓

接通电源及地线，打开电源开关

↓

定好标准

①走纸速度：一般选择25mm/s。

②定准电压：一般1mV=10mm。用手动方式记录心电图时，要先打标准电压。在记录过程中，如发现某些导联心电图电压太高超出图纸范围，可选择定准电压1mV=5mm。

↓

皮肤处理和电极安置

①肢体导联：病人两手腕曲侧腕关节上方3cm处及两内踝上部约7cm处，涂抹导电膏或75%酒精，将导联电极按规定连接肢体。红色电极接右上肢、黄色电极接左上肢、绿色电极接左下肢、黑色电极接右下肢。

②胸导联：在胸前按规定位置涂抹导电膏或75%乙醇，固定吸引电极。胸导联的导线末端接电极处的颜色排列依次为红、黄、绿、褐、黑、紫，分别代表V_1~V_6导联。V_1导联：胸骨右缘第四肋间；V_2导联：胸骨左缘第四肋间；V_3导联：V_2与V_4导联的中点；V_4导联：左锁骨中线第五肋间；V_5导联：左腋前线平V_4水平；V_6导联：左腋中线平V_4水平（图2-1-1）。

[解释语]"张先生，现在需要把您的上衣往上拉，暴露整个胸部，以连接导联线。"

↓

描记心电图

①观察心电图机屏幕上所显示的心电图，若基线平稳，即可开始描记心电图。

②若为自动操作模式，按下开始键后，心电图机即可自动记录12导联心电图。

③若为手动操作模式，先按动导联切换键，选择Ⅰ导联，继续按下该键进行导联切换，依次记录Ⅰ、Ⅱ、Ⅲ、aVR、aVL、aVF、V_1~V_6导联。一般各导联记录3~5个心室波即可。

[解释语]"张先生，您全身放松，保持平静呼吸，很快就做好了。"

↓

取下电极板，关上电源开关，整理病人衣服

[解释语]"张先生，心电图已经做好了，你现在好好休息。我马上把心电图拿给医生看，您别太着急。"

↓

心电图纸上标记

撕下心电图纸，在心电图纸的前部注明病人姓名、性别、年龄、测定时间、病区及床号等，标记各导联。

↓

用物处理：将电极板等擦拭干净

↓

洗手、记录，向医生汇报。

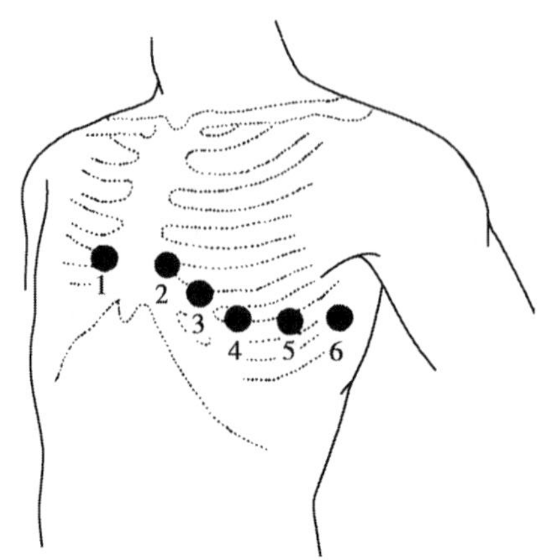

图2-1-1 胸导联位置

【注意事项】

1. 记录心电图前,病人不应剧烈运动、饱餐、饮茶、喝酒、吃冷饮或吸烟。

2. 放置导联电极片时,应避开伤口、瘢痕的部位。

3. 注意减少或消除伪差。产生伪差的常见原因有: ①周围环境有交流电用电设备或仪器; ②肌肉震颤; ③在描记心电图时,病人移动身体或呼吸不平稳; ④导联线连接错误、松脱或断离; ⑤电极板生锈、不清洁或皮肤准备不当,导致电极板与皮肤接触不良; ⑥地线接触不良; ⑦心电图仪器陈旧老化等。

4. 如见有急性下壁心肌梗死图形,必要时加做右胸导联(V_3R~V_5R)及V_7~V_9导联。

5. 分析心电图时,需结合病人的症状、体征、曾经用过的药物、实验室检查结果及临床诊断,以便作出正确的心电图诊断。

【思考题】

1. 在描记心电图过程中,若发现某些导联电压太高超出图纸范围,应该怎么做?

2. 正常心电图的波形特点与正常值是什么?

(张玉萍)

实验二　血糖仪的使用

【实验学时】3学时

【实验类型】技能型实验

【教学目标】

1. 能正确使用血糖仪。

2. 能正确有效采血。

3. 正确说出血糖仪使用的注意事项。

【实验目的】

1. 监测糖尿病病人病情变化。

2. 判断糖尿病治疗效果。

【案例】

刘女士,65岁。主诉: 多饮多食伴消瘦半年。检查: T36.6℃, P81次/分, R18次/分, BP135/65mmHg。神志清楚,空腹血糖16.3mmol/L,尿糖(+++)。诊断: 2型糖尿病。医嘱: 监测血糖。

【实验程序】

1. 核对、评估及解释

(1)评估病人: ①身体状况; ②诊断、治疗、发病史,近期血糖检验和化验结果; ③病人进食与饮水情况,是否符合空腹或者餐后两小时血糖测定要求。

(2)向病人解释血糖检测的目的、方法、配合要点。

[解释语]"您好,我是您的责任护士李××,您可以叫我小李。能告诉我您的名字吗?""我是刘××""刘阿姨,您好。您现在感觉怎么样? 根据您的症状,医生诊断为2型糖尿病,需要监测您的血糖情况。您早饭还没吃过吧? 等会儿我会来为您测血糖,就是在您手指上采点血,检测血糖值。测血糖的整个操作过程很简单,很容易学会的。以后您在家里也可以自己测,我会仔细地教您。刘阿姨,能让我看看您的手指皮肤状况好吗?"

2. 操作过程

护士准备: 衣帽整洁,洗手,戴口罩。

↓

用物准备

①治疗盘内备：75%酒精、无菌棉签、弯盘、血糖仪、采血笔、采血针头和同型号的血糖试纸。检查血糖仪的工作状态及试纸有效期。

②治疗盘外备：血糖记录单、笔。

↓

核对：携用物至床旁，核对床号、姓名。

↓

采血前准备

①按摩并消毒病人手指：选择并按摩穿刺手指，促进血液循环。采用75%酒精消毒手指指腹，待干后采血。

[解释语]"刘阿姨，无名指血供最丰富，所以采血时一般选择无名指。消毒前可以先按摩下手指或者手下垂十几秒，以促进末梢血液循环，使采血更容易。"

②安装采血针：转开采血笔套，插入采血针，转开采血针护套，盖好采血笔套；选择进针深度并调整刻度（图2-1-2）。

[解释语]"刘阿姨，这采血针是一次性的，安装和卸下的时候要小心，不要扎到手指了。"

③安装血糖试纸：由试纸瓶中取出一片新试纸，并迅速将瓶盖旋紧。将试纸插入试纸插槽中，血糖仪自动开启，检查显示密码值是否与试纸瓶上标示的密码一致。见显示屏出现闪烁的滴血符号后，表示试纸已安装完毕。

↓

采血

① 将采血笔压紧已消毒手指指腹外侧，按压采血键（图2-1-3）。

② 拭去第一滴血后，将试纸反应槽对准血滴采血。

[解释语]"刘阿姨，您别紧张，这种自动采血笔扎针速度很快，不会感觉到疼的。第一滴血用棉签擦去不要，因为第一滴血含组织液较多，会影响测量值，但也不要挤压采血点。"

↓

按压止血：用无菌棉签按压穿刺部位1~2分钟。

↓

读取血糖值

血糖仪在采血后20秒，自动显示测得的血糖值。若有异常及时通知医生。

[解释语]"刘阿姨，我已经帮您测好血糖了，您现在的血糖值是8.5mmol/L，与昨天的抽血检测结果相比，有明显下降。您还有什么问题吗？您好好休息。"

↓

整理用物

①协助病人取舒适体位，整理床单位。

②整理用物并洗手：卸除一次性采血针，放入锐器回收盒；取下血糖试纸，放入污物桶；洗手。

↓

记录

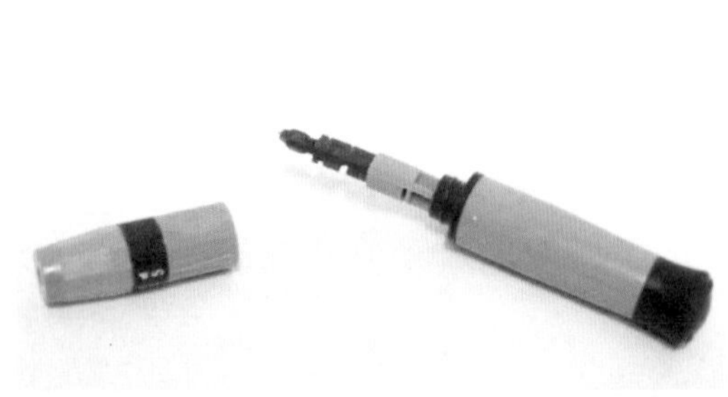

图2-1-2 采血笔安装

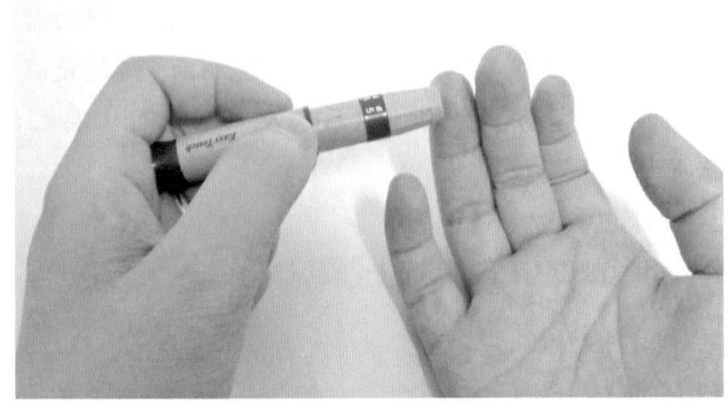

图2-1-3 采血笔的使用

【注意事项】

1. 测血糖时应轮换采血部位。

2. 血糖仪应按生产商使用要求定期进行标准液校正。

3. 避免试纸受潮、污染。

4. 应使用酒精消毒,勿用安尔碘消毒。

5. 确认病人手指酒精消毒干燥后采血。

6. 刺破皮肤后勿用力挤压,以免造成检测结果偏差。

【思考题】

1. 为何不可采用安尔碘消毒?

2. 为何不可挤压采血部位? 对所测得血糖值有何影响?

3. 为何选择无名指两侧为采血适宜部位?

(吴炜炜)

实验三　经外周静脉置入中心静脉导管(PICC)技术

【实验学时】3学时

【实验类型】技能型实验

【教学目标】

1. 能正确说出PICC操作技术的目的与注意事项。

2. 能配合PICC专科护士进行PICC置管操作。

3. 能正确进行PICC管道维护。

4. 能对PICC置管病人进行正确健康指导。

【实验目的】

1. 为需长期静脉输液、反复输血或血制品的病人提供静脉通道。

2. 静脉输注刺激性或毒性药物,如化疗药物。

3. 静脉输注高渗性或黏稠性液体,如胃肠外营养液、脂肪乳等。

【案例】

池先生,45岁,教师。主诉:面色苍白伴头晕、乏力1个月。体格检查:T 38.0℃,P 84次/分,R20次/分,BP 110/65mmHg。双下肢皮肤见散在针尖一样出血点,压之不褪色。左耳前、颈部、腹股沟可触及多发肿大淋巴结,直径约0.5~1.0cm不等,光滑、质地中等,无压痛。咽稍充血,双侧扁桃体Ⅱ度肿大。胸骨中下段压痛。门诊查血常规:白细胞 101.3×10^9/L,血红蛋白 76g/L,血小板43×10^9/L。以"急性白血病待分型"收入院。住院后骨髓象示急性淋巴细胞白血病。诊断:急性淋巴细胞白血病,呼吸道感染。病人准备予以化疗,医嘱:PICC置管术。

【实验程序:PICC穿刺置管术】

1. 核对、评估及解释

(1)评估病人:年龄、病情、凝血功能、意识状态等;穿刺侧肢体外伤史及手术史、穿刺部位的皮肤组织、血管情况及肢体活动度;心理状态及配合程度。

(2)向病人解释PICC置管的目的、过程及配合要点。

(3)确认是否已签署知情同意书。

[**解释语**]"您好,我是您的责任护士谢××,您可以叫我小谢。请问您的名字?""池××""您好,池先生,今天感觉怎么样? 医生告诉我,您已经同意进行PICC置管了。我现在为您讲解下置管的大致操作过程,以及术中您需要配合的要点,好吗?""PICC置管就是从您肘部这里的静脉进行穿刺,然后插入一根导管丝到达中心静脉。这根管如果维护得好,可以保留到一年,这样每次输液或抽血时都可以用这条静脉路,就不需要反复穿刺,也减少了扎针的痛苦。让我看一下您的右手臂,好吗?""这条静脉是贵要静脉,比较粗、直,

弹性好，等一下我就穿刺这条静脉。在操作的过程中需要您的配合，到时我会叫您把头转向右侧，下颌尽量偏向右侧肩膀，您现在先跟我一起做，可以吗？”“很好，您还有什么疑问吗？是否需要先去卫生间？”

2. 操作过程

护士准备：衣服整洁，戴圆帽，修剪指甲，洗手，戴口罩。

↓

用物准备

①治疗车上备：治疗盘，PICC穿刺包1个（内有治疗巾2块、孔巾1块、隔离衣1件、持物钳1把、直剪1把、纱布3块、大棉球6个、溶液碗1个，弯盘1个、止血带）、PICC穿刺套件、自粘敷料、20ml注射器2支、无菌手套2副、无针输液接头1个、无菌生理盐水500ml、无菌肝素生理盐水（100 U/ml，新生儿10U/ml）、止血带、透明无菌敷贴（10cm×12cm）、无菌纱布若干、75%乙醇、碘附。皮尺、笔、置管记录表格及医嘱本，根据需要备弹力绷带。

②治疗车下备：生活垃圾桶、医疗垃圾桶、锐器盒。

↓

推车至床旁，再次核对病人

[**解释语**]“池先生，我现在准备开始操作了，您准备好了吗？在操作中，如果您感到任何不适，立即告诉我，好吗？”

↓

选择静脉及穿刺点

①扎止血带。

②选择静脉：首选贵要静脉（管径粗，解剖结构直，位置较深），次选肘正中静脉，末选头静脉（表浅，暴露良好，管径细，有分支，静脉瓣相对较多）。

③选择穿刺点。

④松开止血带。

↓

测量定位

①摆体位：病人平卧，上臂外展与躯干呈90度。

②测量导管长度：自穿刺点起至右胸锁关节，然后向下至第3肋间止（图2-1-4）。头静脉要长于贵要静脉，左臂应长于右臂。

③测量臂围：肘上10cm处测量左右臂围。

↓

建立无菌区、消毒

①打开PICC穿刺包，戴无菌手套。

②消毒：以穿刺点为中心上方15cm，下方20cm的全臂消毒；先用75%乙醇消毒3遍待干后，再用碘附消毒3遍。

③铺第一块治疗巾于病人手臂下。

④铺孔巾及治疗巾，扩大无菌区。脱无菌手套。

⑤穿无菌手术衣，戴无菌手套，助手打开瓶装生理盐水，协助冲洗手套上的滑石粉，无菌纱布擦干。

⑥助手按无菌原则投递20ml注射器1个、PICC穿刺套件、透明敷贴、自粘敷料至无菌区内。

↓

预冲导管

①检查导管完整性。

②助手协助操作者用注射器抽取无菌生理盐水，预冲导管。若为前端修剪式导管，按预计导管长度进行修剪：剥开导管的保护套至预计部位，撤出导丝至比预计长度短1 cm处，在预计刻度剪切导管。

↓

静脉穿刺

①助手扎止血带，嘱病人握拳。

②松动穿刺针针芯，绷紧皮肤，进针角度为15~30°（图2-1-5），见回血后立即放低穿刺角度，再进针0.5~1cm，固定钢针，将套管鞘送入静脉。

③取出穿刺针：助手松开止血带，嘱病人松拳；左手示指按压导入鞘前端静脉，拇指固定针柄，右手撤除针芯。

↓

置入PICC导管

①一手固定套管鞘，一手缓慢将导管匀速送入静脉。
②当导管尖端大约到达腋静脉（10~15cm）时，嘱病人下颌向下并偏向术侧肩膀；导管进入测量长度后，头再恢复原位。
［**解释语**］“池先生，您现在把头转向右侧，下颌尽量向下压，靠近肩膀，像刚才我教您做的那样。”

↓

撤出导入鞘

①置入导管剩下10~15cm时，即可退出导入鞘，按压导入鞘上端静脉，退出导入鞘使其远离穿刺部位。
②劈开导入鞘并从导管上剥下，撤离导入鞘时注意保持导管的位置。
③均匀缓慢地置入剩余导管至所需长度。

↓

确定回血：用生理盐水注射器抽吸回血，再次确认穿刺成功。

↓

撤出导引钢丝：一手固定导管，一手撤出钢丝，动作轻柔缓慢。

↓

封管：导管末端连接无针输液接头，用肝素生理盐水正压封管。

↓

固定导管

①移去孔巾，清洁穿刺点周围皮肤。
②体外导管放置呈“S”或“U”状弯曲，根据不同导管，连接不同的固定翼。
③穿刺点置无菌小纱布，粘贴无菌透明敷贴（10cm × 12cm），导管全部覆盖在敷料下（图2-1-6）。必要时弹力绷带加压包扎2小时。
④透明敷料上标明导管的种类、规格、置管深度，穿刺日期和时间，操作者姓名。

↓

整理、宣教

①协助病人取舒适体位，整理床单位。
②宣教：向病人讲解可能出现的并发症、日常护理及注意事项等。
［**解释语**］“PICC导管已经成功置入了，但这根管道需要很好地维护。这不会影响您正常生活，但要注意不要用右手提重物，不要做甩手动作；不可在右手测血压和静脉穿刺；衣服袖口不可过紧；洗澡的时候局部先用保鲜膜将导管包起来，两端固定好，就可以进行淋浴了，但不要盆浴和泡浴。请您注意观察穿刺点及周围皮肤的情况，如果有出血、红肿或发现手臂出现肿胀，请马上告诉我们。我们也会经常过来观察，定期更换敷料等。您还有什么问题吗？”“没有了，谢谢您，护士。”“不客气，那您好好休息。”
③处理用物，洗手。

↓

确定导管位置：拍胸部X线片确定导管尖端位置（图2-1-7）。

↓

记录：导管型号、规格、批号；置入导管长度、X线片显示导管位置；所穿刺静脉名称、臂围；穿刺过程描述。

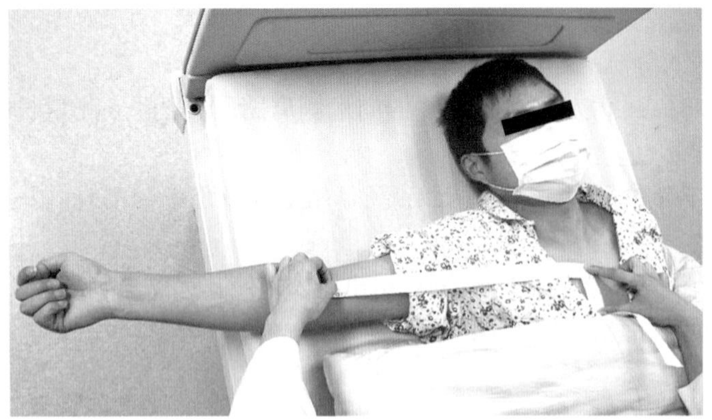

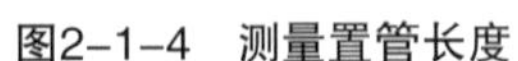

图2-1-4 测量置管长度

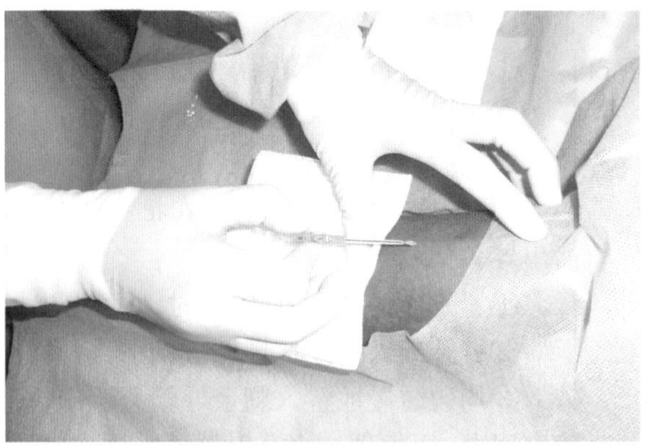

图2-1-5 穿刺示意图

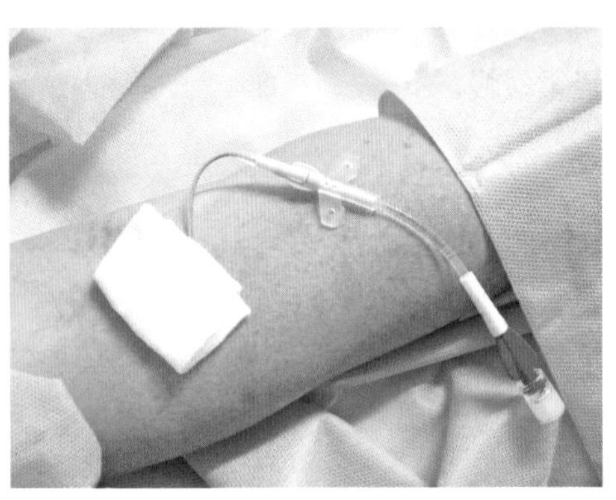

A

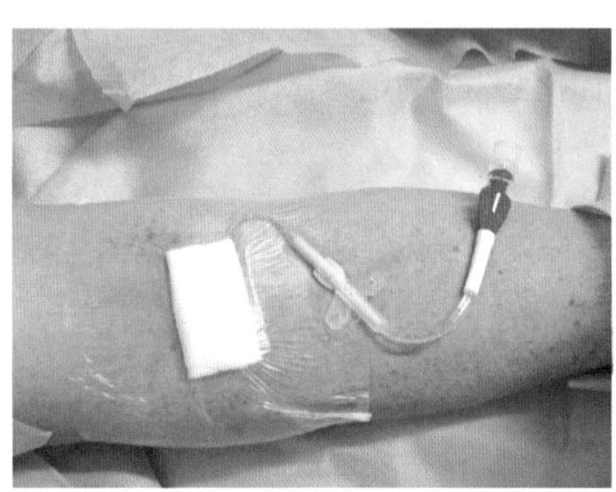

B

图2-1-6 固定导管

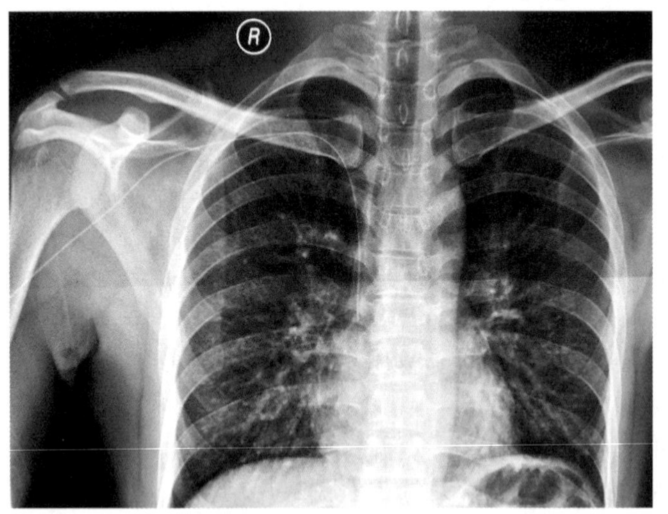

图2-1-7 胸部X线片

【PICC管道维护】

1. 更换接头 每周更换1次或2次，最长不超过7天。如输注血液或胃肠外营养液，需24小时更换一次。

2. 冲、封管

（1）遵循SASH原则：S——生理盐水；A——药物注射；S——生理盐水；H——肝素盐水。

（2）冲管：用生理盐水冲管，采用脉冲式方法。

（3）封管：①封管液：10~100U/ml肝素盐水；②封管液量：两倍于导管+辅助延长管容积；③方法：正压式封管法。

3. 更换敷料

（1）洗手，戴口罩、圆帽。

（2）用物准备：治疗盘，一次性换药包（内有酒精棉球、含碘消毒剂棉球各1包、镊子2把、纱布数块、弯盘）、透明无菌敷贴（10cm×12cm）、胶布、无菌手套。

（3）核对病人，向病人解释。

（4）从导管远心端向近心端去除无菌透明敷贴，防止导管被拉出。

（5）观察穿刺点有无红肿、渗血、渗液；导管外露长度，有无移位、脱出或进入体内。

（6）戴无菌手套。

（7）消毒：分别用酒精棉球、含碘消毒剂棉球消毒穿刺点及周围皮肤各3次，从里向外环形消毒，消毒范围大于无菌透明敷料的范围，待干。

（8）体外导管放置呈“S”状弯曲，粘贴新的透明无菌敷贴。

（9）在无菌透明敷料的小标签上注明更换日期、时间、置管深度和操作者。

（10）记录：穿刺部位情况及无菌敷料更换日期、时间等。

【注意事项】

1. 置管注意事项

（1）护士需取得PICC操作的资质后，方可进行独立穿刺。

（2）置管部位皮肤有感染或损伤、有放疗史、血栓形成史、外伤史、血管外科手术史或接受乳腺癌根治术和腋下淋巴结清扫术后者，上腔静脉压迫综合征病人，禁止在此置管。

（3）根据病人情况选择导管型号，成人通常选4Fr；儿童3Fr；婴儿1.9Fr。

（4）操作前做好解释工作，使病人放松，以确保穿刺时静脉的最佳状态。

（5）穿刺前了解静脉走向及静脉情况，避免在瘢痕及静脉瓣处穿刺。

（6）穿刺置管过程应严格无菌操作。

（7）行静脉穿刺时，注意避免穿刺过深而损伤神经；注意避免穿刺入动脉；避免损伤静脉内膜、外膜，以免发生机械性静脉炎或渗漏。

（8）新生儿置管后体外导管固定牢固，必要时给予穿刺侧上肢适当约束。

（9）向病人交代日常生活注意事项。

2. 维护注意事项

（1）保持穿刺部位的清洁干燥，穿刺一天后更换无菌透明敷料，以后每3~7天更换一次。当病人出汗多，穿刺处局部皮肤感染，出现敷料污染、脱落时、破损时，应缩短敷料更换时间，必要时随时更换。

（2）输入化疗药物、氨基酸、脂肪乳等高渗、强刺激性药物或输血前后，应及时冲管。

（3）禁止使用小于10ml注射器给药及冲、封管，因为其可产生较大压力，如遇导管阻塞可致导管破裂。

（4）常规PICC导管不能用于高压注射泵推注造影剂。

（5）禁止将导管体外部分人为移入体内。

（6）注意观察有无穿刺点感染、机械性静脉炎、化学性静脉炎、导管感染、导管阻塞、导管脱出移位、导管断裂、血栓形成等并发症发生的征象，及时处理。

【思考题】

1. 如何指导PICC置管病人的管道日常维护？

2. PICC置管术中的并发症有哪些？如何处理？

3. PICC置管后的并发症有哪些？如何处理？

（张玉萍　胡　荣）

实验四　呼吸系统疾病病人的护理

【实验学时】3学时

【实验类型】综合型实验

【教学目标】

1. 能应用临床思维方法对呼吸系统疾病病人进行健康评估,分析病情。

2. 能正确指导病人进行有效排痰及呼吸功能锻炼。

【案例】

张先生,72岁。反复咳嗽、咳痰伴气促25年,近2年来症状加重,冬季明显,发作时出现心悸、下肢水肿。2周前受凉后咳嗽,气促加重,咳黄色痰,心悸,夜间不能平卧。吸烟史30年,每日10多支,否认饮酒史。

体格检查:T38.8℃,P118次/分,BP14/8kPa。慢性病容,营养中等,神志清晰,端坐呼吸,口唇发绀。颈静脉怒张。桶状胸,肋间隙增宽,两肺叩诊过清音,两肺呼吸音低,可闻及散在较多干湿啰音。心尖搏动位于剑突下,心率118次/分,律齐,心音低远,三尖瓣区闻及Ⅱ级收缩期吹风样杂音,$P_2>A_2$。腹软,全腹无压痛,肝肋下2cm,剑突下5cm,质软、光滑,肝颈回流征阳性。脾肋下未触及,双下肢凹陷性水肿。无杵状指(趾)。

辅助检查:血常规示血红蛋白150g/L,红细胞4.6×10^{12}/L,白细胞15.0×10^{12}/L,中性粒细胞0.85,淋巴细胞0.11。血生化示血清K^+ 4.3mmol/L,Na^+138mmol/L,Cl^-105mmol/L。胸部X线片:两肺透亮度增高,纹理增多呈网状,肋间隙增宽,右下肺动脉干横径19mm,右前斜位肺动脉圆锥凸起。ECG:窦性心动过速,肺型P波,电轴右偏+120。动脉血气pH 7.35,$PaCO_2$ 7.20kPa(54mmHg),PaO_2 5.60kPa(42mmHg)(吸空气)。

【实验内容与步骤】

1. 案例讨论

(1)请对该病人进行护理评估,并分析病情。

(2)该病人是否需要给氧?为什么?若需给氧,氧流量多少?

(3)该病人的病情观察要点有哪些?

(4)该病人是否需要做胸部物理疗法?其包括哪些内容?

(5)如何指导病人进行呼吸功能锻炼?

2. 每组学生代表发言,教师评析。

3. 技能训练

(1)指导病人深呼吸和有效咳嗽

◆适应证:适用于神志清醒能咳嗽的病人。

◆方法

1)根据病情需要,取舒适体位(尽可能采用坐位),先行5~6次深呼吸,于深吸气末屏气,继而咳嗽数次使痰到咽部附近,再用力咳嗽将痰排出。

2)或病人取坐位,两腿上置一枕头,顶住腹部(促进膈肌上升),咳嗽时身体前倾,头颈屈曲,张口咳嗽将痰液排出。

3)亦可嘱病人取侧卧深屈膝位,有利于膈肌、腹肌收缩和增加腹压,且经常变换体位有利于痰液咳出。

4)对胸腹部外伤或手术后病人,应避免咳嗽而加重伤口疼痛,可采用双手或用枕头轻压伤口两侧,起固定和扶持作用,以抵消咳嗽所致的伤口局部牵拉和疼痛;对疼痛明显者,可遵医嘱服用止痛剂后进行深呼吸和有效咳嗽。

(2)胸部叩击

◆适应证:适用于长期卧床、久病体弱、排痰无力的病人。

◆禁忌证:咯血、低血压、肺水肿、未经引流的气胸、肋骨骨折及有病理性骨折史者,禁做叩击。

◆方法

1)叩击前准备:向病人作简要说明,以取得病人的理解与配合,并进行肺部听诊以明确痰鸣音或湿啰音的部位。

2）取体位、叩击：病人取侧卧位或坐位。护士两手手指并拢，手背隆起，指关节微屈，从肺底由下向上、由外向内叩拍胸壁，震动气道，边拍边鼓励病人咳嗽，以进一步促进痰液排出。

3）叩击中观察：操作时注意观察病人的反应，观察咳嗽、排痰情况。

4）叩击后护理：协助漱口或口腔护理，复查肺部呼吸音及啰音变化。

◆注意事项

1）叩击力量：要适中，以病人不感疼痛为宜，若叩击时发出一种空而深的拍击音则表明手法正确，若出现拍打实体的声音则说明手法错误。

2）叩击部位：应避开乳房和心脏，勿在骨突起部位进行，如胸骨、肩胛骨及脊柱。叩击时要避开纽扣、拉链。

3）叩击时间：每侧肺叶反复叩击1~3分钟，每次叩击时间以15~20分钟为宜，安排在餐前进行，并在餐前30分钟完成。

（3）体位引流

◆原理：体位引流是利用重力作用使肺、支气管内分泌物排出体外，又称重力引流。

◆适应证：适用于支气管扩张、肺脓肿、慢性支气管炎等痰液较多者。

◆禁忌证：禁用于呼吸功能不全、有明显呼吸困难和发绀者，近期内有大咯血史或年老体弱者。

◆方法

1）准备：向病人说明体位引流的目的及操作过程，以消除顾虑，取得病人的合作。

2）体位选择：根据病变部位及病人自身体验，采取相应的体位。原则上抬高患肺位置，使引流支气管开口向下，同时辅以拍背，以借重力作用使痰液流出（图2-1-8）。

3）时间：宜在饭前进行，以免饭后引流导致呕吐。每次引流在15~20分钟，每日1~3次，时间安排在早晨起床时、晚餐前及睡前。

4）引流中观察：引流过程中鼓励病人做深呼吸及有效咳嗽，以利于痰液排出。同时注意观察病人反应，如出现咯血、头晕、发绀、呼吸困难、出汗、疲劳、心悸等情况应及时停止。对痰液黏稠者，可先用生理盐水超声雾化吸入或服用祛痰药（氯化铵、溴己新等）以稀释痰液，提高引流效果。

5）引流后护理：给予清水漱口，去除痰液气味，保持口腔清洁，记录排出的痰量和性质，必要时送检。听诊肺部呼吸音的改变，评价体位引流的效果。

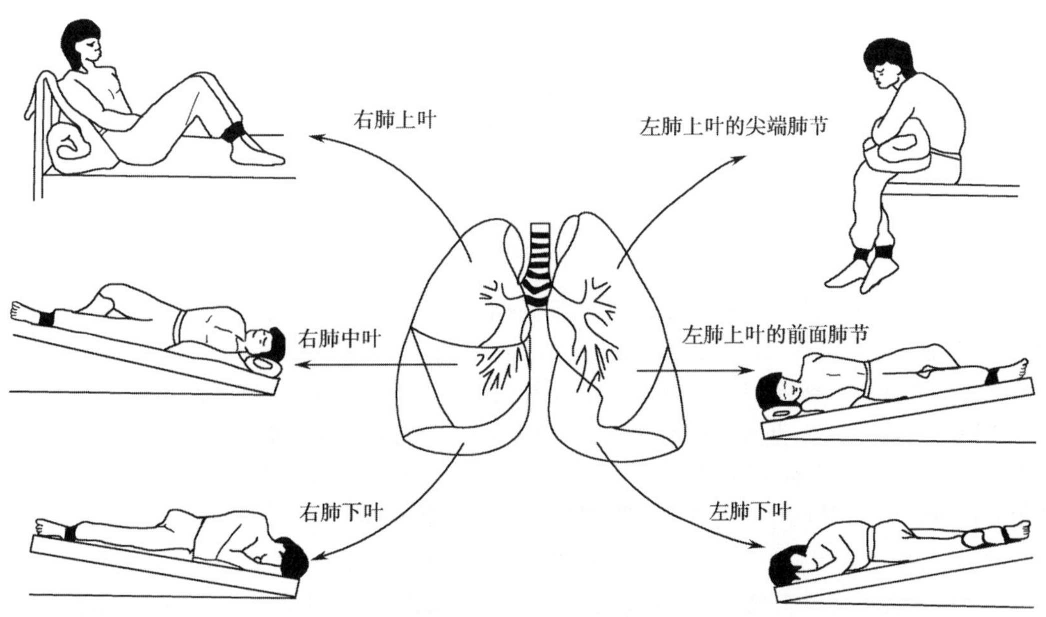

图2-1-8 体位引流

（4）腹式呼吸

◆方法

1）体位：指导病人采取立位、坐位或平卧位，全身肌肉放松，静息呼吸。练习时病人可一只手置于腹部，另一只手置于胸部以感受自己的呼吸是否正确。

2）吸气：吸气时用鼻吸入，尽力挺腹，胸部不动，吸气末自然且短暂地屏气，造成一个平顺的呼吸型态使进入肺的空气均匀分布。

3）呼气：呼气时用口呼出，同时收缩腹部，胸廓保持最小活动幅度，缓呼深吸，以增进肺泡通气量。

4）时间：理想的呼气时间应是吸气时间的2~3倍；每分钟呼吸7~8次，每次10~15分钟，每日训练2次。熟练后增加训练次数和时间，使之成为不自觉的呼吸习惯。

（5）缩唇呼吸

◆方法

1）吸-呼：用鼻吸气用口呼气，呼气时口唇缩拢似吹口哨状，持续而缓慢地呼气，同时收缩腹部。

2）吸-呼时间：吸、呼时间之比为1∶2或1∶3，尽量深吸慢呼，每分钟呼吸7~8次，每次10~15分钟，每日训练2次。

【思考题】

1. 查阅文献，呼吸功能锻炼还有哪些方法？
2. 呼吸系统常见疾病的给氧方法有何异同？请总结。
3. 体位引流过程中，病人发生痰液窒息，应如何紧急处理？

（胡 荣）

实验五 循环系统疾病病人的护理

【实验学时】3学时

【实验类型】综合型实验

【教学目标】

1. 能应用临床思维方法对循环系统疾病病人进行健康评估，分析病情。
2. 能正确说出前降支冠脉支架植入术（PCI）术前及术后护理措施。
3. 能正确执行Allen试验。

【案例】

李先生，45岁，会计师。以“心前区刀割样疼痛5小时”为主诉入院。病人源于5小时前户外运动中突发胸痛，呈刀割样，位于心前区，范围约一巴掌大小，向左臂放射，持续半小时不能缓解，伴面色苍白、出冷汗、气促、头晕、恶心。就诊当地基层医院，急查心电图示V_2~V_4导联ST段弓背状向上抬高，诊断为急性心肌梗死，予以尿激酶溶栓治疗。治疗效果不佳，仍感胸痛，部位及范围同前，伴呕吐胃内容物1次，非喷射状，复查心电图提示“ST段回落小于50%”，予急送上级医院。既往有高血压史5年，高血脂史5年，吸烟史15年，每日1包。

体格检查：T37℃，P76次/分，R20次/分，BP155/105mmHg。神志清楚，痛苦面容，颈静脉无怒张，两肺呼吸音清，未闻及干湿性啰音。心界无扩大，心音低钝，心率76次/分，心律齐，未闻及心包摩擦音。

辅助检查：血常规示白细胞11.8×10^{12}/L，中性粒细胞0.85；血清学心肌酶谱升高，血清肌钙蛋白阳性；血生化示血清K^+ 3.2mmol/L，血胆固醇7.0mmol/L，甘油三酯（TG）3.5mmol/L，高密度脂蛋白（HDL-C）1.10mmol/L，低密度脂蛋白（LDL-C）5.20mmol/L，载脂蛋白A（Apo-A）0.95g/L，载脂蛋白B（Apo-B）1.39g/L，血糖6.3mol/L；床边心电图示Ⅰ、AVL、V_2~V_4导联出现异常深、宽Q波，ST段弓背状抬高明显，T波倒置。急诊行（右股动脉穿刺）冠状动脉造影，造影结果示前降支中段闭塞，回旋支管壁不规则，中段狭窄约20%。

治疗：予行前降支冠脉支架植入术，复查造影示支架扩张满意，无残余狭窄，远端血流正常。术后右股动脉穿刺处纱布干净无渗血，动脉鞘管未拔。病人诉胸痛缓解。术后入住心内科监护病房（CCU）。

【实验内容与步骤】

1. 案例讨论

(1)该病人存在哪些心血管疾病的危险因素?

(2)请归纳出该病人的临床特点,并做出解释。

(3)该病人的健康评估是否完整? 还需要评估哪些资料?

(4)应用尿激酶溶栓的有效指标有哪些?

(5)病人若行桡动脉穿刺介入治疗,术前应注意什么?

(6)拔动脉鞘管的注意事项有哪些?

(7)急诊行PCI治疗,术前的护理要点有哪些?

(8)该病人目前的治疗要点有哪些?

(9)该病人目前在护理上要注意什么?

(10)如何做好该病人的活动指导?

2. 针对病例及问题,每组学生代表发言,教师评析。

3. 操作训练　Allen试验

◆实验目的: 行桡动脉穿刺介入治疗前需进行Allen试验,以检查手部的血液供应,桡动脉与尺动脉之间的吻合情况。

◆实验方法

1)将病人手臂抬至心脏水平;

2)检查者用双手拇指分别压住前臂远端的尺桡动脉,同时加压约5秒,不让血流通过,并嘱病人反复用力握拳和张开手指5~7次至手掌变白;

3)松开对尺动脉的压迫,继续保持压迫桡动脉,观察手掌变红的时间;

4)重复上述实验,然后放开压迫的桡动脉,继续保持压迫尺动脉,观察手掌变红的时间。

◆结果判断

1)Allen试验阴性: 手掌颜色10秒之内迅速变红或恢复正常; 表明尺动脉和桡动脉间存在良好的侧支循环。

2)Allen试验阳性: 10秒后手掌颜色仍为苍白; 这表明手掌侧支循环不良,是桡动脉穿刺的禁忌证。

【思考题】

1. 当病人就诊时主诉胸痛,可能的原因有哪些? 应如何进行评估? 请查阅文献。

2. 如何对心血管疾病高危人群进行健康教育?

(胡　荣)

实验六　消化系统疾病病人的护理

【实验学时】3学时

【实验类型】综合型实验

【教学目标】

1. 能应用临床思维方法对消化系统疾病病人进行健康评估,分析病情。

2. 了解三腔二囊管压迫止血、肝脏穿刺术、腹腔穿刺放液术及纤维胃、肠镜检查等术前护理、术中配合及术后护理要点。

【案例】

黄先生,43岁。以"腹痛、腹泻2天,呕血5小时"为主诉入院。2天前食生猛海鲜后出现腹痛、腹泻,呈稀水样,无黏液、脓血,不伴里急后重;恶心、呕吐,呕吐物初为酸水、苦水,继之出现少量咖啡样物。到社区门诊就诊,诊断为急性胃肠炎,给予抗感染及大量补液(24小时补液3000ml)。因急于止泻,家属未通过医生给病人服用某强力止泻药物。病人腹泻迅速停止,但逐渐出现腹胀、烦躁,恶心加重,频繁呕吐。5小时前出现头晕、黑蒙、乏力、出汗、心悸。3小时前突然呕血，量约100ml。

既往史：3年前诊断为酒精性肝硬化，在医生指导下，应用保肝、利尿药物维持治疗。一年前做食管X线检查，显示食管中、下端呈虫蚀样或蚯蚓状充盈缺损，纵行黏膜皱襞增宽。

体格检查：神志清楚、神情紧张，体检合作，消瘦。T 37℃，P 80次/分，BP 95/65mmHg，R 19次/分。面部毛细血管扩张，可见巩膜黄染、颈胸部多处蜘蛛痣，乳房发育。双肺呼吸音清晰，心率80次/分，心律整。蛙形腹，肝脾未触及，移动性浊音阳性。肠鸣音8次/分，不亢进。

诊断：上消化道大出血、肝硬化。

【实验内容与步骤】

1. 案例讨论

（1）请归纳出该病例的临床特点，并做出解释。

（2）上消化道大出血有哪些常见原因，该病人上消化道出血的原因可能是什么？

（3）如何评估上消化道出血量？该病人的出血量大概为多少？

（4）若你为急诊科护士，在医生未下医嘱前，应采取哪些护理措施？

（5）该病人应采取哪些积极的治疗措施？

（6）病情进展：病人病情平稳，转入消化内科。入院当晚11时，病人再次呕血，脉搏110次/分，血压75/50mmHg，皮肤湿冷，查体欠合作，双肺呼吸音清晰，心率110次/分，心律整，肠鸣音12次/分，亢进。该病人目前状况最可能的原因是什么？应如何处理？

（7）有哪些指征可判断病人有继续出血或再出血？

（8）病情进展：入院第二天，病人表情淡漠，烦躁不安，言语不清，对所处场所模糊。该病人出现这些异常表现最可能的原因是什么？诱因是什么？如何进一步评估？

（9）该病人的病情监测要点有哪些？

（10）如何做好该病人的饮食护理计划？

（11）病情及诊疗进展：入院第四天，病人神志清楚，生命征正常，腹胀明显；医嘱腹水穿刺放液。腹水穿刺放液术后应如何护理？

2. 每组学生代表发言，教师评析。

3. 观看教学VCD　腹腔穿刺放液术、三腔二囊管压迫止血、纤维胃镜检查等。

【思考题】

1. 当病人就诊时主诉腹痛伴呕吐，可能的原因有哪些？应如何进行评估？请查阅文献。

2. 请查阅文献，了解近五年来上消化道出血的最新诊疗及护理进展情况。

（胡　荣）

实验七　泌尿系统疾病病人的护理

【实验学时】3~5学时

【实验类型】综合型实验

【教学目标】

1. 能应用临床思维方法对泌尿系统疾病病人进行健康评估，分析病情。

2. 能正确执行腹膜透析操作。

3. 能正确说出腹膜透析中异常情况的处理方法。

【案例】

徐女士，45岁。以“排泡沫尿10余年，反复双下肢水肿8个月”为主诉入院。患慢性肾衰竭3年余，1个月前出现恶心、呕吐、头晕，双下肢水肿加重，皮肤瘙痒，食欲差。

体格检查：T36.8℃，P80次/分，BP150/100mmHg。神志清晰，慢性病容，贫血外观。心率80次/分，律齐，未闻及明显病理性杂音，腹软无压痛及反跳痛，双下肢凹陷性水肿，24小时尿量为800ml，食欲减退，恶心、呕吐症状明显。

辅助检查：血常规示红细胞2.27×10^{12}/L，血红蛋白81g/L；急查血生化示尿素氮22.2mmol/L，肌酐518umol/L，血钙2.1mmol/L；尿常规蛋白质+++。全腹彩超：双肾弥漫性病变，性质待定。

【实验内容与步骤】

1. 案例讨论

（1）请对该病人进行护理评估。

（2）该病人目前最可能的原因是什么？

（3）该病人的病情观察要点有哪些？

（4）肾脏替代治疗方式有哪些？该病人应该选择何种肾脏替代治疗方式？

（5）如何指导病人进行肾脏替代治疗的操作？

2. 每组学生代表发言，教师评析。

3. 技能训练 腹膜透析。

◆适应证：适用于慢性肾衰竭的病人。

◆禁忌证：主要是腹膜炎、腹膜广泛粘连、腹部大手术后等。

◆原理：腹膜透析是向病人腹腔内输入配制好的透析液，利用腹膜的弥散和超滤作用，将体内蓄积的代谢废物排出，以维持水、电解质和酸碱平衡的疗法。

◆操作方法

1）实验准备

a.环境：环境整洁、温湿度适宜。

b.护士戴口罩、洗手。

c.核对及评估病人：体位、外口处情况，前一天超滤量。

d.用物准备：口罩、适合温度及浓度的透析液、夹子2个、碘附帽1个、脸盆1个、快速手消毒液、电子秤、输液架、毛巾、黄色及黑色垃圾桶，记录本、笔、必要时备安尔碘1瓶、棉签、1支10ml注射器(腹膜炎时加抗生素用)。

2）检查透析液

a.检查透析液温度、浓度、保质期、包装是否完整、是否漏液。

b.称完整腹膜透析液重量并记录。

c.撕开外包装袋、检查透析液是否有沉淀、絮状物。

d.将透析液袋挂在输液架，空袋放在地上的干净脸盆中。

3）连接透析管路

a.拉开透析液管路上的拉环（图2-1-9）。

b.拧开透析管上的碘附帽（图2-1-10）。

c.将短管与透析液管路迅速对接并拧紧（图2-1-11）。

4）引流:打开连接腹部腹透管的滚动夹子，将腹腔中的液体排入空袋子中。

5）排气

a.关闭腹透管的滚动夹子。

b.将蓝色夹子夹住出液的管路上，折断绿色折断塞（图2-1-12）。

c.打开蓝色夹子，排净入水管路中的空气并夹闭出液管路。

6）灌入

a.检查入液管路，管路中如无空气即可打开腹透短管上的滚动夹，将透析液灌入腹腔。

b.灌入完毕，将腹透短管上的滚动夹关闭。

c.用蓝色夹子夹闭入液管路。

d.检查碘附帽的有效期且包装无破损，打开包装。

e.取下透析液管路，取出碘附帽盖在腹透管的接口处拧紧。

f.收好透析管。

7）检查透析液是否清亮:将引流出的液体袋子毛面朝下，放在碘附帽有字面上，能看清字为清亮；称重并记录超滤量。

8）整理用物

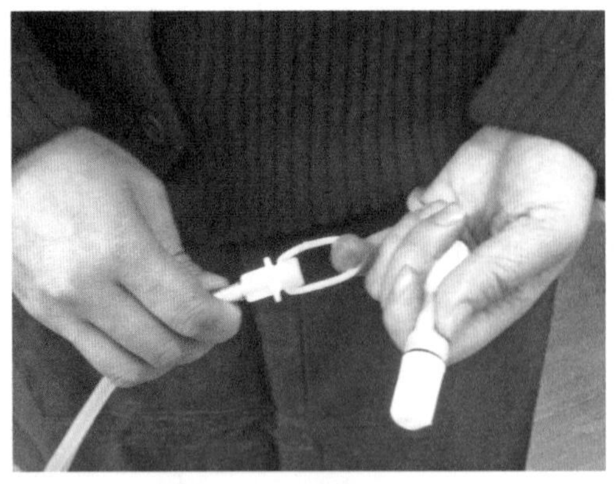

图2-1-9 拉开接口拉环

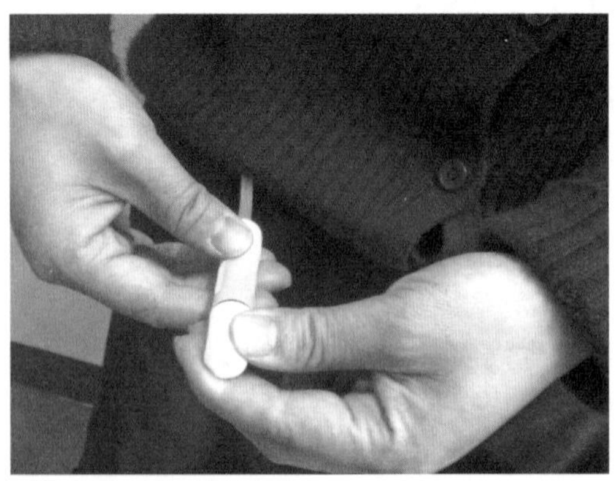

图2-1-10 拧开碘附帽

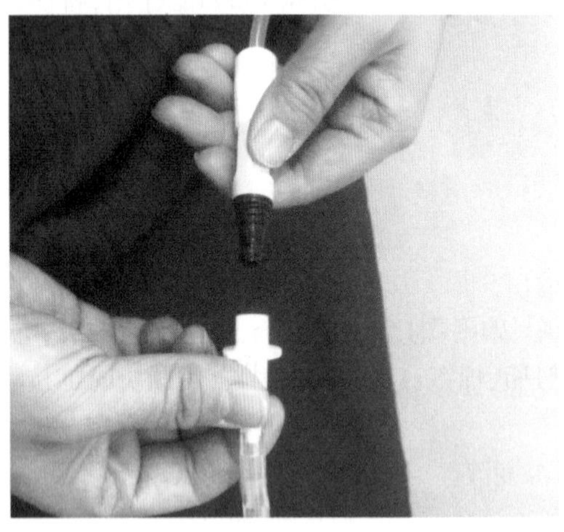

图2-1-11 将短管与透析管相连接

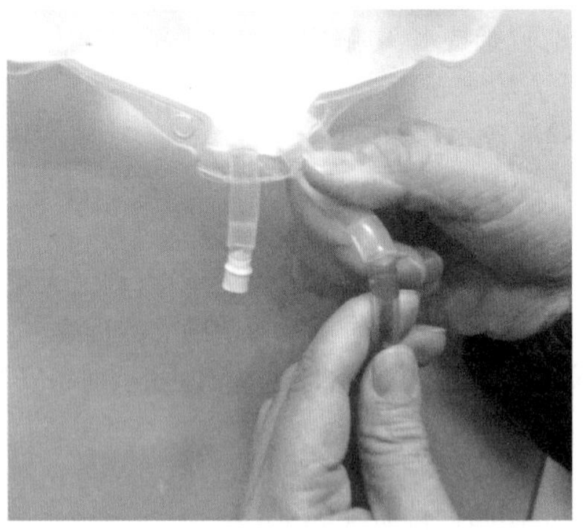

图2-1-12 折断出口塞

【思考题】

1. 查阅文献，各种肾脏替代治疗方式的优缺点？
2. 如何指导病人进行合理的膳食，如优质低蛋白饮食？

（庄嘉元）

实验八 血液系统疾病病人的护理

【实验学时】3~6学时

【实验类型】综合型实验

【教学目标】

1. 能应用临床思维方法对血液系统疾病病人进行健康评估，分析病情。
2. 能正确执行静脉输液港的插针、敷料更换、冲管、抽血及拔针。
3. 能正确说出静脉输液港的常见异常情况及并发症的预防与处理。

【案例】

病人，女性，21岁，大学生。以“皮肤乌青块伴面色苍白20天，高热3天”为主诉入院。病人于入院前20天无意间发现四肢皮肤自发乌青块，不高出皮肤表面，压之不褪色，伴面色苍白、乏力、活动后气促。3天前淋雨后出现高热，体温最高达40℃，伴畏寒、咳嗽，咳黄脓痰。

体格检查: T40℃,中度贫血貌,下肢皮肤散在瘀点,颈部、腋下可扪及多个蚕豆大小淋巴结,质地中等,活动、无压痛,咽部充血,扁桃体Ⅱ度肿大,牙龈渗血,舌尖有小溃疡,胸骨下端有压痛,心率136次/分,律齐,无杂音,左下肺少许湿啰音,腹软,肝肋下2cm,脾肋下3cm,质地中等,无压痛。

实验室检查: 血常规示红细胞2.4×10^{12}/L,血红蛋白70g/L,白细胞52×10^{9}/L,血小板32×10^{9}/L,中性粒细胞0.10,淋巴细胞0.54,原始+幼稚细胞0.36,胸片示左下肺片状阴影。

门诊拟诊为急性白血病、肺部感染。

【实验内容与步骤】

1. 案例讨论

(1)请归纳出该病例的临床特点,并做出解释。

(2)该病人应进行哪项辅助检查以明确诊断?

(3)列出病人目前的主要护理诊断。

(4)写出其主要的护理措施。

(5)诊疗进展: 住院后骨髓穿刺涂片,有核细胞增生明显活跃,片中见原始+幼稚细胞占0.80,此类细胞大小不等,以大细胞为主,细胞化学染色POX(-), PAS(++),呈粗颗粒状, NSE(-)。诊断为急性淋巴细胞白血病,采用VDLP化疗方案。请问病人在化疗过程中可能出现哪些化疗相关不良反应,可采取哪些措施预防或减轻?

(6)病情及诊疗进展: 化疗后第10天病人诉头痛、视力模糊,眼底检查见黄斑区少量出血点。头颅CT平扫示颅内未见异常密度影; 腰椎穿刺检查压力2.45kPa(250mmH_2O),白细胞24×10^{9}/L,红细胞0~1×10^{12}/L,蛋白定量8.0g/L,糖2.0mmol/L。该病人最可能出现了什么并发症?

(7)病人采用植入式静脉输液港,应如何正确使用输液港,如何维护?

2. 每组学生代表发言,教师评析。

3. 技能训练 静脉输液港的使用及维护

(1)静脉输液港插针

◆方法

1)核对、解释,嘱病人清洁穿刺处皮肤。

2)准备用物: 无损伤针(蝶翼针)、中心静脉护理包(洞巾、皮肤消毒剂、乙醇棉片、10cm×12cm透明敷贴、无菌手套、无菌纱布、无菌胶带)、生理盐水、肝素稀释液、胶布、20ml注射器若干、肝素帽。

3)洗手-检查-洗手: 洗手、戴口罩; 暴露穿刺部位及评估皮肤; 洗手(有污染敷料先去除再洗手)。

4)开包-戴手套-冲洗: 打开护理包投递无菌物品; 戴无菌手套; 两支注射器分别抽吸盐水(必要时用注射器抽肝素盐水备用); 连接、冲洗蝶翼针和肝素帽。

5)消毒-铺洞巾: 以输液港港体为中心先酒精再碘附由内向外螺旋状消毒皮肤范围10 cm×12cm(范围大于敷料),3遍; 更换无菌手套,铺洞巾。

6)插针

a.定位: 左手(非主力手)触诊,找到输液港注射座,确认注射座边缘; 拇指、示指、中指固定注射座,将注射座拱起(图2-1-13)。

b.穿刺: 右手持蝶翼针,自左手三指中心处垂直刺入穿刺隔,经皮肤和硅胶隔膜,直达储液槽基座底部(图2-1-14)。

c.抽回血

7)冲管-固定-封管-夹管

a.冲管: 10~20ml生理盐水,应用脉冲冲管手法,即推-停-推-停。

b.固定: 根据情况,针头下垫适宜厚度开口纱布确保针头平稳。

c.封管: 用 10cm×12cm 的透明贴膜贴附、固定好穿刺针; 用抗过敏胶布固定好延长管。

d.夹管: 夹闭延长管,如需静脉用药则换输液器,如无需输液换肝素盐水3~5ml封管,夹管并接肝素帽。

8)注明敷料更换日期、时间、操作者姓名; 洗手记录处理用物。

◆注意事项

1）针头必须垂直刺入，以免针尖刺入输液港侧壁。

2）穿刺动作轻柔，感觉有阻力不可强行进针，以免针尖与注射座底部推磨，形成倒钩。

3）注射、给药前应抽回血确认位置；若抽不到回血，可注入5ml生理盐水后再回抽，使导管在血管中漂浮起来，防止三向瓣膜贴于血管壁。

4）穿刺成功后，应妥善固定穿刺针，不可任意摆动，防止穿刺针从穿刺隔中脱出。

（2）静脉输液港敷料更换

◆方法

1）核对、评估、解释、洗手、戴口罩。

2）用物准备：皮肤消毒剂、无菌换药碗、生理盐水、无菌棉签、10cm×12cm透明敷贴、胶布、肝素帽、无菌手套、弯盘去除污染敷料，快速手消毒。

3）消毒：皮肤消毒（酒精、碘附各三遍）；75%酒精擦拭凸出皮肤的针头、延长管。

4）洗手、戴无菌手套。

5）固定：无菌透明敷料固定，胶布妥善固定延长管及静脉输液管道。

6）更换肝素帽。

7）注明敷料更换日期、时间、操作者姓名。

8）处理用物、洗手、记录。

◆注意事项

更换敷料时注意观察皮肤是否红肿热痛、皮疹及有无分泌物等感染、过敏症状。如出现感染症状需做细菌及真菌培养，通知医生并做记录。

（3）静脉输液港冲洗

◆冲管时机

1）每次使用输液港后。

2）抽血或输注高黏滞性液体（输血、成分血、TPN、脂肪乳剂等）后，应立即冲干净导管再接其他输液。

3）两种有配伍禁忌的液体之间。

4）治疗间歇期每4周冲管一次。

5）输液期间每6~8小时用20ml生理盐水冲管一次。

◆冲管手法

脉冲冲管:有节律地推动注射器活塞，推-停-推-停，使盐水产生湍流，冲刷干净管壁。

技巧：调整无损伤针，使针的斜面背对输液港的注射座的导管接口，可以更有效地冲洗干净注射座内的残留药物。

◆注意事项

1）冲管后及时关闭导管锁，连接肝素帽。

2）冲洗过程中密切观察病人有无胸闷、胸痛、药物外渗的现象。

（4）静脉输液港抽血（静脉输液过程中）

◆方法

1）核对、解释、洗手、戴口罩。

2）用物准备：生理盐水、20ml注射器（一次性注射器1支、生理盐水注射器2支）、75%酒精棉片、血标本试管、清洁手套。

3）戴清洁手套，停止静脉输液15min。

4）擦拭-冲洗-回抽：酒精棉片擦拭抽血接口→接10ml生理盐水注射器缓慢脉冲式冲洗→回抽5ml血液废弃。

5）抽血-擦拭-冲洗-擦拭：接一次性注射器抽取血标本并放入试管→用酒精棉片擦拭接口→接20ml生理盐水注射器→脉冲冲管→移去注射器→再次用酒精棉片擦拭接口。

6）接上输液器，调节滴速。

7）处理用物、洗手、记录、血标本送检。

◆注意事项

抽血前需停止静脉输液15min，以防血液被稀释。

（5）静脉输液港拔针

◆方法

1）核对、评估、解释、洗手、戴口罩。

2）用物准备：生理盐水、肝素稀释液、胶布、20ml注射器若干、皮肤消毒剂、清洁手套、弯盘、无菌纱布、无菌棉签、无菌治疗碗。

3）去除污染敷料→脱去清洁手套→洗手。

4）消毒-移管：消毒皮肤→移去静脉输液管道。

5）擦拭-冲管-夹管-擦拭：酒精擦拭接口→用20ml生理盐水冲管→冲管毕，夹管→再次酒精擦拭接口。

6）肝素封管、夹管。

7）拔针：用无菌纱布按压住穿刺部位同时拔出针头，检查针头完整性。

8）止血-消毒：止血后用0.5%以上有效碘消毒。

9）固定：无菌敷料覆盖，用胶布固定24小时。

10）处理用物，洗手、记录。

◆注意事项

1）冲管必须选择10ml以上注射器。

2）确保正压封管。

3）拔针后按压穿刺部位5min以上，勿揉搓，并观察病人的面色、呼吸等情况及局部是否有出血或血肿。

（6）病人指导

1）放置导管部位可能会出现紫斑，需1~2周会自行消失。

2）待伤口痊愈，病人可洗澡，日常生活亦如常。但避免剧烈牵扯穿刺侧肢体运动、避免撞击穿刺部位。

3）安置输液港病人出院后，每月到医院接受肝素稀释液冲洗导管一次，避免导管堵塞。建议每3~6个月复查胸片一次。

4）输液港处皮肤出现红、肿、热、痛则表明皮下有感染或渗漏，肩部，颈部及同侧上肢出现水肿、疼痛时可能为栓塞表现必须返院就诊。

5）禁止用强力冲洗导管，避免高压注射。

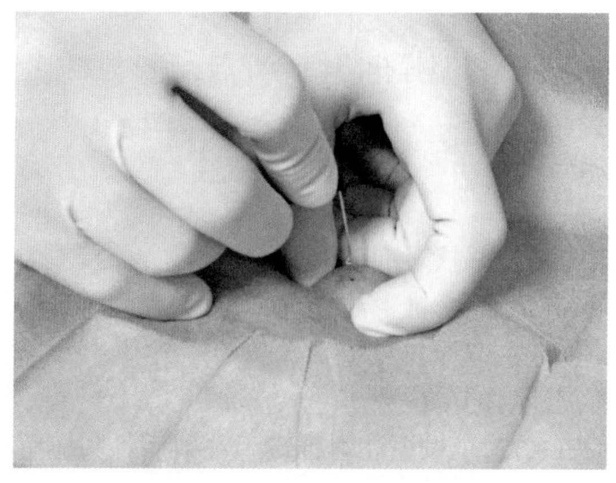

图2-1-13 输液港插针前定位

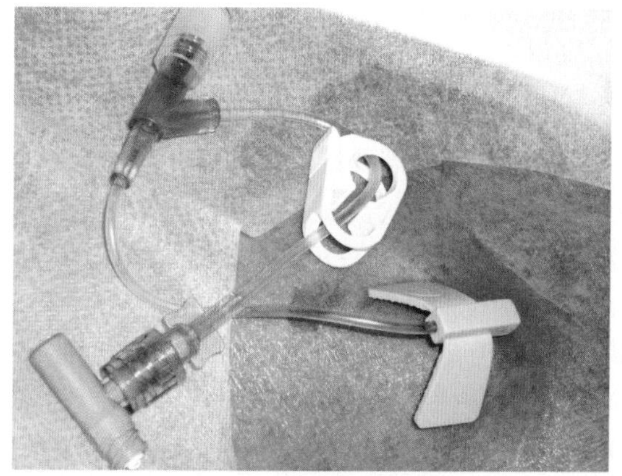

图2-1-14 输液港插针后

【思考题】

1. 急性白血病住院病人，主诉头痛，应如何进一步评估及采取哪些相应的措施？

2. 病人无法接受化疗后脱发导致的形象改变，应如何做好其心理护理？

3. 查阅文献，检索近五年静脉输液港的相关护理进展。归纳静脉输液港应用中的常见异常情况及并发症的预防与处理措施。

（胡 荣）

实验九 内分泌系统疾病病人的护理

【实验学时】3~5学时

【实验类型】综合型实验

【教学目标】

1. 能正确对病例中的病人资料进行健康评估。
2. 能正确识别异常的临床症状、体征及辅助检查指标，并对病情作出分析。
3. 能正确使用胰岛素笔，并能说出使用胰岛素笔的注意事项。

【案例】

王女士，30岁，以“恶心、呕吐、气促8小时”为主诉入院。糖尿病史10年，自行停药4~5天。查体：T36.5℃，P89次/分，R24次/分，BP108/65mmHg，神志清楚，精神倦怠，较烦躁，呼吸浅促，全身大汗，皮肤干，弹性差，双瞳孔等大等圆，直径3.0mm，光反射灵敏，口角无歪斜，颈软，双肺呼吸音粗，双下肺可闻及少许湿啰音，心律齐，心率89次/分，未闻及杂音，腹平软，无压痛，双下肢无水肿，病理征未引出。化验：急查尿素氮18.7mmol/L，K^+6.2 mmol/L，Na^+123.9mmol/L，Cl^-89.1 mmol/L，Ca^{2+}1.97 mmol/L，空腹血糖25.9mmol/L。尿常规：尿比重1.030（正常1.018），尿糖“+++”酮体“+++”。头颅CT正常，胸片正常，心电图正常，血气分析结果：$PO_2$133.6mmHg，PCO_2 13.2mmHg，pH 7.220，二氧化碳结合力12.2 mmol/L，BE-19.5mmol/L，血常规白细胞17.3 $\times 10^9$/L，红细胞3.14$\times 10^{12}$/L，血红蛋白78g/L。

【实验内容与步骤】

1. 案例讨论

（1）请归纳出该病例的临床特点，并做出解释。

（2）糖尿病有哪些急、慢性并发症？该病人发生了哪些并发症？

（3）目前病人的首要治疗是什么？

（4）病人在饮食方面有哪些注意事项？

（5）如何对该病人实施健康教育？

2. 针对病例及问题，每组学生代表发言，教师评析。

3. 技能训练 胰岛素笔的使用。

王女士入院后，通过控制饮食和适当运动，遵医嘱进行胰岛素泵强化降糖治疗后，血糖控制平稳，予院外继续胰岛素控制血糖。

◆适应证：适用于需要接受胰岛素注射治疗的糖尿病病人。

◆方法

1）安装与核对：准备并安装好胰岛素笔，检查胰岛素有效期并核对剂型。

2）排气：调拨剂量选择环在2单位位置，用手指轻弹笔芯架数次，推下注推键，当有一滴胰岛素出现在针头时，即表示排气成功。如针头无胰岛素出现，则重复上述步骤，直至排气成功。

3）调节剂量：根据医嘱确定剂量选择环位置，选择所需注射的单位数。

4）注射：捏起注射处皮肤，垂直进针，进针深度为针头的2/3，全按下注射推键。注射后针头应留在皮下6秒钟以上，并继续按住推键，直至针头完全拔出。

5）用物整理：注射完毕后应套上内针帽，旋下针头，将废弃针头放入锐器回收盒，戴回笔帽。

◆注射区域选择：常用的胰岛素注射部位包括上臂外侧、腹部、大腿外侧、臀部。以2平方厘米为一个注射区，而每一个注射部位可分为若干个注射区。每次注射部位都应轮换，而不应在一个注射区几次注射。

腹部是胰岛素注射优先选择的部位。

◆注意事项

1）注射胰岛素前应确定就餐时间，确保在注射后30~45分钟内进食。

2）每次注射前必须检查是否有足够剂量的胰岛素。

3）每次注射前，都应针尖朝上，排尽空气。

4）未开启的胰岛素笔芯可储存在2~8℃环境下，开启后装入胰岛素笔内的笔芯在室温下（<25℃）可保存1个月左右。

【思考题】

1. 使用胰岛素的不良反应有哪些？应如何应对？

2. 查阅文献，制订该病人的糖尿病饮食计划。

（吴炜炜）

实验十　神经系统疾病病人的护理

【实验学时】3学时

【实验类型】综合型实验

【教学目标】

1. 能应用临床思维方法对神经系统疾病病人进行健康评估，分析病情。

2. 能正确指导脑卒中病人进行早期肢体康复训练。

【案例】

刘女士，女，65岁，退休工人。因"右侧肢体无力伴口齿不清3小时"急诊入院。病人3小时前在家看电视时突然出现右侧肢体无力，表现为右上肢不能握物右下肢不能站立，伴有口角歪斜、口齿不清，无头晕、耳鸣、听力下降，无头痛、呕吐，无意识障碍、手足抽搐，无吞咽困难、饮水呛咳、声音嘶哑，无大小便失禁，无畏冷、发热、无咳嗽、咳痰，无胸闷、心悸。

既往史：高血压5年，不规则降压治疗；无烟酒等不良嗜好。3年前诊断为2型糖尿病，口服降糖药治疗，空腹血糖控制于"8~10 mmol/L"之间。

查体：T 36.6℃，R 20次/分，P 78次/分，BP 165/95mmHg，神志清楚，口唇无发绀，心肺（-），腹软，无包块，四肢无水肿。

神经系统检查：不全运动性失语；右侧同向性偏盲，双侧瞳孔等大等圆，直径3mm，对光反射灵敏，右侧鼻唇沟浅、口角左歪，额纹存在，伸舌偏右。右侧肢体肌张力减弱，右上肢肌力近端2级，远端1级，右下肢肌力近端3级，远端1级。右侧偏身感觉障碍，右侧腱反射减弱，右侧巴氏征（+）。左侧肢体正常。颈项无抵抗，双侧克氏征（-），双侧布氏征（-）。

实验室检查：血糖21mmol/L，血常规（-），凝血功能（-），肝肾功能（-），血胆固醇6.8mmol/L，甘油三酯2.5mmol/L。心电图正常范围。急诊头颅CT平扫示颅内未见异常密度影。

【实验内容与步骤】

1. 案例讨论

（1）该病人最可能患有何疾病？有何依据？

（2）本病人目前适合进行溶栓治疗吗？为什么？说说溶栓治疗的注意事项。

（3）如果你是神经内科的护士，应该从哪些方面评估病人？

（4）你认为本病人目前存在哪些护理问题？应该采取哪些护理措施？

（5）如何指导病人进行康复训练？

（6）如何指导病人预防疾病复发？

2. 每组学生代表发言，教师评析。

3. 技能训练　早期肢体康复训练。

◆目的：抑制和减轻肢体关节痉挛姿势的出现与发展，预防并发症、促进康复、减轻致残程度和提高生活质量。

◆方法

［**情境导入**］刘女士住院第2天，生命体征平稳，护士小张是刘女士的责任护士，她协助病人进行早期的康复训练，并对病人家属进行指导。

1）患侧刺激：布置房间，尽可能使患侧自然地接受更多的刺激，如床头柜、电视机等置于患侧；所有护理工作应尽量在患侧进行；指导家属与病人交谈时经常握住患侧手，引导病人头部转向患侧。

2）卧位：正确的卧位姿势可减轻患肢痉挛、水肿，增加舒适感。主要包括以下三种卧位：

a.仰卧位（图2-1-15）：将床放平，头下垫一枕头，不宜过高，面部朝向患侧。患侧肩后部垫一比躯干略高的枕头，将伸展的上肢置于枕上，前臂旋后，掌心向上，手指张开，不应放置任何东西。患侧臀部及大腿下垫一枕头，枕头边缘可卷起。患足与小腿尽量保持垂直位，足底不应放置硬物。此体位受颈紧张性反射和迷路反射的影响，异常反射活动增加，应尽量少用。

b.健侧卧位（图2-1-16）：健侧在下，患侧在上。患侧肩部前屈，手平放于枕头上，肘关节伸展。患侧髋、膝关节呈自然半屈曲位，置于枕上。注意足不能内翻悬在枕头边缘。健侧下肢平放在床上，身后放置一枕头支撑。

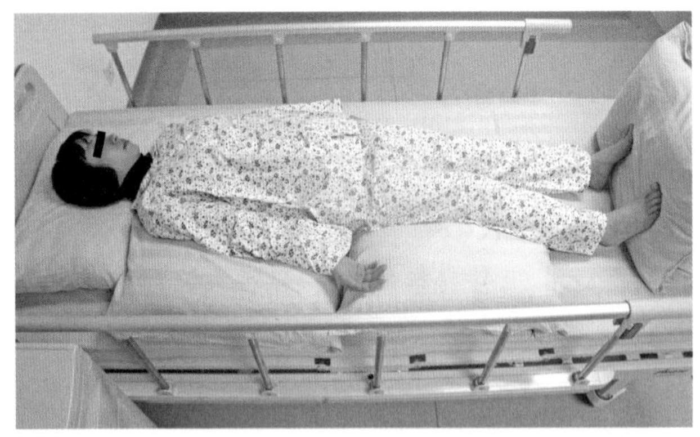

图2-1-15 仰卧位

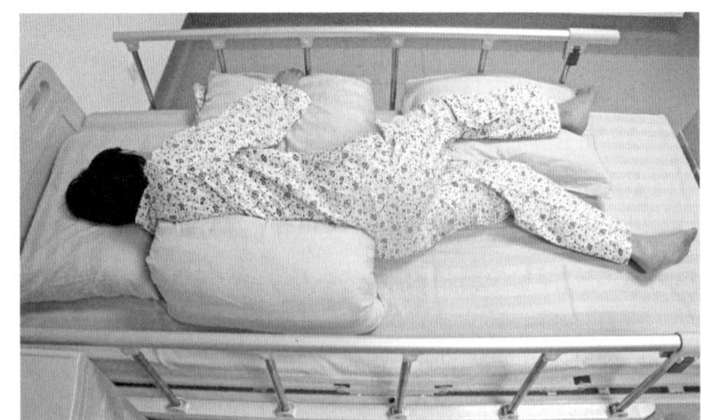

图2-1-16 健侧卧位

c.患侧卧位（图2-1-17）：患侧在下，健侧在上的侧卧位。患侧肩关节前伸并外旋，肘关节伸展，手指张开，掌心向上；健侧上肢放在身上或身后的枕头上。健侧下肢在前置于枕上；患侧下肢在后，髋关节微后伸，膝关节略屈曲，背后挤放一枕头。这一体位有利于健侧手自由活动，改善日常生活活动能力。但注意躯干不要完全压住患侧，可略向后靠于枕头上。

3）体位变换：协助病人床上翻身，预防压疮。偏瘫、截瘫病人每2~3小时翻身1次。

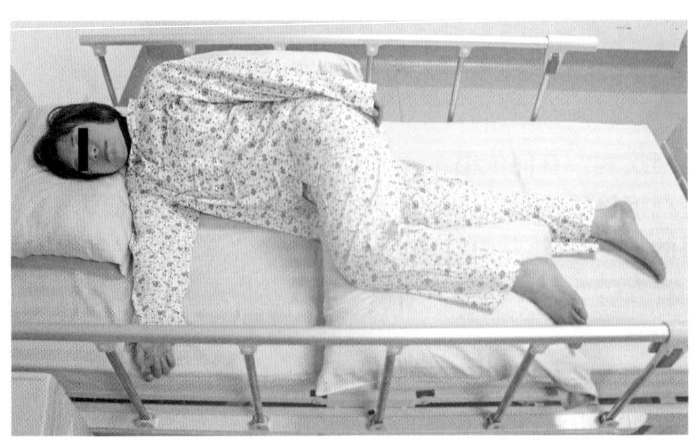

图2-1-17 患侧卧位

a.向健侧翻身(图2–1–18):协助者(护士或家属)站于病人健侧,病人双手放于胸前,患侧下肢屈曲,协助者一手伸入对侧肩部,一手伸入患侧臀部或腿部,用适当的力量将病人翻向健侧,肢体摆放同健侧卧位。

b.向患侧翻身:向患侧翻身较容易,若病人不能配合,翻身方法与向健侧翻身方法相同。若病人能够配合,协助者协助保护患侧肩部,病人抬起健侧上下肢,向患侧移动,完成翻身动作。

4)Bobath握手(图2–1–19):双手十指交叉,患手手指置于健手手指之上,手掌相对握手,健手带动患手进行上举、屈曲、摆动等主动运动。

5)关节被动活动:包括髋关节、踝关节、足趾关节、肩关节、肘关节、腕关节等各方位的被动运动。关节活动时先健侧后患侧,应从近端关节至远端关节,动作宜缓慢,注意训练量及强度。一般一个动作需要3~5秒,每一个动作完成3~5次为宜。

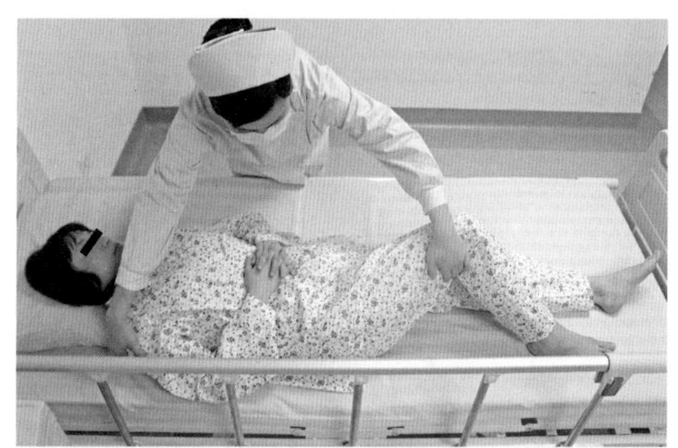

A

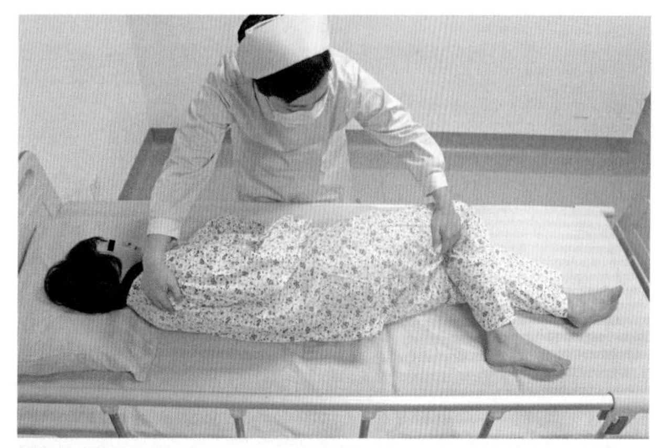

B

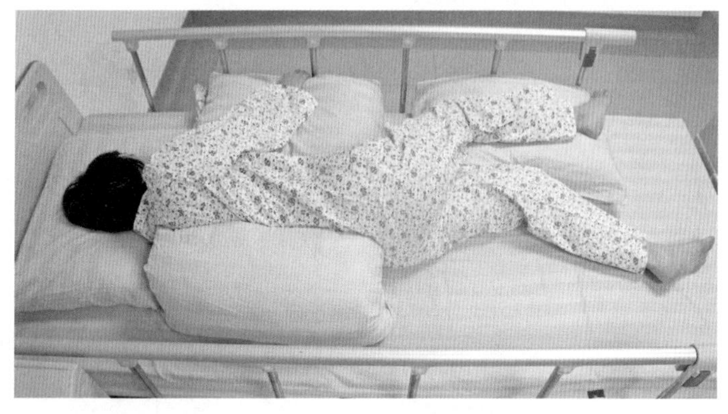

C

图2–1–18 向健侧翻身

[情境导入]经过2周的治疗,刘女士右上肢肌力近端3级,远端2级,右下肢肌力近端4级,远端3级。护士小张指导病人进行康复训练。

1)桥式运动(图2–1–20):仰卧位,双下肢屈髋屈膝、全脚掌着床,双手在胸前交叉,病人尽量抬高臀部,使髋关节充分伸展,膝关节屈曲。

2)起坐训练(图2–1–21):上肢呈Bobath握手并转向健侧,健侧足置于患侧足下方并抬起患肢,移至床边,以健侧肘关节支撑,上身抬起,下肢移下床,坐起。

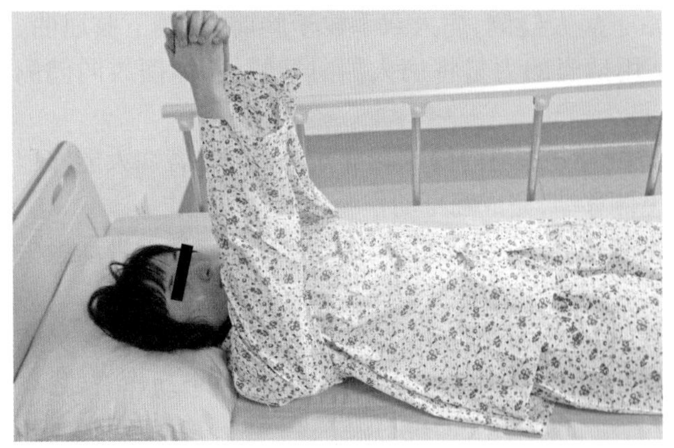

图2-1-19 Bobath握手

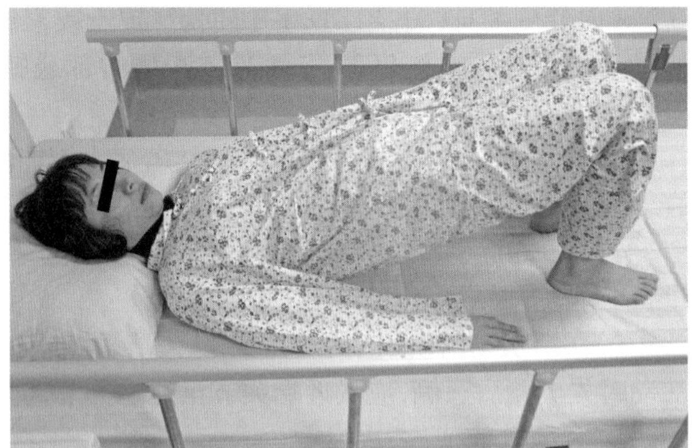

图2-1-20 桥式运动

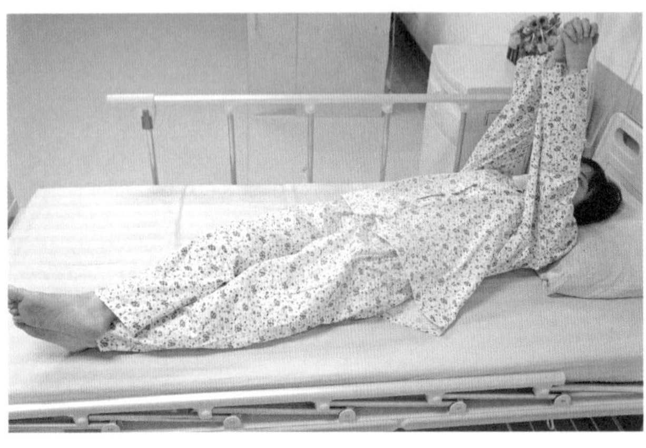

A

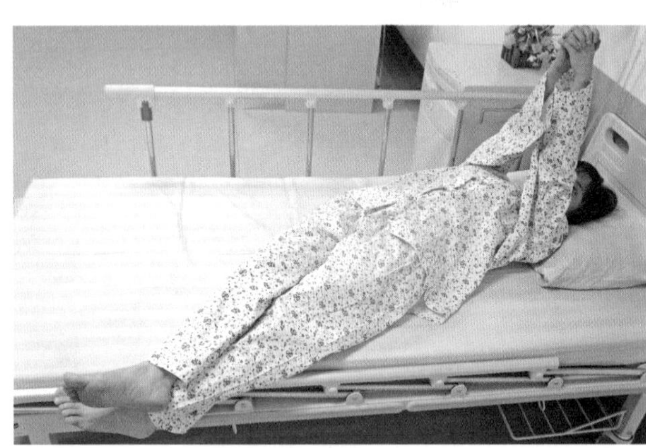

B

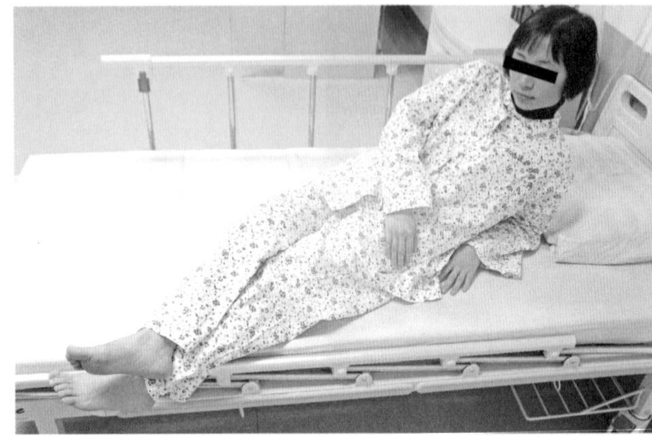

C

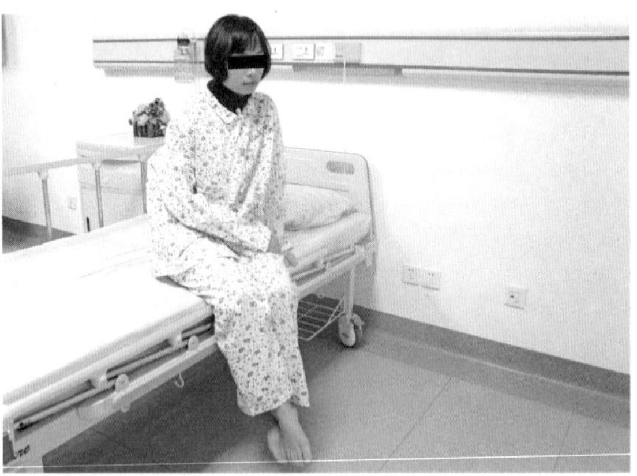

D

图2-1-21 起坐训练

◆注意事项

1）在病人入院后，应告诉病人及家属早期康复的重要性、方法与开始的时间。在临床中，病人早期康复开始的时间及方法应视病人的疾病情况、意识状态等因素而定。在不加重病情、不妨碍治疗的前提下，康复训练开展得越早，功能恢复的可能性越大，预后越好。

2）肢体功能训练应循序渐进，注意训练的量、强度及方法，避免造成关节与组织的损伤。

3）任何训练都不应该引起明显疼痛。有时训练中可产生轻微疼痛，但在停止活动后疼痛应消失。若引起严重疼痛，或疼痛在休息后不消失，应停止康复训练。

【思考题】

1. 查阅文献,脑卒中病人的康复训练还有哪些方面?
2. 脑血管疾病有哪些可干预的危险因素?应该如何预防该疾病?

(张玉萍)

附:评分标准

实验一 心电图检查技术评分标准

班级__________ 组别__________ 学号____________ 姓名__________

<table>
<tr><th colspan="2">项　目</th><th>项目总分</th><th>内　容　要　求</th><th>标准分数</th><th>考试评分</th><th>备注</th></tr>
<tr><td colspan="2">准　备</td><td>15</td><td>评估病人并解释,病人做好准备
护士着装整齐,仪表大方
用物齐全,性能良好,放置合理
环境整洁,安全</td><td>5
2
4
4</td><td></td><td></td></tr>
<tr><td colspan="2">操作过程</td><td>65</td><td>核对病人,摆好体位
正确安装心电图纸
正确连接心电图机电源、线路,打开开关
功能键设置正确,定好标准
肢体导联皮肤处理正确
电极位置正确*
胸导联皮肤处理正确
电极位置正确*
12导联心电图描记方法正确 *
心电图基线平稳、图形清晰,无干扰伪差
取下电极板,向病人做好解释
在心电图纸上正确注明病人信息、测定时间,并标记各导联
妥善处理用物、洗手
记录,及时向医生汇报</td><td>4
2
3
6
2
6
3
9
12
3
3
4
4
4</td><td></td><td></td></tr>
<tr><td colspan="2">指导病人</td><td>10</td><td>正确指导病人</td><td>10</td><td></td><td></td></tr>
<tr><td colspan="2">理　论</td><td>10</td><td>目的、注意事项表述正确、完整</td><td>10</td><td></td><td></td></tr>
<tr><td rowspan="2">评价</td><td>关键性指标</td><td colspan="5">出现下列情况之一者定为不及格:
(　)1. 电极安置错误
(　)2.未能正确描记心电图
(　)3.造成病人情绪伤害
(　)4. 造成病人身体伤害
(　)5.操作程序混乱,思路不清</td></tr>
<tr><td>等级</td><td colspan="5">(　)不及格　及格(　分)</td></tr>
<tr><td colspan="4">监考老师(签名):</td><td colspan="3">监考时间:</td></tr>
</table>

注: *为关键性指标,达不到本指标者定为不及格

实验二　血糖仪的使用评分标准

班级________　　组别________　　学号________　　姓名________

<table>
<tr><td colspan="2">项　目</td><td>项目
总分</td><td>内　容　要　求</td><td>标准
分数</td><td>考试
评分</td><td>备注</td></tr>
<tr><td colspan="2">准　备</td><td>15</td><td>着装整齐，仪表大方
用物齐全，性能良好，放置合理</td><td>5
10</td><td></td><td></td></tr>
<tr><td colspan="2">操作过程</td><td>65</td><td>核对、解释，协助病人洗手
正确选择、准备穿刺手指
正确检查并核对血糖检测仪及试纸
正确消毒穿刺部位
正确安装无菌采血针，调节进针深度
采血方法正确*
正确取血样
正确按压穿刺点
正确读取血糖数值
妥善处理试纸及采血针
整理床单位及用物
记录（血糖值、时间）</td><td>4
4
4
6
6
15
6
4
4
4
4
4</td><td></td><td></td></tr>
<tr><td colspan="2">指导病人</td><td>10</td><td>正确指导病人</td><td>10</td><td></td><td></td></tr>
<tr><td colspan="2">理　论</td><td>10</td><td>回答问题准确、完整、简练、条理清楚</td><td>10</td><td></td><td></td></tr>
<tr><td rowspan="2">评
价</td><td>关
键
性
指
标</td><td colspan="5">出现下列情况之一者定为不及格：
(　　)1.违反无菌操作原则（但若自己发现且采取正确弥补措施，未造成不良影响，则只扣除本条目相应分值，不定为不及格）
(　　)2.未能正确采血
(　　)3.造成病人情绪伤害
(　　)4. 造成病人身体伤害
(　　)5.操作程序混乱，思路不清</td></tr>
<tr><td>等
级</td><td colspan="5">(　　)不及格　　及格(　　分)</td></tr>
<tr><td colspan="4">监考老师（签名）：</td><td colspan="3">监考时间：</td></tr>
</table>

注：*为关键性指标，达不到本指标者定为不及格

实验三　PICC穿刺操作评分标准

班级__________　　组别__________　　学号____________　　姓名__________

项　目	项目总分	内　容　要　求	标准分数	考试评分	备注
准　备	15	评估病人并解释,病人做好准备	5		
		护士着装整齐,戴圆帽,仪表大方	2		
		用物齐全,性能良好,放置合理	5		
		环境整洁、安全	3		
操作过程	65	核对病人	2		
		正确选择静脉及穿刺点	4		
		摆好体位	2		
		准确测量导管长度	3		
		正确建立无菌区,消毒方法正确*	8		
		正确预冲导管并检查完整性,修剪导管	4		
		成功实施静脉穿刺*	8		
		准确置入PICC导管,病人配合良好	5		
		正确退出导入鞘、劈开并撤离导入鞘,缓慢置入剩余导管	4		
		确定回血	2		
		撤出导引钢丝,动作轻柔缓慢	3		
		封管方法正确	2		
		正确清洁穿刺点	2		
		固定导管方法正确	4		
		透明敷料上正确标记(导管的种类、规格、置管深度,穿刺日期和时间,操作者姓名)	2		
		整理、妥善清理用物,洗手	4		
		拍片确定导管位置	2		
		记录内容完整	4		
指导病人	10	正确指导病人	10		
理论	10	目的、注意事项表述正确、完整	10		
评价：关键性指标	出现下列情况之一者定为不及格: (　　)1.违反无菌操作原则(但若自己发现且采取正确弥补措施,未造成不良影响,则只扣除本条目相应分值,不定为不及格) (　　)2.未能成功实施静脉穿刺 (　　)3.造成病人情绪伤害 (　　)4. 造成病人身体伤害 (　　)5.操作程序混乱,思路不清				
评价：等级	(　　)不及格　及格(　　分)				
监考老师(签名):			监考时间:		

注: *为关键性指标,达不到本指标者定为不及格

第二章　外科护理学

实验一　手术室无菌操作技术

【实验学时】2~3学时

【实验类型】技能型实验

【教学目标】

1. 能严格遵守手术室无菌操作规程。
2. 能说出手术室无菌技术操作需准备的用物及其要求。
3. 能熟练进行手术室常用无菌操作技术。

【实验目的】

1. 保持手术过程的无菌环境。
2. 保护医护人员免受污染。

【案例】

李先生，34岁。主诉：上腹部外伤后腹痛、呕吐3小时。酒后肇事，方向盘撞击上腹部，致上腹部持续性疼痛，进行性加重，无放射痛；呕吐食物残渣，不混有血液。体检：T37.1℃，P102次/分，BP105/80mmHg。神志清楚，睑结膜不苍白，巩膜不黄染，心肺无异常。腹部尚平坦，脐上三横指处有一横行约5cm钝挫伤，周围伴有皮下出血。从上腹部至右下腹部有压痛、轻度肌紧张，但无反跳痛，肝脾未触及，移动性浊音阴性，肠鸣音减弱。初步诊断：腹部闭合性损伤。拟急诊在全麻下行"剖腹探查术"。现病人已接到手术室，准备手术。

【实验程序】

1. 核对、评估及解释

（1）核对病人：①姓名、床号、病案号、手术标志等；②有无佩戴活动性义齿、首饰等；③过敏史、CT片、手术带药等。

（2）评估病人：①年龄、体重、生命体征、意识状态等；②心理状态及配合程度；③进食情况、皮肤完整性等。

（3）向病人解释手术及麻醉的目的、方法等。

［**解释语**］"您好，我是手术室护士陈××，请问您的姓名？""我是李××""李先生，您好，我们马上要为您进行手术，查出受损的器官并修复，麻醉师将为您进行全身麻醉，在整个手术期间，您就像睡着了一样，我们医生、护士及麻醉师都会守护在您身旁，监护您的生命体征，以确保手术顺利完成，您不用担心。请问您还有什么问题不清楚吗？"

2. 操作过程

（1）外科洗手

环境准备：整洁、安静、安全、光线充足、空间宽敞。

↓

护士自身准备：换洗手衣裤，准备好手术器械，戴口罩、帽子，修剪指甲。

↓

用物准备：洗手液、0.5%碘附纱布（或免洗外科手消毒液）、洗手刷、脚踏式无菌锅（内置消毒小方巾）。

↓

洗手：取洗手液，清洗双手→腕→前臂→肘→肘上10cm。

↓

清水冲洗

↓

刷手：取无菌刷，醮洗手液适量，左右手交替刷指尖、指蹼、指缝、手掌、手背→腕→前臂→肘→肘上10cm，约3分钟。

↓

清水冲洗：双手交叉相握，抬高，使水顺指尖、上臂向下流（图2-2-1）。

↓

擦手

- ①取无菌毛巾擦干双手。
- ②将毛巾对折成三角形，搭于一手背面，另一手紧握两角由下向上擦干手臂（图2-2-2）。
- ③反转手巾，同法擦另一手臂。

↓

消毒双手

- 0.5%碘附纱布（或用免洗外科手消毒液2ml）涂擦至双手肘上6cm→另取上述液体充分揉搓双手至干燥。

↓

进入手术室（保持双手交握，置于胸前）

（2）铺巾

用物准备：无菌手术布包。

↓

病人准备：①麻醉；②摆好手术体位并固定。

↓

外科洗手毕

↓

铺切口巾

- ①无菌巾上缘内折1/3（图2-2-3）。
- ②顺序：对侧→近侧→下方→上方。
- ③注意：铺好后手术巾只可向外调整，不可向内移动。

↓

巾钳固定四交角：巾钳应置于中单上，不可直接接触病人皮肤（图2-2-4、图2-2-5、图2-2-6）。

↓

铺脚单、头单

- ①先近切口端，后远切口端。
- ②避免双手被污染。

↓

穿手术衣

↓

戴无菌手套

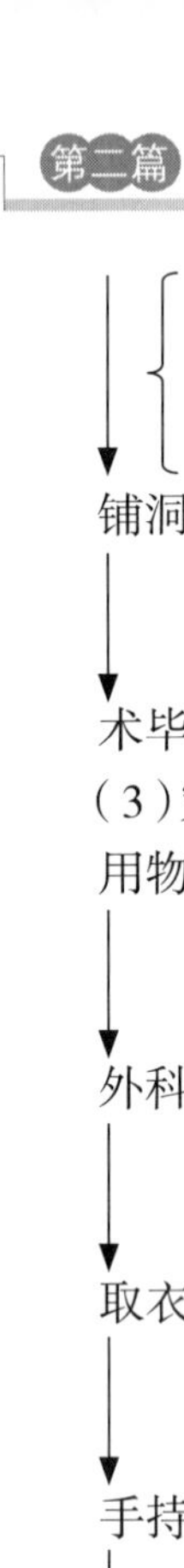

①闭合式
②开放式
③协助他人戴手套法(图2-2-7)

铺洞巾
↓
术毕,脱手术衣及手套

(3)穿、脱手术衣

用物准备:无菌手术衣
↓
外科洗手毕
↓
取衣—整件抓取
↓
手持衣领,抖开
↓
轻抛手术衣
↓
双手平伸入衣袖(图2-2-8、图2-2-9、图2-2-10)
↓
巡回护士协助拉衣、系颈带

全遮闭式手术衣：
戴手套
↓
解腰带
↓
传递腰带
（手术护士用手或巡回护士用无菌持物钳夹住末端,自术者身后绕至身前传递给术者(图2-2-11)。）
↓
术者自行系带

半遮闭式手术衣：
解腰带
↓
术者上身略向前屈
↓
双手交叉撑开腰带(图2-2-12)
↓
巡回护士协助系腰带

术毕，巡回护士协助松带

↓

左手抓右侧肩部手术衣外面，自上而下外翻衣袖、下拉至肘部。

↓

同法脱左侧

↓

左右交替脱下手术衣及手套：保持裸手不接触手术衣及手套外面。

↓

扔于污物桶内

（4）戴、脱无菌手套

巡回护士查对：手套规格、有效期、外包装

↓

巡回护士打开外包装

↓

术者取手套（连同内包装）

↓

显露手套：提捏手套内包装纸外侧面

↓

捏住手套反折处，提出手套：手套左右拇指相对

↓

右手捏手套反折处（内侧面）：不可触及手套外侧面

↓

左手伸入手套内，戴好左手套

↓

左手四指伸入右手套反折面（外侧面），撑开手套：不可触及手套内侧及手

↓

同法戴好右手套

↓

冲洗手套

↓

术毕，脱手术衣

↓

右手拇指、示指捏住左侧手套外侧上缘

↓

反折至大鱼际肌处，露出左手大拇指

↓

左手余四指将右手套反折，并脱下右手套

↓

大拇指伸入右手套内面将手套翻转脱下

（以上四步：保持双手不触及手套外面）

↓

弃于污物桶

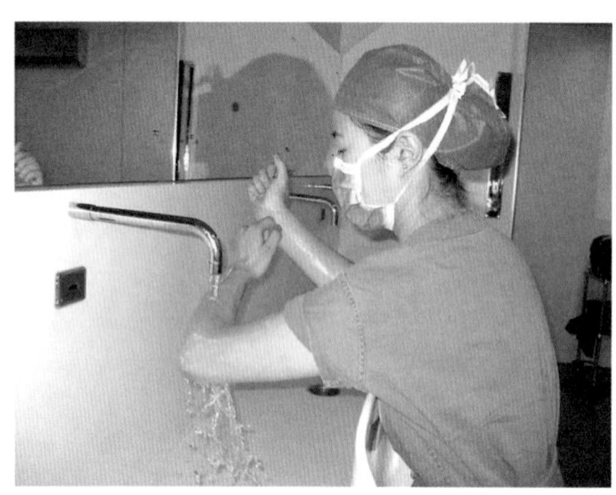

图2-2-1 清水冲洗双手

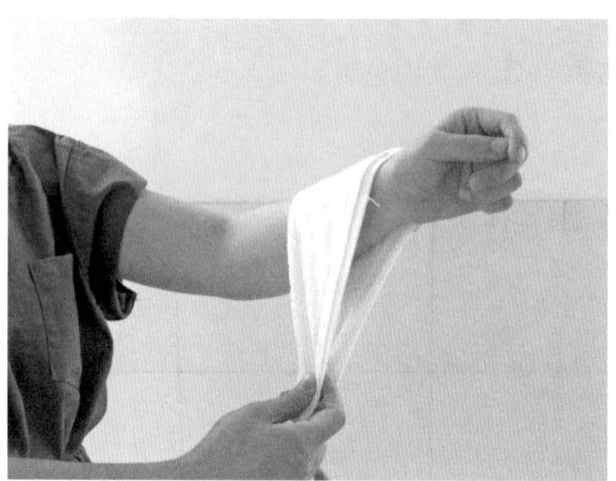

图2-2-2 擦手

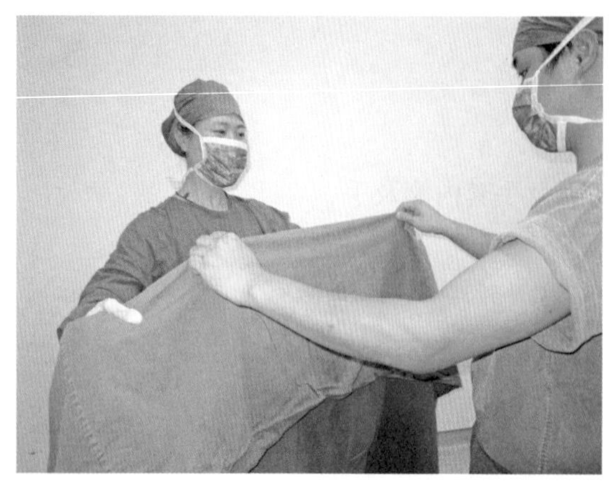

图2-2-3 无菌巾内折1/3

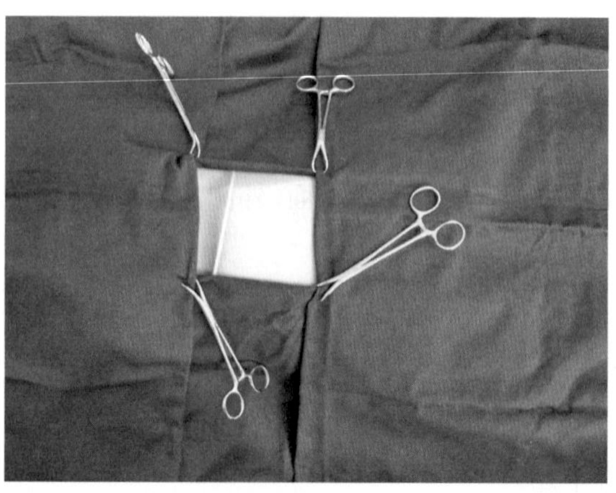

图2-2-4 巾钳固定四交角（正确方法）

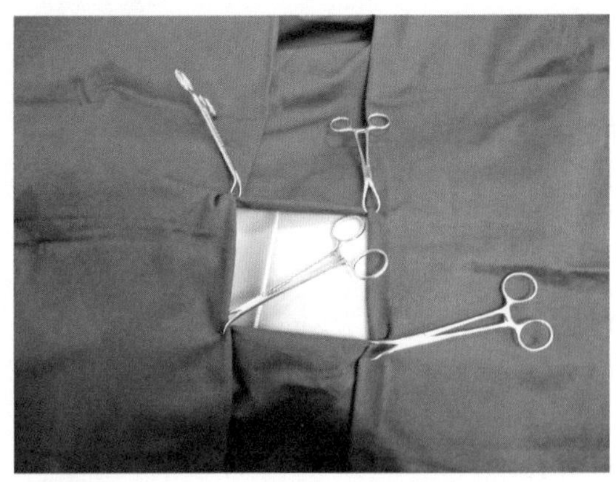

图2-2-5 巾钳固定四交角(错误方法1)

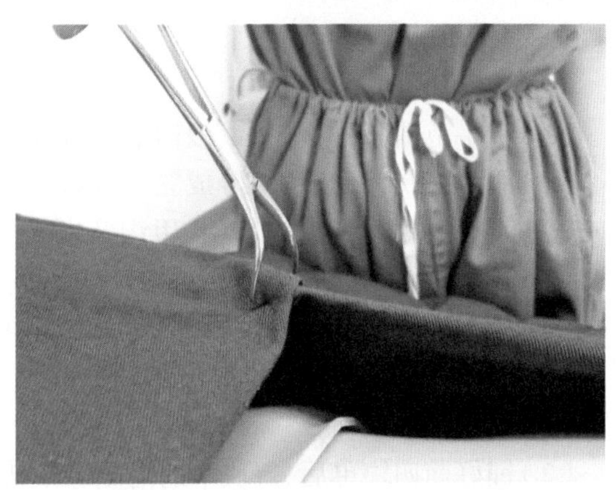

图2-2-6 巾钳固定四交角(错误方法2)

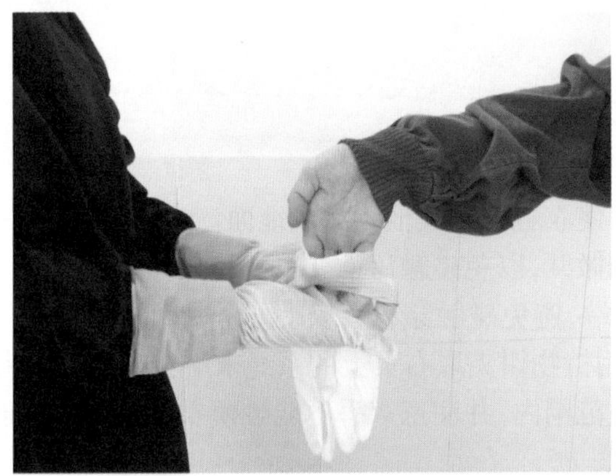

图2-2-7 协助他人戴手套法

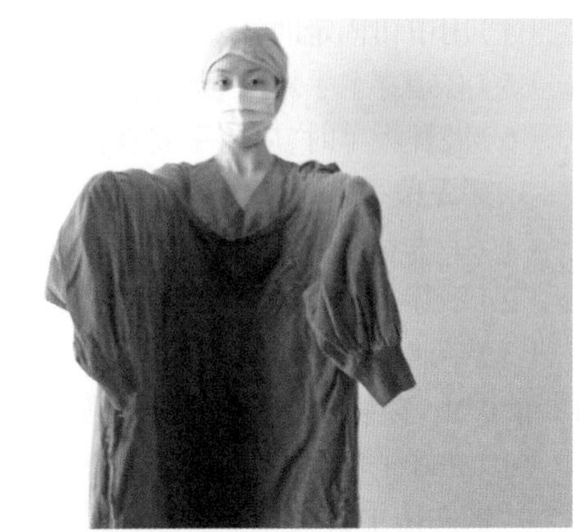

图2-2-8 双手平伸入衣袖(正确方法)

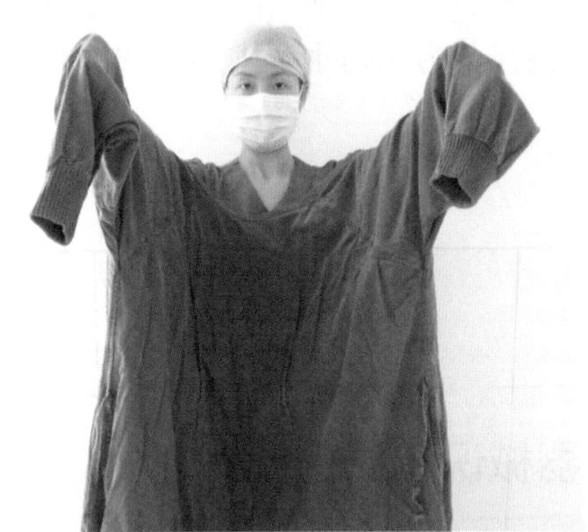

图2-2-9 双手平伸入衣袖(错误方法1)

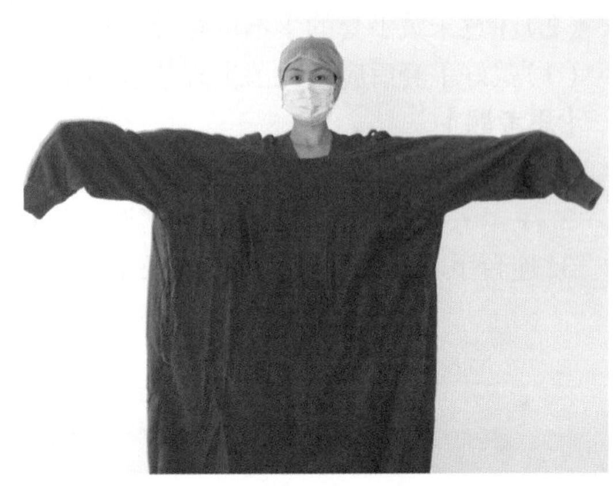

图2-2-10 双手平伸入衣袖(错误方法2)

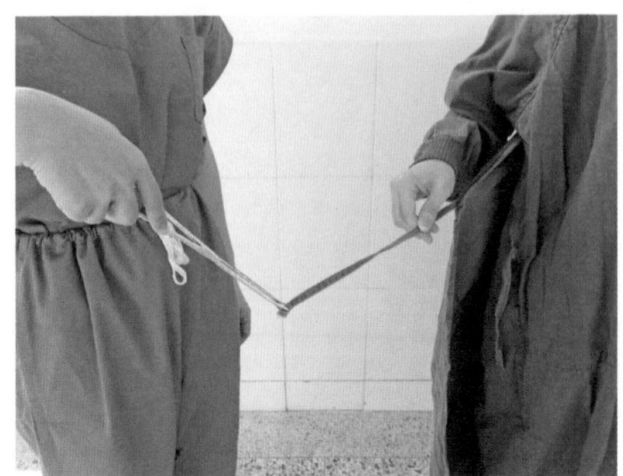

图2-2-11 持物钳夹住腰带末端,自术者身后绕至向前传递给术者

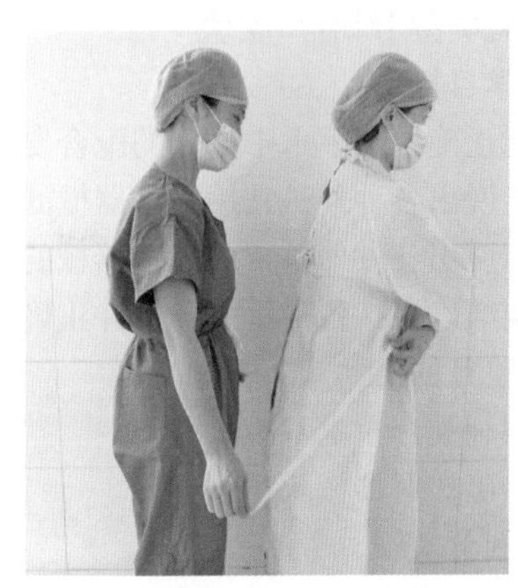

图2-2-12 双手交叉撑开腰带

【注意事项】

1. 外科洗手

（1）洗手范围为肘上10cm，浸泡消毒范围为肘上6cm。

（2）刷手时，将每侧手臂分成三个区域：从指尖到手腕、从手腕到肘、肘上臂。左、右侧手臂的相应区域应交替刷洗。刷手时应注意甲缘、甲沟及指蹼、皮肤皱褶处等。

（3）无菌巾使用后应从上外侧移开，避免污染。

（4）刷手后应保持双手在腰以上，肩以下，切忌污染。

2. 手术区铺单法

（1）铺单顺序正确。

（2）铺好前四块单后，每块巾的内侧缘距切口线3cm以内。

（3）铺下的手术巾若需少许调适，只允许自内向外移动。

（4）用巾钳固定时注意不能夹到病人。

（5）必须穿上手术衣，戴好无菌手套方可铺洞单。

（6）展开大单时，应将手卷在洞单内面，以免污染。

3. 穿无菌手术衣

（1）手术衣应整件拿取，并选择宽敞处抖开，注意勿使衣触碰到其他物品或地面。

（2）手穿入袖子后，不可高举过肩，也不可向左右侧撒开，以免碰触污染。

（3）半遮闭式手术衣：巡回护士应尽量接住腰带末端，避免碰触穿衣者双手。全遮闭式手术衣：腰带可由器械护士（穿好手术衣并戴好手套）直接或巡回护士用持物钳夹取右页上的系绳末端传递给穿衣者。

（4）穿好手术衣后，双手保持在腰以上、胸前及视线范围内，并注意双手不能触摸衣服外面或其他物品。

4. 戴无菌手套

（1）分清左、右侧。

（2）注意未戴手套的手不可触及手套的外面（无菌面），已戴手套的手则只能接触手套的外面（无菌面）。

（3）戴好手套后应用无菌生理盐水冲净手套外面的滑石粉（若为无粉手套则不需冲洗）。

【思考题】

1. 术中若无菌器械台的桌单被水浸湿，应如何处理？

2. 手术人员穿好手术衣后应如何调换位置？

3. 连台手术应如何更换手术衣及手套？

（宋继红）

实验二　外科手术常用器械识认及使用

【实验学时】2~4学时

【实验类型】综合型实验

【教学目标】

1. 能正确说出手术中护士的配合要点。

2. 能说出各种外科常用手术器械的结构特点。

3. 能说出各种外科常用手术器械的名称及使用方法。

4. 能准确握持各种手术器械并正确传递。

【实验目的】

1. 顺利配合手术基本过程。

2. 准确核对器械。

【案例】

严先生，48岁。主诉：反复剑突下闷痛1年，加重1个月。病人无明显诱因出现反复剑突下闷痛1年余，近1个月症状逐渐加重。查胃镜报告：胃角见一4.0cm×3.0cm溃疡，周围黏膜呈堤样增生。诊断：进展期胃癌（溃疡型），活检病理考虑印戒细胞癌，今早在全麻下行“根治性远端胃大部切除+改良胃-空肠Roux-Y吻合术”。术中进行腹腔探查，清扫淋巴结。

【实验程序】

1. 实践活动安排　以4~6名学生为一小组，以小组为单位，每组学生分饰主刀、一助、二助、器械护士、巡回护士等角色。

2. 操作前准备

（1）手术器械：手术刀柄、刀片、组织剪、线剪、有齿镊、无齿镊、直血管钳、弯血管钳、持针器、鼠齿钳、卵圆钳、拉钩、缝针及缝线等。

［解释语］“您好，我是您今天手术的巡回护士，请问您叫什么名字？”“我是严××。”“严先生，您好，您今天是进行胃部的手术吗？一会儿我们要为您进行手术了。您不要紧张，我现在先帮您打留置针，开放静脉通路，以便于我们手术中进行麻醉与输液。”

（2）手术台准备：协助麻醉师为病人取正确体位，铺好无菌巾。

（3）检查手术室环境，保证所有电源、仪器、接线板、吸引器等都处于正常工作状态，仪器设备按规范化布局放置到位。

3. 操作训练　教师组织学生针对上述角色扮演的情况，展示各种外科手术常用器械实物，介绍各种器械功能特点及使用方法、注意事项。

［实验场景］器械护士整理并正确摆放无菌桌上的手术器械，与巡回护士共同唱点手术器械、纱布等的数量。

（1）钳类（图2-2-13，图2-2-14）

1）血管钳

①分类及功能：血管钳（亦称止血钳）主要用于钳夹血管或出血点，以达到止血的目的。血管钳在结构上主要的不同是齿槽床，由于手术操作的需要，齿槽床分为直、弯、直角、弧形（如肾蒂钳）等。用于止血时尖端应与组织垂直，夹住出血血管断端，尽量少夹附近组织。止血钳有各种不同的外形和长度，以适合不同性质的手术和部位的需要。常见的有齿血管钳（全齿槽）、蚊式、直、弯血管钳等。

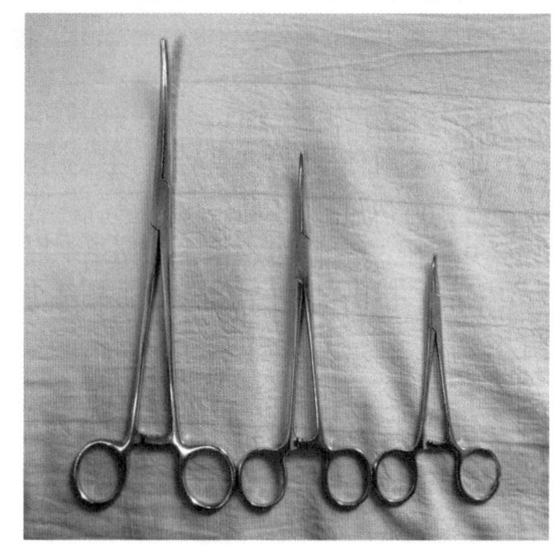

图2-2-13　钳类1

◆直血管钳：用以夹持浅层组织出血，协助拔针等用。

◆弯血管钳：用以夹持深部组织或内脏血管出血，有长短两种。

◆有齿血管钳：用以夹持较厚组织及易滑脱组织内的血管出血，如肠系膜、大网膜等，前端齿可防止滑脱，但不能用于皮下止血。

◆蚊式血管钳：为细小精巧的血管钳，有直、弯两种，用于脏器、面部及整形等手术的止血，不宜做大块组织钳夹用。

②使用：血管钳使用基本同手术剪，但放开时用拇指和示指持住血管钳一个环口，中指和无名指挡住另一环口，将拇指和无名指轻轻用力对顶即可。注意：血管钳不得夹持皮肤、肠管等，以免组织坏死。止血时只扣上一、二齿即可，要检查扣锁是否失灵，有时钳柄会自动松开，造成出血，应警惕。使用前应检查前端横形齿槽两页是否吻合，不吻合者不用，以防止血管钳夹持组织滑脱。

③血管钳带线法：右手握血管钳，左手拇指或示指持缝线一端，张开钳端，夹住线头约2mm，常用于深部组织的结扎。

④传递：术者掌心向上，拇指外展，其余四指并拢伸直，传递者握血管钳前端，以柄环端轻敲术者手掌，传递至术者手中（图2-2-15，图2-2-16，图2-2-17）。

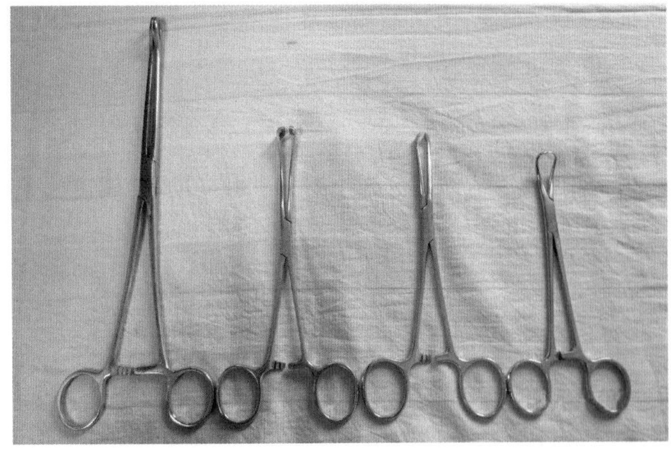

钳类2

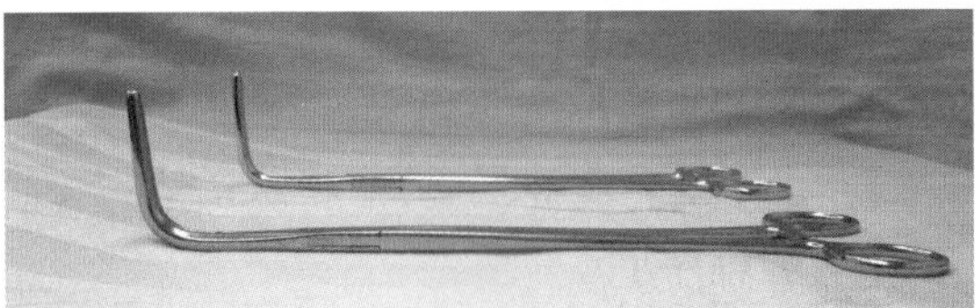

钳类3

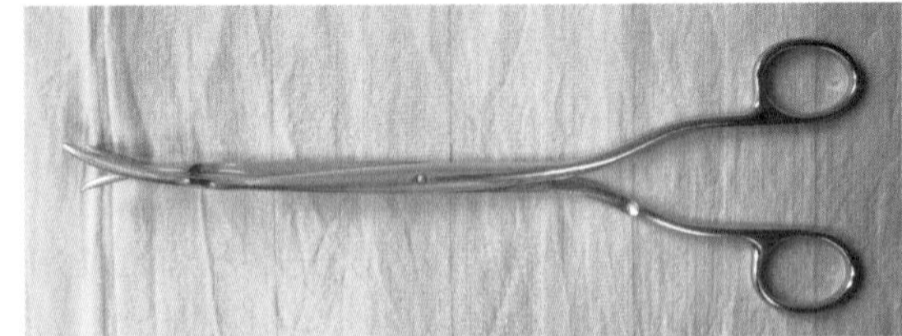

钳类4

图2-2-14 钳类2、3、4

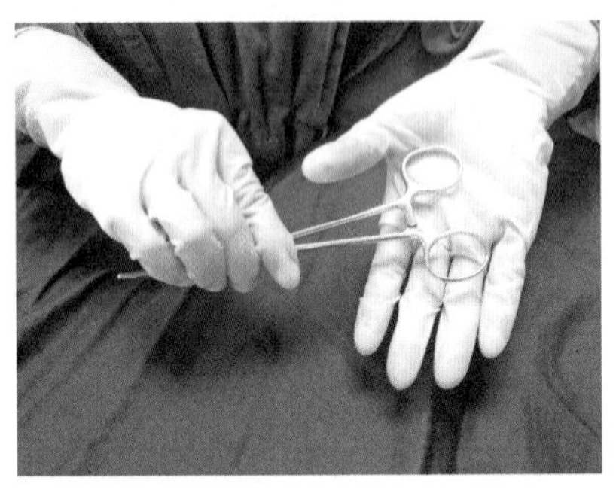

图2-2-15 正确传递钳类

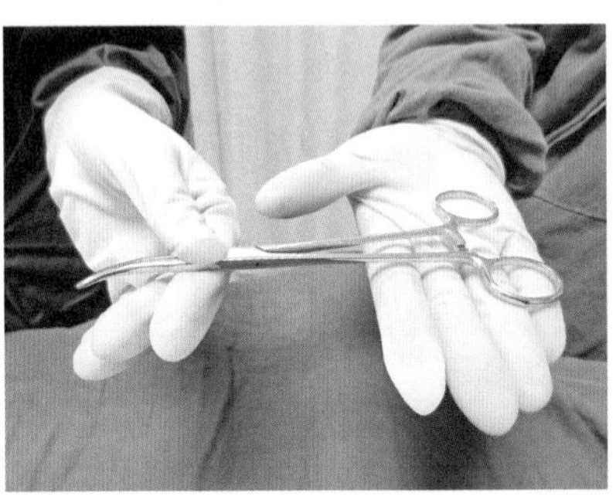

图2-2-16 错误传递钳法(1)

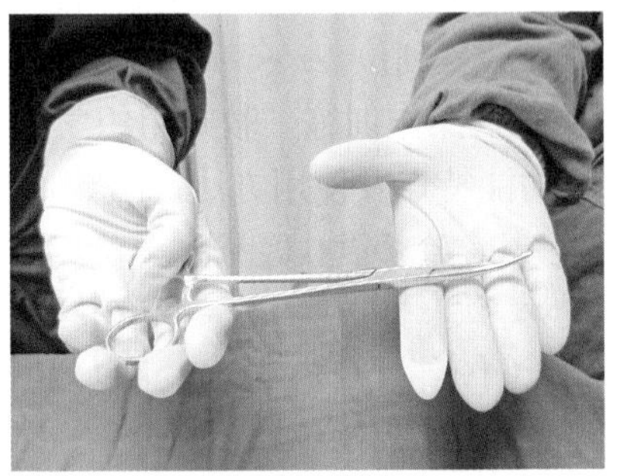

图2-2-17 错误传递钳法(2)

2)持针钳

①功能及使用:也叫持针器,主要用于夹持缝针缝合各种组织,有时也用于器械打结。

常用握执持针钳方法有:

◆把抓式:也叫掌握法。即用手掌握拿持针钳,钳环紧贴大鱼际肌上,拇指、中指、无名指及小指分别压在钳柄上,示指压在持针钳中部近轴节处。利用拇指及大鱼肌和掌指关节活动推展、张开持针钳柄环上的齿扣。

◆指扣式:为传统执法,用拇指、无名指套入钳环内,以手指活动力量来控制持针钳关闭,并控制其张开与合拢时的动作范围。

◆单扣式:也叫掌指法,拇指套入钳环内,示指压在钳的前半部做支撑引导,其余三指压钳环固定手掌中,拇指可上下开闭活动,控制持针钳的张开与合拢。

②穿针带线法(图2-2-18):

a.右手拿持针钳,用持针钳开口端的前1/3夹住缝针的后1/3处,多数情况下夹持的针尖应向左,特殊情况可向右。

b.左手接过持针钳,握住中部,右手拇指、示指或中指捏住缝线前端穿入针孔。

c.线头穿过针孔后,右手拇指顶住针尾孔,示指顺势将线头拉出针孔。

d.拉线过针孔1/3后,右拇指、示指将线反折,合并缝线后卡入持针器的头部。

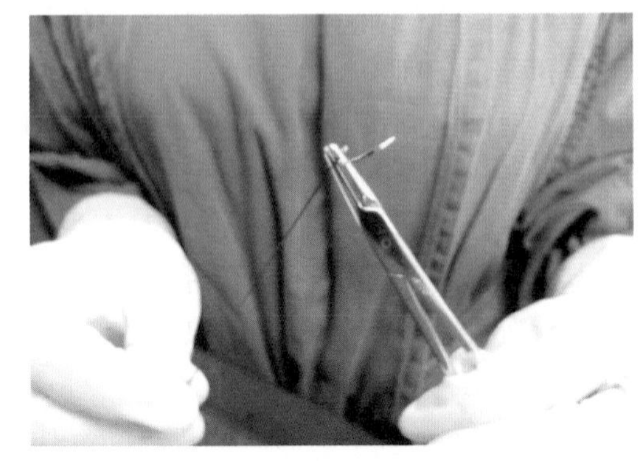

图2-2-18 穿针带线法

③传递:传递者握住持针钳中部,缝针的尖端朝向手心,针弧朝背,缝线搭在手背或用手夹持,将柄端递给术者(图

2-2-19~图2-2-21)。

3)海绵钳(卵圆钳):也叫持物钳。分为有齿纹、无齿纹两种,有齿纹的主要用以夹持、传递已消毒的器械、缝线、缝针、敷料、引流管等。也用于钳夹蘸有消毒液的纱布,以消毒手术野的皮肤,或用于手术野深处拭血,无齿纹的用于夹持脏器,协助暴露。

4)组织钳:又叫鼠齿钳(Allis)。对组织的压榨较血管钳轻,故一般用以夹持软组织,不易滑脱,如夹持牵引被切除的病变部位,以利于手术进行,钳夹纱布垫与切口边缘的皮下组织,避免切口内组织被污染。

5)布巾钳:用于固定铺盖手术切口周围的手术巾。注意使用时勿夹伤正常皮肤组织。

6)直角钳:用于游离和绕过主要血管、胆道等组织的后壁,如胃左动脉、胆囊管等。

7)肠钳(肠吻合钳):用于夹持肠管,齿槽薄,弹性好,对组织损伤小,使用时可外套乳胶管,以减少对肠壁的损伤。

8)胃钳(小胃钳,大胃钳):用于钳夹胃以利于胃肠吻合,轴为多关节,力量大,压榨力强,齿槽为直纹且较深,组织不易滑脱。

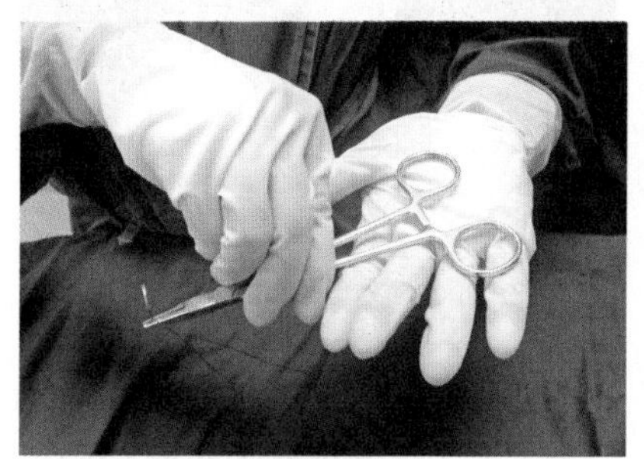

图2-2-19 传递持针器(正确方法)

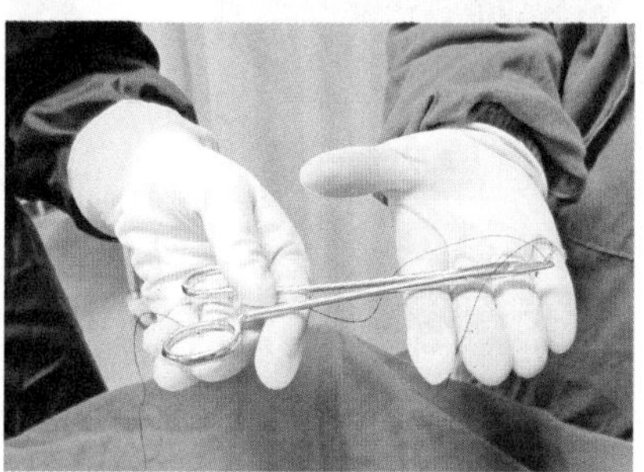

图2-2-20 传递持针器(错误方法1)

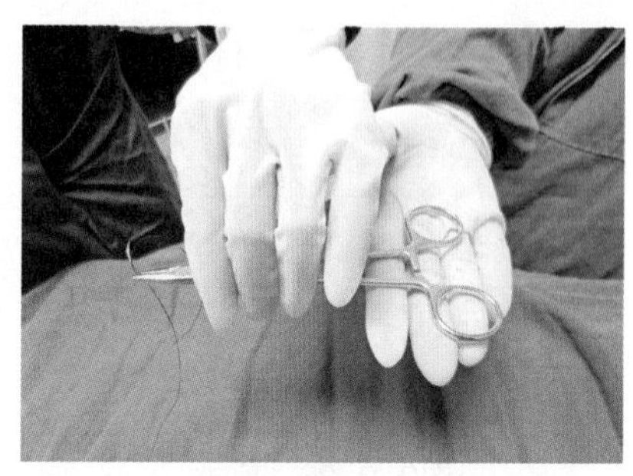

图2-2-21 传递持针器(错误方法2)

(2)刀类(图2-2-22):

①结构及功能:常用的手术刀由刀片和刀柄组装而成。刀片有圆、尖、弯及大小之分;刀柄有相应的大小和长短型号。手术时根据实际需要,选择合适的刀柄和刀片。手术刀一般用于切开和剥离组织,目前已有同时具止血功能的手术刀,用于肝脾等实质性脏器或手术创面较大,需反复止血的手术(如乳腺癌根治术),如各种电刀、激光刀、微波刀、等离子手术刀及高压水刀等,但这些刀具多需一套完整的设备及专业人员操作。

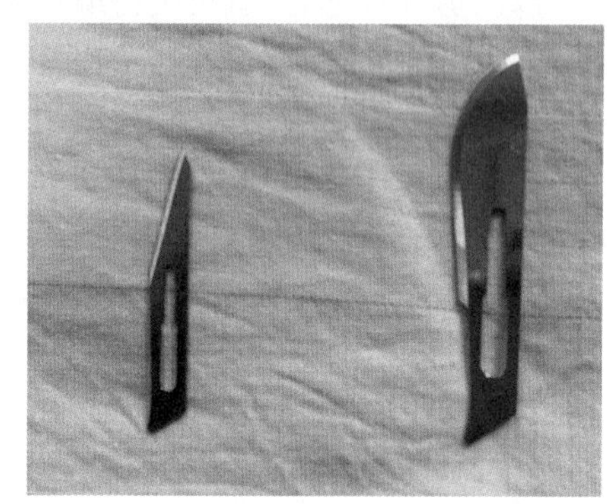

图2-2-22 刀类

②安装和拆卸:刀片应用持针器夹持安装,装卸刀片时,用持针器夹持刀片前端背部,使刀片的缺口对准刀柄前部的刀棱,稍用力向后拉动即可装上。取下时,用持针器夹持刀片尾端背部,稍用力提起刀片向前推即可卸下。注意:装卸刀片一定要用持针钳夹持安装,切不可徒手操作,以防割伤手指;装卸时不可对准他人操作,以防刀片弹出损伤他人。

③传递:传递手术刀时,传递者应握住刀柄与刀片衔接处的背部,将刀柄尾端送至术者的手里,不可将刀刃指向术者传递以免造成损伤(图2-2-23~图2-2-25)。

(3)剪类(图2-2-26)

①分类及功能:手术剪根据其结构特点有尖、钝,直、弯,长、短各型。据其用途分为组织剪、线剪。组织剪多为弯剪,锐利而精细,用来分离/解剖和剪开组织。通常浅部手术操作用直剪,深部手术操作用弯剪。线剪多为直剪,又分剪线剪和拆线剪,前者用于剪断缝线、敷料、引流物等,后者用于拆除缝线。线剪与组织剪的区别在于组织剪的刃锐薄,线剪的刃较钝厚。所以,不能以组织剪代替线剪,以致损坏刀刃,造成浪费。

②持法:正确持剪刀法为拇指和第四指分别插入剪刀柄的两环,中指放在第四指环的剪刀柄上,示指压

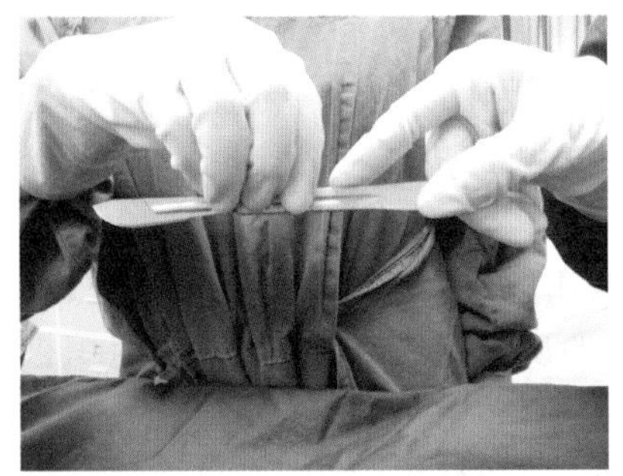
图2-2-23 传递刀类（正确方法）

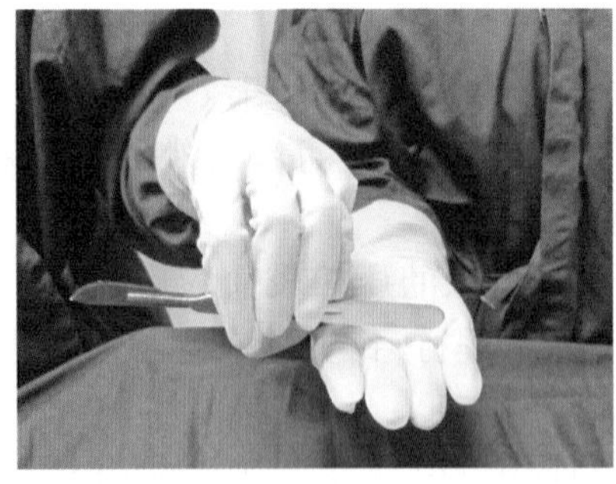
图2-2-24 传递刀类（错误方法1）

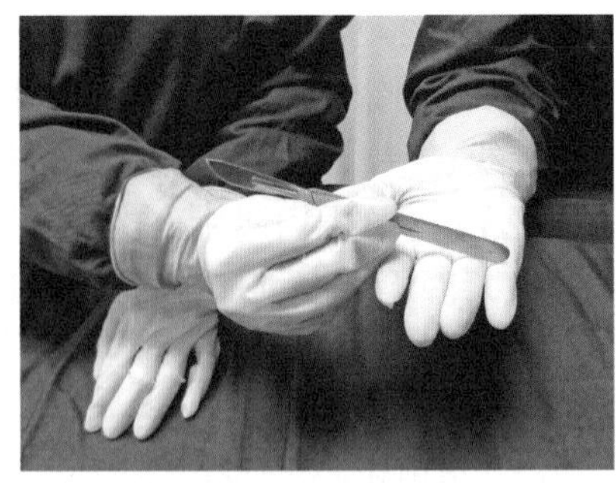
图2-2-25 传递刀类（错误方法2）

在轴节处起稳定和向导作用，有利于操作。

③传递：术者示、中指伸直，并作内收、外展的“剪开”动作，其余手指屈曲对握，传递者握剪刀前端，以柄环端轻敲术者手掌，传递至术者手中（图2-2-27、图2-2-28）。

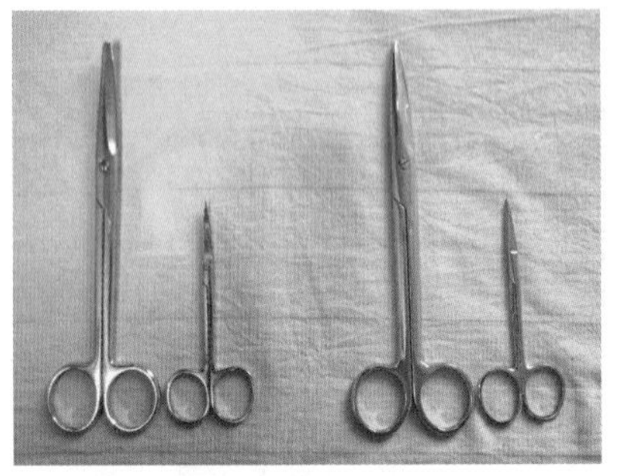
图2-2-26 剪类

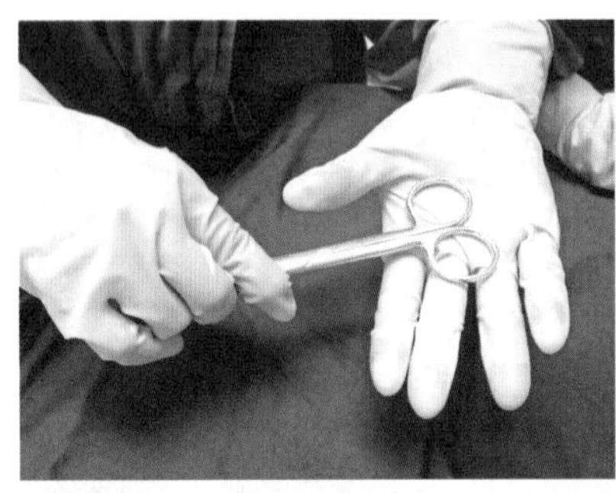
图2-2-27 传递剪类（正确方法）

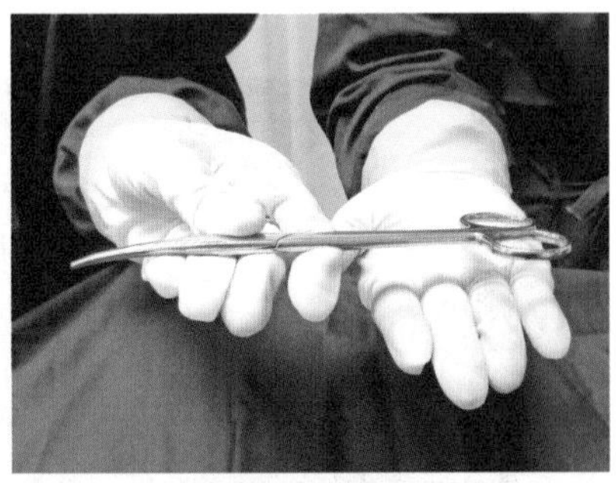
图2-2-28 传递剪类（错误方法）

（4）手术镊（图2-2-29）：手术镊用于夹持或提起组织，便于分离、剪开和缝合，也可夹持缝针及敷料等。有不同的长度，分有齿镊和无齿镊两种：①有齿镊：又叫组织镊，镊的尖端有齿，齿又分为粗齿与细齿，粗齿镊用于夹持较硬的组织，损伤性较大，细齿镊用于精细手术，如肌腱缝合、整形手术等。因尖端有钩齿、夹持牢固，但对组织有一定损伤。②无齿镊：又叫平镊或敷料镊。其尖端无钩齿，用于夹持脆弱的组织、脏器及敷料。浅部操作时用短镊，深部操作时用长镊，尖头平镊对组织损伤较轻，用于血管、神经手术。正确持镊是用拇指对示指与中指，执镊中、上部。传递时，应手握镊尖端，闭合开口，直立式传递（图2-2-30）。紧急时用拇指、示指、中指握着镊子尾部，以三指合力关闭镊子开口端，让术者持住镊子的中部（图2-2-31、图2-2-32）。

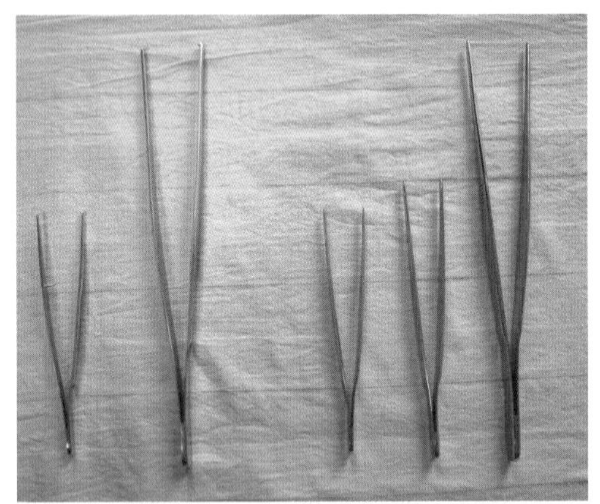
图2-2-29 手术镊

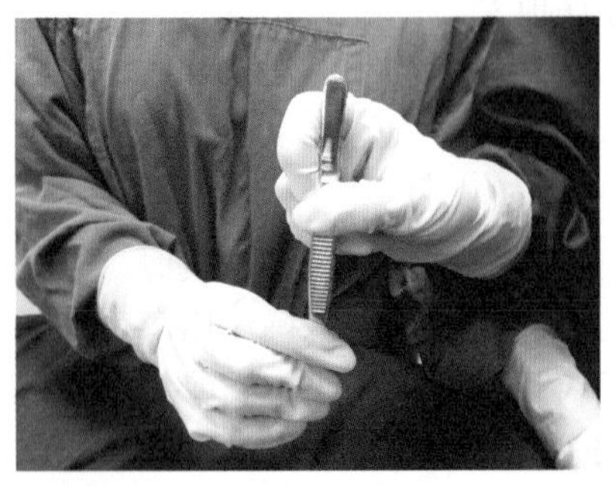
图2-2-30 直立式传递手术镊

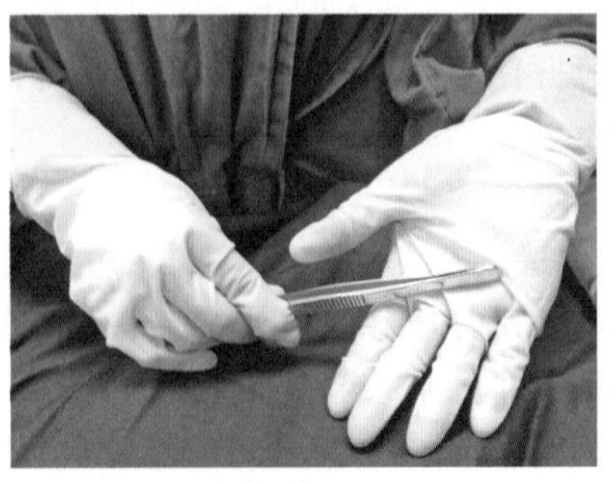
图2-2-31 紧急传递手术镊

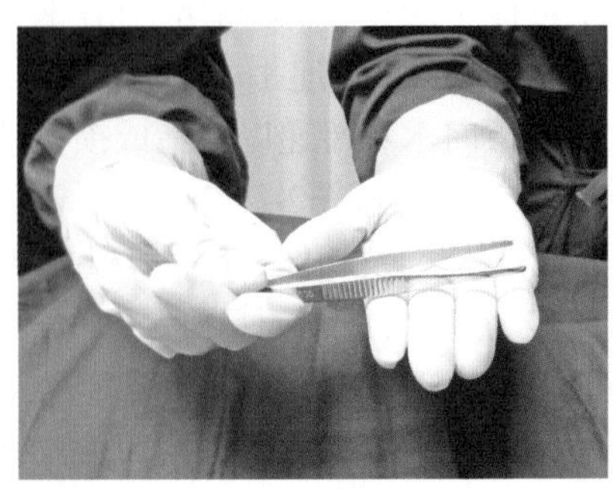
图2-2-32 错误传递手术镊方法

（5）牵引钩（图2-2-33，图2-2-34）：牵引钩也叫拉钩或牵开器，是显露手术野必需的器械。常用几种拉钩分别介绍如下：①皮肤拉钩：为耙状牵开器，用于浅部手术的皮肤拉开；②甲状腺拉钩，为平钩状，常用于甲状腺部位的牵拉暴露，也常用于腹部手术作腹壁切开时的皮肤、肌肉牵拉；③阑尾拉钩：亦为钩状牵开器，用于阑尾、疝等手术，用于腹壁牵拉；④腹腔平头拉钩：为较宽大的平滑钩状，用于腹腔较大的手术；⑤S状拉钩：是一种如"S"状腹腔深部拉钩；⑥自动拉钩：为自行固定撑开器，腹腔、盆腔、胸腔手术均可应用。使用拉钩时，应以纱垫将拉钩与组织隔开，拉力应均匀，不应突然用力或用力过大，以免损伤组织，正确持拉钩的方法是掌心向上。递拉钩前应用盐水浸湿，握住拉钩前端，将柄端平行传递（图2-2-35）。

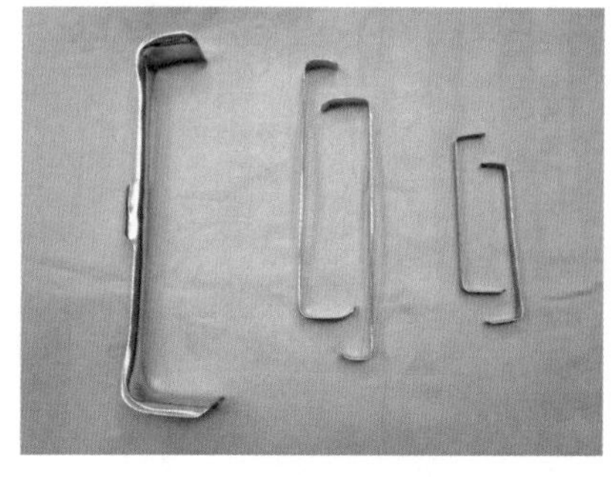

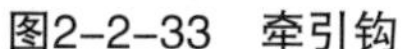

图2-2-33　牵引钩

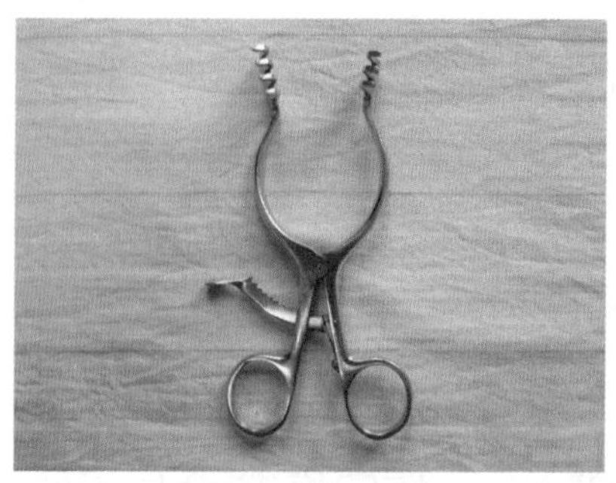

图2-2-34　撑开器

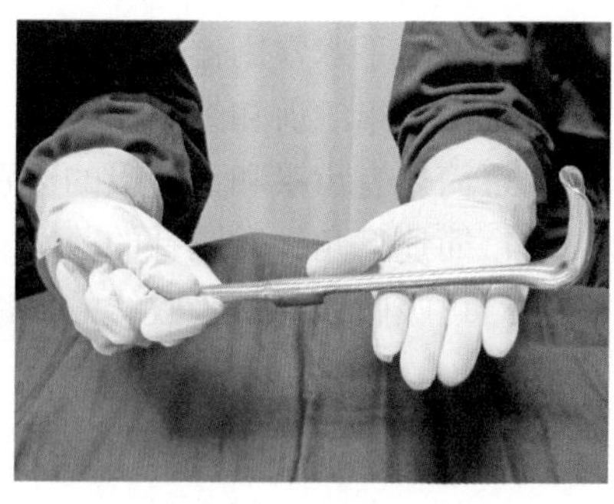

图2-2-35　错误传递拉钩

（6）吸引器（图2-2-36）：用于吸除手术野中的出血、渗出物、脓液、空腔脏器中的内容物，使手术野清楚，减少污染机会。吸引器由吸引头、橡皮管、玻璃接头、吸引瓶及动力部分组成。动力又分马达电力和脚踏吸筒两种，后者用于无电力地区。吸引头结构和外型有多种，主要有单管及套管型，尾部以橡皮管接于吸引瓶上待用。单管吸引头用以吸除手术野的血液及胸腹内液体等。套管吸引头主要用于吸除腹腔内的液体，其外套管有多个侧孔及进气孔，可避免大网膜、肠壁等被吸住、堵塞吸引头。

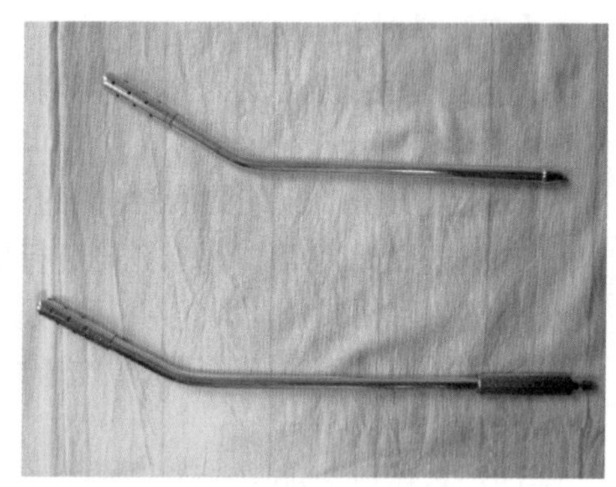

图2-2-36　吸引器

（7）缝针（图2-2-37）：缝针是用于各种组织缝合的器械，它由三个基本部分组成，即针尖、针体和针眼。针尖按形状分为圆头、三角头及铲头三种：针体有近圆形、三角形及铲形三种。针眼是可供引线的孔。三角针前半部为三棱形，较锋利，用于缝合皮肤、软骨、韧带等坚韧组织，损伤性较大。圆针损伤虽小，但穿透力弱，常用于缝合胃肠、腹膜、血管等阻力较小的组织。目前有些医院已采用针线一体的缝合针（无针眼），这种针线对组织所造成的损伤小（针和线的粗细一致），可防止缝线在缝合时脱针与免去引线的麻烦。无损伤缝针属于针线一体类，可用于血管神经的吻合等。根据针尖与针眼两点间有无弧度可分直针和弯针。

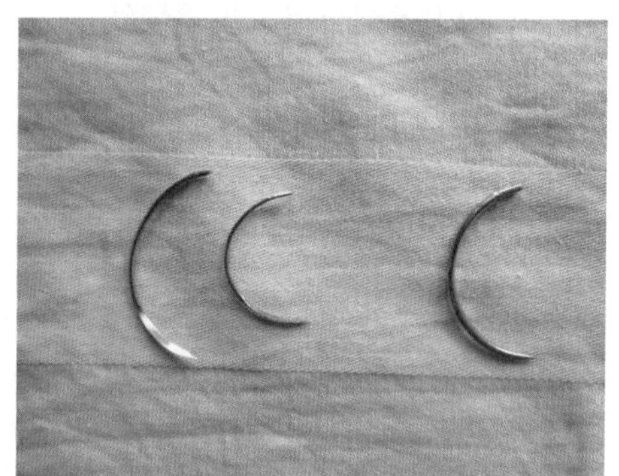

图2-2-37　缝针

（8）缝线：分为可吸收缝线及不吸收缝线两大类：①可吸收缝线类：主要为合成纤维线，品种较多。它们的优点有：组织反应较轻，吸收时间延长，有抗菌作用。②不吸收缝线类：有丝线、棉线、不锈钢丝、尼龙线、钽丝、银丝、麻线等数十种。最常用的是丝线，其优点是柔韧性高，操作方便、对组织反应较小，能耐高温消毒。价钱低，来源易。缺点是在组织内为永久性的异物，伤口感染后易形成窦道，长时间后线头排出，延迟愈合。胆道、泌尿道缝合可导致结石形成。各种缝线的粗细，以阿拉伯数字标号，0号以上数字越大线越粗，0号以下0的个数愈多线愈细。

目前已研制出许多种代替缝针、缝线的切口粘合材料，使用时方便、速度快，切口愈合后瘢痕小。主要有三大类：外科拉链、医用粘合剂、外科缝合器（又称吻合器或钉合器）等。

［实验场景］在关闭腹腔前，器械护士整理无菌桌上的手术器械，与巡回护士共同唱点手术器械、纱布等的数量。

［实验场景］手术结束后，器械护士整理无菌桌上的手术器械，与巡回护士再次共同唱点手术器械、纱布等的数量。协助巡回护士及护理员共同搬运病人，并正确固定引流管，帮助病人保暖，共同护送病人进入麻醉恢复室。

4. 教师点评　教师主要围绕学生在活动中能否正确识别并传递手术器械，是否正确使用手术器械和配合手术进行点评。

【思考题】

1. 说出手术常用器械的名称及用法有哪些？
2. 简述组织剪和线剪的区别。
3. 简述有齿镊和无齿镊的区别。
4. 简述三角针和圆针的区别。
5. 可吸收线与不吸收线的用途是什么？

（高璞　刘敦）

实验三　伤口换药术与拆线法

【实验学时】2~4学时

【实验类型】技能型实验

【教学目标】

1. 能说出伤口换药及拆线的目的。
2. 能遵循无菌操作原则，正确进行伤口换药及拆线。
3. 能识别伤口异常情况，并正确处理。
4. 在操作过程中能遵循护患沟通原则。

【实验目的】

1. 检查伤口，清除伤口分泌物。
2. 去除伤口内异物和坏死组织，通畅引流，控制感染以利伤口愈合。
3. 为手术缝合病人拆除缝线。

【案例】

李女士，34岁，主诉：自行触及颈部肿块2天。病人2天前洗澡时自行触及一颈部肿块，边缘光滑，能随吞咽上下移动，无发热、盗汗、咳嗽等全身不适症状。体检：甲状腺右侧有一鸽蛋大小的肿块，按之质硬，表面光滑，边缘清楚，能随吞咽上下移动；门诊彩超检查诊断为甲状腺腺瘤，遂入院进行“甲状腺腺瘤切除术”。术后病人生命体征稳定，伤口渗液较多，现手术后第1天，遵医嘱为病人伤口换药。

【实验程序：伤口换药术】

1. 核对、评估及解释

（1）评估病人：①生命体征、呼吸状况、意识状态、四肢活动度等；②心理状态及配合程度；③伤口敷料情况，有无渗血、渗液，敷料有无脱落等。

（2）向病人解释伤口换药的目的、方法、注意事项及配合要点。

［解释语］“您好，我是您的责任护士陈××，请问您叫什么名字？”“我是李××”“李女士，您好，今天是您手术后第1天，为了保护您的伤口，避免感染，需要换药，促进伤口恢复。我5分钟以后就过来，您需要先上卫生间，准备一下吗？”

2. 操作过程

环境准备：换药前半小时内，室内忌做卫生。

↓

护士准备：衣帽整洁、洗手、戴口罩、帽子。

↓

用物准备

①无菌换药包：内有无菌碗一个（碗内盛若干无菌敷料），弯盘一个（放污染敷料用），镊子两把。

②按换药情况准备剪刀，探针，刮匙，优锁液、生理盐水、凡士林等敷料或引流条，生理盐水棉球，75%酒精棉球，无菌纱布，胶布，特殊感染时需备手套。

↓

操作前准备

①携用物至病人床旁，再次核对床号、姓名。

②体位准备：协助病人取颈仰卧位（根据换药部位选择体位，如臀部伤口采取俯卧，颈部伤口取颈仰卧位等）。

［解释语］"李女士，请平躺，这样可以使您的伤口充分暴露，更方便换药，我来协助您，慢点！"

③适当遮挡病人，保护隐私，冬天注意保暖。

↓

观察：观察伤口有无红肿、分泌物等。

↓

去除敷料

①揭下外层敷料：撕胶布时应自伤口两侧向伤口方向，动作轻柔，以免产生疼痛或将表皮撕脱。

②去除内层敷料：备两把镊子，一把接触皮肤，一把接触敷料（两把始终不要碰触）。

③最内层敷料若与伤口粘连应用生理盐水湿润后揭去。

↓

消毒：75%酒精棉球消毒两遍，无菌伤口由内向外，感染伤口由外向内，消毒范围为伤口周围5cm。

↓

创面处理

①用生理盐水棉球吸去分泌物至创面干净。

②分泌物较多或创口较深，用生理盐水冲洗。

③高出皮肤或不健康的肉芽创面应剪平。

④水肿明显者，可用高渗盐水湿敷。

↓

覆盖创面

①纱布光面朝下，盖八层纱布以上。

②肉芽创面应先用凡士林纱布覆盖。

③分泌物或坏死组织较多者应先用优锁纱布。

↓

固定

①胶布粘贴方向：顺皮纹方向且垂直纱布。

②数量：至少三条，两边压边粘，中间一条。

↓

整理

①整理床单位、用物，协助病人取舒适卧位。

②做好交代、洗手、记录。

［解释语］"李女士，您的伤口已经换好药了，我会定时过来观察您的伤口及皮肤情况。另外，这几天请您注意避免过多说话，并尽量进食温凉食物，以减少伤口渗出。如果您身体还有其他不适或者发现伤口引流液增多或异常、敷料脱落等请及时告诉我们，我们会帮助您的，谢谢您的配合！"

【案例进展】

病人李女士,"甲状腺腺瘤切除术"后第五天,生命体征稳定,伤口I级愈合,遵医嘱为病人进行伤口拆线。

【实验程序:拆线法】

1. 核对、评估及解释

(1)评估病人:①生命体征、意识状态、四肢活动度等;②心理状态及配合程度;③伤口情况,有无开裂、出血等;④伤口敷料情况,有无渗血、渗液,敷料有无脱落等。

(2)向病人解释伤口拆线的目的、方法、注意事项及配合要点。

[解释语]"您好,请问您的姓名?""我是李××""李女士,今天是您手术后第五天了,感觉好些了没?让我看下您的伤口愈合情况,好吗?""您的伤口愈合良好,我去准备一下,一会儿就过来给您拆线,可以吗?"

2. 操作过程

环境准备:换药前半小时内,室内不要做卫生,避免室内尘土飞扬。

↓

护士准备:衣帽整洁、洗手、戴口罩、帽子。

↓

用物准备

- ①无菌换药包:内有无菌碗一个(碗内盛若干无菌敷料),弯盘一个(放污染敷料用),镊子两把。
- ②另备拆线剪刀,75%酒精棉球,无菌纱布,胶布。

↓

操作前准备

- ①携用物至病人床旁,再次核对床号、姓名。
- ②体位准备:协助病人取仰卧位(根据换药部位选择体位,如臀部伤口采取俯卧,四肢伤口可取仰卧位等)。

  [解释语]"李女士,请平躺,这样可以使您的伤口充分暴露,更方便拆线,我来帮您,慢点!"
- ③适当遮挡病人,保护隐私,冬天注意保暖。

↓

去除敷料:取下敷料并观察伤口。

↓

消毒:75%乙醇消毒两遍,无菌伤口由内向外,感染伤口由外向内,消毒范围为伤口周围5cm。

↓

剪线

- ①左手持镊子将线结轻轻提起。
- ②右手将微微张开的线剪插入线结与皮肤之间的间隙。
- ③平贴针眼处的皮肤将线剪断(图2-2-38)。

↓

拉线:快速将缝线朝剪断侧顺缝针时的弧形方向拉出(图2-2-39)。

↓

消毒:75%酒精棉球

↓

覆盖创面:纱布

↓

固定

↓

整理,洗手,整理用物并记录。

[**解释语**]"李女士,您的伤口拆线完毕了,谢谢您的配合!我会定时过来观察您的伤口及皮肤情况的,另外,您在这段时间仍应注意保护伤口,避免剧烈活动,以免伤口裂开,如果身体有什么不舒服请及时告诉我。"

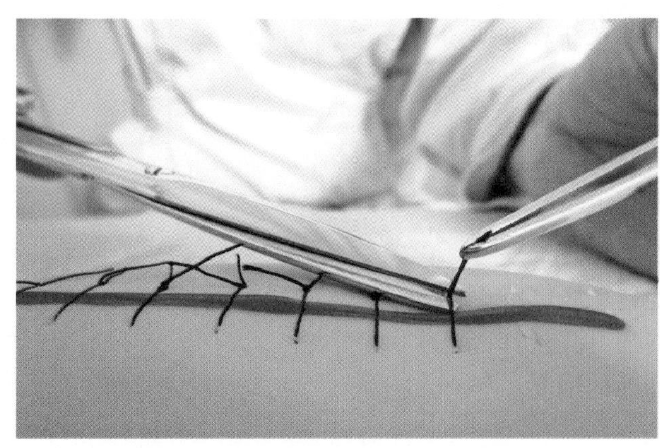

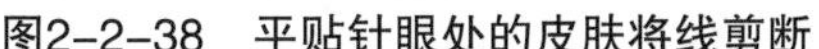

图2-2-38 平贴针眼处的皮肤将线剪断

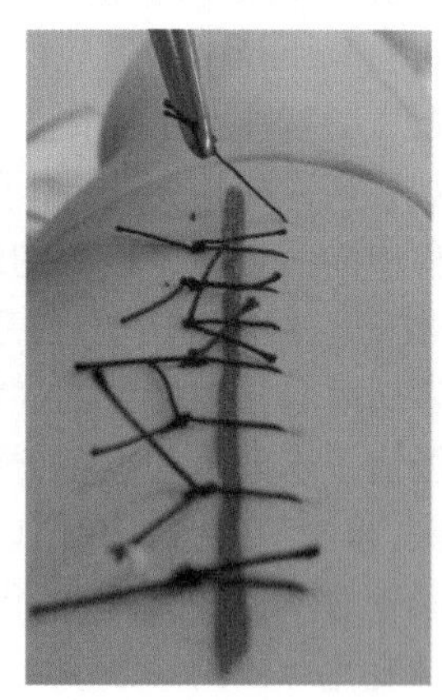

图2-2-39 拉线

【注意事项】

1. 伤口换药术

(1)应严格遵守无菌操作技术,换药时如镊子已接触伤口敷料或绷带,不应再接触无菌敷料或无菌换药碗,需要物品时可由另一名护士协助或洗手后取,各种无菌用品换药容器取出后,不得再放回原容器。夹取器械时,镊子应保持尖部朝下,污染的敷料须立即放入污物盘内,倒入敷料桶,不得随意丢弃,以防污染环境或交叉感染。

(2)无菌伤口病人主诉局部疼痛、发热、刺痒等,应及时更换敷料,观察伤口。

(3)换药时应注意取出伤口内异物,如线头、死骨、弹片、坏死组织等,核对引流管数目是否正确,标识是否清楚。

(4)换药动作应轻柔以保护新鲜肉芽组织。

(5)每次换药完毕,须将一切用具放回指定位置,认真洗手后方可为另一个病人操作。

(6)换药顺序应先清洁伤口,再污染伤口,最后感染伤口,先简单后复杂。一个病人多个伤口也是如此。一般清洁伤口术后3天换药1次,感染伤口一般隔日换药1次,分泌物较多的伤口每天1~2次。

2. 拆线法

(1)应严格遵守无菌操作技术,拔除缝线时,原则上不得使原来显露在皮肤外面的线段穿过皮下组织,以免导致细菌污染。

(2)拆线时动作应轻柔,注意保护伤口,减轻疼痛,避免撕裂伤口。

(3)遇到以下情况,应延迟拆线:①严重贫血、消瘦、恶病质者;②严重失水或水、电解质紊乱尚未纠正者;③老年病人及婴幼儿,低蛋白血症者;④咳嗽没有控制或腹胀、有胸腹水的病人胸腹部伤口应延迟拆线。

(4)伤口术后有红、肿、热、痛等症状时,提示感染,应提前拆线。

(5)每次拆线完毕,须将一切用具放回指定位置,认真洗手后方可给下一名病人操作。

【思考题】

1. 病室换药的最佳时间是什么时候?

2. 不同部位的拆线时间有何区别?

(刘 敏)

实验四 胃肠减压技术

【**实验学时**】1~2学时

【**实验类型**】技能型实验

【**教学目标**】

1. 能简述胃肠减压技术的原理。
2. 能说出胃肠减压技术的适应证、目的及注意事项。
3. 熟练进行胃肠减压技术操作。
4. 能正确观察病人病情变化,并予以相应处理。
5. 操作过程中能恰当运用护患沟通技巧。

【**实验目的**】

1. 解除或者缓解肠梗阻所致的症状。
2. 进行胃肠道手术的术前准备,减少胃肠胀气。
3. 减轻腹胀,减少缝线张力和伤口疼痛,促进伤口愈合。
4. 改善胃肠壁血液循环,促进消化功能的恢复。
5. 观察病情变化和协助诊断。

【**案例**】

吴女士,31岁,工人。主诉:反复上腹胀痛半年,加剧伴黑便1周。病人半年前无明显诱因出现反复上腹胀痛,近1个月来症状加剧,并伴有柏油样便。拟"消化性溃疡"收住入院,入院后行胃镜及病理检查示:胃黏液腺癌,部分印戒细胞癌。拟于明晨进行"根治性胃大部切除术",术晨护士遵医嘱予以留置胃肠减压管。

【**实验程序**】

1. 核对、评估及解释

(1)评估病人:①生命体征、病情、意识状态等;②心理状态、配合程度及对疾病与该操作的了解程度;③鼻腔情况、是否有人工气道,食管、胃肠梗阻等情况。

(2)向病人解释胃肠减压技术的目的、方法、注意事项及配合要点。

[**解释语**]"您好,我是您的责任护士李××,请问您叫什么名字?""我是吴××""吴女士,一会儿我们就要送您进手术室了,您别担心,我们医生和护士会帮助您的。您的手术需要留置胃肠减压管,目的是为了防止术后腹胀发生,也便于术后病情观察,一会儿我会过来为您置管。您早晨起来上卫生间了吗?现在是否需要先方便下,然后换上您的病号服。"

2. 操作过程

护士准备:衣帽整洁、洗手、戴口罩。

↓

用物准备

①治疗盘内备:治疗碗内盛生理盐水或凉开水、垫巾、适宜型号的胃管、镊子、20ml注射器、纱布、别针、液状石蜡、棉签、胶布、止血钳、弯盘、压舌板、听诊器、胃肠减压器、手套、手电筒。

②治疗盘外备:生活垃圾桶、医疗垃圾桶,洗手液、治疗卡。

↓

操作前准备

① 携用物至病人床旁,核对床号、姓名。

[**解释语**]"吴女士,现在我要为您插胃管了,您别紧张,放松呼吸,一会儿当我把胃管插到咽喉部的时候可能会有点难受,但您只要像吞面条一样把胃管往下吞,就不会那么难受了。"

②环境准备 整洁、安静、舒适、安全,必要时屏风遮挡。

③协助病人取舒适卧位。(若有义齿,应取下)。

↓

铺巾：颌下铺垫巾，并备胶布，将弯盘置于口角。

↓

检查、清洁鼻腔：将生理盐水棉签清洁鼻腔并检查鼻腔有无出血，肿瘤，鼻中隔有无偏曲等。

↓

润滑：检查胃管有无过期、包装有无漏气、破损等，并润滑后置于弯盘。

↓

测量：测量并标记插管长度，从额头发际到剑突的距离，成人为45~55cm，婴幼儿为14~18cm。（图2-2-40）

↓

插管

- 将胃管从鼻腔插入，插至咽喉部（14~15cm）时，嘱病人作吞咽动作，并迅速将胃管插入。
- [**解释语**]“吴女士，请您现在像吞面条一样把胃管往下吞，很好，再努力往下吞，您做得非常好，加油！”

↓

证实

- ①胃管末端接注射器抽吸出胃液。
- ②置听诊器于胃部，用注射器从胃管注入10ml空气，听到气过水声。（图2-2-41）
- ③当病人呼气时，将胃管末端置于治疗碗的液体中，无气泡逸出。

↓

固定

- ①用止血钳将胃管末端夹闭。
- ②用胶布将胃管固定于鼻腔。

↓

连接

- ①使胃肠减压器形成负压，并连接于胃管末端（图2-2-42）。
- ②用标签在胃管上贴管道标识。

↓

观察：观察引流液颜色、性状、量。

↓

整理

- ①整理床单位、用物，协助病人取舒适卧位。
- ②做好交代、洗手、记录胃液的颜色、性状、量。
- [**解释语**]“吴女士，胃管已经为您安置好了，您刚才配合得很好，现在感觉怎么样？胃管要一直保留到手术后您的肠道开始排气了才可以拔除，大约需要3天时间。在这期间请保护好您的胃管，不要拉扯或扭曲胃管，如果胃管不小心脱落了切不可以自己随意插入，一定要马上通知我们。您先休息！稍等一下，手术室的工作人员一会儿就会来接您。”

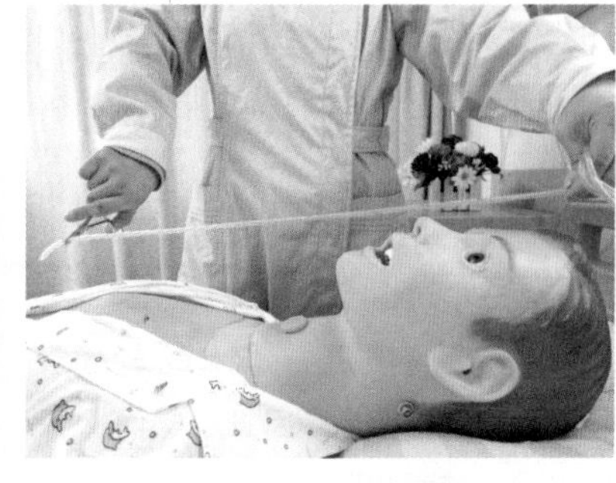
图2-2-40 测量胃管

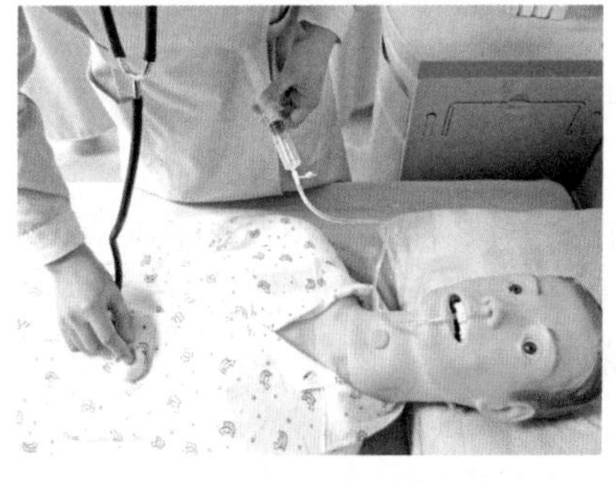
图2-2-41 听气过水声

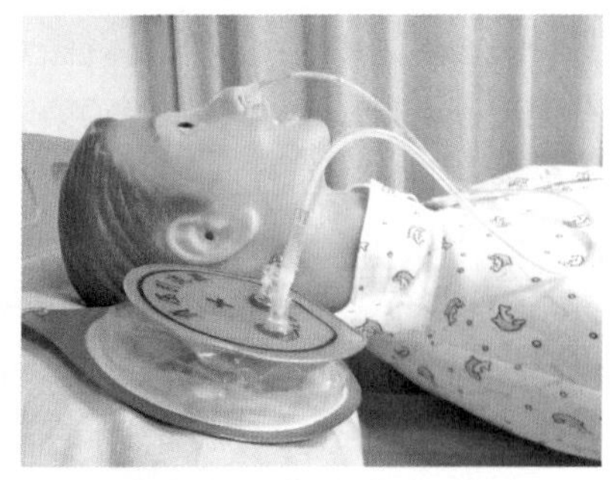
图2-2-42 连接胃肠减压器

【注意事项】

1. 近期有上消化道出血史、食管静脉曲张、食管阻塞及极度衰弱病人应慎用。

2. 插管过程中发生呼吸困难、发绀等症状提示误入气管，应立即拔出，休息片刻后重插。

3. 病人安置胃肠减压后，应停止口服药物和饮食。如必须口服药物时，需将药物研碎，溶于水后注入导管，注药后夹闭导管1~2小时。

4. 经常检查负压器的吸引作用是否良好、是否漏气、导管是否通畅等。

5. 使用胃肠减压病人应静脉补液，以维持水、电解质平衡，并密切观察病情、引流物的量和性质，做好记录。

6. 胃肠减压病人应加强口腔护理和清洁鼻腔，以减轻咽喉部刺激。

7. 妥善固定安置胃肠减压管，尤其在变换体位时，注意避免管道的扭曲、脱落等影响引流效果。

【思考题】

1. 如何预防置管时胃管误入气管?

2. 已确定胃管在胃中，但未引流出胃内容物，如何处理?

（刘 敦　高 骥）

实验五 "T"管引流护理

【实验学时】1~2学时

【实验类型】技能型实验

【教学目标】

1. 能简述"T"管引流的原理。

2. 能说出"T"管引流的适应证、目的及注意事项。

3. 熟练进行"T"管引流袋的更换护理。

4. 能正确判断引流液的性状、量等，准确推断病情变化，并正确处理。

5. 操作过程中恰当应用护患沟通技巧。

【实验目的】

1. 防止病人发生胆道逆行感染。

2. 通过日常护理保证引流的有效性。

3. 观察胆汁的量、颜色、性质。

【案例】

黄女士，41岁。主诉：皮肤黏膜黄染1个月，右上腹痛伴寒战、高热1小时。病人近一个月来逐渐出现巩膜及皮肤黄染，并于晨跑后突感右上腹部绞痛，并伴有全身寒战、高热，遂急诊入院。经B超检查后诊断为肝内外胆管复合性结石梗阻，行高位胆管切开取石术，放置T管引流。术后需做好T管引流护理。

【实验程序】

1. 核对、评估及解释

（1）评估病人：①生命体征、意识状态、四肢活动度等；②心理状态及配合程度；③病人病情，局部伤口有无皮肤红肿、出血、疼痛等感染表现，巩膜皮肤黄疸有无缓解；④"T"管引流情况：引流管有无扭曲、脱落，引流液的量、颜色、性状等。

（2）向病人解释"T"管引流的目的、方法、注意事项及配合要点。

[解释语]"您好，我是您的责任护士李××，请问您叫什么名字?""我是黄××""黄女士，您好，您今天感觉怎么样?让我看看您伤口的情况好吗?""您的伤口目前情况良好，昨天医生为您进行手术的时候放置了一根"T"形的引流管，目的是让您的胆道引流通畅，防止感染，同时也便于观察病情。因此，我们必须保护好这根引流管，每2天更换引流袋，预防感染。我去准备一下，5分钟以后过来，好吗?"

2. 操作过程

护士准备：衣帽整洁、修剪指甲、洗手、戴口罩。

↓

用物准备

①治疗盘内备：医嘱执行单、2%碘酊、75%乙醇（或安尔碘等消毒剂）、棉签、弯盘、治疗巾、引流袋、血管钳、别针、橡皮筋、一次性手套。

②治疗盘外备：医疗垃圾桶。

↓

操作前准备

①携用物至病人床旁，核对床号、姓名。

[解释语]“黄女士，您好，现在我要为您更换引流袋了，请躺好，在操作结束前请不要随意翻身，如果您感觉有任何不适，可以立即告诉我，我会为您处理的，如果有任何不明白的地方也可以问我，我会为您解答的！”

②环境准备：整洁、安静、舒适、安全、光线充足、温度适宜，必要时关窗或屏风遮挡。

③帮助病人取舒适卧位。

↓

解除固定

↓

铺巾：铺巾并安置弯盘。

↓

夹管：用血管钳夹闭引流管上端（图2-2-43）。

↓

分离：分离引流接头（图2-2-44），记录引流液的量，原引流袋弃于医疗垃圾桶内。

↓

消毒

①消毒引流管接口处（图2-2-45）。

②核对新引流袋包装有无破损、漏气、过期，并夹闭或拧紧引流袋出口。

↓

连接：连接新引流袋于引流管。

↓

松管：松开止血钳，检查引流是否通畅。

↓

固定：用别针固定引流管。

↓

观察：引流液性状、颜色、量。

↓

整理

①整理床单位、用物，协助病人取舒适卧位。

②做好交代、洗手、记录。

[解释语]“黄女士，我已经为您更换好引流袋了，您的引流情况良好，谢谢您的配合。”

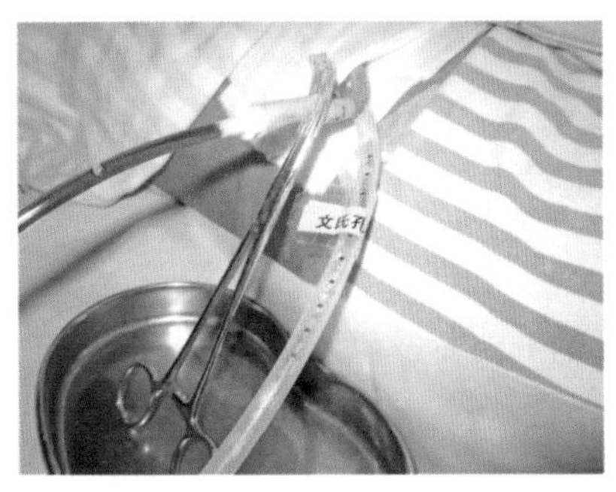

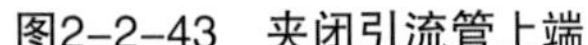

图2-2-43　夹闭引流管上端

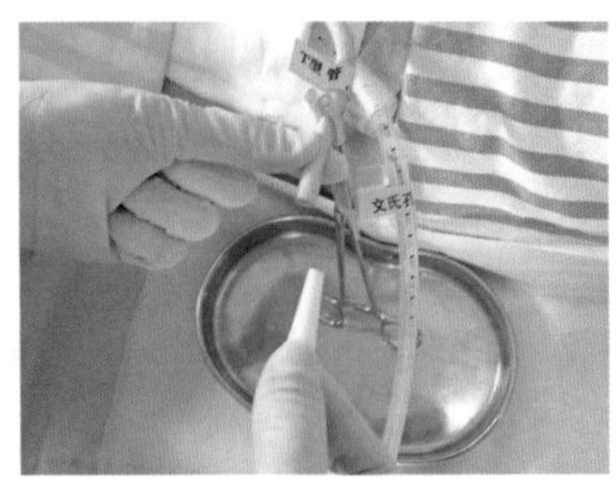

图2-2-44　分离引流接头

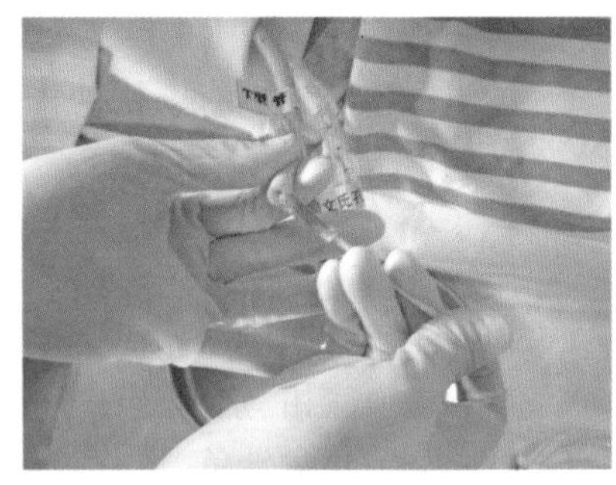

图2-2-45　消毒引流管接口处

【注意事项】

1. 严格执行无菌操作,保持胆道引流通畅。

2. 妥善固定管路,操作及体位改变时防止牵拉,防止"T"管扭曲、脱落,影响引流效果。

3. 保护引流口周围皮肤,局部涂氧化锌软膏,及时更换敷料,避免胆汁腐蚀局部皮肤导致破溃、感染。

【思考题】

1. 病人卧床或活动时应如何妥善固定T管并保持有效引流?

2. T管常规放置时间是多久,拔管前应从哪些方面评估病人?

(刘　敦　高　骥)

实验六　造口护理技术

【实验学时】2~3学时

【实验类型】技能型实验

【教学目标】

1. 准确评估病人,并进行造口护理的用物准备。

2. 能说出造口护理的目的及注意事项。

3. 能正确为病人更换造口袋。

4. 运用沟通技巧为造口病人提供恰当的健康指导。

5. 准确判断造口异常状况,并正确处理。

【实验目的】

1. 保持造口周围皮肤的清洁。

2. 帮助病人掌握造口护理的方法。

【案例】

石先生,56岁。主诉:排血便3个月,加重1周。病人3个月前无明显诱因出现肛门下坠感,大便次数增多至每日2~3次,每次排便量尚可,为成形软便,带少许血液,色暗红,无脓液,自认为是痔疮,未予重视。1周前出现排暗红色血便,每日2~3次,伴面色苍白、头晕、乏力,遂来我院就诊,肛门指诊查距肛缘有一4cm×3cm×3cm肿块,质硬,表面凹凸不平,肿块处肠腔明显狭窄,门诊行直肠镜检查后初步诊断为"直肠癌"收入院。3日前在全麻下行"直肠癌腹会阴联合切除术"。术后病人病情平稳,造口黏膜色泽红润,于术后第3天取出造口周围凡士林油纱,开放造口,并为病人使用一次性造口袋及做好造口护理。

【实验程序】

1. 核对、评估及解释

(1)评估病人:①生命体征、意识状态及一般状况等;②心理状态:对人工肛门的接受程度;③造口周围皮肤,造口袋内容物量、性状等。

(2)向病人解释造口护理的目的、方法、注意事项及配合要点。

[解释语]"您好,我是您的责任护士肖××,请问您叫什么名字?""我是石××","石先生,您今天感

觉怎么样？先让我看下您的造口情况好吗？”“昨天您的造口已开放，目前造口状况良好。一会儿我要为您更换造口袋，并为您和您家属讲解如何正确使用和更换，方便您出院后的自我护理。如果你们有什么不明白的地方，都可以问我，我会为您解答的，好吗？”

2. 操作过程

护士准备：衣帽整洁、洗手、戴口罩。

↓

用物准备

①治疗盘内置造口袋、造口专用剪、造口度量表、弯盘、治疗碗（内盛数个无菌棉球、纱布若干）及镊子。

②另备治疗巾及橡皮治疗巾、无菌生理盐水、手套、便袋夹、污物袋、抹手纸（柔软）、笔，必要时备屏风、皮肤保护粉、防漏膏。

↓

操作前准备

①携用物至病人床旁，再次核对床号、姓名。

［解释语］“石先生，您好，现在我要为您更换造口袋了，请您配合我们，如果在这个过程中您感觉不适，请立即告诉我，我会为您处理的。”

②环境准备　整洁、安静、舒适、安全、光线充足、温度适宜，必要时屏风遮挡。

③帮助病人取舒适卧位。

↓

铺巾：将治疗巾及橡皮巾垫于患侧躯体下，治疗巾铺在橡皮巾上。

↓

戴手套

↓

分离造口袋

一手按压皮肤，另一手自上而下轻揭造口袋（图2-2-46）。

［解释语］石先生，在揭造口袋的过程中一定要注意自上而下，动作轻柔，并避免损伤皮肤。

↓

观察：观察造口袋内容物量及性状，有无血液、脓液。

↓

清洁

①用血管钳夹取生理盐水棉球轻轻擦洗造口黏膜及周围皮肤，禁用消毒剂及强碱性肥皂液清洗（图2-2-47）。

②用干纱布吸干皮肤水分。

［解释语］“石先生，清洁造口时，应用生理盐水棉球轻轻擦洗造口黏膜及周围皮肤，而不能用消毒剂或强碱性的肥皂液，清洗后要用干纱布把皮肤上的水分吸干，避免造口袋脱落。”

↓

观察：肠造口黏膜血供，有无造口出血、感染，黏膜水肿，造口回缩及造口狭窄（图2-2-48：造口出血；图2-2-49：造口回缩；图2-2-50：造口缺血坏死；图2-2-51：造口脱垂；图2-2-52：造口狭窄；图2-2-53：造口粪水性皮炎）。

↓

测量

用造口量度表测量造口大小、形状（图2-2-54）。

［解释语］“石先生，现在我们要用专用的造口量度表测量造口形状和直径。”

↓

标记：用笔将造口尺寸、形状画在造口袋背面的衬纸上。

↓

裁剪：用造口专用剪将衬纸按需要的形状、尺寸剪好。

①造口袋底部反折，用造口夹夹好(图2-2-55)。
②再次用干纱布擦干周围皮肤。
③当周围皮肤不平时，皮肤涂防漏膏。
④撕去底盘衬纸，由下而上贴造口袋，并按压10~20分钟(图2-2-56)。

固定

[**解释语**]“石先生，固定造口袋前一定要保证造口周围皮肤干燥，所以最好应用干纱布再次擦干造口周围皮肤水分。如果周围皮肤不平，可以适当使用皮肤防漏膏。固定造口袋的时候应根据您的日常体位来确定袋囊的方向，比如，如果您是站立姿势，那么袋囊的方向就要向下，一定要保证袋囊低于造口位置，置造口袋后应按压10~20分钟，以保证造口袋与您的皮肤黏附良好。”

整理

①整理病人、床单位、用物。
②做好交代、洗手、记录。
[**解释语**]“石先生，造口袋已更换好了，谢谢您的配合！我会定时过来观察造口及排便情况的。另外，您在这段时间可以吃一些流质饮食，比如米汤、肉汤等，但最好不要一次吃过多，也不要吃引起腹部不适、胀气的食物，如豆浆、牛奶、冷饮及含碳酸盐的饮料等。如果有什么不舒服可以告诉我。您还有其他需要或疑问吗？”“请您好好休息。”

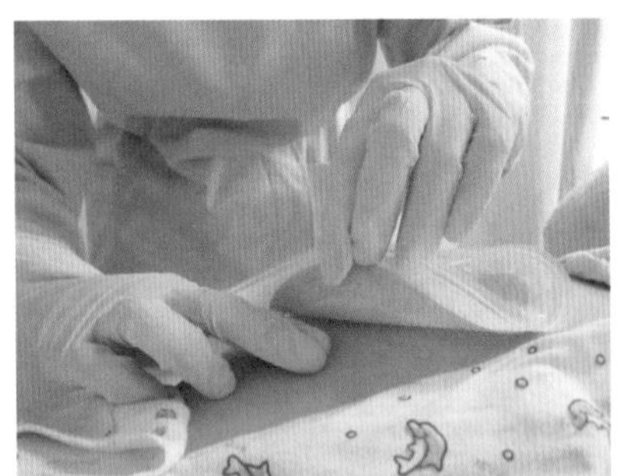
图2-2-46 分离造口袋

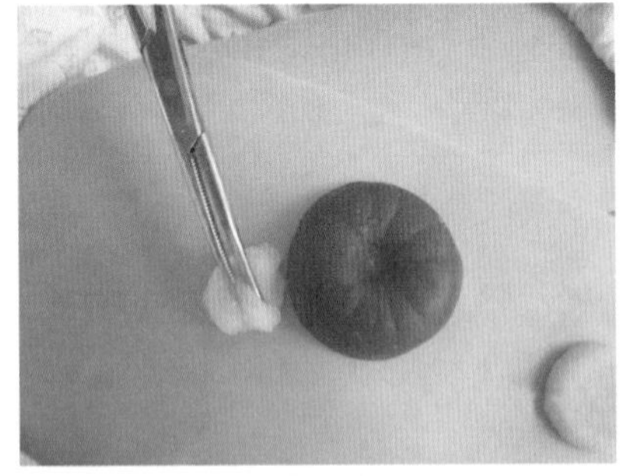
图2-2-47 清洁造口黏膜及周围皮肤

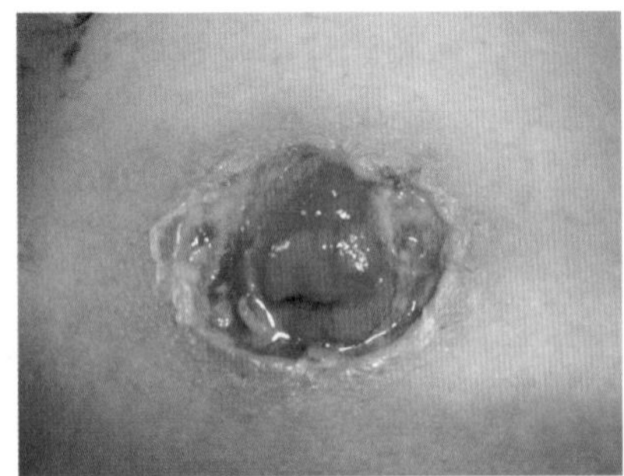
图2-2-48 造口出血

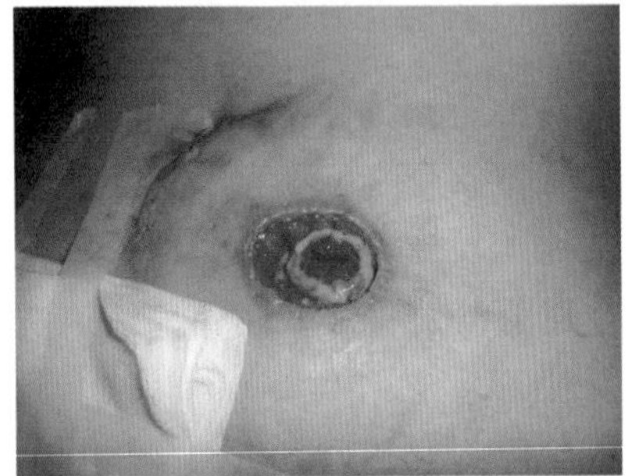
图2-2-49 造口回缩

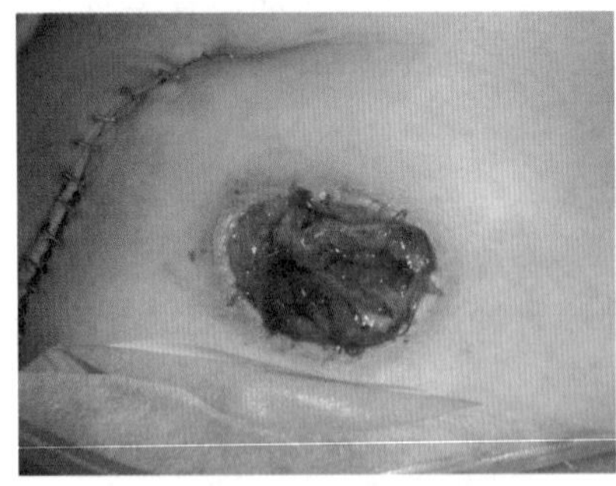
图2-2-50 造口缺血坏死

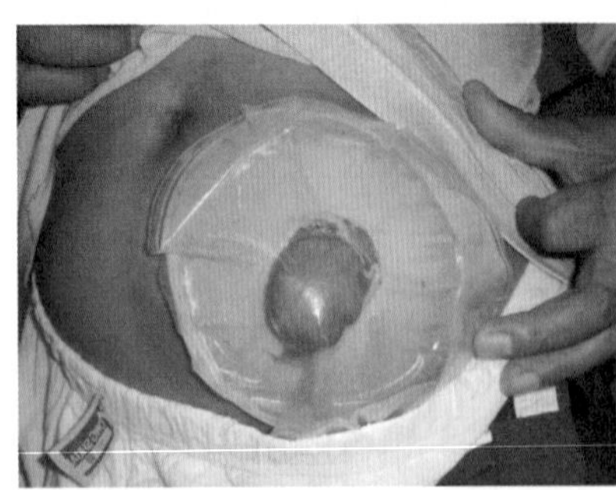
图2-2-51 造口脱垂

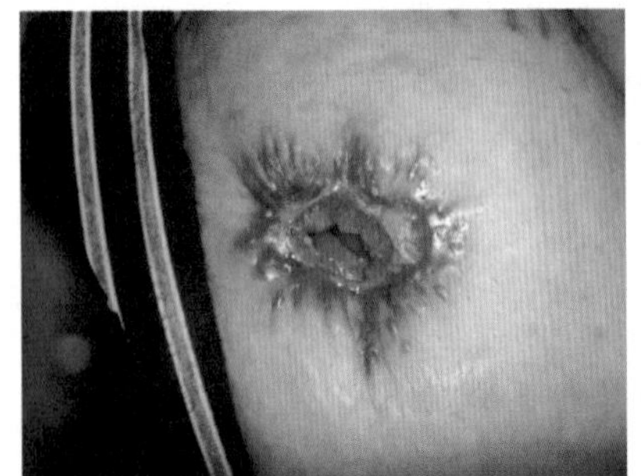
图2-2-52 造口狭窄

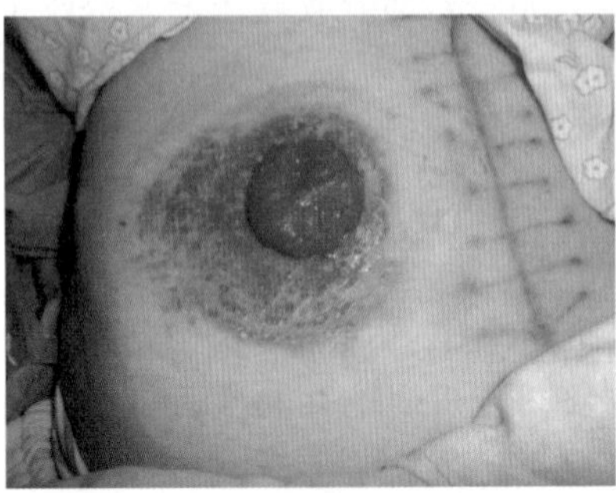
图2-2-53 造口粪水性皮炎

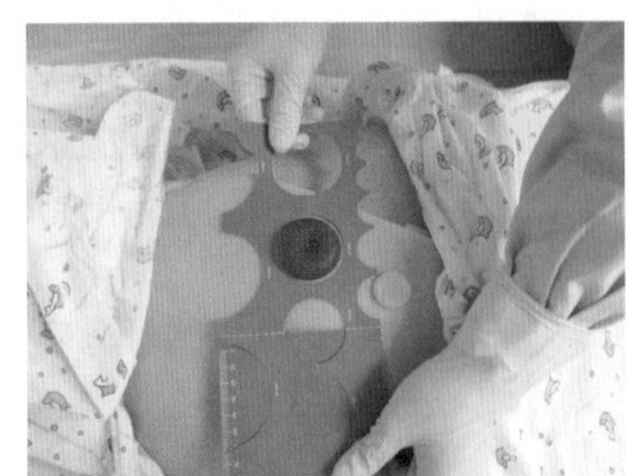
图2-2-54 造口测量

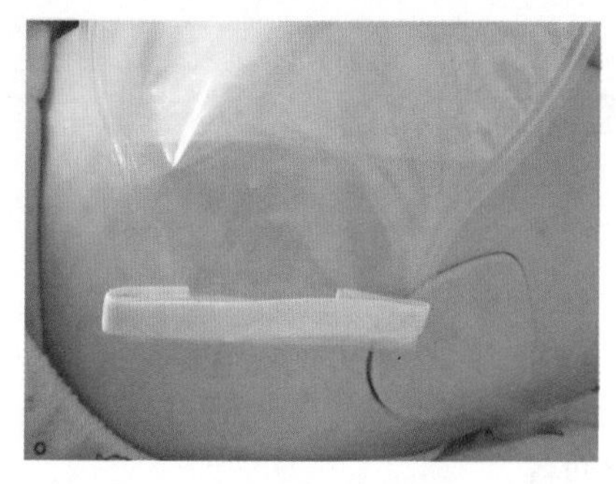

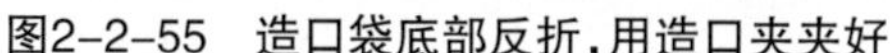

图2-2-55 造口袋底部反折，用造口夹夹好

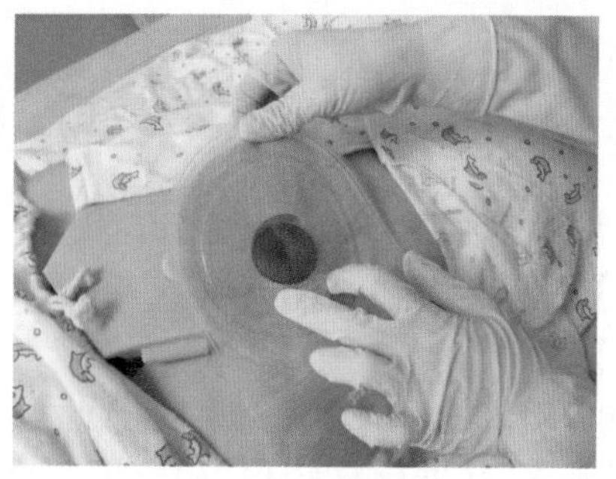

图2-2-56 固定造口袋

【注意事项】

1. 分离造口袋

（1）更换造口袋时应当防止袋内容物溢出污染伤口。

（2）分离造口袋时注意用手按压皮肤，防止皮肤损伤，动作应轻柔。

2. 清洁造口

（1）注意造口与伤口的距离，保护伤口，防止在清洁过程中污染伤口。

（2）用抹手纸抹去粪便的时候动作要轻柔，防止损伤造口。

（3）排泄物不可太满，达1/3至2/3时就要倾倒，入睡前应检查并倾倒排泄物。

（4）病人在休息时应尽量取造口侧卧位。

3. 固定造口袋

（1）固定造口袋前一定要保证造口周围皮肤干燥。

（2）造口袋裁剪时与实际造口方向相反，不规则造口要注意裁剪方向。

（3）固定造口袋时应根据体位不同选择袋囊低于开口方向的位置。

（4）造口袋底盘与造口黏膜之间应保持适当空隙（1~2mm），缝隙过大粪便刺激皮肤易引起皮炎，过小底盘边缘与黏膜摩擦会影响造口血运甚至破溃出血。

（5）置造口袋后应用手按压底盘10~20分钟，使造口袋与皮肤黏附牢固。

4. 指导病人

（1）护理过程中要注意向病人及家属详细讲解操作步骤。

（2）教会病人及家属观察造口周围皮肤完整性、造口黏膜的血运情况以及造口排气排便情况，并定期手扩造口，防止造口狭窄。

（3）使用二件式造口袋应先将造口袋胶环套在底板胶环上，待装好后，轻轻往下轻拉便袋，以检验是否牢固。

（4）便袋内容物超过三分之一时应进行清洗。一件式造口袋用后，开放造口袋底夹，将液体和粪便排掉，用流动水冲净后夹好；二件式造口袋用后取下，用清水冲洗干净晾干后贴在原底板上，一般可连续使用3天，造口袋的清洁不可用热水，否则易造成造口袋变质及变形。

（5）应注意观察袋内排泄物是否发生泄漏，若产生应及时更换造口袋。

（6）造口袋使用期限一般少于3个月，因此不宜一次性大批量购买。造口袋应置于通风阴凉处，并避免阳光直射。

【思考题】

1. 造口病人应如何进行正确饮食？

2. 若造口术后病人进食3~4天仍未排便，应如何对其进行灌肠？

3. 贴上造口袋后可采用哪些方法固定造口袋？

（刘 敦）

实验七 胸腔闭式引流

【实验学时】2~3学时

【实验类型】技能型实验

【教学目标】

1. 能说出胸腔引流的目的和注意事项。

2. 准确评估病人，并进行胸腔闭式引流护理的用物准备。

3. 能正确进行胸腔闭式引流瓶更换护理。

4. 能正确判断胸腔闭式引流液的性状、量改变及病人病情变化，并进行相应处理。

5. 操作过程中恰当应用护患沟通技巧。

【实验目的】

1. 排除胸腔内气体和液体，重建胸膜腔负压，改善肺功能。

2. 防止术后胸膜腔的感染。

3. 观察引流液的色、量、性质，及时发现出血、感染和乳糜胸。

【案例】

吴先生，42岁。主诉：摔倒后呼吸困难1小时。病人因在家中做卫生时不慎从高处摔倒，致胸部、右下肢受伤，急诊入院。查体：T37.1℃，P120次/分，R30次/分，BP85/55mmHg，$SPO_2$85%，立即予以补液、抗炎、吸氧等处理。诊断：①右侧胸部多发性肋骨骨折（右第4~8后肋）合并血气胸；②胫腓骨上段骨折。于当日立即行清创缝合术，骨折复位外固定术。术后给予抗炎、脱水、支持治疗、气管插管及右侧胸腔闭式引流。目前为术后第2天，病人神志清楚，各项生命体征平稳。

【实验程序】

1. 核对、评估及解释

（1）评估病人：①病情、意识状态及营养状况等；②引流情况：引流是否通畅，有无逆流，引流液量、色、质；③切口情况：敷料有无渗血、渗液、有无脱落等；④心理状态及配合程度。

（2）向病人解释胸腔闭式引流更换引流瓶的目的、方法、注意事项及配合要点。

［**解释语**］"您好，我是您的责任护士张××，请问您叫什么名字？""我是吴××""吴先生，您现在感觉怎样？前天您的胸部损伤，手术时医生为您安置了胸腔闭式引流，以缓解症状。一会儿我要为您更换引流瓶，以免引流瓶使用时间过长，滋生细菌引起感染，请问您还有什么问题吗？"

2. 操作过程

环境准备：整洁、安静、舒适、安全、光线充足，必要时屏风遮挡。

↓

护士自身准备：衣帽整洁、洗手、戴口罩。

↓

用物准备：1000~2000ml一次性胸腔引流瓶1个（内含胸导管接管、引流管），无菌生理盐水500ml、大号血管钳2把、别针、橡皮筋、治疗巾、一次性无菌手套、宽胶布、医用棉签、安尔碘、弯盘。

↓

检查：检查引流瓶有效期、包装及管道有无破损、漏气等。

↓

标记：倒无菌生理盐水300~500ml于水封瓶，使长管浸入水下3~4cm并标记（图2-2-57）。

连接：连接引流管于引流瓶的长管上端（图2-2-58）。

解释：携用物至床旁，核对病人并解释，松开别针，协助病人取半坐卧位。

［解释语］"您好，吴先生，现在我要为您更换引流瓶，我先为您取半坐卧位，这样您会觉得比较舒适，同时也更有利于引流。"

观察：观察引流是否通畅以及病人伤口有无渗血、渗液等。

［解释语］"吴先生，您的伤口恢复状况很好，没有出现渗血、渗液现象，现在我为您拍背帮助您咳嗽、排痰，促进引流通畅，这样可以使您更好地康复。"

促进引流：由上向下挤压胸管，并拍背促进咳嗽、咳痰。

夹管：用2把血管钳相向夹紧连接管上端的胸导管（图2-2-59）。

垫巾

分离：消毒胸腔引流管与连接管处并分离。

接管：消毒胸腔引流管横断面、接上新引流装置，并用宽胶布包绕连接处（图2-2-60）。

松管：松开血管钳。

固定：判断引流装置是否通畅并用别针妥善固定。

［解释语］"吴先生，请您深呼吸，我需要判断您的引流装置是否通畅。"

整理

①整理床单位、用物。

②协助病人取舒适卧位，并指导病人。

［解释语］"吴先生，我们已经为您更换完引流瓶了，您感觉怎么样？""您好好休息，您放心，我们会定时来观察您的引流情况。请注意引流瓶的位置一定要低于胸腔创口60~100cm；如果您需要下床活动，请用挂钩提引流瓶，以保持引流瓶位置低于膝关节，避免引流液反流。谢谢您的配合！"

③洗手、记录。

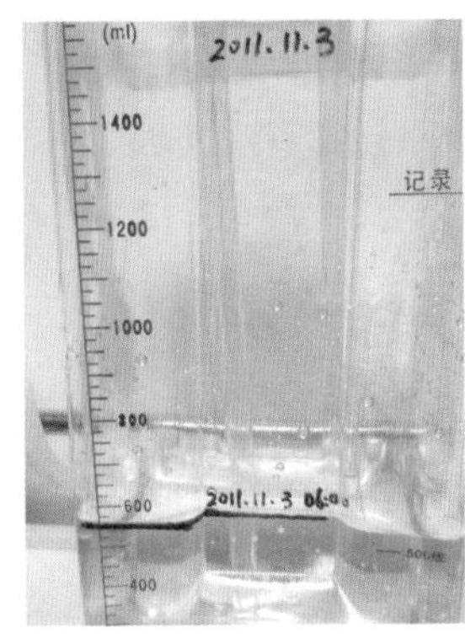

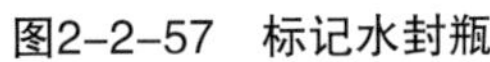
图2-2-57 标记水封瓶

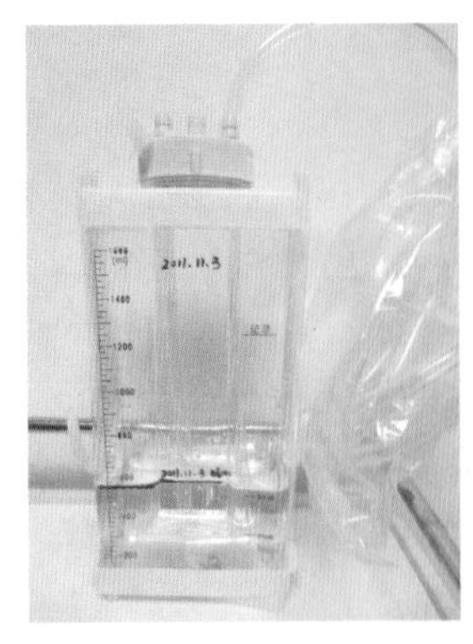

图2-2-58 连接引流管于引流瓶的长管上端

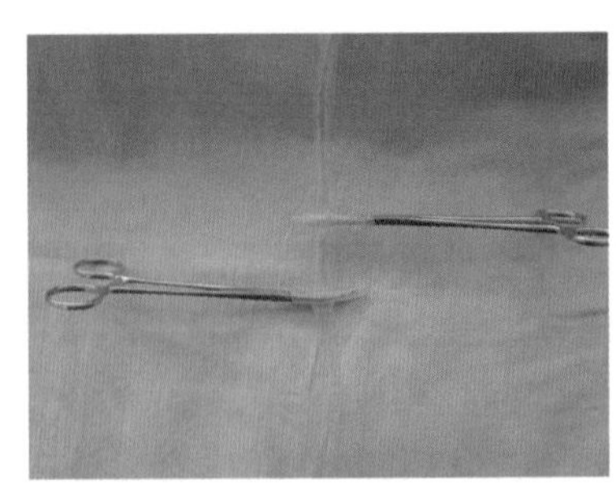
图2-2-59 双向夹管

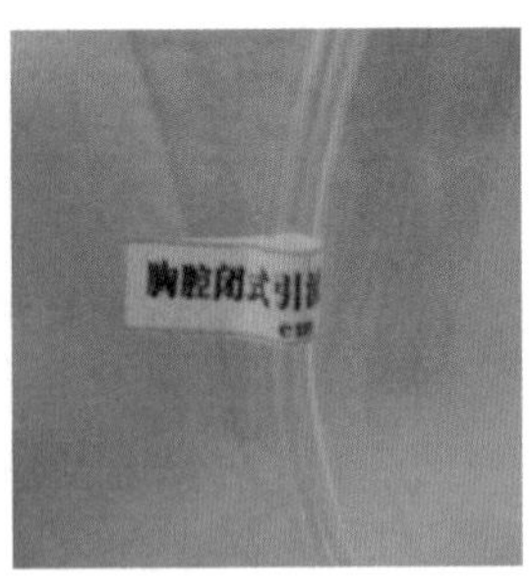
图2-2-60 标记

【注意事项】

1. 严格无菌操作技术防止感染。

2. 选用管径较大的引流管并定期挤压以保持引流通畅，正常情况玻璃管内水柱会随着病人呼吸而上下波动4~6cm，如无波动，可用手挤压引流管，挤压时防止瓶内液体回流至胸腔造成逆行感染。

3. 定期观察引流液的量、颜色、性质、并做好记录，如引流液量增多，及时通知医师。

4. 引流管的长度应适宜，以足够翻身与坐起为宜，过短易脱落，过长易扭曲或压迫而致引流不畅。

5. 水封瓶须低于胸腔60~100cm，并保持直立，以防液体倒流入胸腔。任何情况下，引流瓶都不能高于病人胸部。

6. 保持引流装置系统密封，以避免空气进入胸膜腔。

7. 引流瓶内液体应每日更换一次，瓶内无菌液体应定量，以便测量每日流出量，更换引流瓶前应先夹紧引流管以免空气进入胸膜腔。

8. 鼓励病员深呼吸和有效咳嗽及排痰，可用雾化吸入稀释痰液，促进排痰及肺扩张，预防肺部并发症。

9. 当胸腔引流注入药物时，应夹管暂停引流4~6小时。

10. 拔除引流管前嘱病人深吸气，而后屏气，以免拔除引流管时管段损伤肺脏或引起疼痛及造成气胸，拔管后应立即用凡士林纱布或厚敷料封闭胸壁伤口，并包扎固定。拔除引流管后24小时内密切观察病人有无胸闷、气促、呼吸困难、气胸、皮下气肿等。观察局部有无渗血、渗液，如有变化，及时报告医师处理。

【思考题】

1. 为什么引流管长玻璃管要插入引流瓶内液面下3~4cm？

2. 胸腔闭式引流病人外出检查时有哪些注意事项?

3. 正常胸腔闭式引流量为多少，性状怎样?

4. 如水封瓶被打破或胸导管接头不滑脱，应如何处理?

（刘 敦）

实验八 腹腔冲洗负压引流护理

【实验学时】1~2学时

【实验类型】技能型实验

【教学目标】

1. 能说出腹腔冲洗负压引流的目的及注意事项。

2. 准确评估病人，并进行腹腔冲洗负压引流护理的用物准备。

3. 能正确进行腹腔冲洗负压引流操作。

4. 能正确判断腹腔冲洗负压引流液的性状、量改变及病人病情变化，并进行相应处理。

5. 操作过程中恰当应用护患沟通技巧。

【实验目的】

1. 充分引流手术区域渗液。
2. 早期发现及处理并发症。
3. 减少或清除腹腔积血积液、残留坏死组织及多种毒素，预防感染。

【案例】

李女士，60岁，主诉：持续性上腹痛伴呕吐2天。病人2天前进食后1小时中上腹隐痛，逐渐加重，呈持续性，向腰背部放射，仰卧、咳嗽或活动时加重，伴低热、恶心、频繁呕吐，呕吐物为食物、胃液和胆汁，吐后腹痛无减轻，多次使用止痛药无效。发病以来无咳嗽、胸痛、腹泻及排尿异常。既往有胆石症多年，但无慢性上腹痛史，无反酸、黑便史。查体：T39℃，P104次/分，R19次/分，BP130/80mmHg，急性病容，侧卧蜷曲位，上腹部轻度肌紧张，压痛明显。实验室检查结果显示：白细胞与中性粒细胞数显著增高，尿淀粉酶升高。诊断为急性重症胰腺炎。手术采用恒温腹腔冲洗加负压引流，术后常规进行腹腔冲洗负压引流护理。

【实验程序】

1. 核对、评估及解释

（1）评估病人：①年龄、生命体征、病情、临床症状、意识状态、病人体位等；②对疾病了解程度、心理状态及配合程度；③负压引流管有无脱落、堵塞、反折、逆流，引流液量、色、性状是否正常，切口局部敷料有无渗血、渗液等。

（2）向病人解释腹腔冲洗负压引流的目的、方法、注意事项及配合要点。

［**解释语**］"您好，我是您的责任护士陈××，请问您叫什么名字？""我是李××""李阿姨，您今天感觉怎么样？昨天您手术后身上带着一根腹腔双套管，目的是利用负压持续冲洗，充分引流出手术区域的渗液。让我看下您的引流管好吗？""等会儿我要为您进行负压冲洗引流，将药液从内套管注入，然后从外套管吸出引流液，以达到冲洗目的。您还有什么问题吗？"

2. 操作过程

护士准备：衣帽整洁、洗手、戴口罩。

↓

用物准备

- ①治疗盘内备：延长管、输液器、碘酒、酒精、一次性腹腔引流瓶，无菌生理盐水1000~1500ml、大号血管钳2把、别针、橡皮筋、纱布、弯盘。
- ②治疗盘外备：医疗垃圾桶。
- ③床旁备输液架。

↓

配药：核对治疗单上的病人信息，按医嘱配制冲洗液。

↓

操作前准备

- ①携用物至病人床旁，核对床号、姓名。
- ②环境准备　整洁、安静、舒适、安全、光线充足、温度适宜，必要时屏风遮挡。
- ③协助病人取半坐卧位。
- ［**解释语**］"李女士，您好，现在我要为您进行腹腔负压冲洗引流了，为促进引流，我先协助您坐起来一些，可以吗？"

↓

排气

- ①再次核对病人信息。
- ②插入输液器于冲洗液，并去头皮针。
- ③调节输液器高度，并在排气后夹管。

↓

夹闭：夹闭原输液器及负压吸引。

↓

分离：分离原输液器。

↓

消毒：消毒输液器与内套管连接处。

↓

连接：连接输液器与内套管注水孔，并用单层纱布覆盖。

↓

分离：分离原延长管。

↓

消毒：消毒延长管与外套管连接处。

↓

连接

①连接延长管与外套管。
②反折延长管并调节负压吸引至5~10 kPa。
③夹闭延长管。

↓

冲洗：开放输液器并调节滴速至10~20 ml/min。

[解释语]"李女士，现在已经开始进行腹腔冲洗了，您有什么感觉？"

↓

观察：病情变化，冲洗液量、性状并评估冲洗液出入量。

↓

整理

①整理病人、床单位、用物。
②做好交代、洗手、记录（图2-2-61~图2-2-64）。
[解释语]"李女士，今天腹腔冲洗结束了，谢谢您的配合，您感觉怎么样？您一定要注意保护好您的引流管，保持引流通畅，尤其下床的时候不要让引流管脱落或扭曲，如果您有出现腹痛或其他不适，要立即告诉我们，我们也会定期过来观察您的引流管，请您好好休息。"

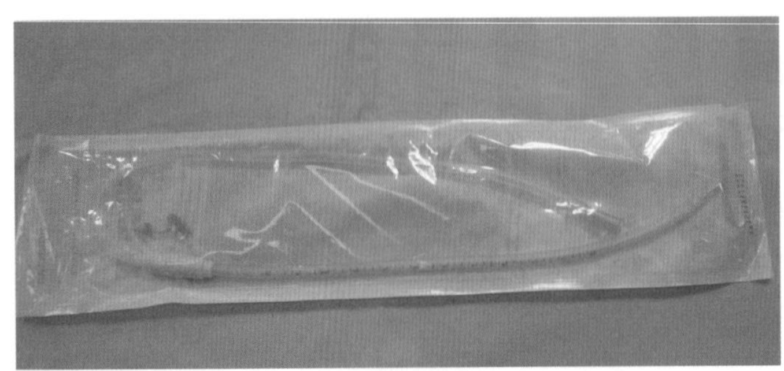

图2-2-61 腹腔双套管（主图）

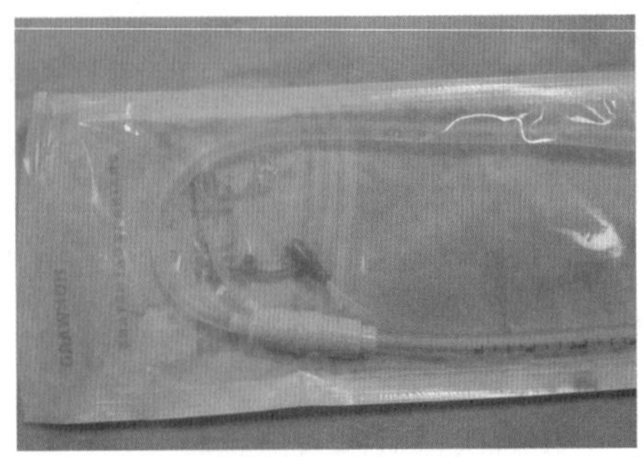

图2-2-62 腹腔双套管（接冲洗管）

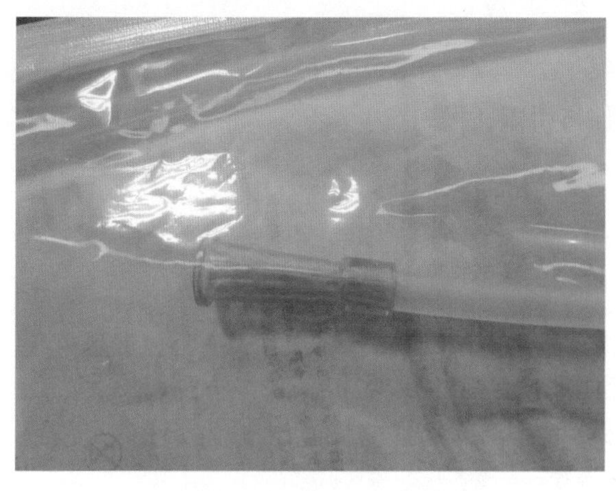

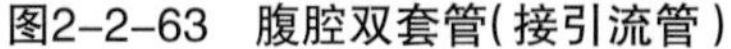

图2-2-63 腹腔双套管(接引流管)

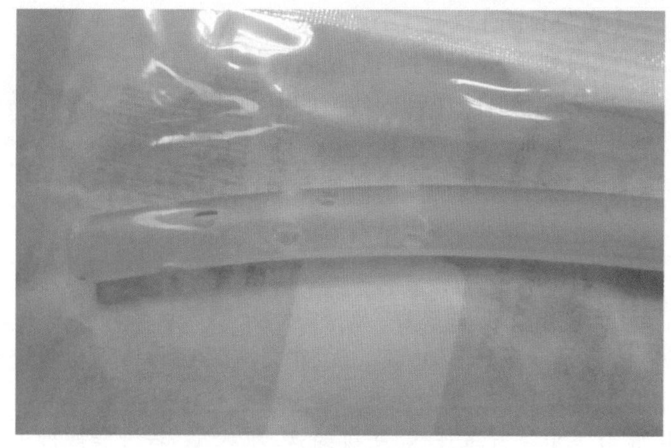

图2-2-64 腹腔双套管(置腹腔内)

【注意事项】

1. 严格无菌操作技术防止感染。

2. 每天更换延长管、输液器并用碘酒、酒精消毒连接处。

3. 双套管应用别针固定于床单上,并保持一定的活动度,以防病人翻身、活动时压迫、扭曲和移动管道。

4. 引流瓶每次倾倒后用1000 ml水中含有效氯1000 mg配制的“84”消毒液消毒。

5. 冲洗速度不可过快或过慢,过快则滴入的液体无法及时吸出,积聚在腹腔内会增加感染机会,过慢会造成干吸而导致出血和引流不畅。

6. 负压以能顺利吸出引流物为宜,负压过大容易吸附导管周围组织导致出血,负压过小会使引流不畅导致引流无效,根据引流量、引流物的黏稠度调整流量、负压,以顺利吸出引流物为宜。

7. 冬季冲洗液适当加温,减少刺激。

8. 每班至少检查两次冲洗引流管道,防止打折、堵塞,观察冲洗液的速度、负压是否符合要求,双套管腹壁引出处敷料有无液体渗出,发现异常情况及时报告医生处理。

9. 冲洗液与静脉输液需严格区分,并做好标记、严格交接班。

10. 密切观察引流液的色、质、量,并准确记录24小时出入量。根据引流液的颜色、性质观察有无术后各种并发症的发生,为病情提供动态信息。

【思考题】

1. 双套管扭曲、打折、堵塞时的表现有哪些?

2. 双套管发生阻塞时应如何处理?

3. 重症胰腺炎术后放置双套管的拔管指征是什么?

(刘 敦)

实验九 持续膀胱冲洗术

【实验学时】1~2学时

【实验类型】技能型实验

【教学目标】

1. 能说出持续膀胱冲洗术的适应证、目的及注意事项。

2. 能较熟练进行持续膀胱冲洗。

3. 能正确判断持续膀胱冲洗引流液的性状、量改变及病人病情变化,并进行相应处理。

4. 操作过程中恰当应用护患沟通技巧。

【实验目的】

1. 前列腺及膀胱手术后预防血块形成。
2. 清除膀胱或尿管内残留的血液、脓液或沉渣尿垢等,保持引流通畅。
3. 减轻膀胱刺激症状。
4. 观察有无活动性出血的发生。
5. 止血、抗炎、减少结石形成。

【案例】

白先生,60岁。主诉:尿频、尿急、夜尿次数增多半年,加重并伴排尿困难2个月。病人半年前出现尿频、尿急,夜尿增多,5~6次/夜。近2个月来无明显诱因出现进行性排尿困难,遂入院就诊,B超检查诊断为"前列腺Ⅱ度增生"。今晨在全麻下行"经尿道前列腺电切术"。术后按全麻术后常规护理,生命体征平稳,留置导尿管引流出淡红色液体,予以输液、抗感染、持续膀胱冲洗等治疗。

【实验程序】

1. 核对、评估及解释

(1)评估病人:①年龄、生命体征、意识状态等;②心理状态及配合程度;③了解病人尿液的性状、量、色以及有无尿频、尿急、尿痛、膀胱憋尿感,尿道口有无渗血,是否出现膀胱痉挛痛及尿管通畅情况,有无渗漏及尿管脱出。

(2)向病人解释持续膀胱冲洗的目的、方法、注意事项及配合要点。

[**解释语**]"您好,我是您的责任护士田××,请问您叫什么名字?""我是白××""白先生,您今天感觉怎么样?您的手术很顺利,但为了防止您手术后膀胱内血块形成,并且清除膀胱内残余的血凝块、黏液、细菌等异物,预防膀胱感染,需要进行持续膀胱冲洗。现在可以吗?"

2. 操作过程

护士准备:衣帽整洁、修剪指甲、洗手、戴口罩。

↓

用物准备

①治疗车上层:弯盘、血管钳、启瓶器、棉签、消毒液、治疗巾、无菌手套、无菌膀胱冲洗器、冲洗液(常用冲洗液有:生理盐水、呋喃西林、硼酸液、0.2%洗必泰、0.1%新霉素溶液)、输液吊篮、记录本、笔、手消毒剂。

②治疗盘外备:输液架、生活垃圾桶、医疗垃圾桶。

③床旁备输液架。

↓

操作前准备

①携用物至病人床旁,核对床号、姓名。

②环境准备:整洁、安静、舒适、安全、光线充足、温度适宜,屏风或床帘遮挡。

③帮助病人取低坡半卧位。

[**解释语**]"白先生,您好,现在为您进行膀胱冲洗,我先协助您换个舒适又有利于引流的体位,可以吗?"

↓

插管

① 检查冲洗器生产日期、有无破损、漏气。

②核对冲洗液,开启铝盖,套吊篮,消毒瓶盖。

③插入冲洗器。

↓

排气

①再次核对床号、姓名以及冲洗液。

②调节输液架高度、排气后夹管。

↓

分离

①理顺并夹闭导尿管。
②戴手套，铺治疗巾。
③分离导尿管与集尿袋，并消毒导尿管与集尿袋管口与连接处。

连接

将三腔气囊导尿管的中间腔与集尿袋连接、侧腔与冲洗液管连接(图2-2-65、图2-2-66)。
[解释语]"白先生，我已经为您把冲洗管、集尿袋连接好了，这是整个冲洗过程的基本装置，冲洗液会经过冲洗管滴入您的膀胱，然后再从集尿袋流出，以达到冲洗膀胱的目的，您有什么疑问吗？"

开放：依次开放冲洗液管、导尿管、集尿袋排放阀。

冲洗

[解释语]"白先生，现在开始进行膀胱冲洗了，在这个过程中我们会观察您尿液、引流液的情况以及您的病情变化，如果您感到不舒服，请通知我们，我们也会加强巡视，请您好好休息。"

观察

①病人的反应及冲洗液的量及颜色、冲洗引流通畅情况。
②冲洗液入量和出量，膀胱有无憋胀感及是否发生膀胱痉挛痛。

整理

①整理病人、床单位、用物。
②做好交代、洗手、记录。
[解释语]"白先生，手术后您导尿管的引流液正常，谢谢您的配合。您这几天还需要多喝水以冲洗膀胱和尿道。您先好好休息！"

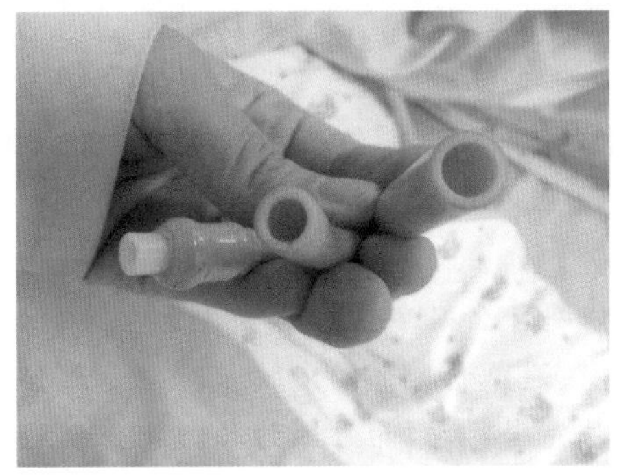

图2-2-65　三腔气囊管

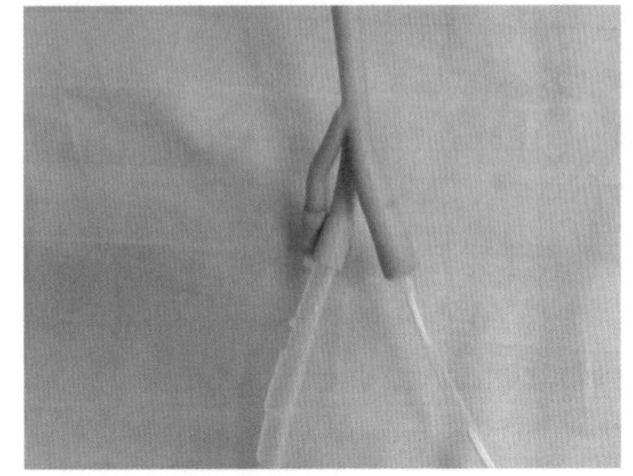

图2-2-66　正确连接三腔气囊管(细管为冲洗管，粗管为引流管)

【注意事项】

1. 严格无菌操作，按规范更换引流袋，防止感染发生。

2. 寒冷气候，冲洗液应加温至约35℃，以防冷刺激膀胱引起膀胱痉挛。

3. 根据引流液颜色，调节冲洗速度。若病人出现冲洗液鲜红，可加快冲洗速度；如出现导管堵塞或感到剧痛不适等情况，应立即停止冲洗，及时查明原因，必要时报告医生。

4. 液面距床面约60cm，以便产生一定的压力，使液体能够顺利滴入膀胱，冲洗过程中要严密观察冲洗引流通畅情况。

5. 若进行间断膀胱冲洗，则在连接好三腔气囊导尿管后，先夹闭引流管，开放冲洗管，使冲洗液滴入膀胱；再夹闭冲洗管，打开引流管，将冲洗引流液全部引流出来，如此反复。

【思考题】

1. 冲洗过程中若病人出现膀胱痉挛痛，可能是什么原因？应如何处理？

2. 调节滴速时，应考虑哪些因素？如何调节？

（刘 敦 高 骥）

实验十 轴线翻身法

【实验学时】2~3学时

【实验类型】技能型实验

【教学目标】

1. 能准确评估病人病情。

2. 能说出轴线翻身的目的及注意事项。

3. 能熟练进行轴线翻身操作。

4. 能正确判断病人皮肤状况，并进行相应处理。

5. 操作过程中恰当应用护患沟通技巧。

【实验目的】

1. 满足脊柱病变、脊柱手术、颅骨牵引术、髋关节术后病人的护理需求。

2. 防止脊柱二度损伤及关节脱位。

3. 避免压疮，增加病人舒适感。

【案例1：颈椎损伤，无牵引】

李女士，28岁。主诉：双上肢麻木、乏力伴疼痛2天。病人2天前因驾车途中紧急刹车，随后出现双上肢麻木、刺痛感，伴肌力下降。入院查体：神志清楚，左上肢肌力4级，右上肢肌力3级；双下肢肌力正常。X线检查未见椎体脱位及骨折，MRI示颈$C_{5\sim6}$脊髓损伤。拟诊“颈髓损伤”，予以定时轴向翻身。

【实验程序1：翻向对侧】

1. 核对、评估及解释

（1）评估病人：①年龄、体重、生命体征、意识状态、四肢肌力情况等；②受伤时间、原因和部位；③有无其他部位损伤等。

（2）向病人解释手术及麻醉的目的、方法等。

［解释语］“您好，我是您的责任护士刘××，请问您叫什么名字？”“我是李××”“您好！李女士，您入院以来已经保持平卧位近2小时了，我们要为您翻个身，避免骶尾部的皮肤长时间受压损伤，同时还便于我们对您的皮肤进行观察和护理。但目前您四肢还无法完全活动，而且因为颈髓损伤，翻身过程中要注意保护，我去准备一下就过来，好吗？”

2. 操作过程

护士准备：衣帽整洁、洗手。

↓

用物准备：3个软枕。

↓

再次核对床号、姓名

↓ ［解释语］“李女士，现在我们三人要为您翻身了，您放心，我们会保护您的颈椎，请您放松！”

松开被尾，支起对侧床栏

↓

将病人平移至床旁(图2-2-67)

①一人立于床头,双手扶持病人双肩,前臂夹持,固定头部。
②一人双手置于颈肩部、腰背部。
③一人双手置于腰骶、大腿根部。
④必要时一人双手置于大腿、小腿部。

↓

翻身:注意保持动作的协调一致,翻身角度不超过60度。

↓

观察:局部皮肤有无发红、水疱、破损等。

↓

按摩局部皮肤

↓

垫枕(图2-2-68)

①一软枕纵向垫于颈背部。
②一软枕纵向垫于腰背部。
③一软枕垫于两膝之间。

↓

支起近侧床栏

↓

整理

①整理床单位,询问病人感受,做好交代。
②洗手,记录。
[解释语]"李女士,我们已经为您改变了一下体位,您现在感觉如何,这个体位是否舒适?""您好好休息,但一定要注意保持颈部制动,防止颈椎二次损伤。床头呼叫铃放在您的左手侧,如有需要请随时按铃,我会及时过来为您处理的。"

【案例2:颈椎损伤行颅骨牵引】

吴先生,57岁。主诉:滑倒后四肢瘫1小时。病人于1小时前,跑步时滑倒,后颈部撞击一拳头大小硬物,出现四肢瘫。入院后专科检查:神志清楚、后颈部明显肿胀,双上肢肌力1级,双下肢肌力0级。拟诊"颈椎骨折伴脊髓损伤",予颅骨牵引及定期轴向翻身。

【实验程序2:翻向近侧】

1. 核对、评估及解释

(1)评估病人:①年龄、体重、生命体征、意识状态、四肢肌力等;②受伤时间、原因和部位;③有无其他部位损伤等。

(2)向病人解释手术及麻醉的目的、方法等。

[解释语]"您好,我们是护士云××、陈××和刘××。请问您叫什么名字?""我是吴××""吴先生,由于您颈椎损伤,您自行翻身存在一些困难,为避免您的局部皮肤长时间受压引起缺血损伤,我们需要定期为您翻身,并观察局部皮肤的状况。在翻身过程中,我们会注意保护您的颈椎,防止损伤。一会儿先翻向您的左侧可以吗?"

2. 操作过程

护士准备:衣帽整洁、洗手。

↓

用物准备：3个软枕。

↓

再次核对床号、姓名

[解释语]"您好，吴先生，我们三人准备协助您翻身了，放心，我们会保护好您颈、胸部的脊柱。"

↓

松开被尾，支起对侧床栏

↓

翻身：注意保持动作的协调一致，翻身角度不超过60度。

①一人双手置于对侧枕下颈肩部、腰骶部。
②一人双手置于对侧腰背、大腿根部。
③必要时一人双手置于对侧大腿、小腿部。

↓

观察：局部皮肤有无发红、水疱、破损等。

↓

按摩局部皮肤

↓

垫枕

①一软枕纵向垫于颈背部。
②一软枕纵向垫于腰背部。
③一软枕垫于两膝之间。

↓

支起近侧床栏

↓

调整牵引绳的位置

↓

整理

①整理床单位，询问病人感受，做好交代。
②洗手，记录。
[解释语]"吴先生，您现在感觉怎么样？这会儿是下午2：20，2小时后我们会再过来给您翻身，颅骨牵引的重量千万不可随意增减，也不要自行调整牵引绳的方向。您好好休息！"

【案例3：腰椎病变】

张先生，43岁，主诉：右腰背部疼痛3年，伴右小腿外侧痛1个月。病人3年前出现右腰背部疼痛，曾行"推拿、贴止痛药膏"等可缓解。1个月前疼痛加重，并向右小腿外侧放射，右下肢外侧皮肤麻木感。专科体检示：跛行步态，腰椎生理前曲消失，腰肌紧张。腰椎凸向左侧，各方向活动受限，以前屈受限尤为明显。第5腰椎右侧棘突旁有压痛，右侧直腿抬高试验50° 阳性，加强试验阳性。右侧膝反射正常，踝反射消失，踇趾背伸力4级。X线及CT检查示L_5~S_1椎间盘突出。于2010年8月12日行"腰椎间盘髓核摘除术"，现术后1天，协助病人翻身。

【实验程序3】

1. 核对、评估及解释

（1）评估病人：①体重、生命体征、意识状态等；②局部伤口敷料渗出情况；③下肢运动及感觉状况；④皮肤完整性等。

（2）向病人解释轴向翻身的目的、方法等。

[解释语]"您好，我是您的责任护士张××，请问您叫什么名字？""我是张××""您好！张先生，今

天是您腰椎手术后第1天,因为病情需要,您还需绝对卧床一段时间,为防止皮肤长期受压后损伤,您至少每2小时需要翻身一次,但要注意翻身过程中保持脊柱在同一轴线上,避免扭曲损伤脊髓。一会儿我们将协助您翻身,请问您希望翻向哪一侧?”

2. 操作过程

护士准备: 衣帽整洁、洗手。

↓

用物准备: 枕头2个。

↓

再次核对床号、姓名

[解释语]“您好,张先生,现在我们两人要为您翻身了,您放心,我们会注意保护好您的腰部。”

↓

松开被尾

↓

将病人平移至床旁

↓

翻身: 一人双手置于肩部、腰背部; 一人双手置于腰骶、臀部。

↓

观察: 局部皮肤有无发红、水疱、破损等。

↓

按摩局部皮肤

↓

垫枕(图2-2-69)

①一软枕纵向垫于腰背部 。

②一软枕垫于两膝之间。

↓

整理

①整理床单位,询问病人感受,做好交代。

②洗手,记录。

[解释语]张先生,您现在感觉如何?是否舒适?这会儿是上午8:35,2小时后我们还会过来给您翻身,千万不要随意扭曲腰部,以免加重损伤,这期间您有任何不舒服或其他需要,请按床头呼叫器,我们会随时过来帮助您的。您还有其他需要吗?

【案例4:髋关节术后】

刘先生,48岁。主诉: 外伤后左髋部疼痛2小时。病人2小时前骑车时不慎摔倒,左髋部撞至路边石阶,自行站起后左下肢活动尚可,继续骑车上班,但局部疼痛加重,遂至医院就诊。专科体检示: 跛行步态,左髋部皮下瘀斑,肿胀明显,有压痛,左下肢“4”字征阳性,纵向叩击痛阳性。X线片示左股骨颈头下型嵌插性骨折。遵医嘱予左下肢外展中立位海绵带牵引,并定期协助病人翻身。

【实验程序4】

1. 核对、评估及解释

(1)评估病人: ①体重、生命体征、意识状态等; ②海绵牵引带松紧度; ③下肢血运、活动及感觉状况;

④皮肤完整性等。

（2）向病人解释翻身的目的、方法等。

[解释语]“您好，我是您的责任护士宋××，请问您叫什么名字？”“我是刘××”“刘先生，您的左侧股骨颈发生骨折了，需要手术治疗，但在手术前要先牵引一段时间，可以使紧张的肌肉放松，有利于手术。不过牵引期间可能会使局部皮肤长时间受压，损伤皮肤，因此要定期翻身，翻身时一定要注意保持左下肢外展中立位，避免骨折端移位。现在我协助您翻个身，好吗？”

2. 操作过程

护士准备：衣帽整洁、洗手。

↓

用物准备：2~3个软枕。

↓

再次核对床号、姓名

[解释语]“您好，刘先生吗？我现在准备协助您翻身了，如果在翻身过程中您患处疼痛明显加重，请告诉我，我会调整角度的。您准备好了吗？”

↓

双下肢间夹1个厚软枕

↓

翻身

①病人双手握拉手，健肢屈膝。

②护士一手置病人腰背部，一手置髋部，协助病人翻向健侧。

[解释语]“刘先生，请您双手紧握拉手，右脚贴在床上，手脚一块用劲，翻向右侧。”

↓

观察：局部皮肤有无发红、水疱、破损等。

↓

按摩局部皮肤

↓

腰骶部垫软枕（图2-2-70）

↓

调整肢体位置：保持患肢外展，忌内旋、内收（图2-2-71）。

↓

整理

①整理床单位，询问病人感受，做好交代。

②洗手，记录。

[解释语]“刘先生，这个姿势您感觉舒适吗？还有哪儿需要调整一下？请您一定注意左腿不能与右腿并拢，或向后旋转内收、内旋，也不要向左侧翻身，以免影响局部血液供应。谢谢您的配合！我2小时后还会过来为您翻身。如有其他需要，请按床头呼叫器，我将随时过来观察并协助您！好好休息！”

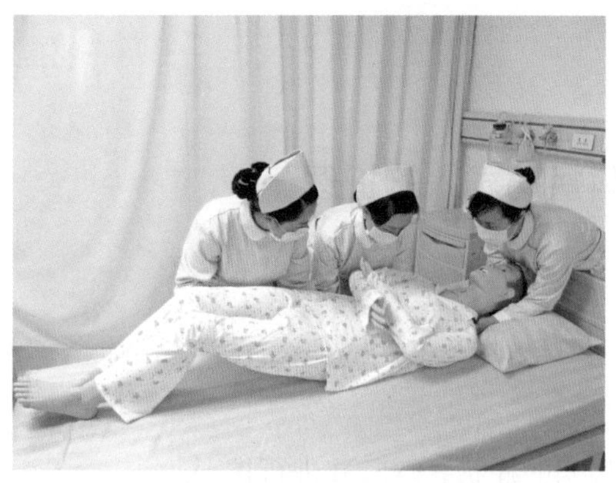

图2-2-67　三人将患者平移至床旁

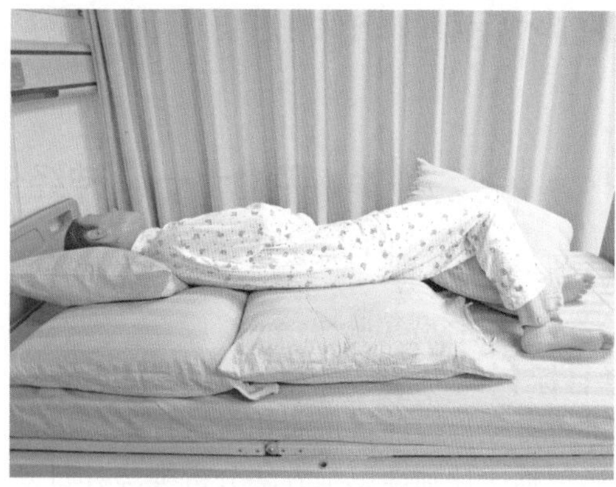

图2-2-68　垫枕（颈椎病变）

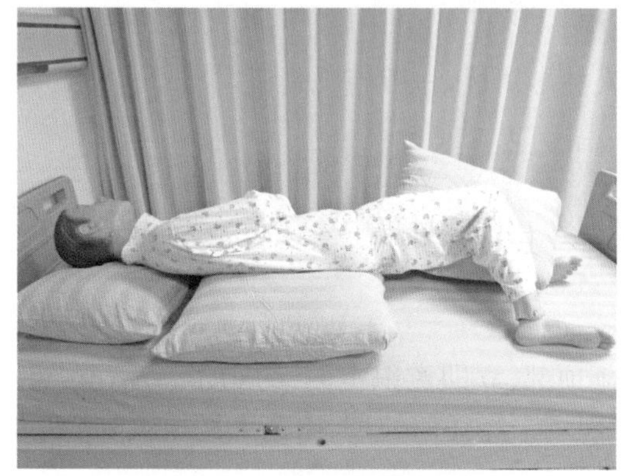

图2-2-69　垫枕（腰椎病变）

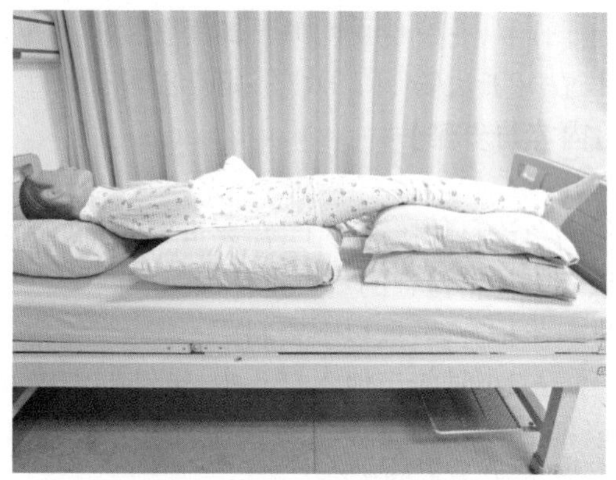

图2-2-70　腰骶部垫软枕

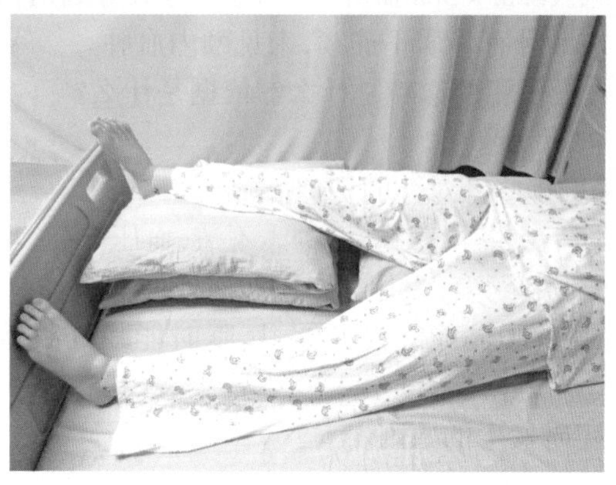

图2-2-71　保持患肢外展，忌内旋、内收

【注意事项】

1. 数人协同翻身时，应注意动作协调、同步进行，以保持脊椎生理弯曲。

2. 翻身角度不可超过60°。

3. 有牵引的病人，在翻身时不可放松牵引绳，翻身前不能平移病人。

4. 髋关节术后应注意不能翻向患侧，避免影响创口及局部血液循环；并保持患肢的外展中立位（可轻度外旋），忌内旋、内收、过度外旋。

5. 平移病人及翻身、垫枕时应注意避免局部产生摩擦力、剪切力等；保持局部皮肤干燥。

6. 注意观察局部受压皮肤有无发红、水疱、破损等现象，如发生以上情况，及时处理，切忌按摩。

7. 注意保暖，并加床栏保护，避免坠床。

8. 准确记录翻身时间。

【思考题】

1. 腰椎间盘术后应如何指导病人起床？

2. 髋关节术后病人如何保持患肢外展中立位？

（宋继红）

实验十一 神经外科疾病病人的护理

【实验学时】2~4学时

【实验类型】综合型实验

【教学目标】

1. 能进行常见神经外科疾病相关诊疗术的护理。

2. 能运用临床评判性思维方法分析神经外科常见疾病的症状、体征，并进行护理。

【案例】

吴先生，21岁，斗殴造成左额顶部损伤，伤后2小时入院。

体格检查：P95次/分，R19次/分，BP128/92mmHg。病人神志清醒，一般情况尚可。

【实验内容与步骤】

1. 案例讨论

（1）作为急诊科的接诊护士，需要进一步询问哪些情况？在询问过程中要注意哪些问题？

（2）该病人体格检查的重点是什么？

（3）进一步检查，获取以下资料：

病史：病人2小时前与他人打斗中，被钝器击中左侧额顶部，立即意识丧失，约30min后清醒，可与他人对话，诉头痛，四肢可活动，口鼻未见出血，但出现呕吐1次。现场未经任何处理，由家人送至医院。病人无癫痫、糖尿病史。伤后无大小便失禁。

体格检查：左颞顶部头皮可触及5cm×5cm血肿，双侧瞳孔等大等圆，直径为3mm，肢体活动正常，无病理反射，无颈部抵抗。CT检查可见左颞骨有骨质不连续，未见颅内血肿。

根据现在资料，初步考虑病人最可能的诊断是什么？依据是什么？

（4）目前病人主要存在哪些护理问题？

（5）根据病人目前情况，应采取哪些针对性的护理措施？

（6）病情进展：病人入院1小时后突然出现躁动，神志不清，血压升高、呼吸、脉搏逐渐减慢。估计病人出现了什么问题，护士能否立即给予强制约束，为什么？应如何处理？

（7）病情进展：该病人目前刺激肢体能缓慢回缩，压眶时能睁开眼睛，并发出“哼哼”的声音。根据Glasgow昏迷评分法如何判断病人意识障碍程度？

（8）试分析颅脑外伤后意识障碍发生的原因。

（9）诊疗进展：该病人急诊行头颅CT等检查提示：左额顶部硬膜外血肿30ml左右，中线移位，决定局麻下行钻孔硬膜外引流术。试对硬膜外血肿的出血原因进行分析？

（10）病情进展：术前准备过程中，病人突然全身强直，继而四肢发生阵挛性抽搐，左侧瞳孔散大，直接间接对光反应均消失，呼吸不规则，轻度发绀，右侧肢体肌力下降，巴宾斯基征阳性。估计病人出现了什么问题？护士应如何处理？

（11）病情进展：术后第3天，病人处于嗜睡状态，右侧巴宾斯基征阳性，下午突然呕吐大量咖啡样物，血压下降。护士应如何判断及处理？

病情进展：经治疗和精心护理，病人神志清楚，运动能力恢复正常，于21天后康复出院。

2. 针对病例及问题，每组学生代表发言，教师评析。

3. 技能训练

约束带的使用

◆目的

1）控制情绪失控或精神障碍的病人，避免伤害他人或自伤等危险行为的发生。

2）保护意识障碍病人，防止坠床、损伤等。

3）对不合作病人，确保治疗、护理操作的顺利实施。

◆注意事项

1）使用约束带前，应向病人及其家属解释其目的，争取其配合。

2）应根据病人的具体情况选择约束部位。常用约束部位为腕、肩、膝、踝关节等。

3）使用约束带前，骨突处及关节窝处等应适当加衬垫。传统的约束带使用方法是如图将约束带从中间绕转（图2-2-72），对折成双套结，将肢体套入后，局部打结避免脱出（图2-2-73），最后将约束带固定于床架。

4）约束带固定应注意松紧度适宜，以能放进1~2指为宜，肢体应处于功能位置。

5）经常检查局部的血液循环，包括受压皮肤及远端肢体的颜色、温度、活动及感觉等，随时调整松紧度。

6）约束带连续使用的时间不宜过长，通常每2小时应松解一次，改变卧位，必要时进行局部按摩，并主、被动活动被约束肢体。

7）约束带的打结处不得让病人的双手触及，亦不可单纯约束一侧上、下肢，以免病人自行解开套结发生意外。

8）做好被约束病人的生活护理，保持床单位的清洁干燥。

9）记录进行约束的原因、时间，使用约束带的数目及部位，解除约束时间，执行人等，并交班。

10）约束是一种以保护病人安全、确保治疗、护理为目的的方法，切不可用以惩罚病人。

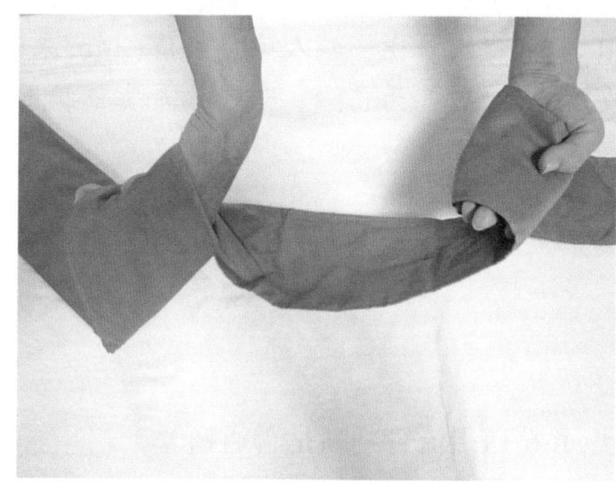

图2-2-72 约束带从中间绕转

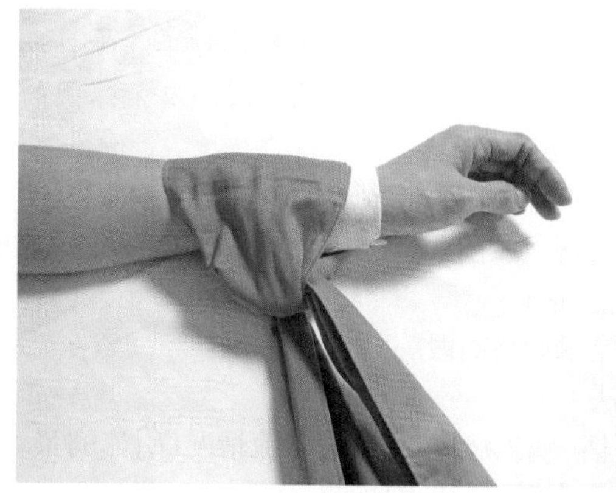

图2-2-73 肢体套入双套结

【思考题】

1. 如何协助昏迷病人翻身？

2. 请分析导致昏迷病人躁动的原因有哪些。

（高 骥）

实验十二 心胸外科疾病病人的护理

【实验学时】2~4学时

【实验类型】综合型实验

【教学目标】

1. 能进行常见心胸外科疾病相关诊疗术的护理。

2. 能运用临床评判性思维方法分析常见心胸外科疾病的症状、体征，并正确进行护理。

【案例】

王女士，43岁，主诉：发现右乳无痛性肿块1年半，逐渐增大伴疼痛1个月。病人于一年半前沐浴时发现右乳外下象限一无痛肿块，直径约1cm，质硬，可移动，于社区私人门诊治疗，具体不详。近1年来，肿块逐渐增大并固定，1个月前出现肿块表面皮肤内陷。

【实验内容与步骤】

1. 案例讨论

（1）如何对该病人进行专科体格检查（请两位同学进行角色扮演，一位扮演病人，一位扮演病房责任护士）？

（2）诊疗进展

查体：右乳外下象限触及一约6.8cm×7.3cm×2.4cm肿块，质硬，凹凸不平，边界不清，无压痛，不活动；肿块表面皮肤凹陷，呈“酒窝”征，皮温升高；右乳头内陷、固定，无液体挤出。右腋下可触及一肿大淋巴结，约1.2cm×2.4cm，质硬、边界不清、固定、无压痛。左乳Ⅱ度松垂，内上象限触及一肿块约0.5cm×0.8cm，质韧，边界清楚、表面光滑，活动度良好；左腋窝未触及肿大淋巴结。

钼靶X线检查示：右乳腺外下方见一1.3cm×2.3cm不规则形稍高密度阴影，边缘呈毛刺状，中央有钙化影；左乳内上致密影，呈增生性改变。右乳肿块空心针穿刺组织活检：右乳浸润性导管癌；左乳腺纤维瘤。拟4天后进行“乳腺癌根治术”。术前护理人员还应了解病人哪些方面的状况？

（3）手术当天早晨，病人进手术室前，护理人员应进行哪些准备？

（4）术后如何观察皮瓣血运？

（5）如何预防患侧上肢肿胀？

［**情境导入**］术后7天，责任护士小李发现病人在暗自哭泣，与该病人沟通后了解到：自病人患病以来，爱人对其态度冷淡，育有一女，正于外地打工。平日朋友不多，探视人员少。病人家庭经济一般，床位被安排在6人间病房的靠门侧，每天看见周围病友来探视的朋友络绎不绝，甚为伤心。如果你是责任护士，该如何指导及帮助该病人？

（6）如何指导病人进行肢体功能锻炼？

2. 针对病例及问题，每组学生代表发言，教师评析。

3. 技能训练

乳腺癌术后功能锻炼

◆方法

1）评估：病人病情、伤口及引流情况（引流的量、性状，并挤压引流管判断是否通畅）。

2）向病人解释功能锻炼的目的。

3）术后24小时：指导病人卧床期间进行伸指、握拳动作，活动腕关节。每天6次，每次10下。

4）术后2~3天：指导病人床边活动，同时进行前臂伸屈运动，包括屈肘、屈腕等。每天6次，每次10下。

5）术后4~5天：病人伤口处的加压包扎解开后，可练习患侧上肢摸同侧颈部及对侧颈部的动作。

6）术后5~7天：鼓励病人慢慢伸直、内收患侧上肢，轻微屈曲肩关节，缓慢抬高至90°，以病人能耐受为宜。

7）术后7~15天：练习手指“爬墙”运动，高度达到平肩位置，每天坚持4~5次。

8）术后15~30天：练习手臂越过头顶摸到对侧耳部。

9）术后1个月：继续练习扶墙抬高，并逐渐以肩关节为中心，作向前、向后的旋转运动及适当的后伸和负重锻炼。

◆注意事项

肩关节活动开始的时间应根据具体情况而定，如病人出现腋下积液，术后腋窝引流液较多时，肩关节活动应适时延迟，并减少活动量。

【思考题】

1. 导致乳腺癌病人“酒窝征”的原因是什么？

2. 如何为乳腺癌病人进行出院健康指导？

（宋继红　刘　敦）

实验十三　普外科疾病病人的护理

【实验学时】2~4学时

【实验类型】综合型实验

【教学目标】

1. 能进行常见普外科疾病相关诊疗术的护理。

2. 能运用临床评判性思维方法分析常见普外科疾病的症状、体征,并进行相应护理。

3. 外科急救技术;绷带包扎术;造瘘口的观察。胃造口行肠内营养病人的护理;Miles术后永久性造口的护理。

【案例】

范先生,75岁,3天前正常饮食时出现上腹部持续性疼痛,疼痛无放散,可忍受。次日逐渐扩延至全腹,并有恶心、呕吐,呕吐物为胃内容物。曾服用"三九胃泰"等胃药未见好转。发病以来无发热,无皮肤黄染,无腹泻。近来无消瘦,小便正常。

既往史:胃溃疡10年。否认肝炎、胆道及心脏病病史。

【实验内容与步骤】

1. 案例讨论

(1)如何为该病人进行专科体格检查(请两位同学进行角色扮演,一位扮演病人,一位扮演病房责任护士)?

(2)病情进展:体格检查:T36.5℃,P90次/分,R18次/分,BP160/96mmHg。心肺未见异常。腹平坦,全腹有轻度压痛,右下腹压痛稍重,且有轻度肌紧张,无反跳痛,Murphy征阴性,肝区叩痛阴性,肠鸣音弱。该病人的临床特点是什么?

(3)诊疗进展:辅助检查:WBC13×10^9/L,N0.84,其余正常。尿常规未见异常。腹部X线未见膈下游离气体及结石。腹部B超胆囊大小形态正常,未见结石,未见肾及输尿管结石及肾盂扩张。大致正常心电图。请根据本病例临床特点并分析此辅助检查结果。

(4)该病人确诊为"急性阑尾炎",拟行阑尾切除术。如何为该病人进行术前准备?

(5)病情进展:该病人术中见:阑尾变黑、坏死、穿孔,予阑尾切除,腹腔冲洗后置管引流。该病人术后护士应重点观察什么?

(6)病情进展:术后第8天右下腹引流管引流出大量肠内容物,查体:T38.7℃,P95次/分,R22次/分,BP122/67mmHg,痛苦面容,消瘦,抬头及挪动肢体无力,面色萎黄,巩膜皮肤无黄染。腹检:舟状腹,下腹正中切口及右下腹麦氏切口瘢痕,右下腹麦氏切口裂开,有肠内容物从切口中溢出,切口周围皮肤红肿、腹肌紧张、压痛明显,未及腹部包块,移动性浊音阴性,肠鸣音弱。可采用哪些辅助检查以明确诊断?应采取哪些处理措施?

(7)病情进展:病人行锁骨下静脉穿刺TPN治疗第10天,病人出现寒战,发热。T39℃,P120次/分,R24次/分,BP100/70mmHg,血糖正常,24h尿量1600ml,神志淡漠。查体:腹平软,各引流管引流通畅,引流液澄清,锁骨下静脉穿刺口红肿、压痛。首先要考虑的并发症是什么感染?发生该并发症的常见原因有哪些?处理要点有哪些?

2. 针对病例及问题,每组学生代表发言,教师评析。

3. 技能训练

腹带的使用

◆适应证:适用于普外科腹部手术后的包扎固定。

◆方法

1)切口旁打结法:根据病人体型选择合适型号的腹带。将腹带背部平铺于病人身下,将两侧腹布向腹部折叠,再将两侧系带自上而下相对应打结。

2)折叠法:系带自上至下相对应重叠,下一条至少重叠上一条的1/3,最后的2根系带打结。

◆注意事项

1)使用腹带时,要注意松紧适宜,过松起不到作用,过紧则会引起病人不适甚至影响呼吸。松紧度以放入一个手指为宜。

2)使用腹带过程中务必经常观察腹带有无移位、松动。

3）如有引流管，则于引流管根部下0.5cm的腹带处剪一直径约2cm的小孔，使引流管从孔中穿出并接引流袋。

4）注意避免将结打在手术切口的位置。

5）一旦发现腹带被渗液污染而潮湿，应及时更换，以免引起感染。

【思考题】

1. 老年急性阑尾炎病人有哪些临床特点？

2. 请分析阑尾容易发生感染的解剖学因素。

（宋继红）

实验十四 泌尿外科疾病病人的护理

【实验学时】2~4学时

【实验类型】综合型实验

【教学目标】

1. 能进行常见泌尿外科疾病相关诊疗术的护理。

2. 能运用临床评判性思维方法分析常见泌尿外科疾病的症状、体征，并进行相应护理。

【案例】

何先生，47岁，以“间歇无痛性肉眼血尿3个月”为主诉入院。病人于3个月前无明显诱因出现肉眼血尿，无尿急、尿频及尿痛，无腰腹部疼痛，不伴发热，后自行消失。近日因血尿反复发作，症状同前来院就诊。既往体健，否认肝炎、结核等传染病史，无外伤史，无药物食物过敏史。

体格检查：T36.7℃，P78次/分，R18次/分，BP110/80mmHg。一般情况好，神志清楚，心肺无异常，腹平软，无压痛。

【实验内容与步骤】

1. 案例讨论

（1）病人的病史有哪些特点？根据所获得的病史资料，还需进一步询问病人哪些情况？

（2）进一步了解病情后获知：病人血尿出现于排尿全程，无血块；过去未患过泌尿系统结石或感染，近期也未服用过任何药物；父母健在，无家族类似病史，否认家族遗传病史。根据所获得的病史资料，体格检查中应重点检查哪些部位？（请两位同学进行角色扮演，一位扮演病人，一位扮演病房责任护士。）

（3）诊疗进展：

体格检查：腰、腹部未扪及肿块，双肾未扪及，肾区无叩痛，精索静脉无曲张。实验室检查：血常规、肝肾功能、血沉正常，尿沉渣镜检红细胞满野，白细胞2~3个/HP。

其他辅助检查：CT示膀胱三角区右侧明显不均匀增厚，最厚处约2cm，可见肿块突入腔内，直径约3.0cm。膀胱镜检查示残余尿量10ml，血性，膀胱容量200ml，三角区近输尿管处见一团块状肿物，约4.0cm×2.5cm，基底宽，活动度小，肿瘤表面可见少量灰白色坏死组织。病理检查提示为移行上皮细胞癌。护士在将此结果告知病人前还应了解病人的哪些情况？

（4）护理评估进展：社会心理状况及日常生活形态：病人初中文化，企业工人，已婚，育有一儿，家庭关系和睦。目前妻子下岗，儿子正准备高考，家庭日常收入勉强维持平衡。病人因为疾病可能对家庭及经济带来影响表示非常担忧，对自己所患疾病缺乏了解。根据病人目前的社会心理状况，护士应如何为其制订相应的指导？

（5）病情进展：病人在一次输液过程中咨询责任护士：“小张护士，我感觉今天的尿色很红，是不是病情加重了？”如果你是责任护士，如何答复该病人？

（6）诊疗进展：经讨论，拟予2天后为该病人施行“根治性全膀胱切除+原位新膀胱术”。病人术前应采取哪些护理措施？

（7）病情进展：术后第3天，病人出现体温升高达39.5℃。请问护士还应注意观察哪些病情变化？

（8）如何指导病人进行新膀胱排尿功能训练？

2. 每组学生代表发言，教师评析。

3. 技能训练

盆底肌肉训练

◆适应证：各种尿失禁。

◆方法

1）平卧、屈膝。

2）收缩臀部的肌肉向上提肛。

3）紧闭尿道、阴道及肛门，保持5~10秒钟后慢慢放松，间隔5~10秒后，重复以上动作。

4）运动的全程，保持身体其他部分的放松、照常呼吸。

◆注意事项

1）可以用手触摸腹部，如腹部有紧缩现象，则为错误动作。

2）耐心指导、鼓励病人，不宜限定练习次数或模式，以免出现急躁或沮丧心理。

3）亦可指导病人进行简易骨盆底肌肉运动：病人站立位，脚尖分开，脚跟内侧与腋窝同宽，用力夹紧尿道、阴道及肛门，保持5~10秒钟，然后放松。如此反复。该方法不受地点、环境的限制，可随时随地进行。

【思考题】

1. “根治性全膀胱切除+原位新膀胱”术后行膀胱冲洗的护理要点有哪些？

2. “根治性全膀胱切除+原位新膀胱”术后引流管的护理要点是什么？

（高 骥 宋继红）

实验十五 骨科疾病病人的护理

【实验学时】2~4学时

【实验类型】综合型实验

【教学目标】

1. 能进行常见骨外科疾病相关诊疗术的护理。

2. 能运用临床评判性思维方法分析常见骨外科疾病的症状、体征，并进行相应护理。

【案例】

张先生，25岁，以“反复腰痛1年，加重伴右下肢痛1个月”为主诉入院。病人1年前提重物后出现腰痛，经“推拿”后缓解。后反复发作，劳累后加重，休息时缓解，但症状逐渐加重，疼痛发作间歇期缩短，疼痛时间延长，日常生活尚能自理。曾就诊于当地医院，诊为“肾虚”、“腰肌劳损”，治疗效果不佳。1个月前打球后腰痛明显加重，并沿右臀部、大腿后外侧向足跟放射，咳嗽及大便时疼痛加重。右足外侧有麻木感，大小便正常。病人由父母陪伴步行入院，痛苦面容。

既往史：2年前曾受腰外伤，曾于私人诊所进行间断“推拿”处理。

【实验内容与步骤】

1. 案例讨论

（1）病人初入病房，护士如何接待该病人（学生分3组，每组选4位同学进行角色扮演，一位扮演病人，两位为病人家属，一位为病房接待护士。分别评析）？

（2）如何为该病人进行专科体格检查？（选两位同学进行角色扮演，一位扮演病人，一位为病房责任护士，进行专科体格检查练习。讨论并评析。）

（3）体格检查结果：体温36.5℃，脉搏75次/分，呼吸18次/分，血压114/76mmHg。一般状况佳，神志清楚，查体合作。心肺无异常，腹平软，无压痛。左下肢短缩，步态跛行。腰椎生理前曲消失，腰肌紧张。腰椎凸向左侧，各方向活动受限，以前屈受限尤为明显。第5腰椎右侧棘突旁有压痛，右侧直腿抬高试验45° 阳性，加强试验阳性。右侧膝反射正常，踝反射消失，踇趾背伸力4级。分析本病例的主要临床特点是什么？

（4）分析该病人误诊为“腰肌劳损”的原因？

（5）诊疗进展：经CT、MRI检查示：L5/S1椎间盘向右后方突出约2mm，该病人最终诊断：腰椎间盘突出症。拟行保守治疗，卧硬板床，予骨盆牵引。骨盆牵引期间如何观察及护理该病人？

（6）请为该病人翻身（选3位同学进行角色扮演，1位扮演病人，2位为病房护士，进行轴线翻身操作演示。讨论并评析）。

（7）诊疗进展：病人经保守治疗2个月，疗效不明显，建议进行髓核摘除术。请问该为病人进行哪些术前准备？

（8）手术解除压迫神经根的突出椎间盘后，腰腿痛能否立即消除，为什么？

（9）诊疗进展：病人于2010年5月6日上午9：00开始手术，11：25回到病房。病房护士应如何与手术室护士及麻醉师交接班（选3位同学进行角色扮演，1位为手术室护士，1位为麻醉师，1位为病房护士。讨论并评析）？

（10）术后3天内该病人的观察重点是什么？

（11）术后病人可能发生哪些并发症？

（12）术后应指导病人进行哪些功能锻炼？

2. 每组学生代表发言，教师评析。

3. 技能训练

（1）正确起床姿势

◆适应证：可用于腰椎疾患病人。

◆方法

1）病人戴上腰围后，指导病人挪至床旁。

2）右侧卧位。

3）右肘关节与左手掌共同支撑床面，将上身抬起，同时两腿垂到床边。

4）长期卧床者，应先静坐一会，无头晕、恶心等症状后，缓缓起身，保持腰部挺直，方可下床活动。

（2）腰背肌锻炼

◆适应证：可用于腰椎疾患病人。

◆方法

1）向病人解释腰背肌锻炼的目的。

2）一般于手术后7天，可指导病人先采用"飞燕式"，每天3~4次，每次50下；后改为"五点支撑法"，1~2周后可逐步过渡为"三点支撑法"（具体方法可见图2-2-74）。

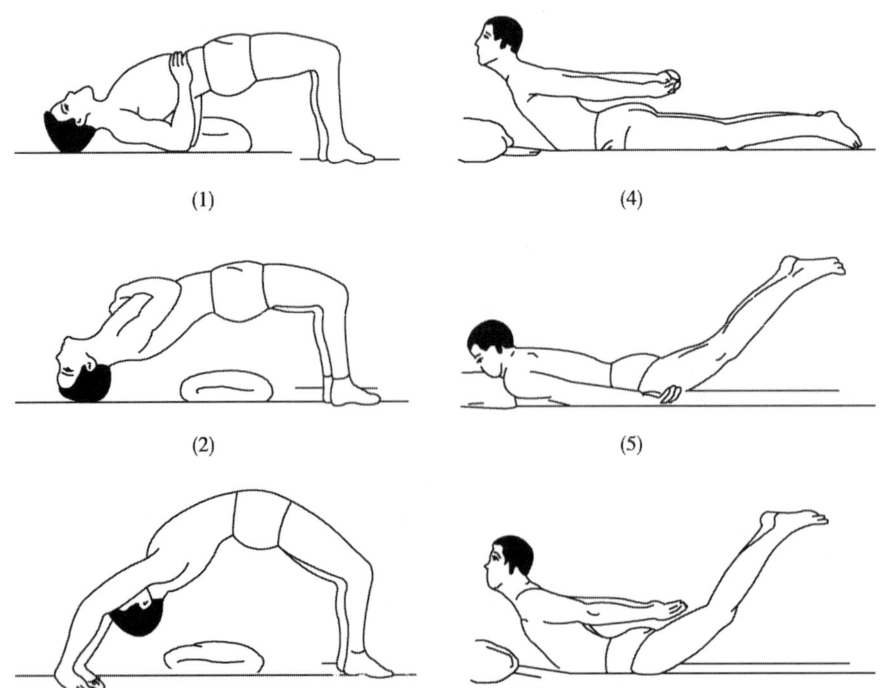

图2-2-74 腰背肌锻炼"飞燕式"和"多点支撑法"

（1）五点支撑法；（2）三点支撑法；（3）四点支撑法；（4）头、上肢及背部后伸；（5）下肢及腰部后伸；（6）整个身体后伸

【思考题】

1. 如何指导病人使用腰围?
2. 在日常生活中,如何指导病人进行腰椎保健?

(宋继红)

附: 评分标准

实验一　手术室无菌操作技术

班级＿＿＿＿＿＿＿＿组别＿＿＿＿＿＿＿＿学号＿＿＿＿＿＿＿＿姓名＿＿＿＿＿＿＿＿

项目		项目总分	内容要求	标准分数	考试评分	备注
准备		6	核对,协助病人做好准备(体位准备,麻醉)	1		
			护士着装整洁,修剪指甲	2		
			用物齐全,性能良好,放置合理	2		
			环境整洁、安全	1		
操作过程	外科洗手	30	刷手范围充分*	2		
			刷手分区正确*	3		
			刷手过程正确,无污染*	4		
			刷手及消毒时间充分*	3		
			冲手方法正确*	4		
			手臂冲洗彻底,无泡沫残留	2		
			无菌巾使用方法正确*	2		
			手的消毒范围正确*	2		
			始终保持拱手姿势*	2		
			取洗手液、消毒液的方法、量正确	2		
			涂抹消毒液方法正确*	4		
	穿、脱手术衣	17	取衣手法正确,无污染*	2		
			穿衣手法正确,无污染*	4		
			穿衣顺序清楚,动作连贯	4		
			保持双手正确位置,未触及非无菌区*	2		
			脱手术衣方法正确	2		
			脱手术衣过程双手及手臂未污染*	3		
	戴、脱无菌手套	17	取手套方法正确,无污染*	2		
			戴手套过程无污染*	4		
			戴手套顺序清楚,动作连贯	4		
			用无菌生理盐水冲洗滑石粉	2		
			脱手套方法正确	2		
			脱手套过程双手未污染*	3		
	手术区铺单	30	传递手法正确	2		
			铺巾顺序正确	4		
			铺巾手势正确,未跨越无菌区*	4		
			铺巾范围适当,调适方法正确*	4		
			布巾钳固定手法正确,未损伤病人*	4		
			无菌中单分别铺于切口的下、上方	2		
			穿无菌手术衣、戴无菌手套	4		
			孔洞位置放置妥当	2		
			铺手术洞单方法正确	4		

续表

项目		项目总分	内 容 要 求	标准分数	考试评分	备注
指导病人		10	正确指导病人	10		
理 论		10	目的、注意事项表述正确、完整	10		
评价	关键性指标	出现下列情况之一者定为不及格: ( )1.违反无菌操作原则,操作过程出现任一环节的污染(但若自己发现且采取正确弥补措施,未造成不良影响,则只扣除本条目相应分值,不定为不及格) ( )2.未正确执行三查七对 ( )3.造成病人情绪伤害 ( )4.造成病人身体伤害 ( )5.操作程序混乱,思路不清				
	等级	( )不及格 及格(分)				
监考老师(签名):				监考日期:		

*为关键性指标,达不到本指标者定为不及格

实验二 外科手术常用器械识认及使用

班级______ 组别______ 学号______ 姓名______

项目		项目总分	内 容 要 求	标准分数	考试评分	备注
准备		10	护士着装整洁,修剪指甲 用物齐全,性能良好 核对并解释	4 4 2		
操作过程		80	手术台用物放置合理 正确识别手术常用器械 正确握持手术常用器械 正确传递手术常用器械 合理处理污染器械及手术台* 锐利器械处理正确	10 15 15 15 15 10		
理 论		10	目的、注意事项表述正确、完整	10		
评价	关键性指标	出现下列情况之一者定为不及格: ( )1.违反无菌操作原则,操作过程出现任一环节的污染(但若自己发现且采取正确弥补措施,未造成不良影响,则只扣除本条目相应分值,不定为不及格) ( )2.造成术者身体伤害 ( )3.操作程序混乱,思路不清 ( )4.出现3个以上手术器械识别或传递错误				
	等级	( )不及格 及格(分)				
监考老师(签名):				监考日期:		

注:*为关键性指标,达不到本指标者定为不及格

实验三 伤口换药术与拆线法

班级________________组别______________学号______________姓名______________

项目		项目总分	内 容 要 求	标准分数	考试评分	备 注
伤口换药术	准备	10	核对并协助病人做好准备(体位准备)	2		
			护士着装整洁,戴口罩、帽子	3		
			用物齐全,性能良好,放置合理	3		
			环境整洁、安全,尊重并保护病人隐私	2		
	操作过程	35	观察评估伤口	2		
			取下外层敷料方法正确	3		
			用接触伤口的镊子去除内层敷料*	3		
			揭去最内层敷料的方法正确	3		
			消毒伤口方法正确*	5		
			用生理盐水棉球清洁创面,吸去分泌物	4		
			正确处理分泌物较多或创口较深	4		
			正确处理肉芽组织	4		
			纱布覆盖创面方法正确	4		
			胶布粘贴方法正确	3		
	整理用物	5	协助病人整理衣服并取舒适卧位	2		
			整理用物	2		
			洗手	1		
拆线法	准备	7	协助病人做好准备(体位准备)	1		
			护士着装整洁,修剪指甲,戴口罩、帽子	2		
			用物齐全,性能良好,放置合理	2		
			环境整洁、安全,尊重并保护病人隐私	2		
	操作过程	20	正确取下切口上的敷料	2		
			用乙醇正确消毒切口*	3		
			用无菌剪刀正确剪断缝线*	5		
			拉出缝线方法正确*	5		
			再次消毒皮肤方法正确*	2		
			纱布覆盖切口方法正确	3		
	整理用物	3	协助病人整理衣服并取舒适卧位	1		
			整理用物	1		
			洗手	1		
指导病人		10	正确指导病人	10		
理论		10	目的、注意事项表述正确、完整	10		
评价	关键性指标	出现下列情况之一者定为不及格: ( )1.违反无菌操作原则,操作过程出现任一环节的污染(但若自己发现且采取正确弥补措施,未造成不良影响,则只扣除本条目相应分值,不定为不及格) ( )2.未正确执行三查七对 ( )3.造成病人情绪伤害 ( )4.造成病人身体伤害 ( )5.操作程序混乱,思路不清				
	等级	( )不及格 及格(分)				
监考老师(签名):			监考日期:			

注: *为关键性指标,达不到本指标者定为不及格

实验四 胃肠减压技术

班级________ 组别________ 学号________ 姓名________

<table>
<tr><th colspan="2">项目</th><th>项目总分</th><th>内 容 要 求</th><th>标准分数</th><th>考试评分</th><th>备注</th></tr>
<tr><td colspan="2">准备</td><td>10</td><td>仪表端庄,着装整洁,洗手,戴口罩
核对、评估及解释
用物齐全,性能良好,放置合理
协助病人做好准备(体位准备)</td><td>2
2
3
3</td><td></td><td></td></tr>
<tr><td rowspan="3">操作过程</td><td>插管</td><td>50</td><td>颌下铺垫巾
戴手套,清洁鼻腔
充分润滑
正确测量插胃管长度
做好标记
插入胃管方法正确*
插入胃管长度适宜
证实胃管在胃内
固定胃管方法正确*
使胃肠减压器形成负压,连接胃管*</td><td>3
5
3
5
5
10
5
5
4
5</td><td></td><td></td></tr>
<tr><td>观察</td><td>10</td><td>观察胃肠引流液的颜色、性质、量</td><td>10</td><td></td><td></td></tr>
<tr><td>整理</td><td>10</td><td>脱手套,协助病人取舒适体位,整理床单位
向病人告知注意事项
整理用物,洗手,记录</td><td>4
2
4</td><td></td><td></td></tr>
<tr><td colspan="2">指导病人</td><td>10</td><td>正确指导病人</td><td>10</td><td></td><td></td></tr>
<tr><td colspan="2">理论</td><td>10</td><td>目的、注意事项表述正确、完整</td><td>10</td><td></td><td></td></tr>
<tr><td rowspan="2">评价</td><td>关键性指标</td><td colspan="5">出现下列情况之一者定为不及格:
(　)1.违反无菌操作原则,操作过程出现任一环节的污染(但若自己发现且采取正确弥补措施,未造成不良影响,则只扣除本条目相应分值,不定为不及格)
(　)2.未正确执行三查七对
(　)3.未能一次性置管成功
(　)4.未能正确连接胃肠减压器
(　)5.造成病人情绪伤害
(　)6.造成病人身体伤害
(　)7.操作程序混乱,思路不清</td></tr>
<tr><td>等级</td><td colspan="5">(　)不及格　及格(　分)</td></tr>
<tr><td colspan="4">监考老师(签名):</td><td colspan="3">监考日期:</td></tr>
</table>

注: *为关键性指标,达不到本指标者定为不及格

实验五 “T”管引流护理

班级________ 组别________ 学号________ 姓名________

<table>
<tr><th colspan="2">项目</th><th>项目总分</th><th>内 容 要 求</th><th>标准分数</th><th>考试评分</th><th>备注</th></tr>
<tr><td colspan="2">准备</td><td>18</td><td>仪表端庄,着装整洁,洗手、戴口罩
核对、评估病人
备齐用物、检查引流袋是否漏气
环境安静、整洁、光线充足、必要时屏风遮挡
使病人理解、合作,卧位正确</td><td>3
5
5
3
2</td><td></td><td></td></tr>
<tr><td rowspan="3">操作过程</td><td>更换</td><td>40</td><td>暴露、松固定
局部铺治疗巾,戴手套
夹管*
消毒并分离引流管接头*
消毒范围及方法正确*
连接引流袋接头,打开夹管*
妥善固定
向病人交代注意事项
记录引流量</td><td>3
5
2
5
5
5
5
5
5</td><td></td><td></td></tr>
<tr><td>观察</td><td>12</td><td>观察引流是否通畅
引流液性质、颜色、量、有无沉淀物</td><td>6
6</td><td></td><td></td></tr>
<tr><td>整理</td><td>10</td><td>协助病人取舒适体位,整理床单位;告知注意事项
整理用物、洗手、记录
用后物品处置符合消毒技术规范</td><td>4
3
3</td><td></td><td></td></tr>
<tr><td colspan="2">指导病人</td><td>10</td><td>正确指导病人</td><td>10</td><td></td><td></td></tr>
<tr><td colspan="2">理论</td><td>10</td><td>目的、注意事项表述正确、完整</td><td>10</td><td></td><td></td></tr>
<tr><td rowspan="2">评价</td><td>关键性指标</td><td colspan="5">出现下列情况之一者定为不及格:
(　)1.违反无菌操作原则,操作过程出现任一环节的污染(但若自己发现且采取正确弥补措施,未造成不良影响,则只扣除本条目相应分值,不定为不及格)
(　)2.未正确执行三查七对
(　)3.造成病人情绪伤害
(　)4.造成病人身体伤害
(　)5.操作程序混乱,思路不清</td></tr>
<tr><td>等级</td><td colspan="5">(　)不及格　及格(　分)</td></tr>
<tr><td colspan="4">监考老师(签名):</td><td colspan="3">监考日期:</td></tr>
</table>

注:*为关键性指标,达不到本指标者定为不及格

实验六 造口护理技术

班级______________ 组别______________ 学号______________ 姓名______________

<table>
<tr><th colspan="2">项目</th><th>项目总分</th><th>内 容 要 求</th><th>标准分数</th><th>考试评分</th><th>备注</th></tr>
<tr><td colspan="2">准备</td><td>15</td><td>护士着装整洁
用物齐全，性能良好，放置合理
核对并解释
协助病人做好准备（体位准备，必要时备屏风）</td><td>3
5
5
2</td><td></td><td></td></tr>
<tr><td rowspan="4">操作过程</td><td>分离造口袋</td><td>10</td><td>铺治疗巾及橡皮巾
戴手套方法正确
分离造口袋方法正确*
观察造口袋内容物</td><td>2
2
3
3</td><td></td><td></td></tr>
<tr><td>清洁造口</td><td>20</td><td>用手纸抹去粪便
清洁造口及周围皮肤方法正确*
观察造口及周围皮肤</td><td>3
14
3</td><td></td><td></td></tr>
<tr><td>固定造口袋</td><td>30</td><td>正确使用造口量度表量度造口的大小、形状*
造口袋底盘开口恰当
造口袋底部反折，并用造口夹反折夹好
造口周围皮肤保持清洁干燥
正确使用防漏膏及皮肤保护粉
贴造口袋手法、方向正确*</td><td>5
5
4
5
5
6</td><td></td><td></td></tr>
<tr><td>整理用物</td><td>5</td><td>协助病人整理衣服并取舒适卧位
整理用物
洗手</td><td>2
2
1</td><td></td><td></td></tr>
<tr><td colspan="2">指导病人</td><td>10</td><td>正确指导病人学会更换造口袋，并向病人介绍日常生活中如何进行造口管理</td><td>10</td><td></td><td></td></tr>
<tr><td colspan="2">理论</td><td>10</td><td>目的、注意事项表述正确、完整</td><td>10</td><td></td><td></td></tr>
<tr><td rowspan="2">评价</td><td>关键性指标</td><td colspan="5">出现下列情况之一者定为不及格：
（ ）1.未正确执行三查七对
（ ）2.造口袋口形状、大小不合适
（ ）3.造口袋未能良好固定
（ ）4.造成病人情绪伤害
（ ）5.造成病人身体伤害
（ ）6.操作程序混乱，思路不清</td></tr>
<tr><td>等级</td><td colspan="5">（ ）不及格 及格（ 分）</td></tr>
<tr><td colspan="4">监考老师（签名）：</td><td colspan="3">监考日期：</td></tr>
</table>

注：*为关键性指标，达不到本指标者定为不及格

实验七 胸腔闭式引流

班级__________ 组别__________ 学号__________ 姓名__________

项目		项目总分	内容要求	标准分数	考试评分	备注
准备		20	护士着装整洁,洗手,戴口罩	2		
			用物齐全,放置合理	5		
			检查用物性能良好	5		
			核对并评估病人	8		
操作过程	连接引流管	12	正确检查引流瓶及管道有无破损及有效期	3		
			倾倒无菌生理盐水方法正确,无溢出*	4		
			正确标记水封瓶*	2		
			正确连接引流管*	3		
	更换引流瓶	38	再次核对病人	2		
			协助病人取正确体位	2		
			伤口暴露恰当	2		
			观察引流是否通畅及伤口情况	3		
			挤压引流管方法正确	3		
			拍背手法、力度正确	3		
			指导病人有效咳嗽咳痰	2		
			正确使用血管钳夹紧玻璃接管上端的胸导管*	2		
			引流管消毒方法正确*	3		
			分离引流管方法正确*	3		
			病人床单位无污染	2		
			连接引流装置方法正确*	4		
			松开止血钳,并观察引流是否通畅	3		
			正确安置引流瓶并固定	3		
	观察记录	6	观察引流液的量、颜色、性质、水柱波动	3		
			做好记录,发现异常及时报告医生	3		
	整理	4	病人卧位舒适	2		
			整理用物、床单位,洗手	2		
指导病人		10	正确指导病人	10		
理论		10	目的、注意事项表述正确、完整	10		
评价	关键性指标	出现下列情况之一者定为不及格: (　)1.违反无菌操作原则,操作过程出现任一环节的污染(但若自己发现且采取正确弥补措施,未造成不良影响,则只扣除本条目相应分值,不定为不及格) (　)2.未正确执行三查七对 (　)3.操作程序混乱,思路不清 (　)4.操作不规范,引流液逆流或引流装置漏气 (　)5.造成病人情绪伤害 (　)6.造成病人身体伤害				
	等级	(　)不及格　及格(　分)				
监考老师(签名):				监考日期:		

注: *为关键性指标,达不到本指标者定为不及格

实验八　腹腔冲洗负压引流护理

班级________ 组别________ 学号________ 姓名________

项目		项目总分	内容要求	标准分数	考试评分	备注
准备		10	护士着装整洁，洗手，戴口罩 用物齐全，放置合理 检查用物性能良好	2 5 3		
操作过程	病人准备	6	核对并向病人解释说明 协助病人取舒适卧位	3 3		
	更换输液器	20	遵医嘱配制冲洗液方法正确 调节输液器高度、排气方法正确 夹闭输液器及负压吸引* 分离输液器方法正确 消毒输液器与内套管连接处方法正确* 连接输液器与内套管注水孔方法正确*	4 3 4 2 3 4		
	更换延长管	20	分离延长管方法正确 消毒延长管与外套管连接处方法正确* 连接延长管与外套管方法正确* 反折延长管并正确调节负压吸引* 夹闭延长管*	4 4 4 5 3		
	冲洗引流	12	开放输液器并正确调节滴速* 正确开放延长管进行负压引流*	6 6		
	观察记录	8	观察引流液的量、颜色、性质、水柱波动 做好记录，发现异常及时报告医生	4 4		
	整理	4	病人卧位舒适 整理用物、床单位，洗手	2 2		
指导病人		10	正确指导病人	10		
理论		10	目的、注意事项表述正确、完整	10		
评价	关键性指标	出现下列情况之一者定为不及格： (　)1.违反无菌操作原则，操作过程出现任一环节的污染(但若自己发现且采取正确弥补措施，未造成不良影响，则只扣除本条目相应分值，不定为不及格) (　)2.未正确执行三查七对 (　)3.操作程序混乱，思路不清 (　)4.未能正确调整负压 (　)5.造成病人情绪伤害 (　)6.造成病人身体伤害				
	等级	(　)不及格　及格(　分)				
监考老师(签名)：				监考日期：		

注：*为关键性指标，达不到本指标者定为不及格

实验九 持续膀胱冲洗术

班级_____________ 组别_____________ 学号_____________ 姓名_____________

<table>
<tr><th colspan="2">项目</th><th>项目总分</th><th>内 容 要 求</th><th>标准分数</th><th>考试评分</th><th>备注</th></tr>
<tr><td colspan="2">准备</td><td>20</td><td>仪表端庄,着装整洁,洗手,戴口罩
核对、评估及解释
用物齐全,性能良好,放置合理
协助病人做好准备,体位正确
环境整洁、安全,尊重病人隐私</td><td>2
5
5
3
5</td><td></td><td></td></tr>
<tr><td rowspan="3">操作过程</td><td>连接</td><td>45</td><td>冲洗液悬挂高度适宜
排气
夹闭导尿管
消毒次数及范围正确,无污染
分离导尿管和集尿袋方法正确
导尿管与集尿袋、冲洗器连接正确*
冲洗速度适宜*
能正确处理冲洗过程中的异常现象</td><td>3
1
1
10
10
5
5
10</td><td></td><td></td></tr>
<tr><td>观察</td><td>10</td><td>观察冲洗引流速度、颜色、浑浊度及病人反应</td><td>10</td><td></td><td></td></tr>
<tr><td>整理</td><td>5</td><td>协助病人取舒适体位,整理床单位
整理用物、物品处置符合消毒技术规范
洗手、记录</td><td>1
2
2</td><td></td><td></td></tr>
<tr><td colspan="2">指导病人</td><td>10</td><td>正确指导病人</td><td>10</td><td></td><td></td></tr>
<tr><td colspan="2">理论</td><td>10</td><td>目的、注意事项表述正确、完整</td><td>10</td><td></td><td></td></tr>
<tr><td rowspan="2">评价</td><td>关键性指标</td><td colspan="5">出现下列情况之一者定为不及格:
(　)1.违反无菌操作原则,操作过程出现任一环节的污染(但若自己发现且采取正确弥补措施,未造成不良影响,则只扣除本条目相应分值,不定为不及格)
(　)2.未正确执行三查七对
(　)3.操作程序混乱,思路不清
(　)4.冲洗装置连接错误
(　)5.造成病人情绪伤害
(　)6.造成病人身体伤害</td></tr>
<tr><td>等级</td><td colspan="5">(　)不及格　及格(　分)</td></tr>
<tr><td colspan="4">监考老师(签名):</td><td colspan="3">监考日期:</td></tr>
</table>

注: *为关键性指标,达不到本指标者定为不及格

实验十 轴线翻身法

班级______ 组别______ 学号______ 姓名______

项目	项目总分	内 容 要 求	标准分数	考试评分	备注
准备	10	了解病人病情、意识状态及配合能力 观察病人损伤部位、皮肤及伤口状况、管路情况。 用物准备	4 4 2		
操作过程	70	核对*并解释 视情况松开被尾、平移病人至床旁 翻身时手的位置放置正确* 翻身时步调一致* 正确判断皮肤状况 按摩皮肤手法正确 翻身角度正确* 垫枕位置正确* 肢体摆放位置正确 牵引方向正确 床栏保护 整理床单位,并记录	5 5 10 10 5 3 8 7 3 5 5 4		
指导病人	10	正确指导病人	10		
理论	10	目的、注意事项表述正确、完整	10		
评价	关键性指标	出现下列情况之一者定为不及格: ( )1.翻身过程损伤病人 ( )2.未正确执行三查七对 ( )3.操作程序混乱,思路不清 ( )4.造成病人情绪伤害			
	等级	( )不及格 及格(分)			
监考老师(签名):			监考日期:		

注: *为关键性指标,达不到本指标者定为不及格

第三章　急救护理学

实验一　微量输注泵/输液泵的使用

【实验学时】2学时

【实验类型】技能型实验

【教学目标】

1. 能正确连接、安装微量输注泵/输液泵。
2. 能正确识别微量输注泵/输液泵报警的原因并进行正确处理。
3. 能正确使用微量输注泵/输液泵，正确调节输注液量、速度。
4. 能正确说出微量输注泵/输液泵使用的目的及注意事项。
5. 能与病人进行良好地沟通交流，并正确指导病人。

【实验目的】

准确控制输液速度，使药物速度均匀、用量准确并安全地进入病人体内。

【案例】

周女士，45岁，因“突发头痛4小时”急诊收住神经外科。检查：体温36.3℃，脉搏 96次/分，血压160/95mmHg，颈项强直。病人神志清楚，检查配合。诊断：自发性蛛网膜下腔出血。医嘱：绝对卧床休息，监测生命体征、吸氧等对症处理；尼莫通10mg微量泵泵入，每小时2ml的速度持续泵入。

【实验程序】

1. 核对、评估及解释

（1）了解病人身体状况，向病人解释，取得病人合作。

（2）评估病人注射部位的皮肤及血管情况；了解病人过敏史、用药史、药物的作用和副作用及药物配伍禁忌，观察用药后反应。

（3）向清醒病人和家属解释微量泵/输液泵给药的目的、方法、注意事项。

［解释语］“您好，我是您的主管护士张××，能告诉我您的名字吗？”“我是周××”“周阿姨，您好！您的医疗诊断是自发性蛛网膜下腔出血，必须绝对卧床休息，现在准备给您静脉输入一种改善微循环、预防、减轻血管痉挛的药物，药名是尼莫通，这种药物还有降低血压的作用，需要严格控制输液速度，缓慢输入，所以我们采用微量泵持续均匀输入药物。”

2. 操作过程

（1）微量输注泵的使用

护士准备：衣帽整洁、洗手、戴口罩。

↓

物品准备

↓ ｛微量输注泵，20ml或50ml无菌注射器，微量泵延长管，无菌盘，治疗盘（2%碘酊、75%乙醇、棉签、弯盘、网套、启瓶器），按医嘱备药。

准备药液：按医嘱核对药物，用20ml或50ml注射器吸取药液。

↓

连接、安装微量泵（图2-3-1）

①检查微量泵电路、电源、距离和仪器状态。
②已配好药物的注射器连接延长管，排净空气后将其设置于泵体夹内，推动滑座至可注射状态。

↓

输注药液

①携用物至病人床旁，核对床号、姓名。
②连接电源，打开泵开关，机器自检。
③遵医嘱设定输注液量、速度，按“start”键，试运行正常，按“Stop”键停止。
④核对，延长管与已建好的输液通路接头相连，按“start”键开始，固定妥当。
⑤再次查对（七对），签输液卡。
⑥随时观察病情。
⑦指导病人。
[**解释语**]“周阿姨，现在药物正缓慢输入体内。您的左手可以放在棉被里保暖，左手尽量少活动，以免输液管道脱落或者不小心把管道弄折；（告知家属）请您不要随意搬动或调节微量泵，如果在输液过程中有不舒服的感觉，或者听到机器发出“嘀、嘀、嘀”的报警声时，请按呼叫器，我会尽快过来处理的。周阿姨，您不要紧张，好好休息。”

↓

整理：协助病人卧位舒适，分类清理用物、洗手；做好记录。

（2）输液泵的使用

护士准备　衣帽整洁、洗手、戴口罩。

↓

物品准备

输液泵、泵管，治疗单，一次性输液器，药液，治疗盘（2%碘酊、75%乙醇、棉签、弯盘、网套、启瓶器）。

↓

检查、安装输液泵（图2-3-2）

①检查泵管的完整性、有效期。
②连接液体与泵管，将输液泵管充满液体，排净空气。
③输液泵管安装在输液泵上。

↓

输注药液

①携用物至病人床旁，核对床号、姓名。
②连接电源，打开泵开关。
③遵医嘱设定输液量、速度及所需其他参数。
④连接输注泵管及常规输液器，固定妥当。
⑤指导病人，随时观察病情。

↓

整理：分类清理用物、洗手。做好记录。

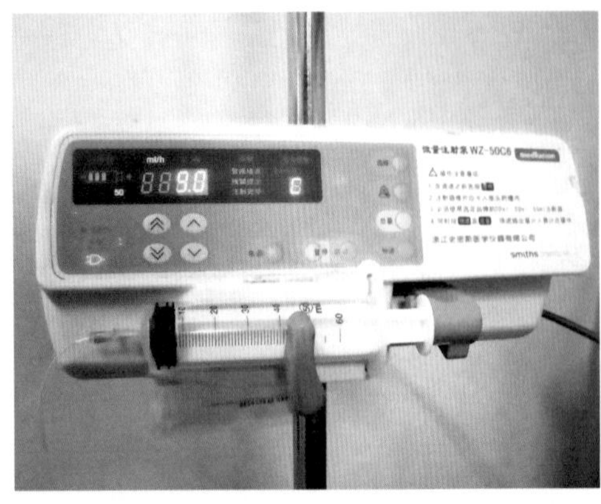

图2-3-1　微量输注泵

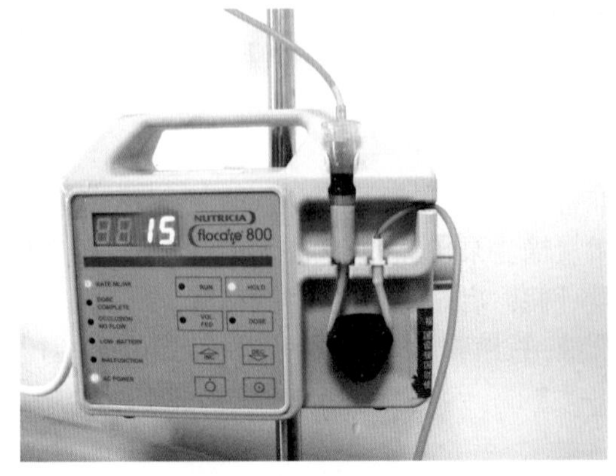

图2-3-2　输液泵

【注意事项】

1. 正确设定输注速度及其他必需参数,防止设定错误延误治疗。

2. 护士随时查看泵的工作状态,及时排除报警、故障,防止液体输入失控。

3. 注意观察穿刺部位皮肤情况,防止发生液体外渗,出现外渗及时给予相应处理。

4. 严格遵守无菌技术操作原则和三查七对原则。

5. 特殊用药需有特殊标记,避光药物需用避光泵管。

6. 使用中,如需更改输液速度,则先按停止键,重新设置后再按启动键;更换药液时,应暂停输注,更换完毕复查无误后,再按启动键。

7. 持续使用时,每24小时更换微量泵(输液管)管道及注射器。

8. 依据产品使用说明书制订微量泵(输液泵)预防性维护周期。

【思考题】

1. 输液泵"occlusion"键报警的原因有哪些?

2. 如何处理"low battery"报警?

3. 微量泵有哪些优点?

(胡蓉芳)

实验二 心电监测技术

【实验学时】2学时

【实验类型】技能型实验

【教学目标】

1. 能正确概述心电监护仪的结构、功能和维护保养方法。

2. 能正确实施心电监测技术。

3. 能正确说出心电监测的目的、注意事项。

4. 能与病人进行良好地沟通交流,并正确指导病人。

【实验目的】

连续监测病人心率、心律变化。

【案例】

王先生,65岁。主诉:胸闷、心悸伴头晕2小时。入院检查:体温36.7℃,脉搏200次/分,血压100/70 mmHg,神志清楚,检查配合。诊断:阵发性室上性心动过速。医嘱:心电监测。

【实验程序】

1. 核对、评估及解释

(1)评估病人病情、意识状态、皮肤状况。

(2)向病人及家属解释监测目的及方法,取得病人合作。

[解释语]"您好,我是您的主管护士陈××,请问您的名字?""我叫王××。""王大叔,您好!您现在还难受吗?您别担心,我现在给您监测心率、血压和呼吸,请您配合一下!我们需要连接心电监护仪,将导联线连接到您的胸部、手臂和手指上,您别紧张,这些导联线不会对您造成任何伤害,但需要对您的活动进行限制,以免导联线脱落影响监测。

2. 操作过程

操作前准备

①护士自身准备:衣帽整洁、洗手。

②用物准备:心电监护仪(图2-3-3)、电极片数个、乙醇棉球(或生理盐水棉球)、护理记录本、弯盘。

③环境准备:评估病人周围环境、光照情况及有无电磁波干扰。

连接ECG

①携用物至病人床旁,核对病人。
②连接、打开电源;检查心电监护仪的性能及导线连接是否正常。
③根据病人病情,取平卧位或半卧位,清洁病人皮肤。
④电极片连接至监测仪导联线上,按照监测仪标识要求贴于病人胸部正确位置(R为右锁骨下外侧,L为左锁骨下,F为左胸肌下6、7肋间),避开伤口,必要时应当避开除颤部位。(图2-3-4、图2-3-5)
⑤连接血氧饱和度、袖带血压。

监护

①选择导联,保证监测波形清晰、无干扰。
②调节各种参数。
③设置报警界限。
④观察心电监护仪是否正常。

整理固定各种导线;记录监护参数。

指导病人

①不要自行移动或者摘除电极片。
②避免在监测仪附近使用手机,以免干扰监测波形。
③学会观察电极片周围皮肤情况,如有痒或痛感及时告诉医护人员。
[解释语]“王大叔,现在已接好心电监护,除了脉搏较快,体温、血压、呼吸都在正常范围内,您别担心,我会马上汇报医生。请您不要去移动或摘除电极片,这段时间您要适当限制活动,以免导致连接线脱落,如果电极片贴着的部位有发红或痒、痛等不适感觉,请您及时告诉我们。(告知家属)请您不要在监护仪附近使用手机,以免干扰监测波形,也不要随意搬动监护仪,如果听到机器发出“嘀、嘀、嘀”的报警声时,请按呼叫器,我们会尽快过来处理的。王大叔,您好好休息。”

停止心电监护

①向病人说明,取得合作。
②关机,断开电源。
③取下病人胸部电极片,清洁局部皮肤,协助病人穿衣。

整理床单及用物,做好记录

【注意事项】

1. 心电监护不具有诊断意义,如需更详细了解心电图变化,需做常规导联心电图。

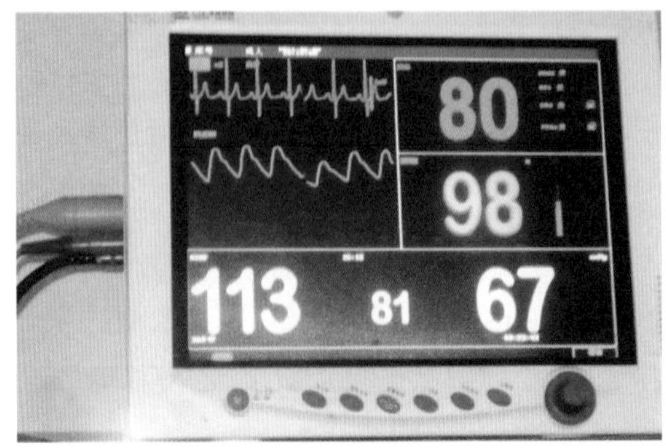

图2-3-3 心电监护仪的结构

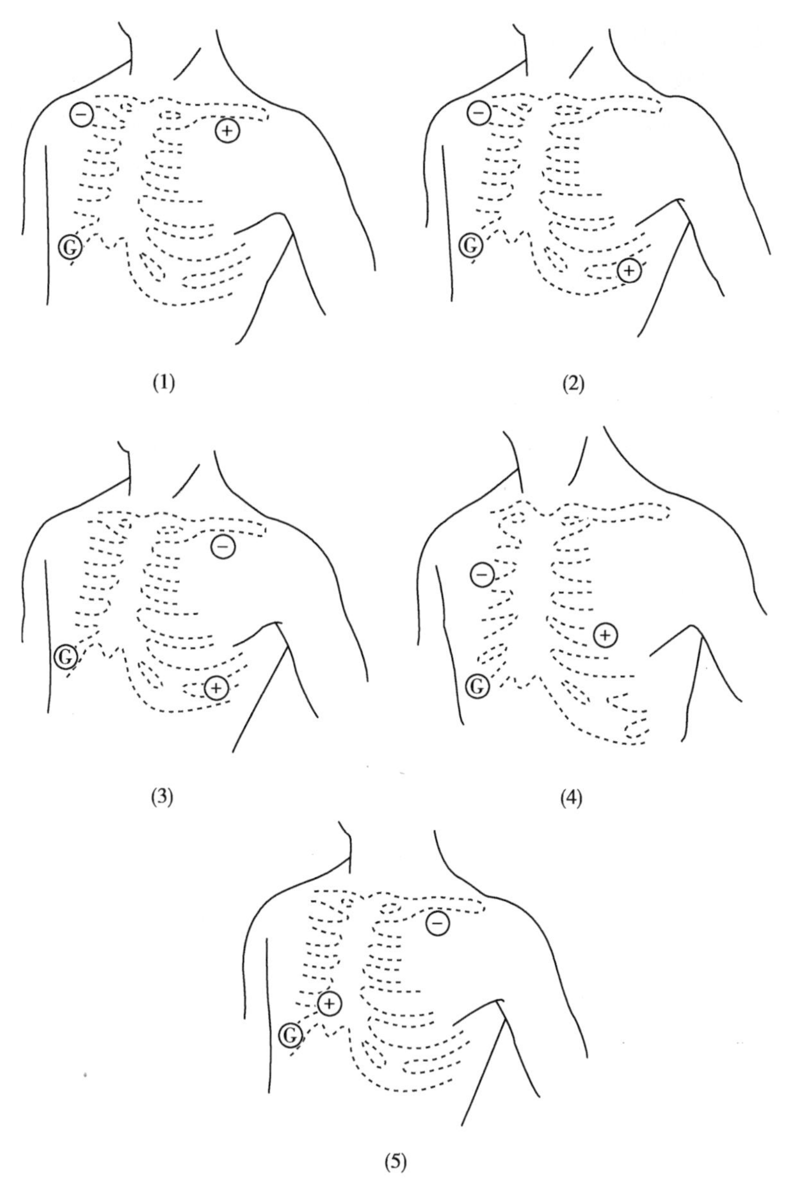

图2-3-4 胸壁综合监护导联电极放置方法

（1）综合Ⅰ导联 （2）综合Ⅱ导联 （3）综合Ⅲ导联 （4）CM_5导联 （5）MCL_1导联

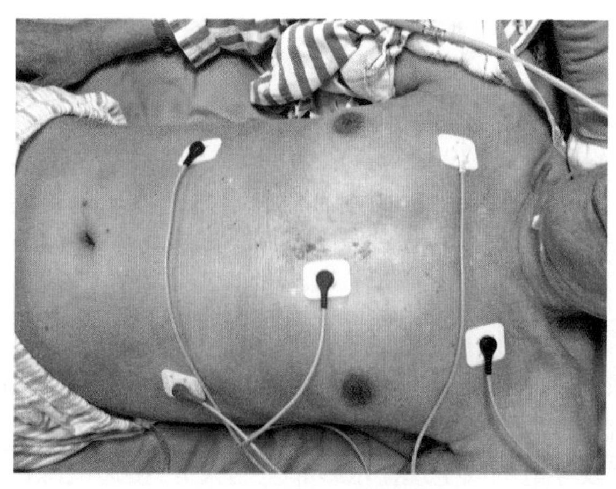

图2-3-5 心电监护

2. 密切监测病人心电波形，及时处理干扰和电极脱落；带有起搏器的病人要区别正常心律与起搏心律。

3. 正确设定报警界限，不能关闭报警声音。
4. 定期更换电极片及其粘贴位置。
5. 放置电极片时，应避开伤口、瘢痕、中心静脉插管、起搏器及电除颤时电极板的放置部位。
6. 对躁动病人，应当固定好电极和导线，避免电极脱位以及导线打折缠绕。

【思考题】

1. 心电监护电极常见的故障有哪些？
2. 心电监护的临床意义有哪些？
3. 如何对心电监护进行清洁、保养？

（胡蓉芳）

实验三 胸外心脏非同步直流电除颤术（成年人）

【实验学时】2学时

【实验类型】技能型实验

【教学目标】

1. 能正确说出除颤器的结构和功能。
2. 能正确说出非同步胸外电除颤术的原理和适应证。
3. 能正确实施非同步胸外电除颤术。
4. 能正确说出非同步胸外电除颤术的注意事项。

【实验目的】

利用瞬间释放高压电流，使心肌纤维包括所有自律细胞同时除极，以清除异常心律。

【案例】

张先生，45岁，小学教师。因急性心肌梗死急诊入院。刚入冠心病监护病房，护士为其连接心电监护时，发现室性心动过速，心率180次/分。立刻呼救并给予抢救，作除颤准备，尚未准备完毕，室颤发生，病人意识丧失，心跳停止，颈动脉搏动不能扪及，血压为0，立即采用360J电击，除颤一次成功，恢复窦性心律，血压80/50mmHg，心率140次/分，呼吸5次/分，血氧饱和度85%，予气管插管接呼吸机辅助呼吸，30分钟后，病人自主呼吸完全恢复，约20次/分，血压110/70mmHg，心率120次/分，血氧饱和度100%，意识逐渐清醒。

【实验程序】

1. 核对、评估及解释

（1）评估病人病情状况（生命体征、心电状况、意识等）。

（2）呼叫寻求帮助，记录时间。

[**解释语**]“张先生，你怎么了？”“快来人啊，病人发生室速，快来抢救，呼救时间是8点30分”。护士边呼救边实施胸外心脏按压。其他医护人员听到呼救，立即赶过来实施抢救。

2. 操作过程

操作前准备

①护士准备 衣帽整洁。
②用物准备 除颤器（图2-3-6）、导联线、导电糊或盐水纱布、除颤电极片。
③备齐用物，检查除颤器性能。
④迅速携除颤器及导电糊或生理盐水纱布至病人旁，接通电源，开机。

安置体位

①一般取仰卧位。
②解开病人衣服，暴露胸部。

除颤前准备

①连接电极片和导联线。

②监测病人心电波，必要时遵医嘱给予药物，以提高室颤阈值。

[解释语]（复述医嘱）“肾上腺素1mg静脉推注。”

③在电极板上涂导电糊或生理盐水纱布。

④确认电复律方式为非同步方式；选择能量，一般单相波除颤用200~360焦耳，直线双相波用120~200焦耳，双相指数截断（BTE）波用150~200焦耳。

⑤电极分别放置在病人的心尖和心底部（心尖部：左腋中线平第五肋间；心底部：右锁骨中线第二肋间），两电极板之间相距10cm以上（图2-3-7）。

除颤

①再次观察心电波，确认需要除颤。

②嘱其他人离开病人床边，操作者两臂伸直固定电极板，使自己的身体离开床缘。

[解释语]“马上除颤，请大家离开。”

③充电至所需能量后两手拇指同时按压放电按钮电击除颤（图2-3-8）。

移开电极板，立即进行5个循环的心肺复苏后再次复检，必要时再次除颤。

[解释语]“病人心跳恢复，窦性心律，HR140次/分，BP80/50 mmHg，呼吸5次/分，血氧饱和度85%。颈动脉、桡动脉可扪及。循环复苏成功，但自主呼吸较弱，立即行气管插管接呼吸机辅助通气。”“恢复心跳的时间是8点35分。”

整理

①给病人清洁皮肤，穿上衣服。

②整理床单位，清洁电极板。

③洗手，在特护单上记录除颤能量、次数及病人心跳情况。

[解释语]（1小时后病人清醒）“张老师，您好！刚才您病情发生变化，现在好转了，我们会给您进一步治疗，您不用担心，好好休息。”

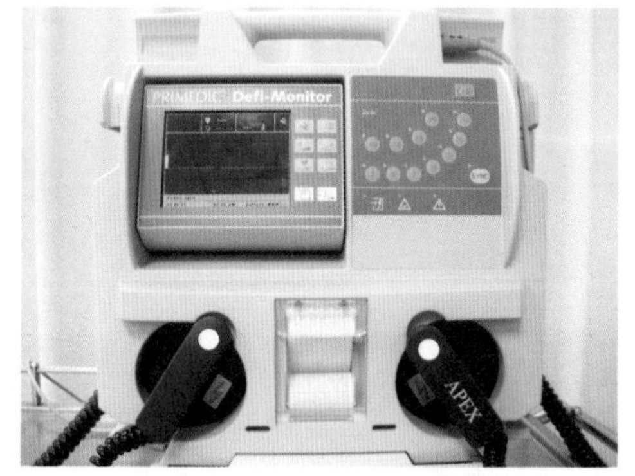

图2-3-6　除颤器的结构

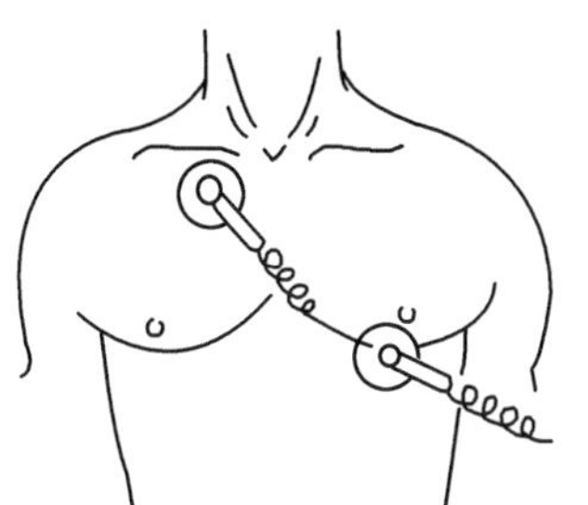

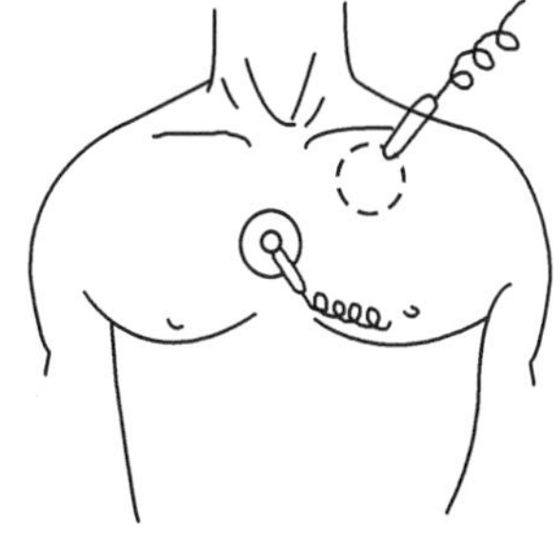

图2-3-7　胸外电除颤电极板的位置

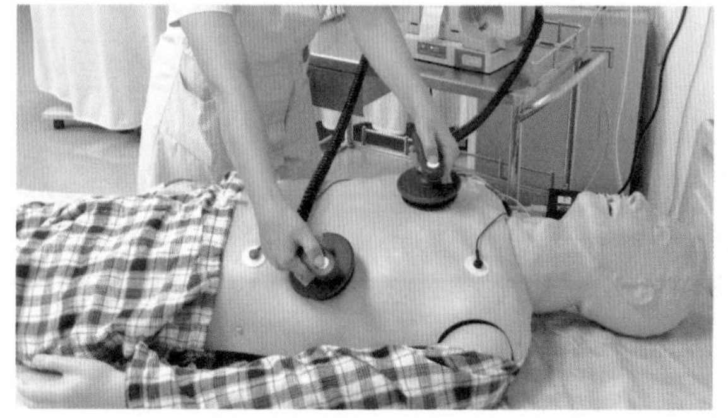

图2-3-8　除颤

【注意事项】

1. 除颤前确定病人除颤部位无潮湿、无敷料。如病人带有植入性起搏器,应注意避开起搏器部位至少10厘米。

2. 除颤前确定周围人员无直接或者间接与病人接触。

3. 操作者身体不能与病人接触,不能与金属类物品接触。

4. 电极板放置位置要准确,并应与病人皮肤密切接触,保证导电良好。导电糊涂抹要均匀,避免皮肤灼伤。

5. 动作迅速,准确。

6. 保持除颤器完好备用。

【思考题】

1. 2005年国际心肺复苏指南提出,首次电除颤后,应如何处理?

2. 对于细颤型室颤者应如何进行抢救?为什么?

3. 根据除颤时除颤仪电脉冲的释放是否与病人心电R波同步,电除颤可分哪两种?各适用于什么情况?

(胡蓉芳)

实验四 人工呼吸机的使用

【实验学时】2学时

【实验类型】技能型实验

【教学目标】

1. 能正确说出呼吸机使用的目的、适应证、禁忌证。

2. 能正确设置和调节机械通气常用呼吸参数。

3. 能正确说出呼吸机的主要结构、清洁与消毒的方法。

4. 能正确连接呼吸机管道。

5. 能正确说出呼吸机使用的注意事项。

【实验目的】

1. 保证肺通量,排除二氧化碳,纠正缺氧。

2. 改善肺通气换气功能,提高动脉血氧分压。

3. 减少呼吸肌做功,降低氧消耗。

【案例】

王先生,45岁,教师,体重55kg,主诉:反复胸闷、心悸10年余,加剧伴乏力、恶心5天。诊断:风湿性心脏瓣膜病、二尖瓣狭窄、二尖瓣关闭不全、心功能三级。在全麻+体外循环下行"二尖瓣膜置换术",术后转入ICU,体温36.5℃,心电监护显示心率100次/分,血压115/90mmHg,动脉血氧饱和度92%,意识呈麻醉未醒状态,自主呼吸微弱,气管插管距臼齿25cm,简易呼吸器辅助通气。医嘱:接呼吸机辅助呼吸。

【实验程序】

1. 核对、评估及解释

(1)病人的体重、年龄、诊断等。

(2)病人的自主呼吸情况、缺氧程度、意识状态等。

(3)向清醒病人及家属做好解释和安慰,缓解病人紧张情绪。

[解释语]"大姐(病人的妻子),您好!现在王老师麻醉尚未清醒,呼吸还较弱,为了他的安全,需要给他接上呼吸机过渡一下,您别担心,呼吸机通气可以帮助提供足够的氧气。另外,为了减少呼吸道感染发生,请您在外面等候区等候,如果有什么情况,我们会及时和您联系。"

(病人神志转清醒)"王老师,您好!我是您的主管护士小陈,您的手术已经顺利结束,这是ICU病房,为了您的安全，术后还需要用呼吸机过渡一下，所以在您嘴里插了这根导管，我知道您觉得难受，但请您克服一下，一旦您的呼吸肌肌力恢复，就给您拔管。您要坚持一下，如有什么不适或需要，您可以举手示意，我们会帮助您。”

2. 操作过程

操作前准备

①护士准备　衣帽整洁。

②用物准备：氧气筒、减压表或中心供气系统，呼吸机（图2-3-9），模拟肺，呼吸回路（螺纹管道、湿化罐、贮水瓶、Y型接头）、扳手、灭菌蒸馏水。

③检查呼吸机配件是否齐全，电源气源设备是否完好。

④正确安装呼吸机回路。

⑤把氧气、空气衔接管接中心供气系统或氧气筒上，调节气源压力，压力调节在3~5kg/cm^2。

上机前准备

①协助病人取舒适体位。

②接通电流　依次打开电源开关（空压机、主机、加温湿化器），调节温度32~35℃。

③检查回路　检查呼吸机回路是否漏气、接错，通气是否正常，声光报警系统是否完好。接模拟肺试机，试机正常。

④调试参数　根据病人病情、年龄、体重选择呼吸模式、送气方式、调节参数及报警上下限。潮气量成人8~12ml/kg，小儿5~6ml/kg；呼吸频率成人12~16次/分，小儿20~25次/分；吸呼比一般为1∶（1.5~2）；通气压力成人15~20cmH_2O，小儿12~15cmH_2O；吸入氧浓度以40%~50%为宜；触发敏感度，根据病人自主吸气力量大小调节，一般为-2~-4cmH_2O。

上机

①管道与病人连接（图2-3-10），妥善固定管道，观察病人胸廓是否规律起伏。

②随时观察病情，根据血气分析结果调整各参数。

③随时观察并记录病人的通气状况，了解病人感受。

④出现报警，根据情况给予相应处理。

整理

①协助病人取舒适卧位，指导清醒的病人正确使用肢体语言及呼吸功能锻炼、有效排痰的方法，安慰病人。

②整理床单位及用物。

③评价病情变化，做好记录。

［**解释语**］“王老师，现在呼吸机已正常运转，您不要紧张，放松休息，很快会好起来。现在您暂时不能下床活动，头部不要过度活动以免管道脱落，并且要小心身体不要压到呼吸机的管子。现在我来协助您翻身，您和我一起完成，好吗？”“很好，现在我给您拍背，请您配合深呼吸，以促进痰液排出。好，这个体位舒适吗？那您好好休息，我会随时来看您的。”

【注意事项】

1. 头颈部与躯干间避免成直角。无禁忌证病人保持床头抬高30°~45°。

2. 妥善固定好气管插管和呼吸机螺纹管。严密监测生命体征、心电及血气等变化，及时调整各种呼吸参数。

3. 加强气道护理，包括翻身、拍背、吸痰、湿化。长期使用呼吸机者应定期更换管道、落水杯及湿化器。

4. 注意机器运转状态，及处理报警。如呼吸机发生故障或报警未能排除，应断开呼吸机给予简易呼吸器手动通气，待故障解除试机正常后再连接呼吸机。

5. 间断进行脱机训练，避免病人产生呼吸机依赖。

6. 执行标准预防，预防医院感染。

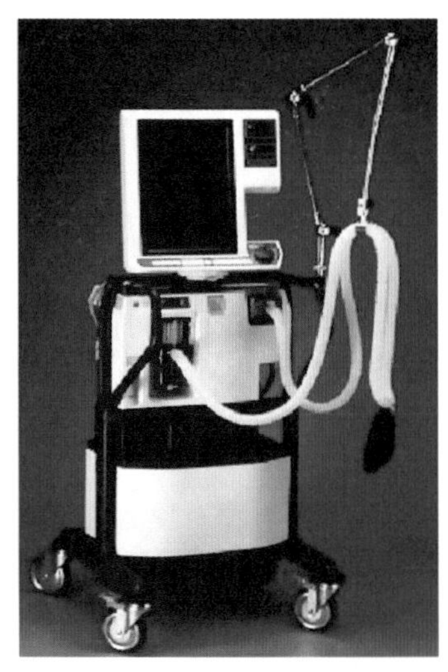
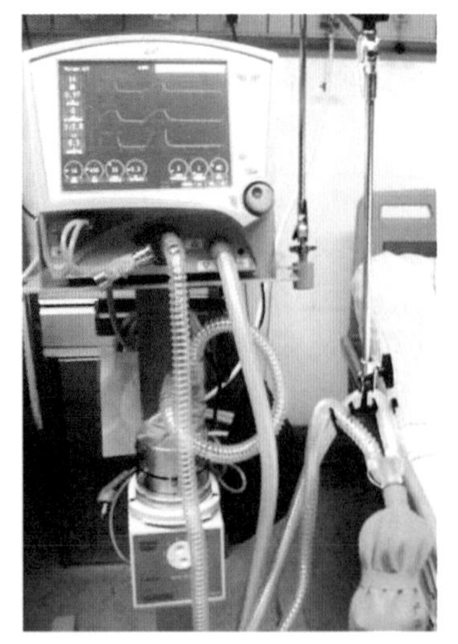

图2-3-9 呼吸机

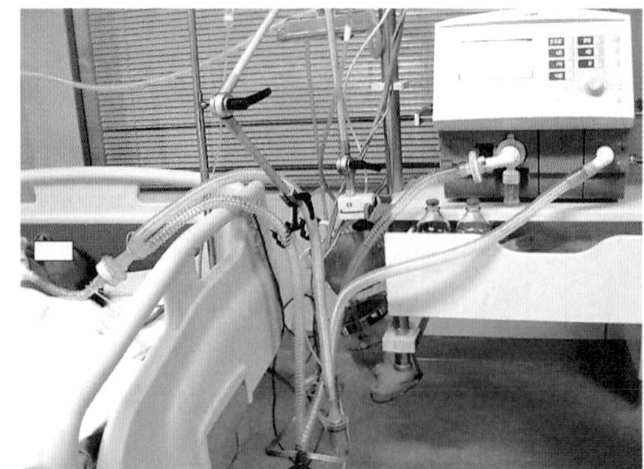

图2-3-10 呼吸机管道的连接

【思考题】

1. 呼吸机人机对抗的表现有哪些?
2. 机械通气过程中出现人机对抗时,该如何处理?
3. 呼吸机低压、高压报警的原因有哪些? 该如何处理?
4. 呼吸机突然停止工作,应如何应急处理?
5. 机械通气常见的并发症有哪些?

(胡蓉芳)

实验五 中心静脉压的测量

【实验学时】2学时

【实验类型】技能型实验

【教学目标】

1. 能说出中心静脉压(Central venous pressure, CVP)监测的目的和注意事项。
2. 能严格遵守无菌技术操作原则,无污染。
3. 能与病人进行良好地沟通交流,并正确指导病人。
4. 能说出影响CVP的因素。
5. 能够正确测量CVP。
6. 能说出CVP监测的常见并发症及其防治措施。

【实验目的】

1. 了解中心静脉压。
2. 区别循环功能障碍是否由低血容量所致。
3. 鉴别少尿或无尿的原因是血容量不足还是肾功能不全所致。
4. 作为指导输液量和速度的参考指标。
5. 紧急情况下可作为输液通道或插入肺动脉导管、起搏导管等。

【案例】

陈先生,35岁,主诉:饱食后上腹部疼痛剧烈,伴有恶心、呕吐、腹胀。诊断为:急性重症胰腺炎,转入ICU病房,转入ICU时神志清楚,面色苍白,较烦躁,血压115/85mmHg,脉搏90次/分,呼吸15次/分,尿量25ml/h,已行右锁骨下静脉置管术。医嘱:监测中心静脉压。

【实验程序】

1. 核对、评估及解释

(1)评估病人的病情,合作程度,体位及凝血状况。

(2)评估病人中心静脉是否通畅、置管深度、穿刺部位的皮肤情况。

(3)向清醒病人解释,告知病人监测中心静脉压目的、方法和注意事项,取得病人配合。

[解释语]"陈先生,您好!我是您的主管护士张××,根据您现在的病情,需要监测中心静脉压,这样我们就可以根据中心静脉压判断病情,调整输液量及速度。您不用紧张,不需要另外穿刺,只是在已建好的输液管上进行测压,不会增加您的痛苦。为了保证测量结果的准确,您要放松,尽量不要动、不要咳嗽,您配合得很好,坚持一会儿就好了。"

2. 操作过程

护士准备:衣帽整洁,洗手,戴口罩、手套。

↓

用物准备

①简易测量尺法(图2-3-11):测压装置1套(无菌三通开关2个、测压延长管、有刻度的直尺)(图2-3-12)、生理盐水(或肝素盐水)1瓶、输血器2副,无菌纱布1片。
②心电监护仪监测法:心电监护仪、压力换能器、加压袋、无菌三通开关1个、软包装肝素盐水1袋、输液器1副、肝素帽2个、测压延伸管1个。(图2-3-13)
③棉签、安尔碘。
④环境宽敞,光线明亮。

↓

安装连接CVP测量装置

(1)简易测量尺法

①测压管和直尺一起固定在输液架上,接上三通开关与连接管,一端与输液器生理盐水(或肝素盐水)相连,另一端接测压延伸管用生理盐水(或肝素盐水)。
②将各通路及三通连接装置排气,后将测压延伸管连接中心静脉。

(2)心电监护仪监测法

①加压袋套上肝素盐水,接上压力换能器三通开关、测压延伸管,压力换能器另一端接心电监护仪。
②加压袋充气至30mmHg左右,打开肝素盐水通路,用肝素盐水将各通路及三通连接装置排气备用。后将测压延伸管连接中心静脉。

↓

测量CVP

①简易测量尺法:病人取平卧位,测压管上的"0"刻度与右心房处在同一水平面上;转动三通输液器生理盐水(或肝素盐水)与测压管相通水柱上升至一定高度,并与大气相通,再转动三通至中心静脉通路测压,管内液体迅速下降,当液体降至一定水平不再下降时,液平面在量尺上的读数即为中心静脉压,读数(图2-3-14)。
②监护仪测量法:病人取平卧位,将传感器置于腋中线第四肋间(右心房水平),机器校零,调节三通使换能器与循环相通,观察监护仪显示的波形与数据,读数。

↓

还原

①调节三通开关,关闭测压管,使循环与输液管相通。
②根据CVP值及心功能调节输液速度,并保持静脉通路的通畅。

↓

整理

①协助病人取舒适卧位。
②整理用物、床单元,一次性用物分类处理。
③洗手并记录。
[解释语]"陈先生,根据测量结果,我现在帮您调快输液速度,您别紧张,好好休息,我们随时就在您身边,有什么需要或不适感,一定要及时告诉我们。"

↓

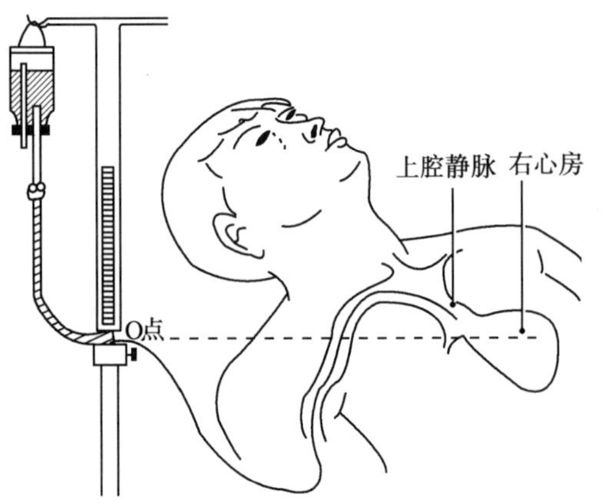

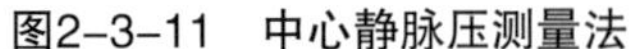
图2-3-11 中心静脉压测量法

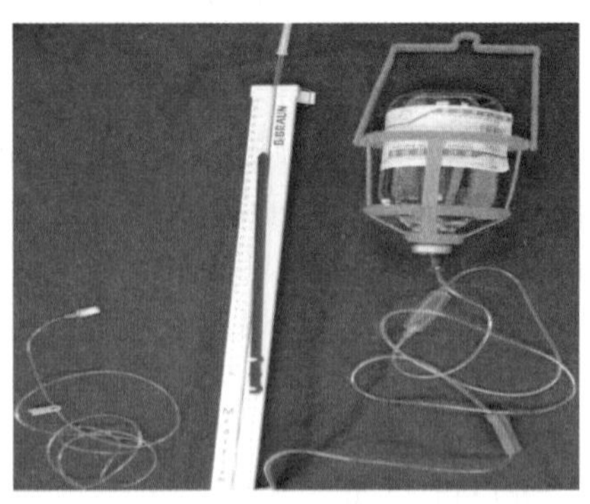
图2-3-12 简易测量尺法的测压装置

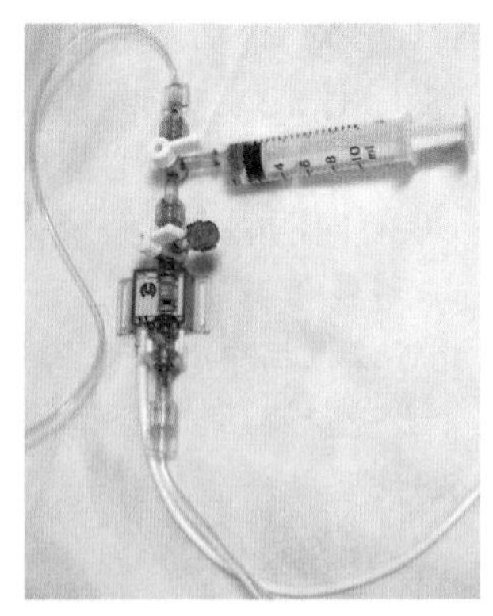
图2-3-13 三通和换能器的连接

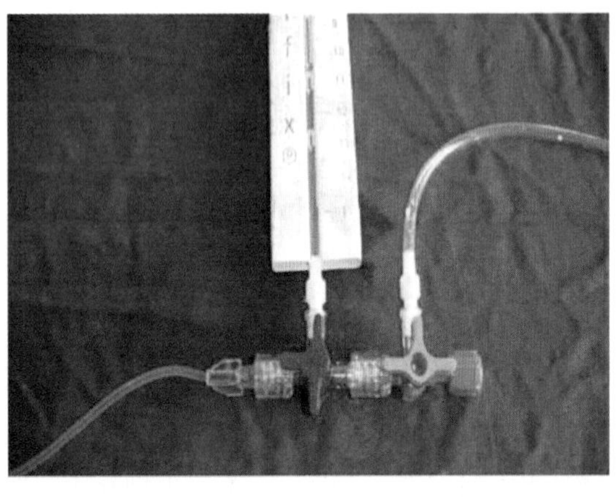
测压

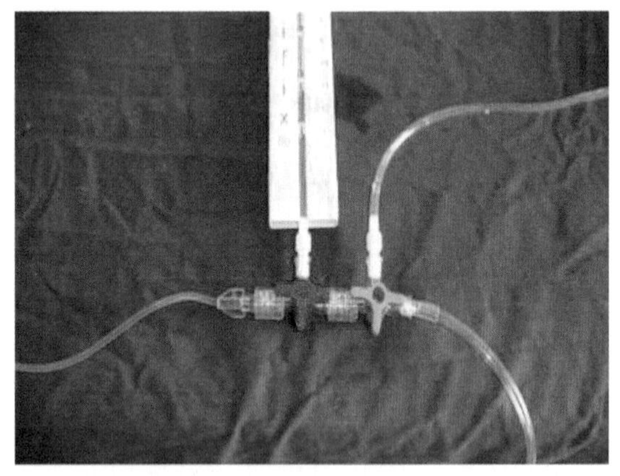
连接输液管

图2-3-14 简易测量尺法

【注意事项】

1. 保持测压管道的通畅,避免打折、扭曲管道。

2. 严格执行查对制度和无菌技术操作原则,每天检查穿刺部位皮肤有无红肿、脓性分泌物,定期更换敷料、管路和冲洗装置。

3. 选择标准的测压零点,每次测压前均应校正压力传感器零点。

4. 中心静脉测压通路应避免输注血管活性药物,以防引起血压波动。

5. 观察有无心律失常、出血、血肿、气胸、血管损伤等并发症发生,股静脉插管时,注意观察置管侧下肢有无肿胀、静脉回流受阻等下肢静脉栓塞表现。

6. 操作中防止空气栓塞、血液堵管等现象。

【思考题】

1. 中心静脉压监测的并发症有哪些?

2. 中心静脉压的影响因素有哪些?

3. 中心静脉压的正常值是多少?其增高或降低的临床意义是什么?

(胡蓉芳)

实验六 有创动脉血压监测

【实验学时】2学时

【实验类型】技能型实验

【教学目标】

1. 能说出有创动脉血压监测的目的和注意事项。
2. 能严格遵守无菌技术操作原则，无污染。
3. 能与病人进行良好地沟通交流，并正确指导病人。
4. 能说出有创血压监测的常见并发症及其防治措施。
5. 能够安全、准确监测病人的有创动脉血压。

【实验目的】

连续、准确地监测动脉收缩压、舒张压、平均动脉压的数值，同时绘制动脉压力曲线，随时发现动脉压力变化，还可取动脉血做动脉血气分析。

【案例】

王先生，40岁，教师。主诉：反复胸闷、心悸10年余，加剧伴乏力、恶心5天，诊断：风湿性心脏瓣膜病、二尖瓣狭窄、二尖瓣关闭不全、心功能三级，在全麻+体外循环下行“二尖瓣膜置换术”，术中行左手桡动脉穿刺置管，术后转入ICU、持续监测有创动脉血压，体温36.8℃，血压120/80mmHg，心率85次/分，血氧饱和度98%。

【实验程序】

1. 核对、评估及解释

(1)评估病人病情、体位、自理能力及合作程度。

(2)评估动脉搏动情况及侧支循环情况。

(3)向清醒病人解释，向家属解释并取得家属同意。

[解释语]“王老师，您好！我是您的主管护士李××，您的手术已经顺利结束，这是ICU病房，为了更好观察您的病情，我们需要连续监测您的动脉压。您不用紧张，医生已在手术中帮您进行了桡动脉穿刺置管术，现在不需要另外穿刺，只是将测压管道连接在已建好的动脉置管上，不会增加您的痛苦。”

2. 操作流程

护士准备：衣帽整洁，洗手，戴口罩、手套。

↓

用物准备

- ①动脉穿刺术的用物：普通注射盘、无菌注射器及针头、肝素注射液、动脉穿刺插管包（弯盘1个、洞巾1块、纱布4块、5毫升注射器1支、动脉穿刺套针1根）、无菌手套、无菌敷料、胶布。
- ②有创血压监测的用物：无菌三通开关及相关导管、床边监测仪、压力传感器。
- ③冲洗装置：肝素盐水1瓶（2~4单位/毫升），压力换能器，备好一次性压力套装，压力袋充气加压至300mmHg，排气备用。

↓

选择动脉

- ①股动脉、肱动脉、桡动脉等，以左手桡动脉为首选。
- ②协助病人取合适体位。

↓

动脉穿刺置管

- ①消毒皮肤，术者戴无菌手套，铺洞巾。
- ②选择动脉搏动最明显处进针，用两指上下固定欲穿刺的动脉。
- ③右手持注射器或动脉插管套针将穿刺针与皮肤呈15°~30°角朝向近心方向斜刺向动脉搏动点。
- ④如针尖部传来搏动感，表示已触及动脉，再快速推入少许，即可刺入动脉。
- ⑤按需要采血。
- ⑥妥善固定动脉穿刺管（图2-3-15）。

↓

连接动脉监测仪、测压（图2-3-16）

①三通开关接动脉穿刺管，测压系统连接动脉穿刺管。
②肝素盐水冲洗管路，调整监护仪至动脉血压监测。
③校零：病人取平卧位，将传感器置于腋中线第四肋间（右心房同一水平）平齐的位置，按监护仪上校零键，旋转三通，关闭动脉通道，使传感器压力通道和大气相关，当屏幕上压力线变为直线并与基线重合，同时压力数值包括收缩压、舒张压、平均动脉压均为"0"时表示零点校正完毕。旋转三通，使传感器与动脉相通，开始监测动脉压。

动态观察病人血压、压力波形并记录（图2-3-17）

整理

①协助病人取舒适卧位。
②分类整理用物、床单位。
③指导病人。
[解释语]"王老师，现在可以准确、连续地监测您的动脉血压，为了避免导管移动或脱落，请您尽量减少左手的活动。您别紧张，好好休息，我们随时就在您身边，有什么需要或不适感，一定要及时告诉我们。"

【注意事项】

1. 严格无菌操作，局部严格消毒，以防感染。

2. 留置导管用肝素盐水持续冲洗，保证导管通畅，避免局部血栓形成和远端栓塞。经测压管抽取动脉血后，应立即用肝素盐水进行快速冲洗，保持加压袋压力在300mmHg。

3. 常规每班调定零点，对监测数据、波形有异议时随时调零；病人体位改变时，应重新调试零点，传感器的高度应平左心室水平。

4. 避免测压管路导管受压或扭曲，保持管路连接紧密、通畅。

5. 在调整测压零点、取血等操作过程中严防气体进入动脉。

6. 观察并记录动脉置管远端肢体血运及皮温情况。

7. 监护仪波形显示异常时，及时查找原因并处理。

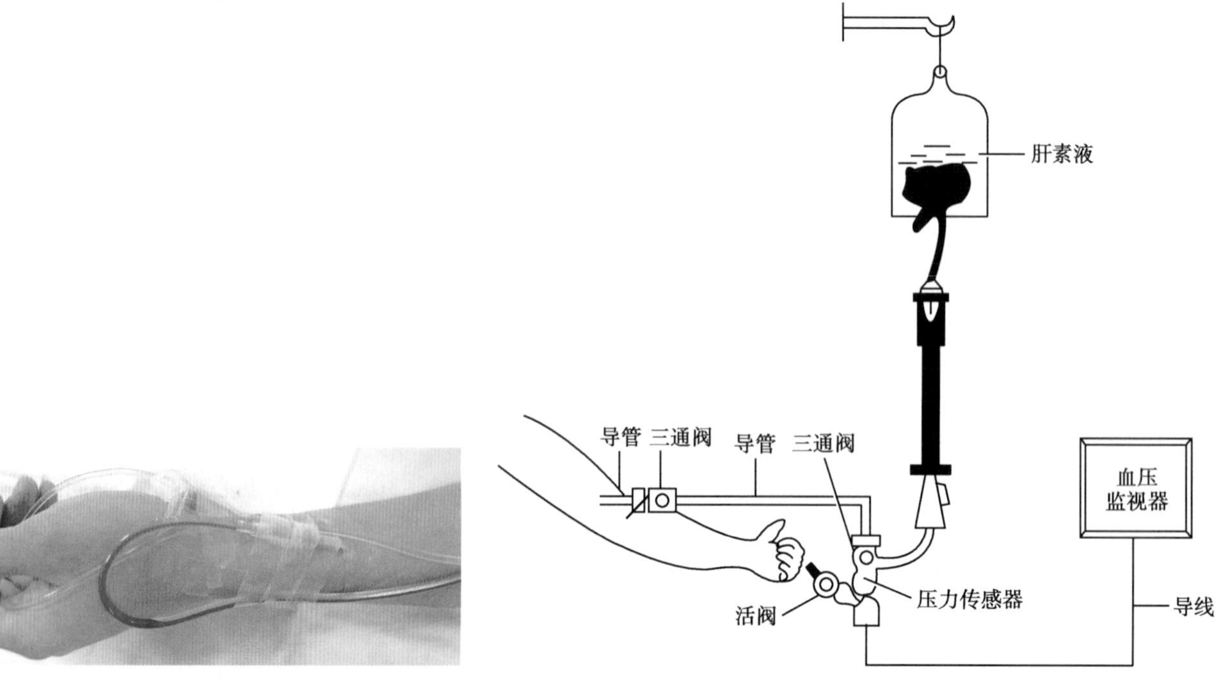

图2-3-15 桡动脉穿刺置管

图2-3-16 有创动脉压监测

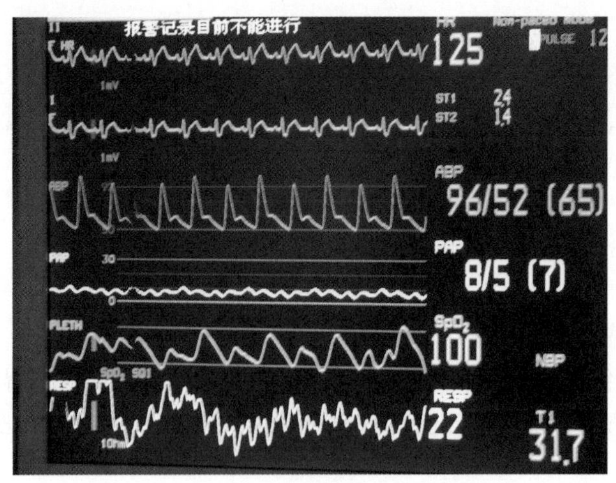

图2-3-17 有创动脉血压和压力波形

【思考题】

1. 有创动脉血压监测时的护理要点有哪些?

2. 动脉穿刺术的并发症有哪些? 该如何防治?

3. 影响有创动脉血压监测的因素有哪些?

(胡蓉芳)

实验七 洗 胃 术

【实验学时】3学时

【实验类型】技能型实验

【教学目标】

1. 能够准确说出洗胃术的适应证、禁忌证和注意事项。

2. 能够说出常见洗胃液的种类、性质及其适应证。

3. 能够正确、快速、熟练地对急性中毒病人实施洗胃术。

【实验目的】

1. 解毒。

2. 减轻胃黏膜水肿。

3. 手术或某些检查前的准备。

【案例】

李女士,34岁,病人1小时前与家人吵架,自服农药,出现腹痛,恶心并呕吐一次,被家人急诊送入医院。查体:体温36.5℃,脉搏60次/分,呼吸24次/分,血压120/80mmHg,神志不清,呼之不应,压眶反射有反应,皮肤湿冷,肌肉颤动,瞳孔针尖样,光反射存在,肺叩诊呈清音,两肺布满湿啰音,心音正常,律齐,腹平软,肝脾未触及,下肢正常。诊断:急性有机磷中毒。医嘱:生理盐水洗胃。

【实验程序】

1. 核对、评估及解释

(1)评估病人:年龄、意识状态、生命体征、合作程度、情绪等;有无洗胃禁忌证;口鼻黏膜有无损伤,有无活动义齿。

(2)询问摄入毒物的种类、剂量、时间,询问是否曾经呕吐以及入院前是否采取其他处理措施,并询问既往是否有胃部疾病史及心脏病史。

(3)向清醒病人及家属解释洗胃的目的、方法、注意事项及配合要点,病人愿意配合,取舒适体位,向家属解释并取得家属同意。

[**解释语**]“王大哥(病人的丈夫),您爱人现在情况很危险,能告诉我她为什么会这样?知道她喝的药水名称吗?大概喝了多少?现在必须尽快给她进行洗胃,减少毒物的吸收,插胃管和洗胃过程中,病人可能会有些难受,请您在旁边配合我们好吗?”

2. 操作流程

(一)胃管洗胃法(图2-3-18)

操作前准备

①护士准备 衣帽整洁,洗手,戴口罩,手套。

②用物备齐 洗胃包(内有漏斗洗胃管、纱布2块)、大水罐(内盛洗胃溶液)、量杯、塑料围裙、液状石蜡、棉签、弯盘、污水桶;洗胃液(温度为35~38℃);听诊器;必要时备张口器,压舌板、舌钳、牙垫。

插胃管

①病人取合适体位(平卧,头偏向一侧或取左侧卧位),有活动义齿者先取出。

②围塑料围裙、置弯盘于口角处。

③检查胃管是否通畅,润滑胃管前端,测量胃管插入的长度(病人前额发际到剑突的距离)。

④由口腔插入胃管50~55cm。

⑤证实胃管是否在胃内,挤压橡胶球,抽出胃内容物;用注射器注入空气,在胃区听气过水声;胃管末端放入有水的治疗碗内无气泡逸出。

⑥固定胃管。

灌洗

①漏斗低于胃部,挤压橡胶球。

②抽尽胃内容物,酌情留标本。

③漏斗高于头部30~50cm,洗胃液缓缓倒入漏斗300~500ml。

④尚有余液即降低漏斗至胃部水平以下,引出胃内灌洗液,如此反复灌洗至洗出液澄清、无味。

观察

①观察洗出液的情况(性质、量、颜色、气味)、病人面色、生命体征及腹部情况。

②如病人有腹痛、休克,洗出液呈血性,应立即停止洗胃,采取相应的急救措施。

拔管

①反折胃管拔出。

②协助病人漱口、擦脸,取舒适体位。

整理

①取下塑料围裙,整理床单位,清理用物。

②观察病情、记录,做好解释。

[**解释语**](病人清醒后)“李大姐,您要想开一些,生命是自己的,一定要好好珍惜,跟家里人有什么矛盾,要慢慢沟通,凡事尽量往好的想。您刚才情况很危险,幸亏发现及时,我们刚给您进行了洗胃,您现在身体还很虚弱,需要好好休息。如果有什么需要,请及时告诉我们。”

(二)洗胃机洗胃法(图2-3-19)

操作前准备

①护士准备 衣帽整洁,洗手,戴口罩,手套。

②用物备齐 洗胃管、塑料围裙、液状石蜡、棉签、弯盘、溶液桶、污水桶、纱布2块;洗胃液(温度为35~38℃);听诊器;必要时备张口器、压舌板、舌钳、牙垫;洗胃机。

③检查洗胃机机器性能完好,连接管道。

插胃管

①病人取合适体位(平卧,头偏向一侧或取左侧卧位),有活动义齿者先取出。
②围塑料围裙、置弯盘于口角处。
③检查胃管是否通畅,润滑胃管前端,测量胃管插入的长度(病人前额发际到剑突的距离)。
④由口腔插入胃管50~55cm。
⑤证实胃管是否在胃内,挤压橡胶球,抽出胃内容物;用注射器注入空气,在胃区听气过水声;胃管末端放入有水的治疗碗内无气泡逸出。
⑥固定胃管。

↓

灌洗

①将洗胃机的药液管一端放入盛有洗胃液的溶液桶内液面以下,出水管的一端放入污水桶内,胃管的一端和病人的洗胃管相连接。
②调节药量流速
③接通电源后,按"手吸"键,吸出胃内容物,吸出物送检,再按"自动"键,机器即开始对胃进行自动冲洗。
④反复冲洗,直至洗出液澄清无味为止。

↓

观察:洗出液的情况、病情

↓

拔管

①冲洗干净后,按"停机"键。
②反折胃管拔出。
③协助病人漱口、擦脸,取舒适体位。

↓

整理

①取下塑料围裙,整理床单位、用物、清洁洗胃机。
②观察病情、记录。
③安慰、鼓励病人,做好健康指导。
[**解释语**](病人清醒后)"李大姐,您要想开一些,生命是自己的,一定要好好珍惜,跟家里人有什么矛盾,要慢慢沟通,凡事尽量往好的想。您刚才情况很危险,幸亏发现及时,我们刚给您进行了洗胃,您现在身体还很虚弱,需要好好休息。如果有什么需要,请及时告诉我们。"

↓

【注意事项】

1. 插管时,动作要轻快,切勿损伤食管黏膜或误入气管。

2. 当中毒物质不明时,洗胃液可选用温开水或生理盐水,待毒物性质明确后,再采用拮抗药洗胃。

3. 吞服强酸或强碱等腐蚀性药物,禁忌洗胃,以免造成穿孔,可按医嘱给以药物或迅速给以物理性对抗剂,如牛奶、豆浆、蛋清、米汤等以保护胃黏膜;胃癌、食管阻塞、胃底食管静脉曲张及消化性溃疡病人慎洗胃。

4. 为幽门梗阻病人洗胃时,需记录胃内潴留量,以了解梗阻情况,供临床输液参考。同时洗胃宜在饭后4~6小时或空腹时进行。

5. 洗胃前应检查生命体征,如有呼吸道分泌物增多或缺氧,应先吸痰,再插胃管洗胃。呼吸心搏骤停者,应先复苏,后洗胃。

6. 洗胃时,注意观察灌入液与排出液是否相等,排出液的颜色、气味、性质,一旦排出液呈血性或病人感觉腹痛,血压下降,应立即停止洗胃,及时通知医生予以处理。

7. 洗胃完毕,胃管宜保留一定时间,以利再次洗胃,尤其是有机磷中毒者,胃管应保留24小时以上,便于反复洗胃。

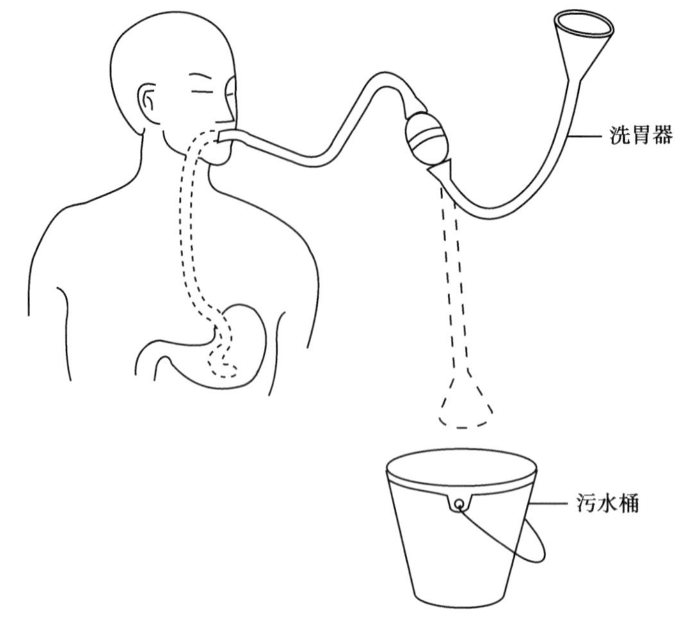

图2-3-18　胃管洗胃法

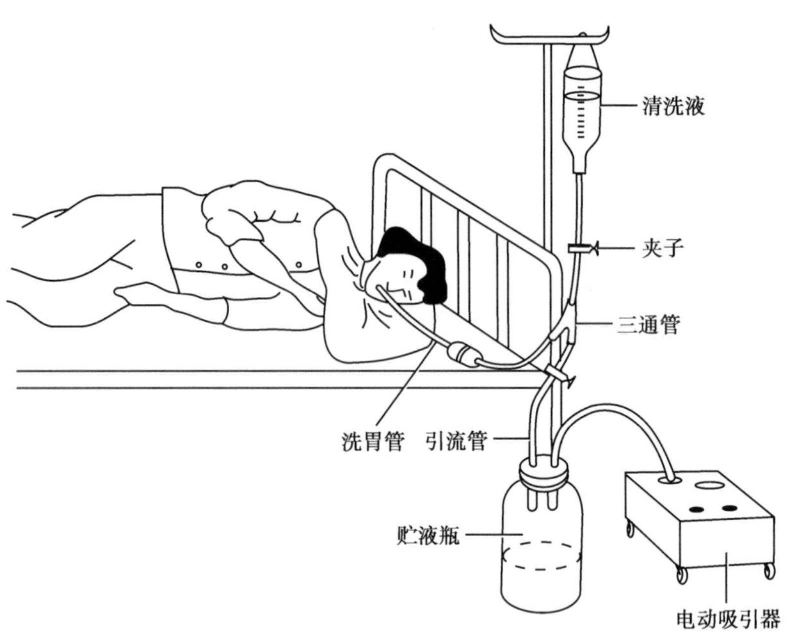

图2-3-19　洗胃机洗胃法

【思考题】

1. 常见的洗胃方法有哪些？
2. 漏斗胃管洗胃法的原理是什么？
3. 常见急性中毒的洗胃溶液和禁忌药物有哪些？

（胡蓉芳）

实验八　院前急救基本技术

【实验学时】6学时

【实验类型】综合型实验

【教学目标】

1. 能够正确说出各种止血方法的适用情况及其注意事项。

2. 能够正确说出各种包扎方法的适用情况及其注意事项。

3. 能够正确说出常见部位骨折的临时固定方法及其注意事项。

4. 能够正确说出常用的搬运法、特殊伤员的搬运方法。

5. 能够运用所学知识对伤员进行现场救护。

【案例】

小张与小陈是急诊科的两位护士，此刻她们正和科里的同事一道被护士长派到一个发生严重交通事故的现场。事故现场有4名伤员，1名伤员（王先生，30岁）神志模糊，面色苍白，可见腹部肠管脱出；1名伤员（李先生，35岁），神志清楚，诉颈部疼痛、下肢感觉障碍，全身未见开放性伤口；1名伤员（陈先生，30岁），头皮擦伤、流血，神志清楚，哭诉疼痛；1名伤员（张先生，50岁）神志清楚，左小腿下段肿胀畸形，可及骨擦感，未见其他部位损伤。

【实验内容与步骤】

1. 案例讨论

（1）现场如何做好伤员伤情的快速评估？

（2）4名伤员各自的伤情如何？判断各自伤情的主要依据是什么？

（3）根据伤员伤情，现场应如何展开急救？

（4）如何搬运“脊柱损伤伤员”时，应注意什么？为什么？

（5）如何搬运腹部内脏脱出伤员、休克伤员、昏迷伤员？

（6）创伤伤员转运途中如何救护？

2. 针对病例及问题，每组学生代表发言，教师评析。

3. 技能训练

（1）快速评估伤情

现场有4名伤员，现场伤情评估：

伤员王先生：意识模糊、气道通畅、呼吸急促、面色苍白、血压90/60mmHg、可见腹部肠管脱出，伤情较重。

伤员李先生：神志清楚，生命体征正常，全身未见开放性伤口，诉颈部疼痛、下肢感觉障碍，考虑受伤原因为交通事故，极有可能发生脊髓损伤，伤情较重。

伤员陈先生：神志清楚，生命体征正常，头皮擦伤、流血，哭诉疼痛感强，能配合检查，伤情较轻。

伤员张先生：神志清楚，生命体征正常，左小腿下段肿胀畸形，可及骨擦感，未见其他部位损伤，初步判断为左小腿骨折，不危及生命。

根据伤情程度，应首先救治王先生、李先生。

（2）现场救护

A. 伤员王先生（肠管脱出伤员）的现场救护

［解释语］“王先生！我们是医院的急救人员，您伤在哪儿？我们马上处理您的伤口。”（病人意识模糊，无反应）

◆伤口包扎：先用无菌生理盐水纱布覆盖在脱出的肠管上，再用一治疗碗扣住脱出的肠管，然后用三角巾包扎固定于腹部，脱出的肠管严禁送回腹腔（见图2-3-20）。

◆搬运：协助医生三人一起将伤员搬运到担架上，伤员取仰卧位，屈曲下肢，以放松腹肌，避免腹内容物继续流出。

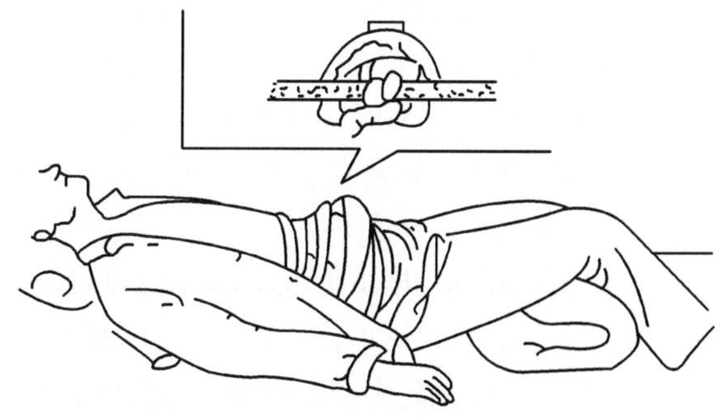

图2-3-20 腹部内脏脱出伤员的包扎与搬运

◆该病人伤情较重，病情较重，出现意识模糊、呼吸急促、面色苍白、血压90/60mmHg，因此，在急救现场应尽快建立静脉通路、补液（平衡盐液为主），以防休克发生。

B. 伤员李先生（疑有脊柱损伤）的现场救护

［**解释语**］“李先生，我们是医院的急救人员，您伤在哪儿？哪儿疼？您别着急，让我先检查一下……”“李先生，体检没有发现您有任何开放性伤口，但是从您的症状和体检的情况来看，我们怀疑您有脊髓损伤的可能，我们马上送您到医院进一步检查确定。目前，最重要的事情是要时时保证让您的头、颈、躯干在一条直线上，以免进一步损伤。为了保证您的安全，在搬运的过程中，请您不要动，如果您有什么不舒服可以告诉我们，我和医生就在您的身边，我们会尽量帮助您的。”

◆搬运：4人一起搬运，1人专管头部的牵引固定，保持头部与躯干成一直线，其余3人蹲在伤员的同一侧，2人托躯干，1人托下肢，一齐喊口令“起立”，将伤员放在硬质担架上，伤员的头部两侧用沙袋固定（有条件可用颈托、头部固定夹固定）（图2–3–21）。

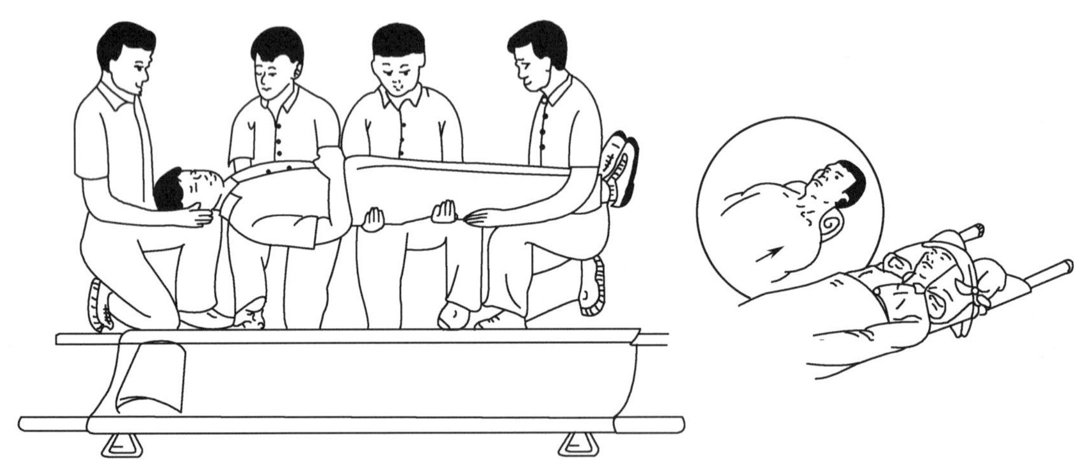

图2–3–21 脊柱、脊髓损伤的搬运

C. 伤员陈先生（头皮擦伤）的现场救护

［**解释语**］“陈先生！我们是医院的急救人员，您伤在哪儿？哪儿疼痛？您别着急，放松、深呼吸，我先给您检查一下……您的头皮有局部擦伤，流血较多，您不用担心，我们马上给您包扎伤口，帮您止血。包扎时需要适当用力才能有止血的效果，您可能会感觉有点紧，没关系的，请您忍耐一下，这是暂时的，一到医院后我们就会重新给您做伤口处理。”

◆伤口包扎

顶部包扎法：先在伤口上覆盖无菌纱布，将三角巾底边反折，正中放于伤员前额，顶角经头顶垂于枕后，然后将两底角经耳上向后扎紧，压住顶角，在枕部交叉再经耳上绕到前额打结固定，最后将顶角向上反折嵌入底边（图2–3–22）。

风帽式包扎法：先在伤口上覆盖无菌纱布，在顶角、底边中点各打一结，将顶角结放在额前，底边结置于枕部，然后将两底边拉紧向外反折后，绕向前面将下颌部包住，最后绕到颈后在枕部打结（图2–3–23）。

回环式包扎法：先在伤口上覆盖无菌纱布，将绷带以环形法缠绕数圈，由另一名护士在后部将绷带固定，反折后绷带由后部经头部顶端向前，如此反复包扎，每一来回均覆盖前一次的1/3~1/2，直到包住整个伤处顶端，最后将绷带再环绕数圈把反折处压住固定（图2–3–24）。

紧急情况时，若出血较多，可先采用指压止血法，头面部出血常见的指压点及方法下：

1）头顶部出血，压迫颞浅动脉（图2–3–25）。

2）颜面部出血，压迫面动脉（图2–3–26）。

3）颈部、面深部、头皮部出血，压迫颈总动脉（图2–3–27）。

4）头后部出血，压迫枕动脉（图2–3–28）。

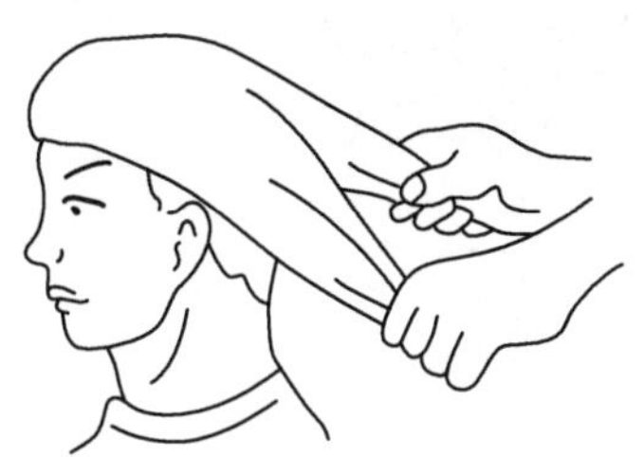
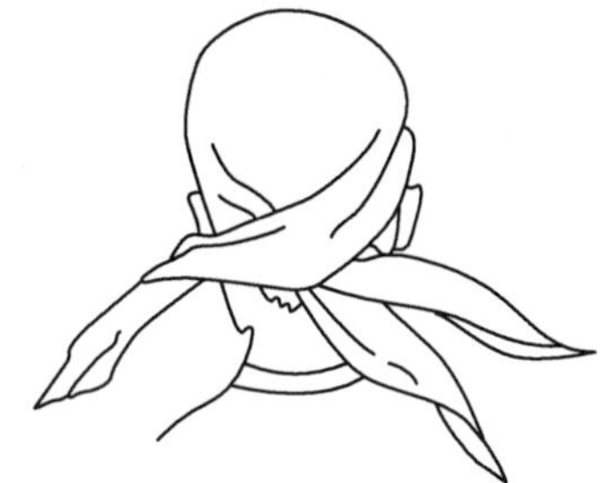
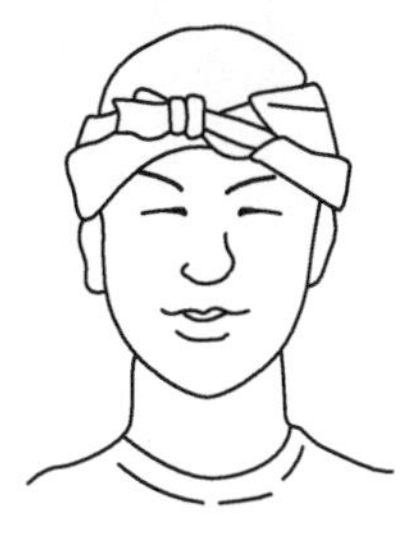

图2-3-22 三角巾头顶部包扎法

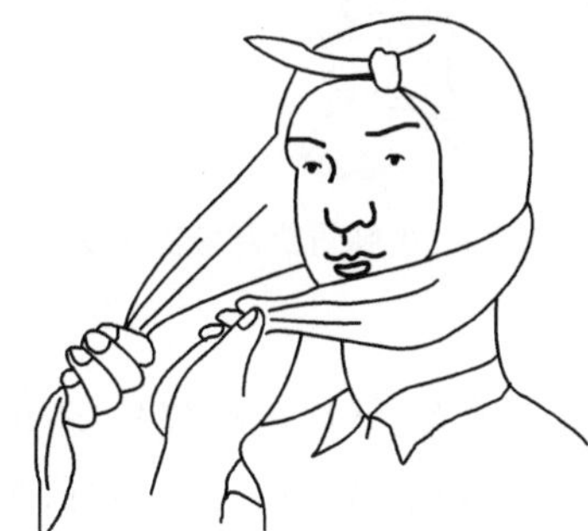
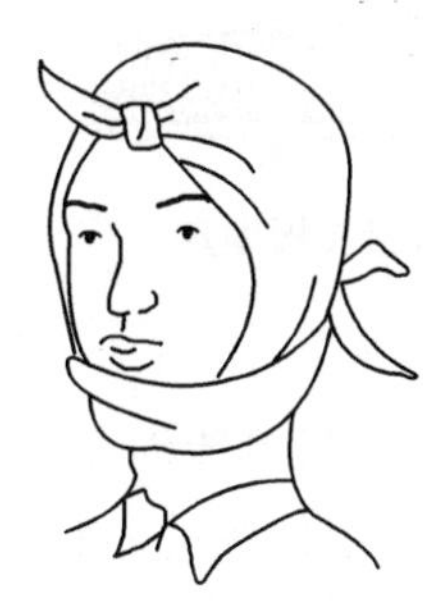
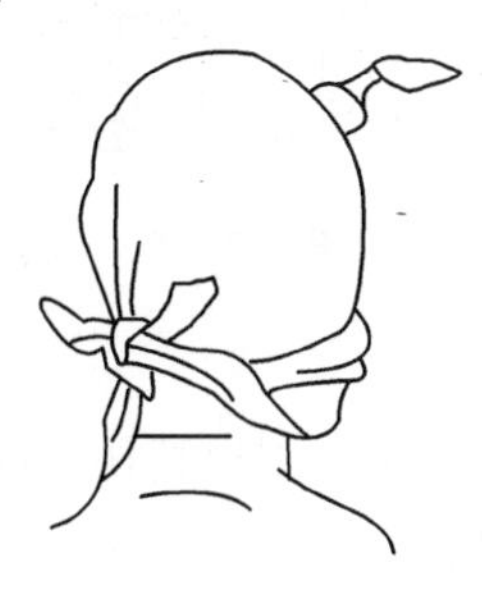

图2-3-23 风帽式包扎法

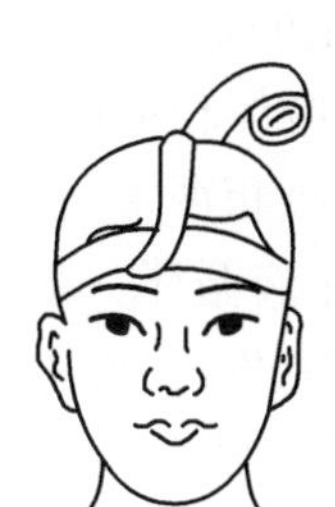
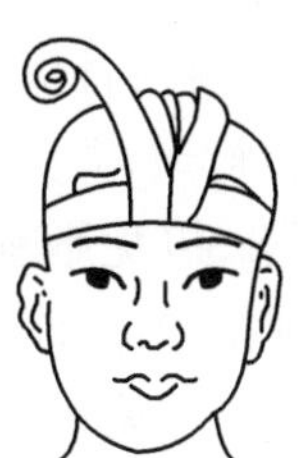
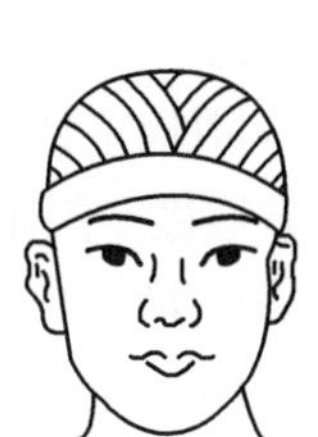

图2-3-24 头顶部回环式包扎法

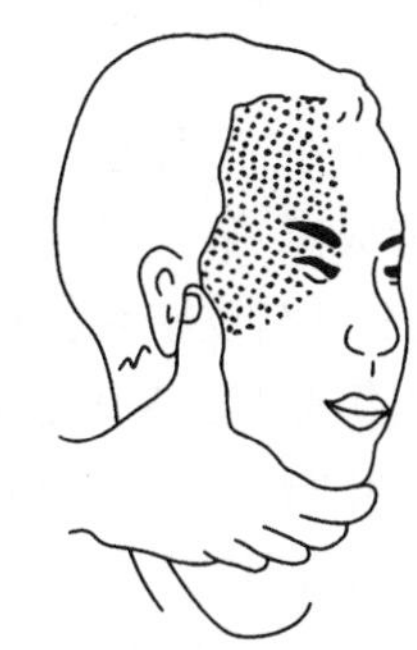

图2-3-25 指压颞浅动脉

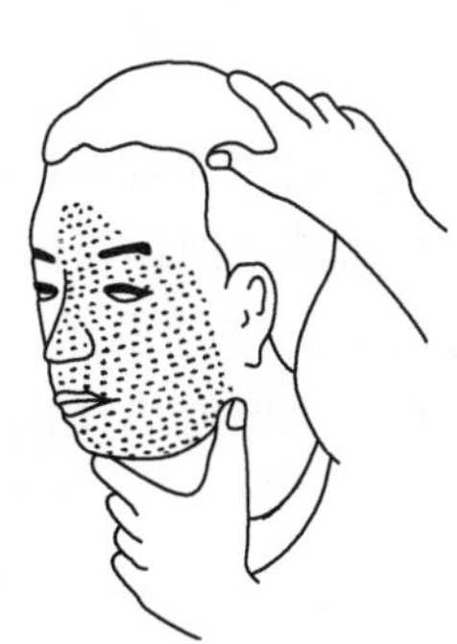

图2-3-26 指压面动脉

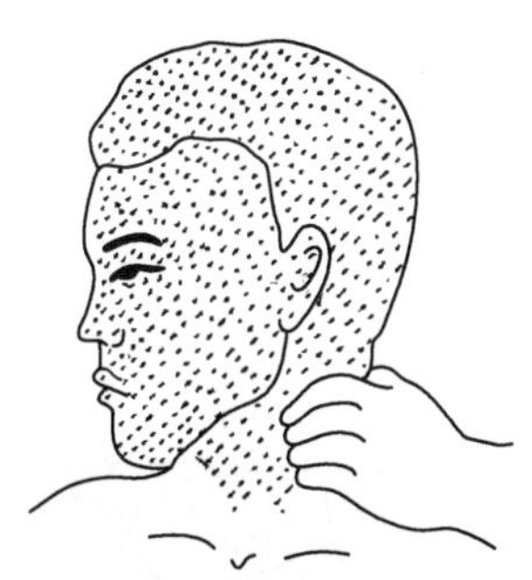

图2-3-27 指压颈总动脉

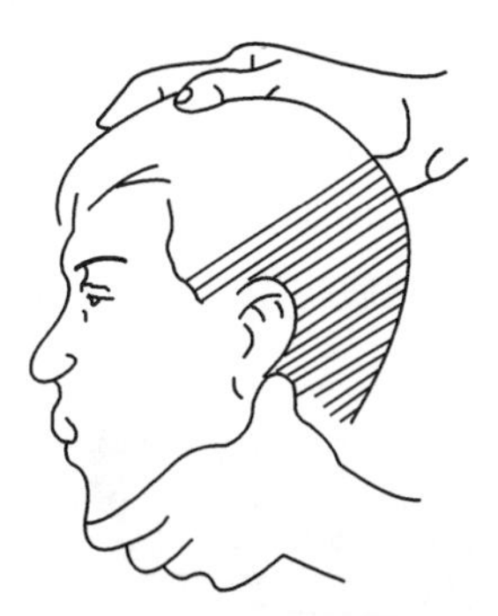

图2-3-28 指压枕动脉

D. 伤员张先生(小腿骨折)的现场救护

［**解释语**］"张先生,我们是医院的急救人员,您伤在哪儿?哪儿疼?您别着急,让我先检查一下……您的左小腿可能骨折了,您不用担心,我们马上给您进行临时夹板固定,这样能减轻疼痛,防止新的损伤,到了医院再进行进一步治疗。在固定过程中,可能会有些疼痛,操作时我会尽量轻一点,请您坚持一下,好吗?"

小腿骨折固定:取两块长短相等的夹板(长度自足跟到大腿),分别放在伤腿内、外侧,用绷带分段固定(图2-3-29)。紧急情况若无夹板,可采用健肢固定法,即将伤员两下肢并紧,两脚对齐,将健侧肢体与伤肢分段用绷带固定在一起,注意在关节和两小腿之间的空隙处加棉垫以防包扎后骨折部弯曲(图2-3-30)。

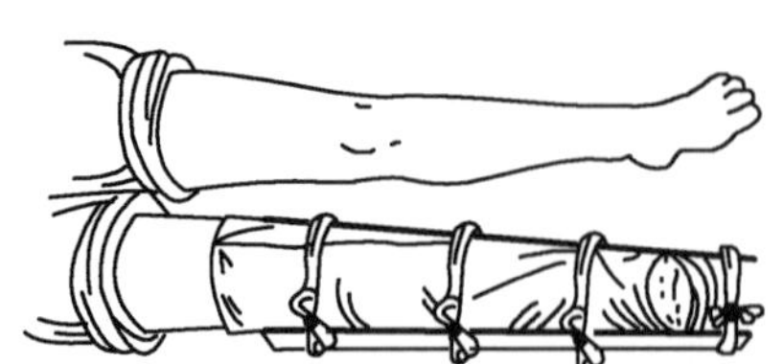

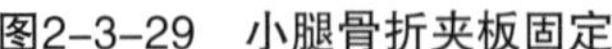

图2-3-29 小腿骨折夹板固定

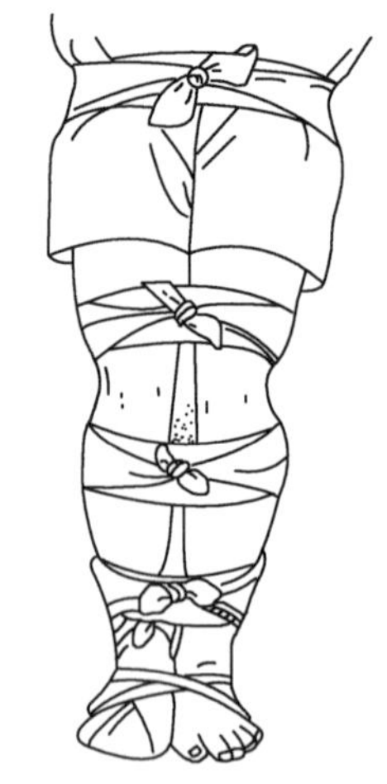

图2-3-30 小腿骨折健肢固定法

◆注意事项

1)包扎的注意事项:①包扎伤口前,先简单清创并盖上消毒纱布,然后再行包扎,不可用手和脏物触摸伤口,不可轻易取出伤口内异物,不可把脱出体腔的内脏送回;②包扎要牢固,松紧适宜,过紧会影响局部血液循环,过松容易使敷料脱落或移动;③皮肤皱褶处与骨隆突处要用棉垫或纱布作衬垫,包扎的肢体要保持功能位置;④包扎方向为从远心端向近心端,以帮助静脉血液回流;⑤包扎肢体时,应将指(趾)端外露,以便观察血液循环。

2)固定的注意事项:①先止血、包扎,后固定;若有休克,应先行抗休克处理;②刺出的骨折断端在未经清创时不可直接还纳伤口内,以免造成感染;③夹板固定时,其长度与宽度要与骨折的肢体相适应,长度必须超过骨折上、下两个关节;④夹板不可与皮肤直接接触,应用棉垫或布类衬垫,尤其在夹板两端、骨隆突处及悬空部位应加厚衬垫,防止局部组织受压;⑤固定应松紧适度、牢固可靠,以免影响血液循环。肢体骨折固定时,一定要将指(趾)端露出,以便随时观察末梢血液循环情况,如发现指(趾)端苍白、发冷、麻木、疼痛、水肿或青紫时,说明血液循环不良,应立即松开检查并重新固定;⑥固定后应避免不必要的搬动。

3)搬运的注意事项:①动作要轻巧、敏捷、步调一致,避免震动,以减少伤员的痛苦;②避免再次损伤和由于搬运不当造成的意外伤害;③搬运过程中,应注意观察伤病员的伤势与病情变化;④特殊伤员的搬运。

特殊伤员的搬运:

a. 腹部内脏脱出伤员的搬运要领:屈曲下肢、脱出的内脏严禁送回腹腔。

b. 昏迷伤员搬运要领:侧卧或仰卧,头偏向一侧(图2-3-31)。

c. 骨盆损伤伤员搬运要领:硬质担架,骨盆作环形包扎,双膝靠拢固定、下肢微屈(图2-3-32)。

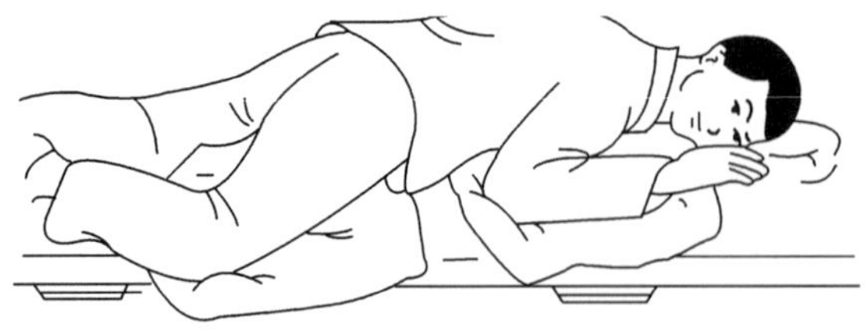

图2-3-31 昏迷伤员搬运

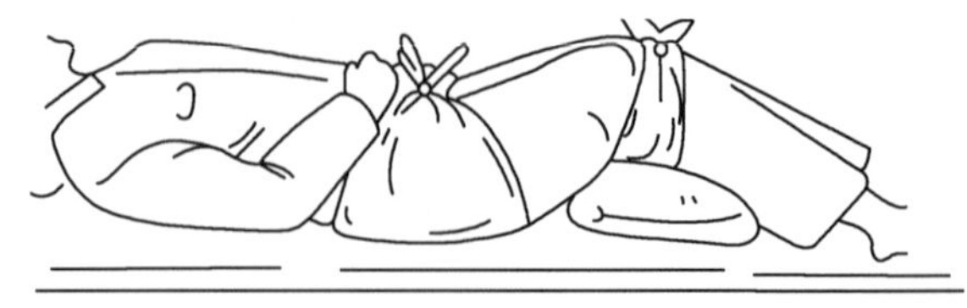

图2-3-32 骨盆损伤伤员搬运

d. 脊柱损伤的伤员搬运要领:质硬担架,四人搬运,严防颈部和躯干前屈或扭转,使脊柱保持伸直。

e. 身体带有刺入伤的伤员搬运要领:先包扎好伤口,固定刺入物,方可搬运。应避免挤压、碰撞。刺入物外露部分较长时,要有专人负责保护刺入物。途中严禁震动,以防止刺入物脱出或深入。

【思考题】

1. 如何在现场处理活动性出血?

2. 如何在现场处理伤口？
3. 如何正确选择止血方法？
4. 现场搬运的基本原则是什么？
5. 担架搬运、车辆搬运病人时应注意什么？

（胡蓉芳）

实验九　重症监护病房的设置与管理

【实验学时】3学时

【实验类型】综合型实验

【教学目标】

1. 能够正确概述ICU设置的基本要求。
2. 正确复述ICU的管理制度和工作要求。
3. 能够灵活运用所学的知识，并且查阅国内外重症监护的相关文献，进行模拟ICU的设计与管理。

【案例】

王红在一家拥有1000张床位的三级甲等医院担任护理部主任。此刻，医院正筹建新病房大楼，急需再建立一个全院性的重症监护室。请根据你学过的知识，为她写一份关于该院“重症监护室”规模的最佳设计方案。

【实验内容与步骤】

1. 课前准备

（1）布置题目，学生以小组为单位（5名学生为1组），要求1周内完成。

（2）教师提供参考文献目录，包括重症监护专业领域的期刊、专著和专业网站。

1）专业期刊:《中华急危重症医学》、《中国危重病急救医学》、《中华护理杂志》、《中国实用护理杂志》、*Journal of Critical Care*, *Critical Care*, *Critical Care Medicine*等。

2）专著:《重症护理学》（徐丽华主编，第一版，人民卫生出版社，2008年出版）、《急危重症护理学》（刘化侠主编，第一版，人民卫生出版社，2007年出版）、《实用危重症医学》（万献尧主编，第一版，人民军医出版社，2008年出版）、《中国重症加强治疗病房（ICU）建设与管理指南》（中华医学会重症医学分会，2006年）。

3）中国急救网、中华急救网、重症医学网、The Society of Critical Care Medicine（www.sccm.org）。

2. 实践活动

（1）每组学生代表发言，以幻灯片形式和口头报告形式汇报。

（2）学生互相点评；教师评析、总结。

3. 观看自拍的教学录像《ICU的设置与管理》。

【思考题】

请查阅国内外文献，探讨当前ICU感染控制的措施有哪些？

（胡蓉芳）

实验十　急危重症病人的救护

【实验学时】3~6学时

【实验类型】综合型实验

【教学目标】

1. 能够灵活运用所学的知识，正确对急、危重病人施救。
2. 能够应用重症监护理论与技能对病人实施护理。

【案例】

张女士，67岁，既往有冠心病史11年，长期坚持服药。2010年3月21日因急性支气管炎而住院。入院体检：体温37.9℃，呼吸22次/分，脉搏110次/分，血压143/98mmHg。一般状况可，神志清楚，自动体位。上牙为假牙，咽扁桃体已摘除。心率110次/分，律齐。双肺呼吸音增粗，可闻及少量啰音。腹部体检正常。入院后，经对症治疗，病人症状明显改善，病情趋于平稳。3月27日中午护士小王巡视病房时，发现病人躺在病床旁地上，同时发现吃剩的米饭和红烧肉撒满一地。护士立即呼叫病人，但无反应；查看病人，无呼吸、面色青紫、口唇发绀明显，双侧瞳孔已散大。小王立即前往值班室呼叫医生。

【实验内容与步骤】

1. 案例讨论

（1）该护士的做法是否正确，你如何评价？

（2）护士对病人实施人工呼吸，但却感到气道阻力很大，你认为是何缘故？

（3）从该病例中，给你留下什么教训？

2. 每组学生代表发言，教师评析。

3. 技术训练

（1）心肺复苏术（见基础护理操作部分）

（2）简易呼吸器的使用

◆适应证：无自主呼吸或自主呼吸微弱的紧急抢救。

◆简易呼吸器的组成（图2-3-33）：包括单向阀、球体、氧气储气阀、氧气储气袋、氧气导管、面罩。

◆操作方法

1）开放气道，病人取仰卧，去枕、头后仰。

2）清除口腔与喉中义齿等任何可见的异物。

3）抢救者应位于病人头部的后方，将病人头部向后仰，并托牢下额使其朝上，使气道保持通畅。将简易呼吸器连接氧气，氧流量8~10L/min，一手以"EC"手法固定面罩，另一手挤压简易呼吸器，每次送气400~600ml，频率10~12次/分。（图2-3-34）

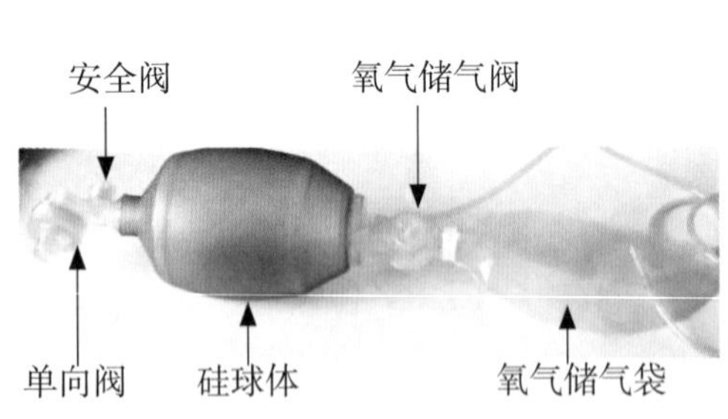

图2-3-33 简易呼吸器的组成

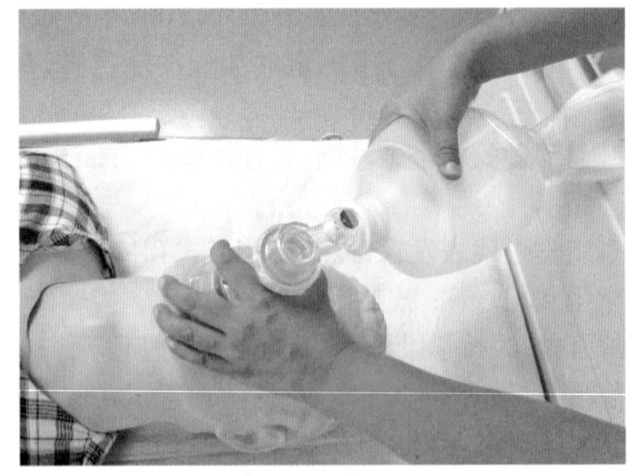

图2-3-34 简易呼吸器的使用

◆注意事项

1）简易呼吸器应定时检查、测试、维修和保养。

2）选用合适的面罩，以便得到最佳使用效果。

3）抢救者应观察病人的胸部是否随着压缩球体而起伏、嘴唇及面部颜色。

4）发现病人有自主呼吸时，应按病人的呼吸动作加以辅助，以免影响病人的自主呼吸。

5）挤压呼吸囊时，压力不可过大，约挤压呼吸囊的1/3~2/3为宜，动作要均匀，不可时大时小时快时慢。

6）使用完毕应清洁、消毒及测试简易呼吸器，处于完好备用状态。消毒时应将简易呼吸器各配件依顺序拆开，置入2%戊二醛碱性溶液中浸泡4~6小时，取出后使用灭菌蒸馏水冲洗所有配件，去除残留的消毒剂；储气袋只需擦拭消毒即可，禁用消毒剂浸泡；如遇特殊感染病人，可使用环氧乙烷熏蒸消毒；消毒后的部件应完全干燥，并检查是否有损坏，将部件依顺序组装，做好测试工作。

（3）腹部手拳冲击法（Heimlich手法）

◆适应证：气道异物梗阻时，施救人员通过手拳冲击病人腹部时，使腹压升高，膈肌抬高，胸腔压力瞬间增高后，迫使肺内空气排出，形成人工咳嗽，使呼吸道内的异物上移或驱出。

◆操作方法

1）意识清醒病人：采用立位（或坐位）腹部冲击法（图2-3-35），施救者站于病人身后，双臂环抱病人腰部，一只手握成拳、大拇指侧放在病人腹部中线，脐部上方，剑突下，再用另一只手握住此拳，迅速向内上方连续冲击。

2）昏迷病人：采用卧位腹部冲击法（图2-3-36），病人取仰卧头转向一侧并后仰，施救者骑跨于病人髋部或跪于病人一侧，一手掌根置于病人腹部，位于脐与剑突之间，另一手置于其上，两手重叠，迅速有力向内上方冲击。

3）必要时冲击可重复7~8次，每次冲击动作应分开和独立。

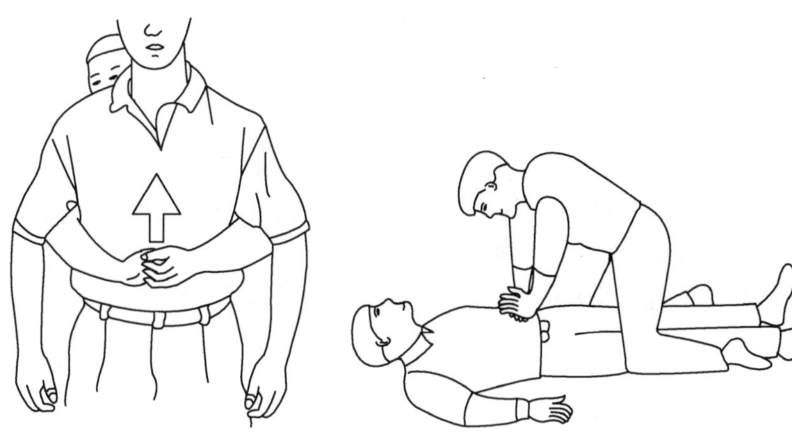

图2-3-35　立位腹部冲击法　　图2-3-36　卧位腹部冲击法

◆注意事项

1）用力要适当，防止暴力冲击。

2）在使用本法后检查病人有无并发症发生。

【思考题】

1. 一名合格的ICU护士应具备哪些素质？
2. ICU机械通气病人容易发生哪些并发症？如何预防这些并发症？
3. 急救时护士执行口头医嘱时该注意什么？
4. ICU病人可能存在哪些心理反应？如何对ICU病人提供心理护理？

（胡蓉芳）

实验十一　人工气道的建立与护理

【实验学时】3~6学时

【实验类型】综合型实验

【教学目标】

1. 能正确说出人工气道的分类、适应证和作用。

2. 能对人工气道置管病人实施相应的护理和人文关怀。

3. 能正确指导病人使用肢体语言进行交流、呼吸功能锻炼和有效排痰。

【案例】

王先生,男,78岁,因“心肌梗死”急诊入院。入院后病人出现躁动,遵医嘱予吸氧(氧流量6L/min)及咪哒唑仑(镇静药)1mg静脉推注,用药后约5分钟,病人突然出现血氧饱和度下降由98%降至75%,心率增至112次/分,呼吸频率降至6次/分,鼾声大作,面色青紫,呼之不应,胸廓起伏不明显,有三凹征,血压125/80mmHg。护士小张在现场第一个发现异常,立即呼救、予紧急处理,建立和维持呼吸道(徒手开放气道、增加氧流量、置入口咽导管),2分钟后病情缓解,血氧饱和度上升至100%。

【实验内容与步骤】

1. 案例讨论

(1)该病人有无建立人工气道的指征?其根据是什么?

(2)如何快速有效地纠正病人的缺氧状态?

(3)人工气道的分类有哪些?分类的依据是什么?人体生理气道的解剖特点和生理作用有哪些?

(4)人工气道病人护理上应注意什么?

(5)上呼吸道人工气道与下呼吸道人工气道的异同点有哪些?

(6)人工气道病人的心理特点是什么?该如何做好心理护理?

2. 每组学生代表发言,教师评析。

3. 技术训练

[**解释语**]“王先生,您怎么了?不好了,病人呼之不应,出现严重缺氧,快来抢救。”

(1)徒手开放气道:采用仰头举颏法或托下颌法(见基础护理操作部分),增加氧流量至10L/min。

[**解释语**](边徒手开放气道,边呼救)“小张,快拿口咽通气管。”

注意:徒手开放气道是简单有效的方法,应在第一时间采用,但应同时尽快准备建立其他呼吸道的方法与器具。

(2)置入口咽通气管

◆适应证

1)舌根后坠而导致上呼吸道梗阻者。

2)有癫痫发作或阵法抽搐者。

3)某些经口气管插管者。

◆作用

1)保持上呼吸道通畅。

2)为及时抽除口、咽、喉部分泌物,甚至为下呼吸道内分泌物的清除提供了径路。

3)在癫痫发作或痉挛性抽搐时起保护作用,避免咬伤舌或损伤牙龈。

4)代替牙垫作用。

[**解释语**]该病人为镇静药使用后,出现舌后坠而导致上呼吸道梗阻,因此,置入口咽通气道以保持上呼吸道通畅。

◆操作要点

1)评估病人的病情、生命体征、意识及合作程度、口腔、咽部及气道分泌物情况,有无活动的义齿。

2)根据病人情况,选好合适的导管,适当的长度应为病人门齿至下颌角的距离。

3)病人取合适的体位,一般取平卧头后仰。

4)吸净口腔及咽部分泌物、取下活动义齿。必要时向病人的口腔与咽后壁喷表面麻醉剂。

5)放置口咽通气管

a. 顺插法:在舌拉钩或压舌板的协助下,将口咽通气管放入口腔。

b. 反转法：口咽通气管的咽弯曲部朝上插入口腔，当其前端接近口咽部后壁时，将其旋转180°而贴于舌面，并用双手拇指向下推送至合适的位置（图2-3-37）。

6）测试人工气道是否通畅，防止舌或唇夹置于牙和口咽通气道之间。

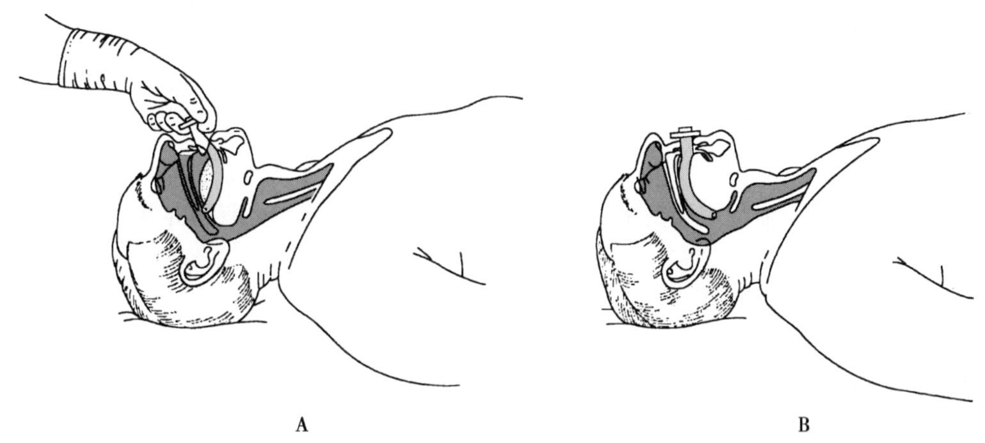

图2-3-37 口咽通气导管放置方法

◆护理要点

1）定时检查口咽通气道是否保持通畅，及时吸除人工气道内及口腔、咽喉内分泌物。

2）预防口咽压伤，定时调整位置。

3）预防口腔感染，保持口腔清洁，口唇湿润，每日更换并消毒口咽通气管1次（分泌物多时酌情增加）。

4）禁用于意识清楚、有牙齿折断或脱落危险和浅麻醉病人（短时间应用的除外）、口腔内及上下颌骨创伤、咽部气道占位性病变、咽部异物梗阻病人。

［**解释语**］（2分钟后病情缓解，血氧饱和度上升至100%，心率80次/分，病人尚未清醒）"王先生（病人的儿子），刚才您父亲病情突然变化，出现很严重的缺氧，现在经过我们的处理，目前他暂时脱离危险了，呼吸和循环都比较稳定，但病人现在还没清醒，您别太着急，我们正在积极给予治疗与观察，希望能够尽快给您好消息。"

（1小时后病人清醒）"王大爷，您好！1小时前您的病情有点危险，现在已好转了，您别紧张，好好休息，我们随时就在您身边，有什么需要或不适感，一定要及时告诉我们。"

（3）经口气管插管术

【案例】入院后2周该病人再次出现病情恶化，血压150/90mmHg，呼吸频率35次/分，不能平卧，两肺布满湿啰音，咳粉红色泡沫痰，血氧饱和度70%，考虑急性左心衰竭并发呼吸衰竭。遵医嘱强心、利尿等处理，并予紧急气管插管接呼吸机辅助通气。

［**解释语**］"王先生（病人的儿子），现在您父亲病情非常严重，出现呼吸衰竭，他的呼吸不能满足身体的需要，体内严重缺氧，但您不要着急，我们会全力抢救的，为改善缺氧状况，现必须立即采用人工的方法帮助他呼吸，需在他的气管内插入一根导管，然后再接上呼吸机通气，插管时有一定的风险，主要有这些危险，请您看一下……不知您是否同意，如果同意，请您在知情同意书上签字，我们马上进行插管。"

◆气管插管的目的：①建立一封闭的通气管道，以便气道内的正压机械通气；②提供径路，以便气管内分泌物及异物的吸引和清除；③隔离气道，保护气管避免口腔内的呕吐物及其他异物的吸入；④解除上呼吸道的气道梗阻，保证上呼吸道的通畅。

◆气管插管的用物：喉镜、牙垫、气管插管导管（图2-3-38）、导管芯、胶布或寸带、吸引器、吸痰管、简易呼吸器、吸氧设备、注射器、局麻药、插管弯钳、听诊器、小枕头。

◆方法(图2-3-39)

1)病人体位:固定头部,小枕头垫于肩部,取头后仰位,充分开放气道。有活动义齿者先取下,观察有无牙齿松动并做妥善固定。

2)插管成功后,迅速拔除管芯,向气囊内充气。放入牙垫或通气道,固定导管,听诊呼吸音,检查气道是否通畅,清理气道,连接呼吸机或简易呼吸气囊。

3)导管位置的确定方法

a. 听诊两侧呼吸音是否相同。

b. 观察胸廓运动是否对称。

c. 监测呼吸频率、脉搏及血氧饱和度是否在正常范围内,血气分析结果有无异常,病人的口唇、颜面、甲床等部位的色泽变化。

d. 做好深度标志,并记录、经常检查。

e. 必要时做胸部X线检查。

4)导管的固定:采用蝶形交叉固定法,先固定气管导管和牙垫,再交叉固定气管导管,胶布末端固定于面颊部;或选择其他适宜的固定方法,如固定器。

5)气管插管导管充气气囊的管理

A.充气

a. 最小漏气技术:在向气管导管充气气囊内注气的同时将听诊器置于病人颈部的气管处,边注气边听诊,直到听不到漏气声为止,再向外抽出气体,先从0.1ml开始,抽到在吸气时可以听到少量漏气声时为止。

b. 最小闭合容量技术:与最小漏气技术操作方法相似。

c. 气囊测压表充气检测技术:采用气囊压力表监测注入的气体压力,充气压力一般宜保持在18.5mmHg左右,最大压力不应超过25mmHg。

B. 气囊的放气:传统护理常规要求4~6小时对气囊放气1次,每次5~10分钟,以预防气囊长时间压迫气管黏膜引起溃疡坏死,新观点认为,现临床应用较多的气管套管属高容低压的,不需定时放气,但必须定时检测气囊压力,非常规性的放气或调整气囊压力,最大限度减少气囊对气道黏膜的压力损伤,使气囊充气量保持在适宜范围。

6)口腔护理:经口气管插管病人的口腔护理最好由两名护理人员配合完成任务。由一人将病人的保护牙垫取出,同时置入开口器,并用手固定气管导管;另一人用相应的口护棉球擦拭口腔黏膜、牙齿及舌面。操作完成后,再重新将牙垫与气管导管固定妥当,并重新确认导管处于正确位置。

7)心理护理:由于经口气管插管的不舒适性和给病人造成恐惧感,使得大多数病人对气管导管的耐受性较差,再加上无法交谈,护士对病人给予极大的同情和爱心,采用多种沟通交流形式了解病人的愿望,满足病人的心理需求。

8)吸痰

A. 严格无菌操作。

B. 调节负压吸引压力,成人控制在300~400mmHg,儿童<300mmHg,婴幼儿100~200mmHg。

C. 吸痰前后,听病人双肺呼吸音,给予纯氧吸入,观察血氧饱和度变化。需要多次吸痰时,间隔3分钟以上或应给予纯氧呼吸10~15次后,再行吸引,但以不超过3次为好;每次吸痰时间不超过15秒。

D. 吸痰管到达适宜深度前避免负压,逐渐退出的过程中提供负压。

E. 预防吸痰并发症,包括低氧血症、气道黏膜损伤、继发感染、支气管痉挛、导管或套管内痰痂形成、迷走神经兴奋等。

9)拔管的配合及护理

A. 拔管指征:撤离呼吸机成功,病人咳嗽和吞咽反射恢复,可自行有效排痰,上呼吸道通畅,无喉头水肿、喉痉挛等气道狭窄表现。

B. 拔管前给予充分吸氧，观察生命体征和血氧饱和度。

C. 拔管前吸净气道、口鼻内及气囊上的分泌物。

D. 2人配合，1人解除固定，1人将吸痰管置入气管插管腔内，另1人用注射器将气管导管气囊内气体缓慢抽出，然后边拔除气管导管边吸引气道内痰液以防误吸性窒息和坠积性肺炎。

E. 拔管过程中必须严密观察病人的生命监测指标的变化，气管导管随同吸痰管一起拔出后应迅速将病人头偏向一侧，以防发生误吸。拔管后立即给予吸氧，观察病人生命体征、血氧饱和度、气道是否通畅等。

F. 协助病人排痰，必要时继续吸引口鼻内分泌物。

［**解释语**］“王先生（病人的儿子），现在经过我们的治疗，您父亲的病情已经得到了很大的改善，但气管插管需要保留一段时间。由于他的神志尚未完全清醒，为了防止他因躁动或不适等意外拔出气管导管，我们准备用约束带适当地约束他的肢体，您不要担心，我们会用棉垫保护约束带缠住的部位，不会对他造成伤害的。另外，气管插管后，为了防止感染，需要限制家属探视的次数和人数，每天下午4点到4点半是探视时间，每次只能1人探视，希望您和家属理解和配合！”

（4）经鼻气管插管术的护理（图2-3-40）

护理要点同经口气管插管术。

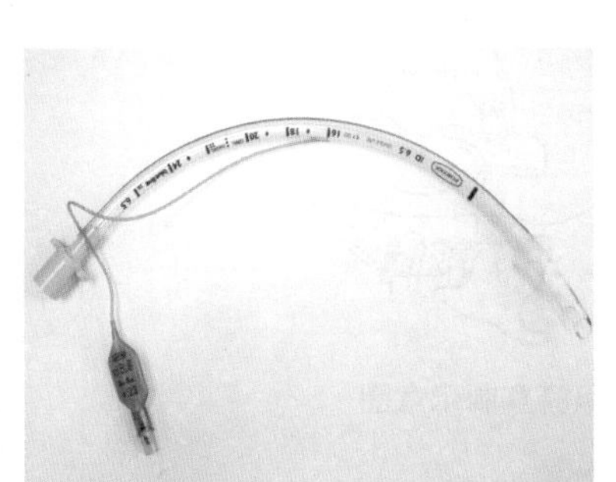

图2-3-38　气管插管导管

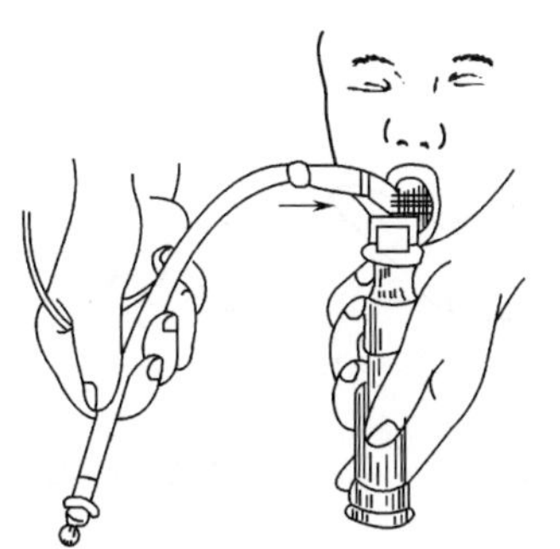

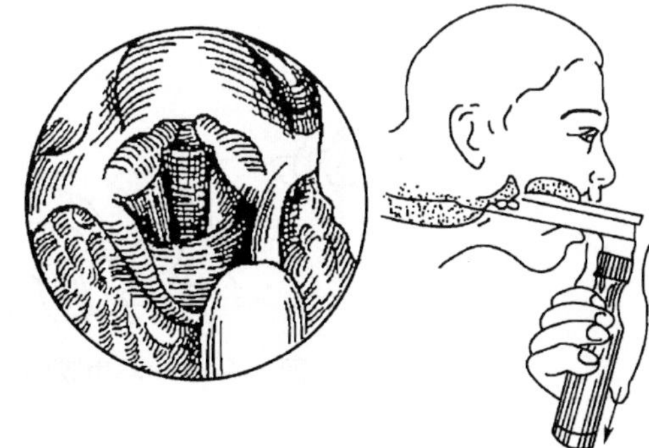

图2-3-39　经口气管插管

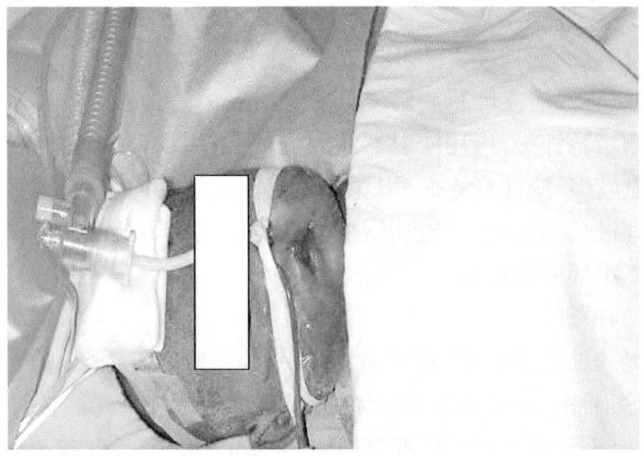

图2-3-40　经鼻气管插管

（5）环甲膜穿刺

【**案例**】李先生，48岁，确诊为喉癌晚期，拟实施放疗，病人出现呼吸困难，呼吸急促，呼吸30次/分，心率120次/分，血压130/86mmHg，血氧饱和度85%。考虑喉部肿块致呼吸道梗阻。医生建议放疗前先行气管切开置管，正在与家属谈话之际，病人由于紧张、担心，呼吸困难突然加重、面色青紫、窒息，血氧饱和度降至55%、心率142次/分、血压85/55mmHg。

◆适应证

1）各种原因引起的上呼吸道完全或不完全阻塞。

2）喉头水肿及颈部或颌面部外伤所致气道阻塞需立即通气急救者。

3）3岁以下小儿不宜作环甲膜切开者。

［解释语］该病人因喉癌致呼吸道梗阻，又因情绪异常发生窒息，情况非常危急，需立即进行环甲膜穿刺和置管，否则很快会发生呼吸心搏骤停。

◆操作方法

1）用物准备：环甲膜穿刺针或16号抽血粗针头、T型管、氧气及氧气管道。

2）病人去枕仰卧，肩背部垫起，头后仰，保持正中位。不能耐受者，可取半卧位。

3）甲状软骨下缘与环状软骨弓上缘之间与颈部正中线交界处即为环甲膜穿刺点（图2-3-41）。

4）常规消毒穿刺部位，戴无菌手套。

5）术者左手以食、中指固定环甲膜两侧，右手持粗针头从环甲膜垂直刺入，出现落空感即表示针尖已进入喉腔（图2-3-42）。

6）接注射器，回抽有空气，确定无疑后，垂直固定穿刺针。

有条件可行环甲膜切开置管术，插入气管套管或橡胶管，建立通气道（图2-3-42）。

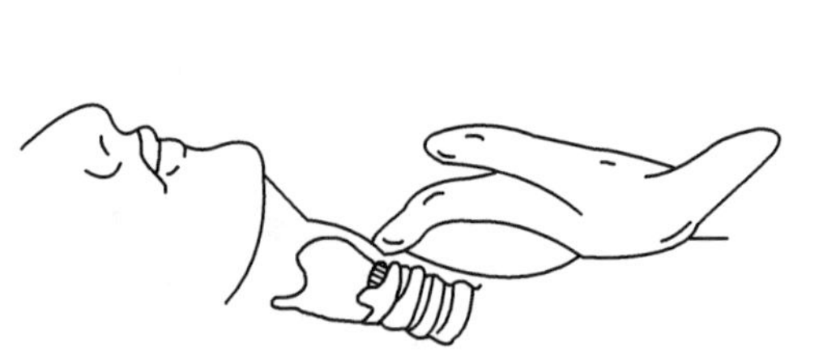

图2-3-41　环甲膜的体表部位

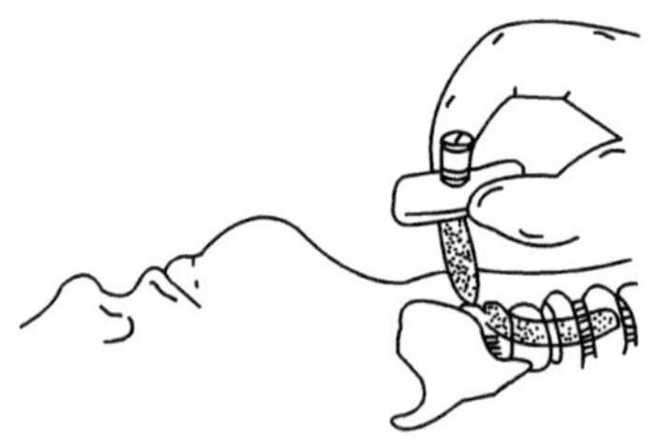

图2-3-42　环甲膜穿刺示意图

◆护理要点

1）做好病人与家属的安抚工作，消除病人的恐惧心理，病情平稳时可向病人及家属解释，行紧急环甲膜穿刺的重要性，以取得理解。

2）勿用力过猛，避免损伤喉后壁神经。

3）穿刺过程中，出现心跳骤停应立即行心肺复苏。

4）如遇血凝块或分泌物堵塞针头，可用注射器注入空气，或用少许生理盐水冲洗。

5）若穿刺部位皮肤出血较多，应注意止血，以免血液反流入气管内造成窒息。

6）穿刺针留置时间不宜过长，初期复苏成功后视病情改作气管切开或立即作消除病因的处理。

7）下呼吸道阻塞病人不用环甲膜穿刺。

（6）气管切开置管术后的护理

【案例】李先生，48岁，确诊为喉癌晚期，拟实施放疗，病人出现呼吸困难，呼吸急促，面色紫绀，呼吸30次/分，心率110次/分，血压130/86mmHg，血氧饱和度85%，医生建议放疗前先行气管切开置管以建立通畅的气道，正在与家属谈话之际，病人由于紧张、担心，呼吸困难突然加重、面色青紫、窒息，血氧饱和度降至55%、心率142次/分、血压85/55mmHg，紧急行环甲膜穿刺以解决暂时通气，血氧饱和度上升至80%。考虑喉部肿块致呼吸道梗阻会持续较长时间，即给予气管切开置管。

◆气管切开术的目的：气管切开术是用外科手术将气管套管置入气管切口内、直接建立进入气管的人工气道的通气方法。

◆气管切开术的适应证：喉梗阻、下呼吸道分泌物阻塞、需要延长插管的时间、预防性气管切开、其他外伤后声门下狭窄、肥胖症病人睡眠性呼吸困难、先天性喉或气管畸形、严重的颈部或口腔损伤、腐蚀性的气体或液体吸入后、大的异物阻塞气道、控制吞咽的肌肉麻痹导致危险、长期意识不清或昏迷(图2-3-43)。

[解释语]该病人因喉癌致下呼吸道梗阻,需进行气管切开置管术以建立人工气道,保证病人的氧气供给。

◆用物准备:气管切开包、无菌手套、消毒用品、1%普鲁卡因、生理盐水、吸引器、吸痰管、照明灯等。

◆操作方法

1)体位:仰卧位,肩下垫一小枕,下颌对准颈静脉切迹,保持正中位。

2)消毒铺巾、麻醉、切口、分离组织。

3)确认气管,切开气管,一般在第3、4或4、5软骨环之间。

4)插入气管套管(图2-3-44),用吸引器吸出分泌物。

5)固定气管套管,用系带缚在病人颈部,于颈后正中打结。

◆护理要点

1)气管套管的固定:颈部系带的松紧以宽松一指为度。

2)气管套管的消毒更换:若使用金属套管应每日取出内套管进行煮沸消毒2次。

3)气管切口处的护理:每日常规消毒气管切口处,及时更换敷料以确保气管切口周围清洁干燥。无菌纱布敷料完全覆盖气管切开伤口。

4)充气气囊的管理:同经口气管插管术导管充气气囊的管理。

5)气道湿化和温化:人工气道病人应根据气道湿化标准来调整气道湿化程度,以利于病人痰液排出。湿化温度控制在28~32℃。

A. 方法:雾化吸入法、间断气管内滴注法、持续气管内滴注法、人工鼻法。

B. 人工气道湿化的标准

a. 湿化满意——分泌物稀薄,能顺利通过吸引管,导管内没有结痂,病人安静,呼吸道通畅。

b. 湿化不足——分泌物黏稠(有结痂或黏液块咳出),吸引困难,可发生突然的呼吸困难,发绀加重。

c. 湿化过度——分泌物过分稀薄,咳嗽频繁,需要不断吸引,听诊肺部和气管内痰鸣音多,病人烦躁不安,发绀加重。

人工气道病人应根据气道湿化标准调整气道湿化程度,以利于病人痰液排出。

6)气管切开术后并发症的观察,主要并发症包括皮下气肿、出血、气胸及纵隔气肿、窒息或呼吸骤停、局部继发感染。

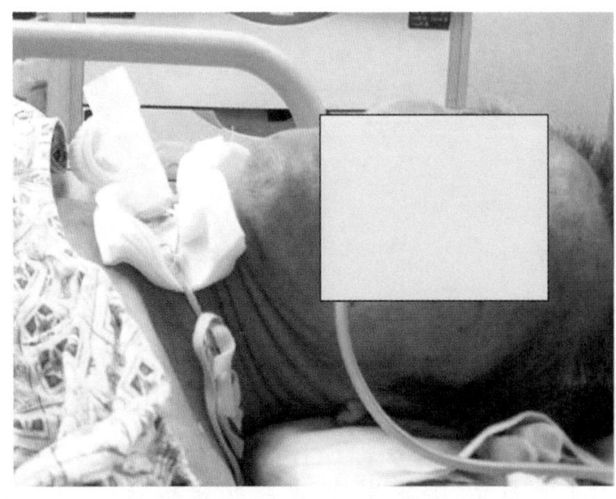

图2-3-43 气管切口置管术

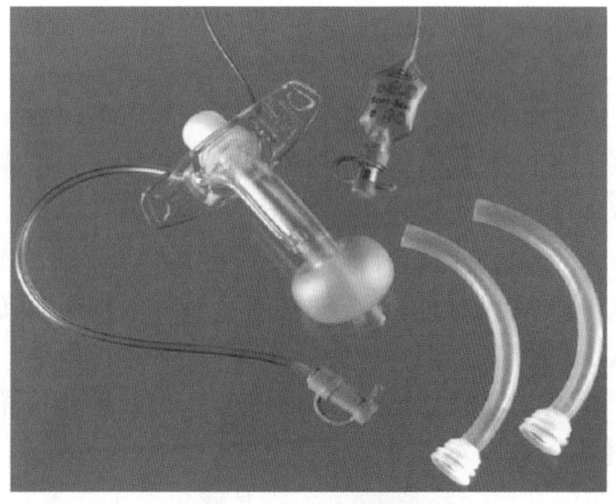

图2-3-44 气管套管

［解释语］“李先生，刚才您的情况很危险，发生严重的缺氧、窒息，不过，您别太担心，经过我们的治疗，在您的气道内置入导管，通过这根导管可以输送给您身体需要的氧气，现在您的情况已经好转了，您不要紧张，如果觉得紧张的话，放松、深呼吸，对，像我这样做……，放松、深呼吸，很好。您先好好休息，如果有不适或需要，您可以告诉我们，我们会尽量帮助您的。”

【思考题】

1. 查阅文献，经口气管插管病人口腔护理的方法有哪些？
2. 如何预防人工气道病人并发肺部感染？
3. 查阅文献，应用当前的最佳证据，评价气道湿化和温化各种方法的效果？
4. 查阅文献，评价机械通气中人工气道管理的护理研究进展。

（胡蓉芳）

实验十二　急救思维与技能的综合训练

【实验学时】3~6学时

【实验类型】设计型实验

【教学目标】

1. 能综合运用心肺复苏、除颤、使用呼吸机与简易呼吸器、心电监护等急救、监护技术。
2. 能在基础生命支持的基础上配合实施高级生命支持术。
3. 能在各种危急情况时应用所学知识、技能进行及时的急救反应和应对措施。
4. 能在救护中进行合理、有效的团队合作与分工。
5. 能及时、正确、合理与病人或家属沟通，实施人文关怀。
6. 能正确书写急诊抢救病例的护理记录单。

【实验目的】

针对各种危急情况，对病人实施快速、及时、正确、合理的救护。

【实验内容与步骤】

1. 实验设备

（1）实验仪器：多参数生命体征监护仪、电除颤仪、呼吸机、摄像机、电脑、气囊面罩人工呼吸器、吸痰器、吸氧装置。

（2）实验用物：高级心肺复苏组合训练模型（智能仿真型模拟人、全功能急救模型也可作为训练模型）、担架、急救箱、抢救车、静脉输液用物、绷带、电话、护理记录本、导电膏、电极片、吸痰管、供氧管、气管插管用物、沙袋等。

2. 实施流程（流程见下页）

3. 教师点评要点

（1）各项抢救措施是否正确实施？操作是否正确？

（2）抢救方案是否正确？分工是否合理？

（3）团队协作是否协调、有序，能否发挥每个成员的能力？

（4）能否及时、正确、合理与病人或家属沟通，实施人文关怀？

（5）能否正确书写急诊抢救病例的护理记录单？

（6）抢救结束后能否对用物进行正确处理、整理清楚，抢救仪器、药品、物品保持完好备用状态？

【案例】

2011年5月8日早上8点，120急救中心工作人员接到求救电话，要求出诊，某院护士接到120出访电话后，到现场见一男性病人（王某，40岁，职业为民警）平躺于某派出所大厅地上，衣服及身边有大量鲜血，身旁

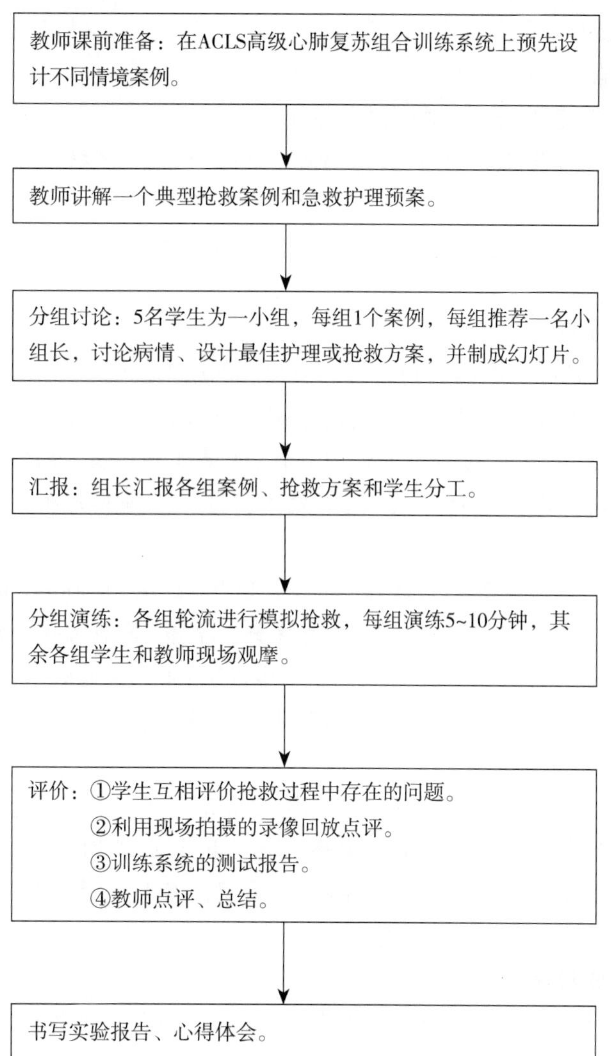

民警同事(李某)帮其按压右腹股沟部伤口。病人意识模糊、面色苍白、呼吸急促、四肢湿冷、颈动脉搏动细速，BP90/50mmHg，P110次/分，R28次/分，$SaO_2$90%。询问病史，同事李某诉，7分钟前，病人与歹徒搏斗中右大腿腹股沟处被刺伤，流血不止，其他部位未见外伤。受伤后立即有其他民警帮其按压局部伤口。医护人员即给予抢救、转送回医院急诊抢救室。

5分钟后救护车到达急诊科抢救室。病人仍然神志不清，面色苍白，口唇发绀，潮式呼吸，血压测不到，脉搏120次/分，$SaO_2$80%。医护人员立即实施救护，约3分钟后，心电监护示室颤。立即给予心肺复苏，电击除颤，静推肾上腺素1mg，利多卡因100mg。继续心肺复苏，仍为室颤，再次除颤，按压2分钟后心电监护示窦性心律，心率110次/分，血压90/60mmHg，$SaO_2$95%。给予锁骨下静脉置管，测中心静脉压，CVP10cmH_2O，病人生命体征平稳，送手术室进行剖腹探查止血术。

【小组模拟抢救】

模拟情境一：120急救中心电话铃响(接到求助电话)

早上8点，120急救中心电话铃响，调度工作人员接电话。

工作人员："喂，您好，这里是120急救中心，需要什么帮助？"(边询问边记录)

民警李某："有人被刀刺伤了，大腿流了很多血，昏迷了，快来救人呀！"

工作人员："请不要着急，不要移动病人，马上找一块干净的毛巾或布用力按压伤口处，先止住血。请说受伤人数、地点、联系电话。"

民警李某："东街派出所大厅，电话1350×××××××，受伤1人。"

工作人员:“马上派出救护车。”

某院急诊科120电话铃响了。

护士A:“您好,这里是某院急诊科。”(边说边记录)

工作人员:“这里要求你们马上出诊。在东街派出所,一位大腿被刀刺伤、流血很多的伤员,电话1350×××××××。”

护士A:“我们马上出车。”(立刻电话通知车队、工人、外科医生)

救护车驶向现场。

模拟情境二:急救现场救护

救护车到达现场,医护人员带上必备的出诊箱和仪器,疏散围观人群,开始抢救。

民警李某:“医生,快点,他刚才被人捅了一刀,流了好多血,已不省人事。”

组长:(检查病人受伤情况)“右侧腹股沟处被刀刺伤,活动性大出血,可能伤及股动脉,继续纱布压迫固定止血,病人有生命危险。请你通知他的家属。”(边双手持纱布重叠按压伤口,边简要询问病情,其他部位无受伤。)

护士A:“病人意识模糊,给予面罩氧气吸入,接心电监护,血压90/50mmHg,呼吸28次/分,脉搏110次/分,血氧饱和度90%,分别在上、下肢建立静脉通路(留置针),抽血(查血常规、血型血交叉、血气分析、生化、电解质、HIV+RPR),快速补液,一路林格液500ml,另一路万汶500ml快速滴入。”

组长:“我们一起把病人移到担架上,快速转送医院进一步抢救。”

模拟情境三:途中救护(救护车上)

组长:“继续按压伤口,取休克体位,密切观察病情变化情况。”

护士A:(打电话联系医院急诊科)“喂,抢救室吗?我是护士A,我们接回一位男性病人,身高约180cm,目前考虑股动脉刺伤,出血量大,意识不清,处于休克状态,请准备好气管插管用物、呼吸机、心肺复苏仪、除颤仪,通知二线外科医生,过3分钟我们就到达医院。”

模拟情境四:急诊抢救室救护

抢救室医护人员已备好抢救床(床上铺一次性中单)在急诊科门口迎接病人。在二线外科医生指挥下,医护人员一起协助将病人抬上抢救床。护士A提拿输液瓶,并挂在抢救车输液架上,护士B将监护仪放在床上,护士C、工人一起抬担架,出诊医生仍继续压迫伤口,将病人推入抢救室。

抢救室内,出诊医护人员与院内医护人员进行简短的交流。

护士A:“病人王某,约15分钟前,右侧腹股沟处被歹徒刀刺伤,失血量多,处于休克状态,病情危重。”

护士C:继续沙袋压迫固定止血,接上中心供氧,放好心电监护仪,汇报生命体征。

护士B:通知工人送血标本检查。负责保持静脉输液通路通畅,按医嘱给药。

组长:“病人昏迷,呼吸困难,马上用简易呼吸器维持呼吸,准备气管插管和锁骨下静脉穿刺,术前准备,与手术室联系。”

护士D:准备气管插管用物和锁骨下静脉穿刺用物。

组长:填写绿色通道单,告知家属病人生命危险、病重。

工人:送绿色通知单,办理手续。

护士D:配合医生气管插管、锁骨下静脉穿刺,准备中心静脉测压装置。

护士A:负责记录相关记录,如院前急救记录、特护单记录。

护士B:血库通知取血。与护士A一起核对配血情况。

组长:气管插管成功。

护士C:开呼吸机,接模拟肺,调节通气模式(辅助/控制通气模式),氧浓度50%,潮气量650ml,呼吸频率16次/分。

护士B:将上肢静脉路接到锁骨下静脉路,测中心静脉压,CVP值为4cmH_2O,并汇报医生。

护士A: 记录呼吸机模式、频率、氧浓度、潮气量、CVP值等。

组长:"马上输血2U,万汶500ml快速补液。"

组长:"病人出现室颤,马上除颤,静推肾上腺素1mg、利多卡因100mg",同时胸外心脏按压。

护士B: 复述"静推肾上腺素1mg、利多卡因100mg",给药。

护士C: 除颤仪开机,选择能量360J(单相波),涂导电膏,选择部位,冲电,嘱所有人离开病床,放电。

组长: 继续胸外心脏按压,2分钟后停止按压,心电监护显示仍为室颤,再次除颤,静推肾上腺素1mg。

护士C: 选择360J除颤。

护士B: 复述"静推肾上腺素1mg",给药。

组长: 继续持续胸外心脏按压,加快输液输血速度。

按压2分钟后,心电监护显示窦性心律,HR 110次/分,BP 90/60mmHg,$SaO_2$95%,CVP10cmH_2O。

组长:"做好术前准备。"

护士C: 留置导尿。

组长:"密切观察病情,目前病人生命体征平稳,马上送手术室进行手术。"

护士B:(拨打手术室电话)"喂,您好,手术室吗? 我是急诊抢救室护士,刚才医生联系的刀刺伤病人现在可以送了吗?"

手术室护士:"已准备就序,可以送来。"

护士B:"目前病人处于休克状态,生命征相对平稳,我们马上送到手术室。"

护士B:(拨打电梯室的电话)"喂,您好! 是电梯室吗? 我是急诊抢救室护士,请电梯在一层等候,我们有重病人送手术室。"

电梯室工人:"好的。"

抢救室门口,病人的同事、家属焦急等待。

医生告知家属病情和手术风险,家属签手术同意书。

家属:"护士,我爱人现在情况怎样?"

护士C:"病人目前病情很重,仍然神志不清,刚刚发生了心搏骤停,呼吸用呼吸机维持,经过抢救,现在有了心跳,病情随时会发生变化。"

家属:"求求你们一定要抢救他啊!"

护士C:"大姐,您放心,病人病情重,随时有风险,我们会尽最大努力抢救,我们马上送他去手术室进行手术,请您办理相关手续。"

家属:"好的,马上去办理,谢谢你们了。"

医生、护士带上心电监护仪、便携式呼吸机、简易呼吸器一起将病人送到手术室。

护士A: 完成抢救记录书写,核对医嘱。

护士B: 补充各种抢救药品。

护士C: 收费。

护士A: 检查抢救过程中所用过的仪器、物品、药品是否按规范放置,处于完好备用状态。

【思考题】

1. 如何快速判断病人是否出现心搏、呼吸骤停?
2. 如何对病人进行急救以尽快恢复其呼吸和循环功能?
3. 在实施抢救时,医护人员该如何配合以发挥最佳效果?
4. CPR中常用的药物有哪些? 请查阅文献,对各种常用药物的有效性与安全性进行评价。

(胡蓉芳)

附: 评分标准

实验一 微量输注泵/输液泵的使用

班级＿＿＿＿＿＿ 组别＿＿＿＿＿＿ 学号＿＿＿＿＿＿ 姓名＿＿＿＿＿＿

<table>
<tr><th>项目</th><th colspan="2">项目总分</th><th>内 容 要 求</th><th>标准分数</th><th>考试评分</th><th>备注</th></tr>
<tr><td>准备</td><td colspan="2">10</td><td>护士衣帽整洁、洗手、戴口罩
物品准备齐全、放置合理
评估病人并解释</td><td>2
4
4</td><td></td><td></td></tr>
<tr><td rowspan="3">操作过程</td><td>输注前准备</td><td>29</td><td>核对医嘱,配药,做好准备*
安全准确地连接、安装放置输注泵
连接延长管(液体与泵管),排净空气*
正确安装输液泵管在输液泵上*
携用物至病人床旁,核对床号、姓名*</td><td>5
7
6
8
3</td><td></td><td></td></tr>
<tr><td>输注药物</td><td>27</td><td>连接电源,打开泵开关
按照医嘱设定输注量、速度及其他需设置的参数*
连接泵管及常规输液器,固定妥当*
再一次查对*
随时观察病情</td><td>3
8
8
5
3</td><td></td><td></td></tr>
<tr><td>整理</td><td>9</td><td>协助卧位
分类清理用物、洗手,做好记录</td><td>3
6</td><td></td><td></td></tr>
<tr><td colspan="2">指导病人</td><td>15</td><td>正确指导病人及家属*</td><td>15</td><td></td><td></td></tr>
<tr><td colspan="2">理 论</td><td>10</td><td>目的、注意事项表述正确、完整</td><td>10</td><td></td><td></td></tr>
<tr><td rowspan="2">评价</td><td>关键性指标</td><td colspan="5">出现下列情况之一者定为不及格:
( )1.违反无菌操作原则,操作过程出现任一环节的污染(但若自己发现且采取正确弥补措施,未造成不良影响,则只扣除本条目相应分值,不定为不及格)
( )2.未正确执行三查七对
( )3.操作程序混乱,动作不熟练或由于操作不当造成病人身体伤害
( )4.未能正确指导病人及家属,或造成病人情绪伤害</td></tr>
<tr><td>等级</td><td colspan="5">( )不及格 及格(分)</td></tr>
<tr><td colspan="4">监考老师(签名):</td><td colspan="3">监考时间:</td></tr>
</table>

注: *为关键性指标,达不到本指标者定为不及格

实验二　心电监测技术

班级__________　组别__________　学号__________　姓名__________

<table>
<tr><th>项目</th><th colspan="2">项目
总分</th><th>内　容　要　求</th><th>标准
分数</th><th>考试
评分</th><th>备注</th></tr>
<tr><td>准备</td><td colspan="2">10</td><td>护士衣帽整洁、洗手，用物准备齐全
评估环境
评估病人并解释</td><td>5
2
3</td><td></td><td></td></tr>
<tr><td rowspan="3">操
作
过
程</td><td>连接
ECG</td><td>25</td><td>携用物至病人床旁，核对病人
检查监护仪功能及导线连接是否正常
清洁病人皮肤
电极片连接至监测仪导联线上，正确贴于病人*
正确连接血氧饱和度、袖带血压*</td><td>3
3
5
7
7</td><td></td><td></td></tr>
<tr><td>监护</td><td>20</td><td>正确选择导联，监测波形清晰、无干扰*
报警界限设置合理
整理固定导线
记录监护参数*</td><td>5
7
4
4</td><td></td><td></td></tr>
<tr><td>停止
监护</td><td>20</td><td>向病人说明，取得合作
关机，断开电源
取下病人胸部电极片，清洁局部皮肤*
协助病人穿衣
整理床单位及用物，做好记录</td><td>3
3
5
3
6</td><td></td><td></td></tr>
<tr><td>指导病人</td><td colspan="2">15</td><td>正确指导病人及家属*</td><td>15</td><td></td><td></td></tr>
<tr><td>理论</td><td colspan="2">10</td><td>目的、注意事项表述正确、完整</td><td>10</td><td></td><td></td></tr>
<tr><td rowspan="2">评价</td><td>关键
性指
标</td><td colspan="5">出现下列情况之一者定为不及格：
(　　)1.未能正确安装电极片与选择恰当导联，未能正确读取监护数据
(　　)2.操作程序混乱，动作不熟练……
(　　)3.没有与病人及家属沟通，或言语不当，造成病人情绪伤害
(　　)4.动作粗暴，造成病人身体伤害，或损害监护仪及导联线</td></tr>
<tr><td>等级</td><td colspan="5">(　　)不及格　及格(　　分)</td></tr>
<tr><td colspan="4">监考老师(签名)：</td><td colspan="3">监考时间：</td></tr>
</table>

注：*为关键性指标，达不到本指标者定为不及格

实验三 胸外心脏非同步直流电除颤(成年人)

班级__________ 组别__________ 学号__________ 姓名__________

<table>
<tr><th colspan="2">项目</th><th>项目总分</th><th>内 容 要 求</th><th>标准分数</th><th>考试评分</th><th>备注</th></tr>
<tr><td colspan="2">准备</td><td>12</td><td>护士衣帽整洁,用物备齐
评估病人意识、病情*
呼叫寻求帮助,记录时间
检查除颤器性能是否完好</td><td>4
3
3
2</td><td></td><td></td></tr>
<tr><td rowspan="3">操作过程</td><td>除颤前准备</td><td>33</td><td>迅速携除颤器及导电糊至病人旁
安置体位,暴露胸部
正确安放心电监护电极片
监测病人心率、心律
在电极板上涂适量导电糊,涂抹均匀*
确认电复律方式为非同步方式*
能量选择正确*
正确放置除颤电极*</td><td>3
3
5
4
5
3
5
5</td><td></td><td></td></tr>
<tr><td>除颤</td><td>20</td><td>再次观察心电波,确认需要除颤*
嘱其他人离开病人床边,操作者两臂伸直固定电极板,自己的身体离开床缘*
正确充电*
正确放电*</td><td>5
5
5
5</td><td></td><td></td></tr>
<tr><td>整理</td><td>15</td><td>立即进行5个循环的心肺复苏后复检,必要时再次除颤*
给病人清洁皮肤,穿上衣服
整理床单位,清洁电极板,整理用物
洗手,做好记录</td><td>5
3
4
3</td><td></td><td></td></tr>
<tr><td colspan="2">指导病人</td><td>10</td><td>正确指导病人及家属,实施人文关怀*</td><td>10</td><td></td><td></td></tr>
<tr><td colspan="2">理论</td><td>10</td><td>目的、注意事项表述正确、完整</td><td>10</td><td></td><td></td></tr>
<tr><td rowspan="2">评价</td><td>关键性指标</td><td colspan="5">出现下列情况之一者定为不及格:
( )1.未能正确识别心搏骤停的心电图异常
( )2.操作程序混乱,反应迟缓,动作不熟练……
( )3.没有与病人沟通,没有对病人实施人文关怀
( )4.动作粗暴,对病人造成不必要的伤害,或损害除颤仪器和相关导联线
( )5.违反安全原则</td></tr>
<tr><td>等级</td><td colspan="5">( )不及格 及格(分)</td></tr>
<tr><td colspan="4">监考老师(签名):</td><td colspan="3">监考时间:</td></tr>
</table>

注: *为关键性指标,达不到本指标者定为不及格

实验四 人工呼吸机的使用

班级__________ 组别__________ 学号__________ 姓名__________

项目	项目总分		内容要求	标准分数	考试评分	备注
准备	26		护士衣帽整洁,用物备齐 评估病人,向清醒病人解释 检查呼吸机配件、电源气源设备 正确安装呼吸机回路* 接氧源、空气源,调节气源压力	5 5 3 8 5		
操作过程	上机前准备	25	协助病人取舒适体位 接通电流,依次打开电源开关 调节温度 检查回路,接模拟肺试机,试机正常 根据病人病情、年龄、体重选择呼吸模式、送气方式、调节参数及报警上下限*	2 4 3 4 12		
	上机	17	管道与病人连接,妥善固定管道* 随时观察病情,根据血气分析结果调整各参数 观察、记录病人的通气状况,了解病人感受* 出现报警,根据情况给予相应处理*	8 3 3 3		
	整理	12	协助病人取舒适卧位、指导并安慰清醒的病人* 整理床单位及用物 评价病情变化,做好记录	5 4 3		
指导病人	10		正确指导病人及家属,实施人文关怀*	10		
理论	10		目的、注意事项表述正确、完整	10		
评价	关键性指标	出现下列情况之一者定为不及格: ( )1.未能正确安装呼吸机回路,未能正确设置呼吸机的常用参数 ( )2.操作程序混乱,动作不熟练…… ( )3.没有与清醒病人沟通,未能正确指导病人,没有对病人实施人文关怀 ( )4.动作粗暴,造成病人的身体伤害,或损害机器及相关管道				
	等级	( )不及格 及格(分)				
监考老师(签名):			监考时间:			

注: *为关键性指标,达不到本指标者定为不及格

实验五　中心静脉压的测量

班级________ 组别________ 学号________ 姓名________

项目	项目总分		内容要求	标准分数	考试评分	备注
准备	16		护士衣帽整洁,洗手,戴口罩、手套* 用物备齐 评估病人并解释* 环境宽敞,光线明亮	4 5 5 2		
操作过程	测压前	27	正确安装连接CVP测量装置* 生理盐水通路管路通畅并排气* 测压系统连接中心静脉* 正确调节零点*	10 5 6 6		
	测压	25	调节三通,测压、读数* 正确还原,使循环与输液管相通* 根据CVP值及心功能调节输液速度*	10 10 5		
	整理	12	协助病人取舒适卧位 整理床单元、用物,一次性用物分类处理 洗手、记录	3 4 5		
指导病人	10		正确指导病人,实施人文关怀*	10		
理论	10		目的、注意事项表述正确、完整	10		
评价	关键性指标	出现下列情况之一者定为不及格: (　)1.违反无菌操作原则,操作过程出现任一环节的污染(但若自己发现且采取正确弥补措施,未造成不良影响,则只扣除本条目相应分值,不定为不及格) (　)2.操作程序混乱,动作不熟练…… (　)3.没有与病人沟通,未能正确指导病人,或言语不当,造成病人情绪伤害 (　)4.操作中发生空气栓塞、血液堵管				
	等级	(　)不及格　及格(　分)				
监考老师(签名):				监考时间:		

注: *为关键性指标,达不到本指标者定为不及格

实验六　有创动脉血压监测

班级__________　组别__________　学号__________　姓名__________

<table>
<tr><th>项目</th><th colspan="2">项目总分</th><th>内 容 要 求</th><th>标准分数</th><th>考试评分</th><th>备注</th></tr>
<tr><td>准备</td><td colspan="2">16</td><td>护士衣帽整洁,洗手,戴口罩、手套*
用物备齐
评估病人并解释*
环境宽敞,光线明亮</td><td>4
5
5
2</td><td></td><td></td></tr>
<tr><td rowspan="3">操作过程</td><td>测压前</td><td>24</td><td>选择动脉
协助病人取合适体位
动脉穿刺置管成功*
妥善固定动脉穿刺管*
三通开关接动脉穿刺管*</td><td>3
3
8
5
5</td><td></td><td></td></tr>
<tr><td>测压</td><td>34</td><td>肝素盐水冲洗管路
调整监护仪至动脉血压监测
病人取平卧位
传感器置于腋中线第四肋间*
校零*
测压*
观察并记录</td><td>5
3
3
4
8
8
3</td><td></td><td></td></tr>
<tr><td>整理</td><td>6</td><td>分类整理用物
协助病人取舒适卧位</td><td>3
3</td><td></td><td></td></tr>
<tr><td>指导病人</td><td colspan="2">10</td><td>正确指导病人,实施人文关怀*</td><td>10</td><td></td><td></td></tr>
<tr><td>理论</td><td colspan="2">10</td><td>目的、注意事项表述正确、完整</td><td>10</td><td></td><td></td></tr>
<tr><td rowspan="2">评价</td><td>关键性指标</td><td colspan="5">出现下列情况之一者定为不及格:
(　)1.违反无菌技术操作原则,操作过程出现任一环节的污染(若自己发现且采取正确弥补措施,未造成不良影响,则只扣除本条目相应分值,不定为不及格)
(　)2.操作程序混乱,动作不熟练……
(　)3.未能正确指导病人,或言语不当,造成病人情绪伤害
(　)4.操作中发生空气栓塞、管道脱落、血液堵管</td></tr>
<tr><td>等级</td><td colspan="5">(　)不及格　及格(　分)</td></tr>
<tr><td colspan="4">监考老师(签名):</td><td colspan="3">监考时间:</td></tr>
</table>

注: *为关键性指标,达不到本指标者定为不及格

实验七 洗胃术

班级＿＿＿＿＿＿ 组别＿＿＿＿＿＿ 学号＿＿＿＿＿＿ 姓名＿＿＿＿＿＿

<table>
<tr><th colspan="2">项目</th><th>项目
总分</th><th>内 容 要 求</th><th>标准
分数</th><th>扣分</th><th>备注</th></tr>
<tr><td colspan="2">准备</td><td>10</td><td>护士衣帽整洁,洗手,戴口罩,手套
用物齐全、放置合理,评估病人并解释*</td><td>2
8</td><td></td><td></td></tr>
<tr><td rowspan="4">操
作
过
程</td><td>插管</td><td>28</td><td>卧位正确
围围裙、置弯盘
润滑胃管、测量插入长度
插管方法正确、深度适宜*
证实胃管在胃内方法正确*</td><td>4
4
6
8
6</td><td></td><td></td></tr>
<tr><td>灌洗</td><td>28</td><td>抽吸胃内容物方法正确
灌洗方法正确*
灌洗液量适当
灌洗彻底*
观察病情及洗出液情况*</td><td>6
6
5
5
6</td><td></td><td></td></tr>
<tr><td>拔管</td><td>6</td><td>拔管方法正确</td><td>6</td><td></td><td></td></tr>
<tr><td>整理</td><td>8</td><td>整理病人、床单位
清理用物
做好记录</td><td>4
2
2</td><td></td><td></td></tr>
<tr><td colspan="2">指导病人</td><td>10</td><td>正确指导病人,实施人文关怀*</td><td>10</td><td></td><td></td></tr>
<tr><td colspan="2">理论</td><td>10</td><td>目的、注意事项表述正确、完整</td><td>10</td><td></td><td></td></tr>
<tr><td colspan="2" rowspan="2">评价</td><td>关键性
指标</td><td colspan="4">出现下列情况之一者定为不及格:
(　)1.2次以上插管失败
(　)2.操作程序混乱,动作不熟练……
(　)3.未能正确指导病人,或言语不当,造成病人情绪伤害
(　)4.造成病人不必要的身体伤害</td></tr>
<tr><td>等级</td><td colspan="4">(　)不及格　及格(　分)</td></tr>
<tr><td colspan="4">监考老师(签名):</td><td colspan="3">监考时间:</td></tr>
</table>

注: *为关键性指标,达不到本指标者定为不及格

实验八　小组模拟抢救评分标准

班级______________　组别______________　学号______________　姓名______________

项目	要求	标准分数	评分				得分	备注
			Ⅰ	Ⅱ	Ⅲ	Ⅳ		
用物准备与整理	用物准备迅速、完整、放置有序、符合规范、整理清楚	10	10	8	6	4		
急救反应能力	反应及时、准确、有序、符合抢救规范	15	15	12	9	6		
沟通能力	能够及时、正确、合理地与病人或家属解释沟通	10	10	8	6	4		
知识运用	能够灵活运用所学的知识、正确施救	20	20	16	12	8		
操作程序	操作熟练、程序清楚、动作准确	30	30	24	18	12		
合作能力	小组合作协调、有序，充分发挥每个队员的能力	15	15	12	9	6		
总分								
监考老师(签名)：					监考时间：			

第四章 妇产科护理学

实验一 产前评估

【实验学时】2~4学时

【实验类型】技能型实验

【教学目标】

1. 正确复述妊娠期妇女的症状和体征，能够识别异常症状及体征。
2. 能运用相关知识有针对性地为孕妇进行产前健康教育。
3. 能正确为孕妇进行腹部四步触诊。
4. 能正确为孕妇听诊胎心音。
5. 能正确为孕妇进行骨盆外测量。

【实验目的】

通过产前评估，维护和促进孕妇健康及其家庭调适，及时发现危害母婴的高危因素，确保母婴的安全和健康。

【案例】

孕妇赵女士，27岁，平素月经规则，末次月经2009年11月18日，预产期2010年8月25日，停经40余天出现明显早孕反应，自测妊娠试验阳性，停经4个多月初感胎动持续至今，今停经6个月余来门诊进行首次产前检查。

【实验程序】

1. 向孕妇及家属解释产前评估的目的、步骤及配合要点。

［**解释语**］"您好，我是护士李××，请问您叫什么名字？""我是赵××。""您好，赵女士，这是您的第一次产检，我会先跟您一起填一份表格，了解您这次怀孕的基本情况，以便给您建一份档案，一会我还会给您进行体检，以了解您的健康状况，另外也要了解您肚子里小宝宝的发育情况，如果您现在有小便，请先去小便一下，好吗？这样我们检查的结果会更准确，而且您也会更舒服一些。"

2. 操作过程

护士自身准备：衣帽整洁、洗手。

↓

用物准备

↓ { 标准孕妇模型、胎儿模型、血压计、骨盆测量仪、出口径测量尺、软尺、木质听筒、有秒针的手表。

环境准备：整洁、舒适、检查床有围帘遮挡、避风。

↓

询问并记录健康史

- ①询问孕妇的一般资料（年龄、职业等）、既往史、家族史、丈夫健康状况、月经史、既往孕产史等。
- ②询问本次妊娠经过：早孕反应、感染用药史、胎动时间、有无阴道流血、流水、腹痛、头疼、头晕、心悸、气短、下肢水肿、皮肤瘙痒等症状。
- ③推算预产期：确定末次月经的日期，推算预产期。

↓

一般体格检查

①观察孕妇的营养、精神状态等。
②测量孕妇的身高、体重和血压。
[解释语]“赵女士,您的基本资料已经给您记好了,下面请您跟我来,我给您测一下身高、体重和血压。”
③检查:心肺有无异常;乳房形态、乳头大小、有无平坦、凹陷;下肢水肿情况。
[解释语]“您的体重控制得很好,血压也很正常,请将衣服向上掀一下,我给您听一下呼吸音和心音,请放心,我已经把围帘拉好了。”“您的肺和心脏都正常,我帮你把裤腿拉上去一点,看看您的脚有没有肿。”

腹部视诊

①协助孕妇仰卧于检查床上,头部置枕头,露出腹部,双腿略屈曲分开,护士站在孕妇右侧,注意保护隐私。
[解释语]“请您躺到检查床上,我来检查一下您肚子里小宝宝的情况,请将腿弯一下,稍微分开,请将内裤再向下拉一下,谢谢您的合作。”
②观察腹形及大小,了解腹壁厚薄,有无妊娠纹、手术瘢痕、水肿等。

测量宫高与腹围

①手触宫底,用软尺测量耻骨联合上缘到宫底高度(图2-4-1)。
②嘱孕妇稍抬高腰部,将软尺平整地绕过腰部,以脐为中心测量腹围(图2-4-2)。
[解释语]“请您将腰稍抬高一下,放平膝盖,我给您量一下腹围。”

四步触诊:检查子宫大小、胎产式、胎先露、胎方位及先露是否衔接。

第一步:双手置于子宫底,然后以双手指腹相对轻推,判断宫底的胎儿部分,若为胎头则硬而圆且有浮球感;若为胎臀,则较软而宽,形状略不规则(图2-4-3)。
第二步:双手分别置于腹部两侧,一手固定,另一手轻推深压,两手交替,分辨胎儿四肢及胎背位置,平坦饱满者为胎背,高低不平有活动结节感者为胎儿肢体(图2-4-4)。
第三步:右手置于耻骨联合上方,拇指与其他4指分开,握住先露部,仔细判断是头还是臀,左右轻推以确定是否衔接,若先露部浮动,表示未入盆,若已衔接,则先露部不能被推动(图2-4-5)。
第四步:两手分别置于先露部的两侧,向骨盆方向向下深压,进一步判断先露部及其入盆程度(图2-4-6)。

听诊胎心音

①在触清胎方位,判断好胎背位置后,选择宫缩后间歇期听诊。
②将木质听筒放于适当位置:a. 枕先露位于孕妇脐下方(左或右);b. 臀先露位于近脐上方(左或右);c. 横位时位于脐周围(图2-4-7、图2-4-8)。
③听到胎心搏动声,同时看表,计数1min。发现异常嘱孕妇左侧卧位,并及时报告医生。
[解释语]“正常胎心率120~160次/分,小宝宝的心率是每分钟140次,正常。”
④记录数据。

骨盆外测量:了解骨产道情况,以判断胎儿能否经阴道分娩。

①髂棘间径:孕妇取伸腿仰卧位,测量两侧髂前上棘外缘的距离,正常值为23~26cm(图2-4-9)。
[解释语]“请您将腿伸直,给您测一下骨盆的大小,以便估计一下将来您能否顺产。”
②髂嵴间径:孕妇取伸腿仰卧位,测量两侧髂嵴外缘最宽的距离,正常值为25~28cm。
③骶耻外径:孕妇取左侧卧位,右腿伸直,左腿屈曲,测量第5腰椎棘突下凹陷处至耻骨联合上缘中点的距离,正常值为18~20cm(图2-4-10)。
[解释语]“请您朝左侧躺一下,下面的腿弯一下,上面的腿伸直。”
④坐骨结节间径:孕妇取仰卧位,两腿屈曲,双手抱膝。测量两侧坐骨结节内侧缘之间的距离,正常值为8.5~9.5cm(图2-4-11)。
[解释语]“好了,请您再平躺过来,两腿弯起来,用手抱住膝盖,坚持一下,一会就好。”
⑤耻骨弓角度:用两拇指尖斜着对拢,放于耻骨联合下缘,左右两拇指平放在耻骨降支的上面,测量两拇指之间的角度。正常值为90°,小于80°为异常(图2-4-12)。

心理社会评估

①评价孕妇对妊娠的态度及接受程度。
②询问孕妇对妊娠有无不良情绪反应如：失眠、紧张、焦虑等。
③询问并评价孕妇的社会支持情况等。

↓

记录检查评估结果

↓

健康教育

①与孕妇及家属沟通，反馈信息。
②针对性的进行健康教育指导。
[解释语]“赵女士，您这次的检查结果都很正常。我们医院每周日上午9点都有办孕妇学校，欢迎您和您的家人参加，地点在隔壁健康教育室。送您两份材料，一份是关于孕期营养的，另一份是教您自我监护的，您可以带回家阅读，如果有任何问题，您可以打上面的联系电话咨询我们。”

↓

预约4周后来院复查

【注意事项】

1. 注意与孕妇沟通，聆听孕妇的感受。
2. 产科检查时动作应轻柔，注意保暖和遮挡孕妇，让孕妇轻松配合。
3. 听胎心音时注意与子宫杂音、腹主动脉音、胎动音及脐带杂音相鉴别。
4. 胎心音>160/分或<120/分应立即给孕妇吸氧并通知医生。

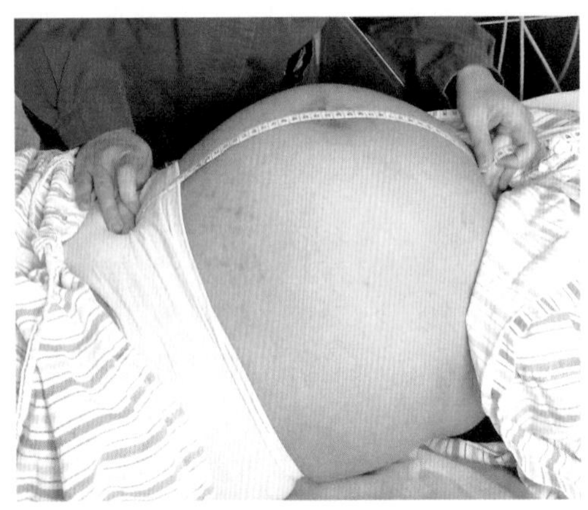

图2-4-1 测宫高

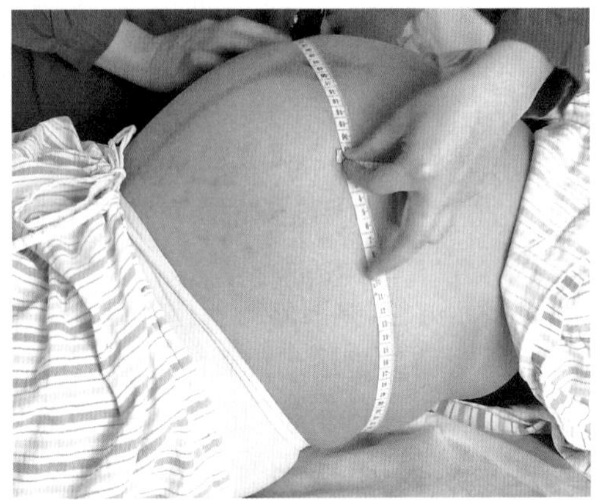

图2-4-2 测腹围

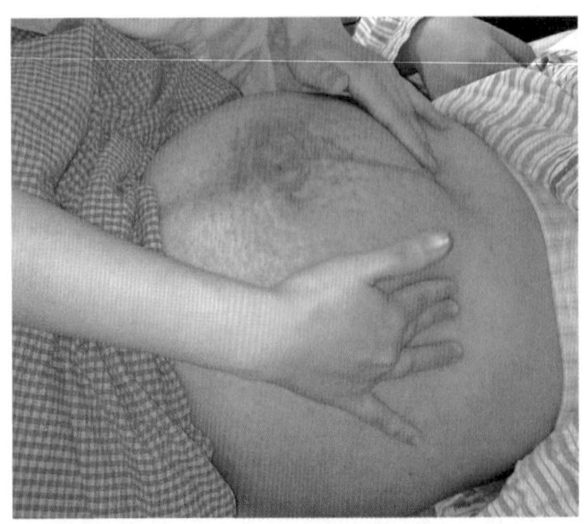

图2-4-3 四步触诊第一步

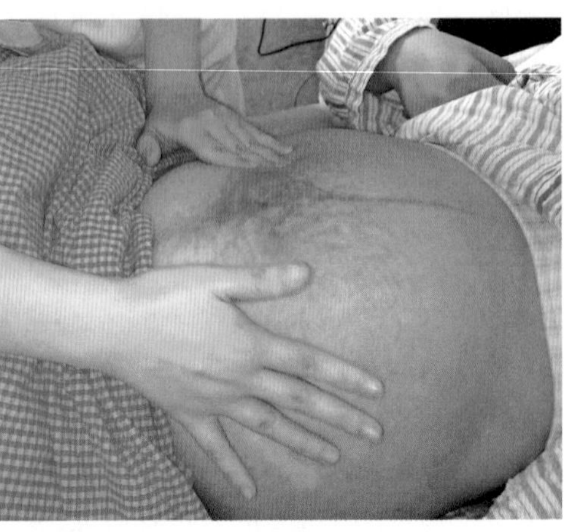

图2-4-4 四步触诊第二步

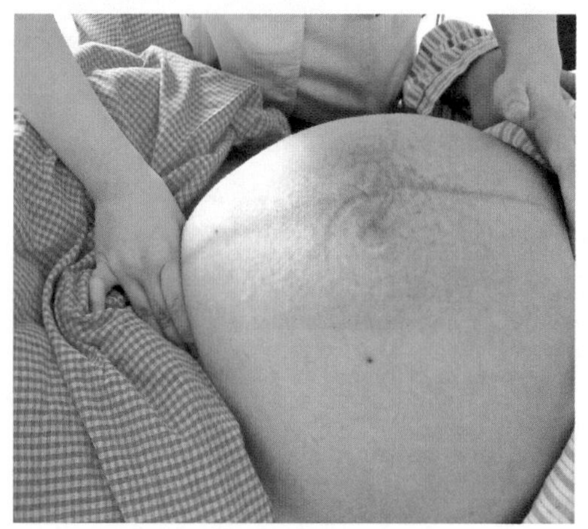
图2-4-5　四步触诊第三步

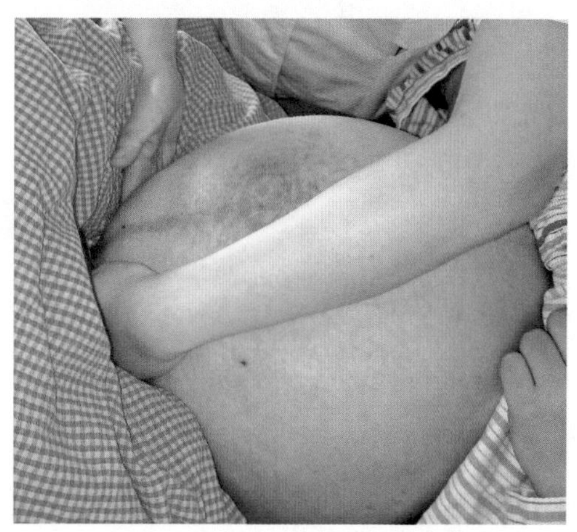
图2-4-6　四步触诊第四步

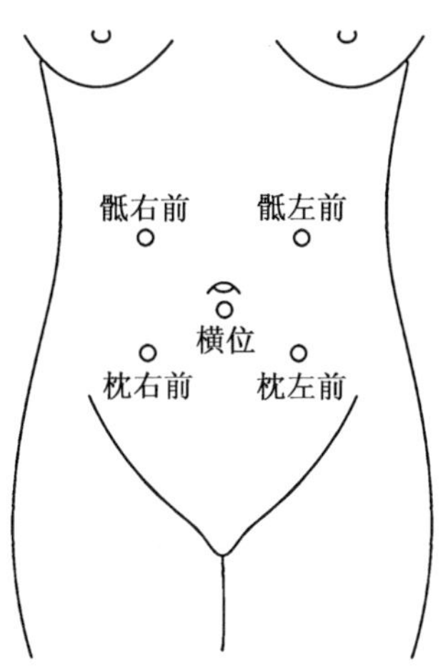

图2-4-7　胎心音听诊位置

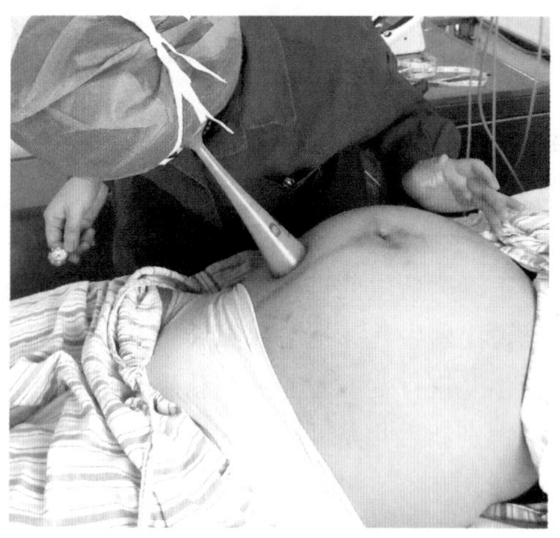
图2-4-8　听诊胎心音

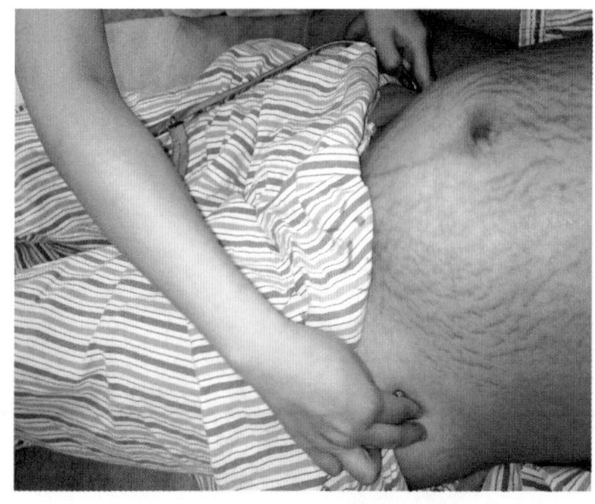
图2-4-9　测髂棘间径

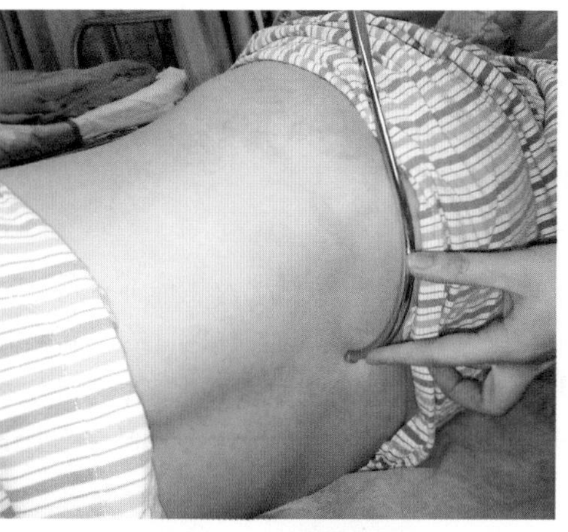
图2-4-10　测骶耻外径

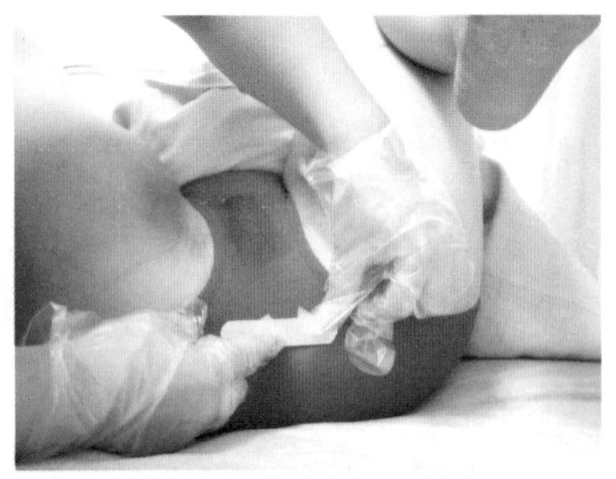
图2-4-11 坐骨结节间径

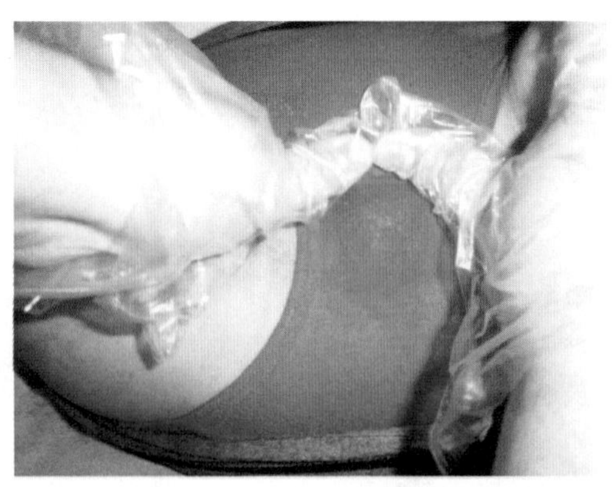
图2-4-12 耻骨弓角度

【思考题】

1. 若听诊胎心音时出现子宫收缩,应如何处理?
2. 孕妇出现哪些异常应及时就诊?
3. 如何指导孕妇数胎动?

（邹萍萍）

实验二 新生儿沐浴、脐部护理、抚触

【实验学时】2~4学时

【实验类型】技能型实验

【教学目标】

1. 能够正确为新生儿进行沐浴、脐部护理及抚触。
2. 正确说出新生儿沐浴时保障新生儿安全的方法。
3. 为新生儿进行抚触时能够与新生儿进行感情交流。
4. 能够识别新生儿脐部异常的表现。

【实验目的】

1. 新生儿沐浴　观察新生儿全身皮肤及肢体活动是否正常,使新生儿皮肤清洁、舒适,帮助新生儿皮肤排泄,促进血液循环。

2. 脐部护理　保持脐部清洁,预防新生儿脐炎发生。

3. 抚触　促进新生儿智力、免疫力及体格的生长发育,促进母婴情感交流。

【案例】

田女士之子,胎龄38周,神志清,肤色红,哭声响,体温36.2℃、心率130次/分、呼吸40次/分,脐带湿,无黄疸,出生体重3.1kg,Apgar评分10分-10分-10分。今出生后第2天,护士小苗为其进行沐浴及抚触。

【实验程序】

1. 核对、评估及解释

(1)评估新生儿:一般情况及生命体征等。

(2)与产妇或监护人沟通,解释目的。新生儿沐浴与抚触前1小时不进食。

[解释语]“您好,我是护士苗××,请问您叫什么名字?”“我是田××。”“您好,田女士,请问您上次什么时候给宝宝喂的奶?”“快两个小时了”“好的,我们一会儿要抱宝宝去洗澡,然后给他做抚触,这样可以促进宝宝生长。”

2. 操作过程

护士自身准备：衣帽整洁、洗手、戴口罩。

↓

用物准备

沐浴(台)盆、温热水(温度以手腕内侧试温舒适为宜)、水温计、大浴巾、大毛巾、小毛巾、沐浴露、新生儿换洗衣物、尿布、按摩油、爽身粉、75%乙醇、2%碘酊、生理盐水、棉签、新生儿磅秤、记录纸、笔等。

↓

环境准备

关门窗，调整室温在26~28℃左右。房间内布置温馨、舒适，可播放一些柔和的音乐。

↓

核对评估新生儿

①核实新生儿胸牌、手圈与性别是否相符。

②观察新生儿口腔、耳后、颈部皮肤是否有异常。检查尿布有无大小便，有异常立即报告医生。

↓

新生儿沐浴：

①脱去新生儿衣服，保留尿布，用大浴巾包裹新生儿全身。

②以左手托住新生儿枕部，左臂及腋下夹住新生儿臀部及下肢，用小毛巾由内眦向外眦擦拭眼睛(图2-4-13)，小毛巾换面以同法擦拭另一眼，清洗小毛巾后擦洗面颊部(图2-4-14)，最后擦洗耳后。

③左手拇指和中指分别将左右耳廓向前反折，使双耳廓堵住外耳道口，为新生儿洗头(图2-4-15)，并擦干头部水分。

④移开大浴巾及尿布，轻放新生儿于温水中，让新生儿颈部枕于护士左手腕上并用手握住新生儿左上臂，换大毛巾按顺序洗颈部、胸腹、臂、手、腿、脚(图2-4-16)，给患儿翻身使其趴在护士手臂上，洗背部、臀部(图2-4-17)，必要时可用沐浴露擦洗。

⑤洗毕，迅速将新生儿抱出，用大浴巾包裹全身并将水分吸干。

↓

脐部护理

①用75%乙醇擦净脐带残端(图2-4-18)，环形消毒脐带根部(图2-4-19)，一般情况不宜包裹，保持干燥使其易于脱落。

②脐部有分泌物者，用2%碘酊、75%乙醇消毒。

↓

测体重，必要时涂护臀霜

↓

抚触

①干净的浴巾包裹新生儿抱到抚触台上，打开浴巾，护士将按摩油倒在掌心，两掌相搓，润滑和温暖双手，按下列顺序轻轻按摩：前额→下颌→头→胸→腹→上、下肢→背→臀。

②两拇指腹从前额中央推至两侧。

③两拇指从下颌中央向外侧向上滑动画一个笑容。

④两手从前额发际抚向脑后，最后两中指分别按在耳后乳头处，完成头部抚触(图2-4-20)。

⑤两手分别从胸部的两侧肋缘滑向对侧肩部，两手交替进行胸部抚触(图2-4-21)。

⑥双手交替按顺时针方向在腹部画半圆(图2-4-22)，用右手指腹从右上腹部滑向右下腹部划一个英文字母“I”，由右上腹经左上腹滑向左下腹画一个倒的“L”(LOVE)，由右下腹经右上腹、左上腹画向左下腹画一个倒的“U”(YOU)(图2-4-23)，结束腹部抚触。

⑦双手交替旋转从上肢近端向远端滑行达腕部(图2-4-24)，再从近至远抚触手掌，然后捏捏手指各关节(图2-4-25)。同法抚触下肢。

⑧新生儿呈俯卧位，从脊柱为中点，双手食、中、无名指腹向外滑行(图2-4-26)，从上到下，然后从上到下抚触脊柱两侧。

⑨以上每一个操作各重复5~8次。全身抚触每次以15分钟为宜。

↓

整理：为新生儿包上尿布，穿上衣服。

↓

再次核实并记录。

↓

抱回母亲身边

［**解释语**］“田女士，我已经给您的宝宝沐浴和抚触了，宝宝很喜欢洗澡、抚触，他现在好像要睡了，让他好好睡一觉吧。”“好的，谢谢你小苗。”

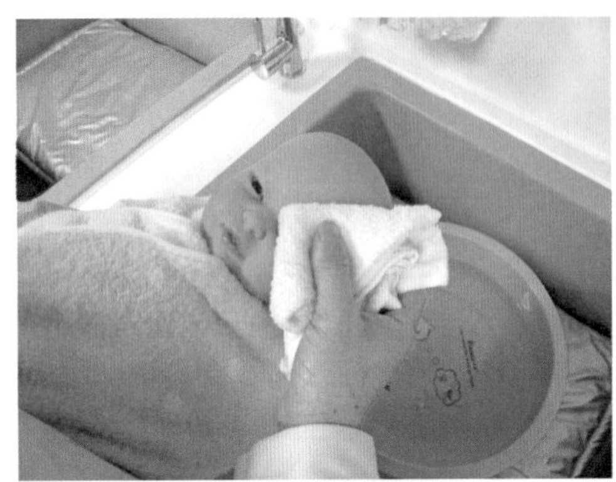

图2-4-13 擦眼睛

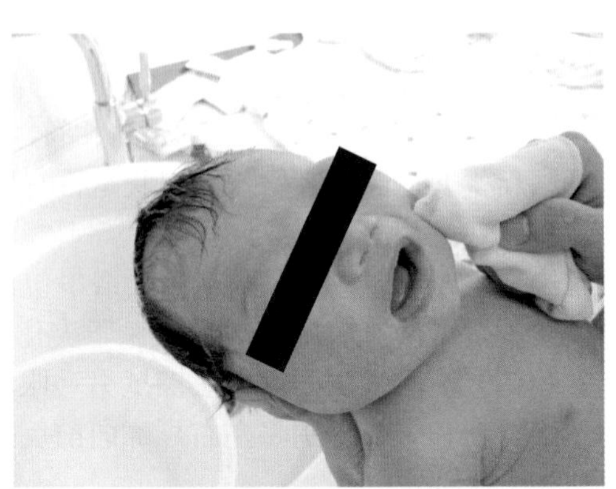

图2-4-14 洗面颊

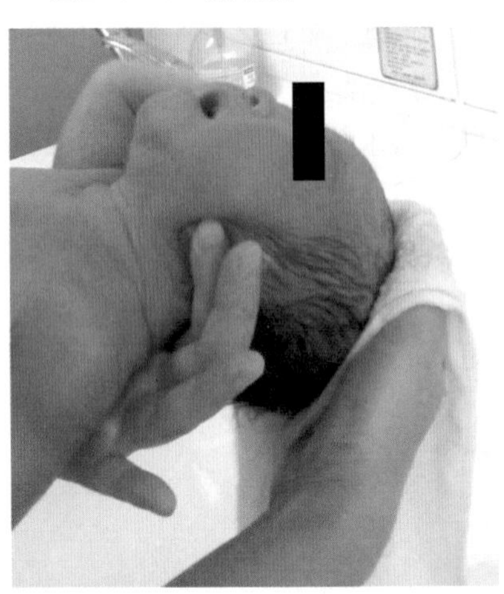

图2-4-15 洗头

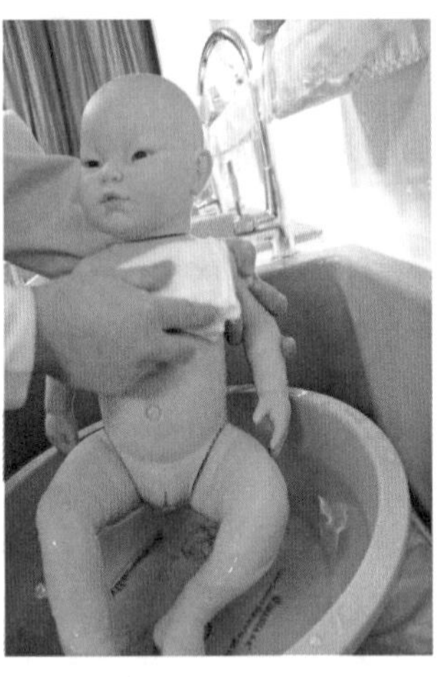

图2-4-16 洗胸腹部

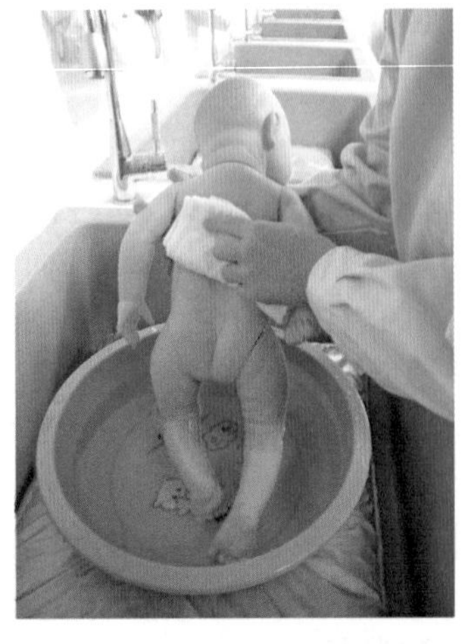

图2-4-17 洗背部

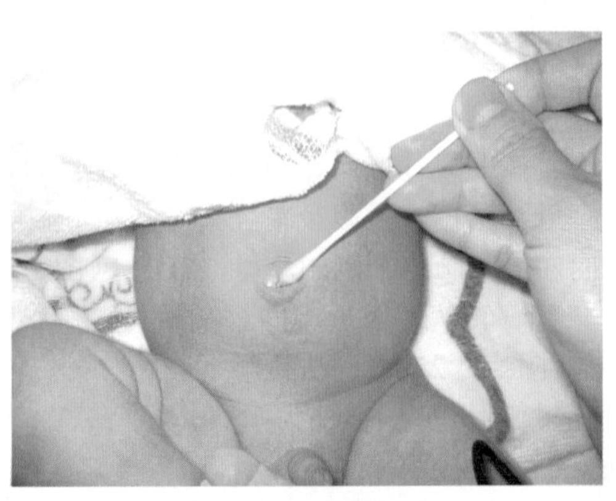

图2-4-18 清毒脐带

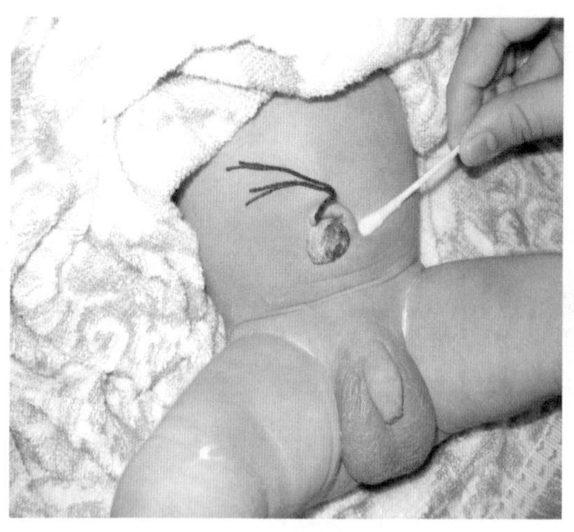

图2-4-19 消毒脐带根部

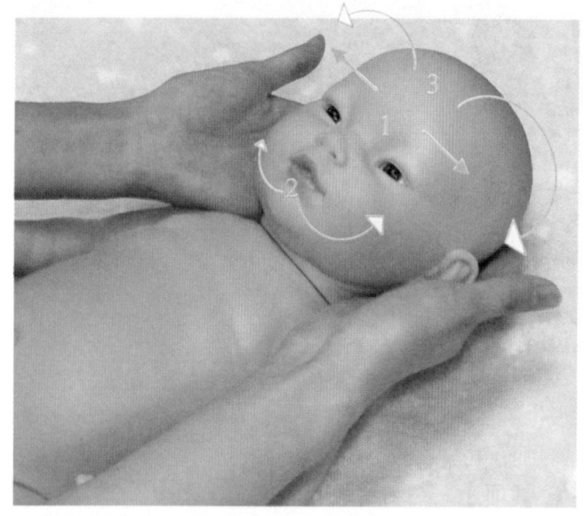

图2-4-20 头部抚触

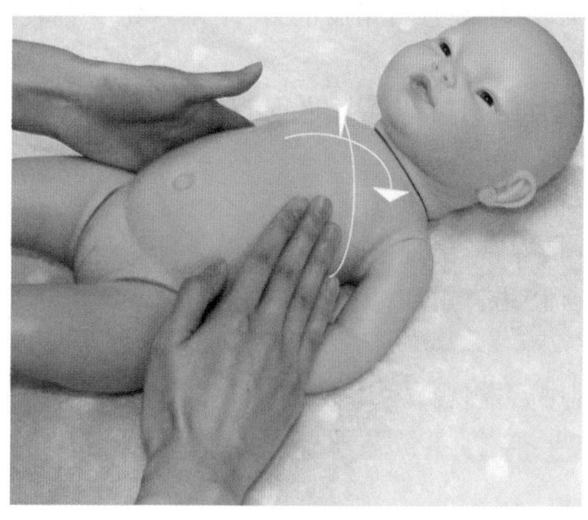

图2-4-21 胸部抚触

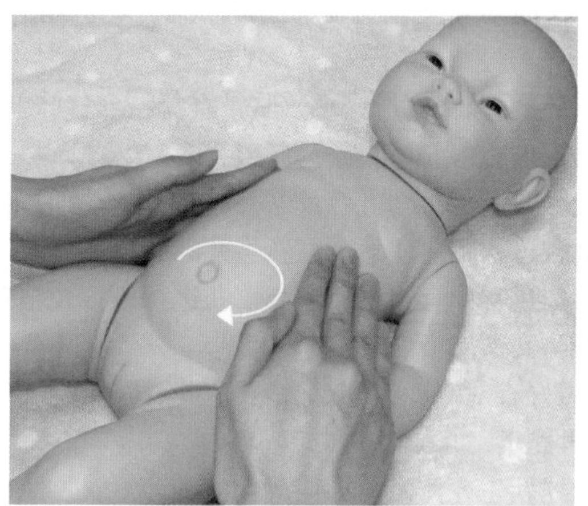

图2-4-22 腹部抚触一

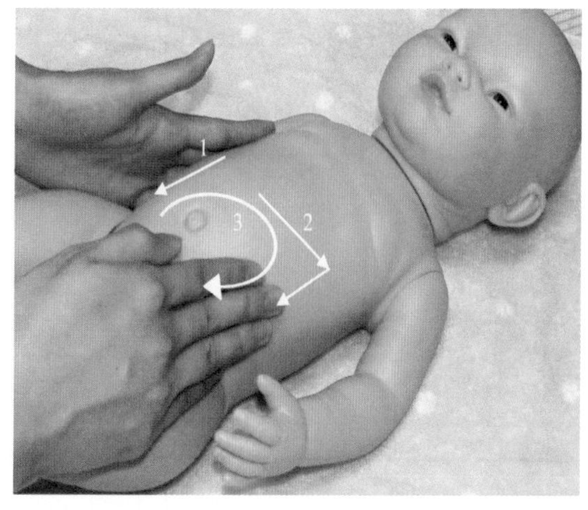

图2-4-23 腹部抚触二

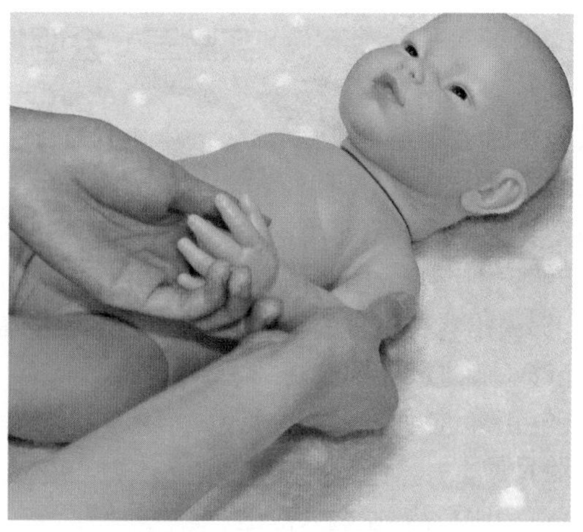

图2-4-24 抚触上肢

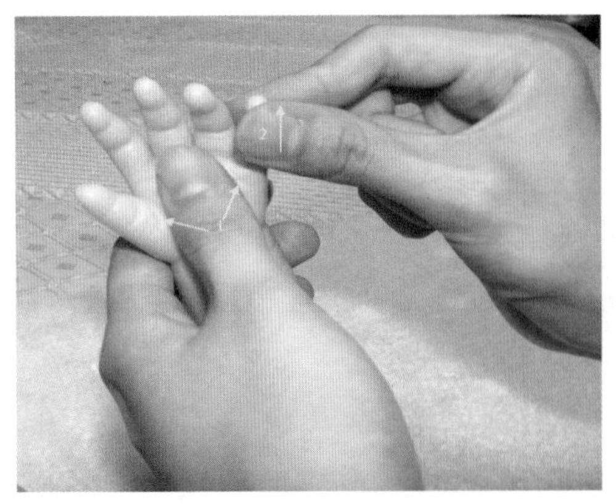

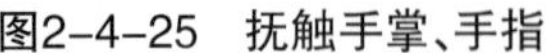

图2-4-25 抚触手掌、手指

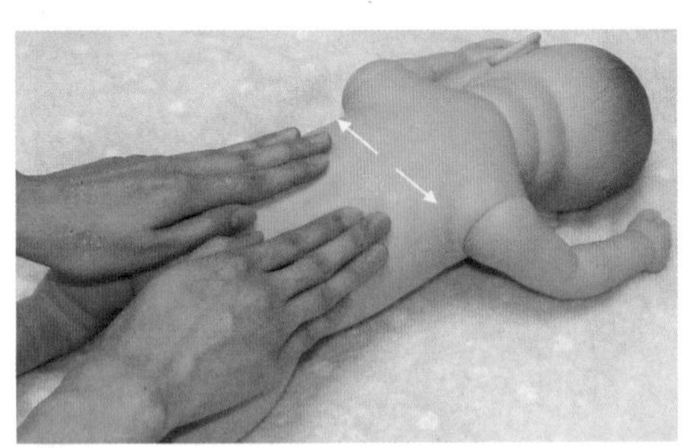

图2-4-26 抚触背部

【注意事项】

1. 沐浴时减少暴露，动作轻快，注意保暖和安全。

2. 沐浴时注意洗净皮肤皱褶处，如颈部、腋下、腹股沟、手心、手及足指(趾)缝等，同时观察皮肤及肢体活动有无异常情况。

3. 沐浴时对新生儿头顶部的皮脂结痂不可用力清洗，可涂液状石蜡浸润，待结痂软化后轻轻擦去再予以洗净。

4. 脐部护理时，应严密观察脐带有无特殊气味及脓性分泌物，发现异常及时报告医生。

5. 脐带未脱落前，勿强行剥落。

6. 抚触时避免按摩乳腺及脐部，脐带未脱落时不能抚触腹部。

7. 抚触过程中要注意观察新生儿的肤色变化及一般情况，若出现呕吐等异常时要停止抚触。

8. 操作过程中宜边操作边与婴儿进行语言及情感交流，语言柔和，面带微笑。

9. 预防交叉感染。

10. 做好查对制度，预防抱错新生儿，沐浴、抚触过程中若发现新生儿手牌或脚牌脱落应及时给予补上。

【思考题】

1. 叙述新生儿沐浴时如何确保其安全。

2. 新生儿的尿布能否将脐部包住？为什么？

3. 新生儿沐浴、抚触时如何与新生儿进行语言与情感的交流？

（邱萍萍）

实验三 会阴擦洗、会阴缝合拆线

【实验学时】2~4学时

【实验类型】技能型实验

【教学目标】

1. 能够识别产妇会阴及切口异常的临床表现。

2. 能够说出恶露正常的表现，识别恶露异常的临床表现。

3. 能够正确进行会阴擦洗。

4. 能够正确进行会阴缝合拆线。

【实验目的】

1. 保持会阴清洁，使病人舒适。

2. 观察会阴及伤口情况。

3. 观察恶露情况。

4. 预防感染。

5. 拆除会阴缝线。

【案例】

产妇孙女士，27岁，在会阴侧切下阴道助娩，会阴伤口缝线4针，今产后4天整。体格检查：生命体征平稳，神志清，心肺未及异常。产科情况：双乳分泌初乳，无胀痛、红肿、乳头皲裂，宫高耻骨联合上9cm，质硬，宫体无压痛，恶露量中，色红，无异味，会阴稍红肿，轻压痛，无溃烂。护士小李为其拆除会阴缝线后办理出院。

【实验程序】

1. 评估产妇产后天数、缝合针数，向产妇解释会阴擦洗、会阴缝合拆线的目的、步骤及配合要点。

[**解释语**]“您好，我是您的责任护士范××，请问您叫什么名字？”“我是孙××。”“您好，孙女士，我需要跟您核对下您的分娩时间，请问您是什么时候分娩的？”“11号凌晨2点”“好的，已经四天了，医生说您今天可以出院了，我一会还要跟前几天一样给您清洗一下会阴，然后再给您拆线。”

2. 操作过程

护士自身准备：衣帽整洁、洗手、戴口罩、戴手套。

↓

用物准备

无菌盘一个（内备治疗碗两个，一个碗内有无菌镊子2把、消毒液棉球若干，另一碗内有拆线剪刀、无菌镊子各1把）、弯盘、垫巾、器械浸泡桶。

↓

环境准备：整洁、舒适、围帘遮挡、避风。

↓

擦洗前准备

①携用物至产妇床旁，再次核对床号、姓名及分娩日期。

②产妇仰卧，协助产妇脱下对侧裤子盖于近侧大腿上，根据气温需要，帮助产妇对侧大腿盖上被子。

③嘱产妇双腿屈曲、分开，置垫巾于产妇臀下。

[**解释语**]“孙女士，请您稍抬高臀部，我给您垫上单子，好，腿稍分开。”

↓

会阴擦洗

①观察产妇会阴切口及恶露情况。

②用无菌长镊夹取消毒棉球，按顺序擦洗会阴。

擦洗顺序：会阴切口 → 小阴唇 → 大阴唇 → 阴阜 → 大腿内侧1/3 → 会阴体 → 肛门（图2-4-27）。

↓

会阴缝合拆线

①再次核对分娩时间及缝合针数。

[**解释语**]“孙女士，为了确保安全，我还需要再跟您核对一下分娩时间，您是11日凌晨2点分娩的吗？”“是的”“当时助产士有没有告诉您缝了几针？”“4针。”“好的。”

②更换无菌镊子，夹起线头轻轻提起，用剪刀插进线结下空隙，紧贴针眼，将由皮内拉出的部分线剪断，向拆线侧将缝线拉出。

③拆线后再次核对缝合针数。

④再次消毒会阴切口，并观察创面有无活动性出血及切口愈合情况。

⑤协助产妇穿好裤子，交代注意事项。

[**解释语**]“孙女士，我已经给您拆完线了，这两天大便时不要太用力，以免伤口裂开，过会儿我会再过来详细跟您讲解出院的其他注意事项。”

↓

整理床单位及用物

↓

洗手,记录。

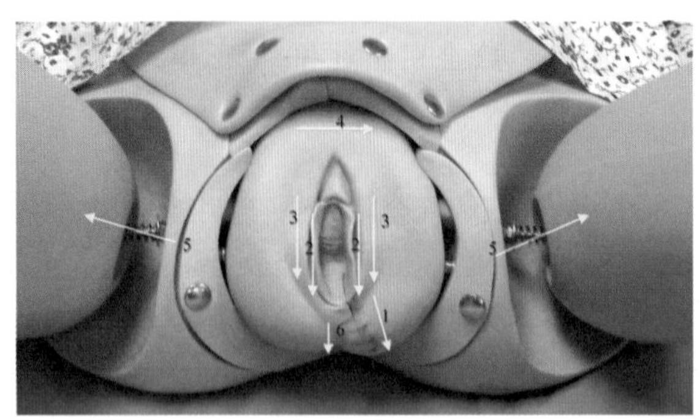

图2-4-27 会阴擦洗

【注意事项】

1. 注意保暖和遮挡产妇,聆听产妇的感受。
2. 动作轻柔,擦洗时按由上而下、由内及外的顺序。
3. 擦过肛门的棉球和镊子应弃之。
4. 会阴擦洗后,如无拆线,嘱产妇健侧卧位。
5. 注意观察切口及恶露情况,如有异常及时报告医生。
6. 拆线时做好查对制度,避免漏拆缝线。

【思考题】

1. 会阴擦洗时如何与病人有效沟通,体现人文关怀?
2. 如果病人无会阴切口,有留置尿管,擦洗顺序应该是怎样的?
3. 会阴擦洗时发现恶露有哪些异常情况需要及时报告医生?

(邬萍萍)

实验四 阴道灌洗、阴道或宫颈上药

【实验学时】2~4学时

【实验类型】技能型实验

【教学目标】

1. 能够正确识别各种阴道炎症、子宫颈炎症的临床表现。
2. 能够正确地给病人进行阴道灌洗。
3. 能够正确地为病人进行阴道或宫颈上药。

【实验目的】

1. 清洁阴道,促进阴道血液循环,减少阴道分泌物,缓解局部充血。
2. 妇科手术前的阴道准备。
3. 治疗各种阴道炎、急慢性宫颈炎。

【案例】

李女士,41岁,因外阴瘙痒伴豆腐渣样白带三天就诊于妇科门诊。病人患有2型糖尿病2年余。平素月经规则,孕1产1,宫内节育器避孕。体格检查:生命体征平稳,神志清,心肺未及异常。妇科检查:外阴发育正常,有红斑,小阴唇内侧及阴道壁附有白色块状物,阴道壁充血水肿,分泌物呈豆腐渣样;宫颈光滑;子宫前位，大小正常，质中，活动，无压痛。双附件未见异常。诊断：外阴阴道假丝酵母菌病。医嘱：4%碳酸氢钠1000ml，阴道灌洗，每日1次，连用10天；制霉菌素膏10万单位，阴道用药，每天1次，连用10天。

【实验程序】

1. 核对、评估及解释

(1) 评估病人：既往史、婚姻史、有无阴道出血等。

(2) 向病人解释阴道灌洗、阴道或宫颈上药的目的、步骤及配合要点。

[**解释语**]"您好，我是您的责任护士王××，请问您叫什么名字？""我是李××。""李女士，我一会儿要给您清洗阴道，然后再给您上药，请问您在非月经期有阴道流血么？""没有。""好的，如果您现在有小便，请先去小便一下，好吗？""没有小便""在我给您洗的时候，如果您觉得水温度太高或太低了请告诉我，我会立即给您调整。在这个过程中您可以深呼吸放松，我也会尽量轻柔的。"

2. 操作过程

护士自身准备：衣帽整洁、洗手、戴口罩、戴手套。

↓

用物准备

垫巾、一次性阴道灌洗器、遵医嘱准备灌洗液（温度以手腕内侧试温舒适为宜）及药物、水温计、一次性手套、灌洗架、污物桶、便盆、窥阴器、无菌干棉球、无菌长棉签、弯盘。

↓

环境准备：整洁、舒适、围帘遮挡、避风。

↓

阴道灌洗前准备

①再次核对病人姓名，铺好垫巾。

②协助病人脱去一侧裤腿，取膀胱截石位，充分暴露会阴。

[**解释语**]"李女士，请您躺下来，将腿放在检查床的支架上，好，稍微再向下一点。"

↓

阴道灌洗

①将盛有灌洗液的灌洗袋挂在灌洗架上，距离床沿60~70cm，并排去管内空气。

②先用灌洗液冲洗外阴，然后分开小阴唇，将灌洗头沿阴道纵侧壁插入至阴道后穹隆处，开始灌洗，灌洗头在阴道内左右上下移动。

③灌洗液剩下约100ml时，拔出灌洗头，再次冲洗外阴。

④若无上药，扶病人坐起，使阴道内液体流出，擦干病人外阴，协助其穿好裤子、下床。

[**解释语**]"李女士，我已经给您洗好了，下面再给您上药。"

↓

阴道或宫颈上药

①放置窥阴器，用干棉球擦干冲洗液。

[**解释语**]"李女士，请您深呼吸，放松，放松。"

②将药物涂于阴道各壁。

③退出窥阴器，擦干病人外阴，协助其穿好裤子、下床。

[**解释语**]"李女士，已经帮您做好了，您可以下来了。"

↓

整理用物，洗手。

【注意事项】

1. 灌洗液以手腕内侧试温舒适为宜，温度过低，病人不舒适，温度过高，则可能烫伤阴道黏膜。
2. 灌洗桶与床沿的距离不超过70cm。
3. 灌洗头插入不宜过深，操作时动作要轻柔，切勿损伤阴道黏膜和宫颈组织。
4. 阴道灌洗禁忌证：宫颈癌病人有活动性出血者、月经期、产后或人工流产术后宫口未闭阴道出血者。
5. 上非腐蚀性药物时，应转动窥阴器，使阴道四壁均能涂布药物。

6. 应用腐蚀性药物时，要注意保护好阴道壁及正常组织。上药前应将纱布或干棉球垫于阴道后壁及阴道后穹隆，以免药液下流灼伤正常组织。药液涂好后用干棉球吸干，如数取出所垫纱布或棉球。

7. 给未婚女性上药时不用窥阴器，用长棉棍涂抹或用手指将药物推入阴道。用棉棍涂擦药物时应按同一方向转动，防止棉花落入阴道难以取出。

【思考题】

1. 阴道灌洗时为何灌洗桶与床沿的距离不超过70cm？
2. 常见的阴道灌洗液有哪些？各适应于何种疾病？
3. 如何指导病人自己进行阴道冲洗、阴道放药？

（邱萍萍）

实验五　妊娠期并发症妇女的护理

【实验学时】3~5学时

【实验类型】综合型实验

【教学目标】

1. 能够正确评估妊娠期孕妇异常的症状、体征及辅助检查指标，并制订相应的护理计划。
2. 能够正确应用硫酸镁，并迅速说出用药时的注意事项。
3. 能够正确指导孕妇数胎动。
4. 能够正确而熟练地为产妇进行产前评估。

【案例】

孕妇吴女士，20岁。以“停经30^{+2}周，发现高血压1天”为主诉入院。

孕妇平素月经规则，LMP（末次月经）2010.04.11，EDC（预产期）2011.01.18。停经1月余自测尿早早孕阳性，孕早期无明显早孕反应，停经4月余始感胎动，持续至今。孕中晚期无眼花、无胸闷、心悸等。1天前于外院产检时发现血压186/117mmHg，尿蛋白（++），无头晕、头痛、无胸闷、腹痛，无眼花、视物模糊等不适。门诊拟“宫内妊娠30^{+2}周，G_1P_0（孕$_1$产$_0$），LOA（枕左前），重度子痫前期”收住院。停经以来体重增长约8kg。

体格检查：体温36.9℃，脉搏100次/分，呼吸21次/分，血压170/110mmHg，神志清，一般情况好，心肺（－），肝脾未及，双下肢水肿（＋）。腹膨隆，软，无压痛及反跳痛。

辅助检查：血红蛋白（Hb）132 g/L，红细胞（RBC）$4.3×10^{12}$/L，白细胞（WBC）$8.9×10^{9}$/L，红细胞比容（HCT）39%，血小板（PLT）$112×10^{9}$/L，出、凝血时间正常，尿蛋白（++）。眼底检查双眼视盘色淡，界清，A/V=1/2，眼压（－）。胎监有反应型。

专科情况：宫高29cm，腹围80cm，胎位LOA，胎心135次/分，未扪及宫缩，先露头，浮，预计胎儿体重1.8kg。骨盆外测量24cm-27cm-18cm-9.5cm，耻骨弓角度90°，跨耻征阴性。骨盆评分5分，胎儿评分3分。肛检：宫口未开，先露S^{-3}，胎膜存。

入院后予以硫酸镁解痉降压。

【实验内容与步骤】

1. 案例讨论

（1）请对该孕妇进行入院护理评估并制订护理计划。
（2）该孕妇诊断为重度子痫前期的依据是什么？
（3）该孕妇入院后的处理原则是什么？
（4）该孕妇硫酸镁的用药方法是什么？用药过程中注意什么？
（5）如何为该孕妇做好心理护理？
（6）该孕妇病情观察的重点是什么？

2. 每组学生代表发言，教师评析。

3. 技能训练

（1）指导孕妇数胎动

◆适应证：适用于妊娠28周后神志清醒的孕妇。

◆方法

1）孕妇取舒适的体位，手摸腹部，每天早、中、晚各数一小时。

2）早、中、晚3小时的总和乘4即12小时胎动数。

◆注意事项

1）早、中、晚数胎动的时间点应固定。

2）及时记录避免遗漏。

3）正常情况下胎动3~5次/小时，30~40次/12小时，若12小时胎动数<20次，或者每小时胎动数<3次，或胎动突然频繁都属异常，应立即就诊。

4）孕28周到临产应坚持每日计数胎动。

（2）产科评估：测量宫高腹围、四步触诊、听诊胎心音、骨盆外测量。

具体操作流程见本章实验一。

【思考题】

1. 如何指导孕妇预防妊娠期高血压疾病？

2. 对于并发妊娠期高血压疾病的孕妇，你认为健康教育的重点是什么？

3. 查阅文献，如何提高孕妇数胎动的依从性？

（邱萍萍）

实验六　正常分娩妇女的护理

【实验学时】4~8学时

【实验类型】综合型实验

【教学目标】

1. 能够正确评估产妇的症状、体征及辅助检查，正确进行产程观察并及时处理异常产程。

2. 能够正确进行产时会阴冲洗、接生、新生儿脐带处理、协助娩出胎盘，并能说出各项操作的注意事项。

【案例】

周女士，28岁。以“停经39^{+3}周，下腹痛5小时”为主诉于2010年11月11日8时入院。

孕妇平素月经周期规则，LMP（末次月经）2010.02.08，EDC（预产期）2011.11.15。停经1月余自测尿早早孕阳性，孕早期早孕反应轻，早孕期间无畏冷、发热、服药史，无腹痛、阴道流血等。停经4月余始感胎动，持续至今。孕中晚期无眼花、胸闷、心悸等。定期于医院产前检查，未发现异常。该孕妇于11月11日凌晨1时无诱因出现少量阴道流血，3时出现不规则的下腹痛，5时开始腹痛每5分钟一次，每次持续30秒，无阴道流水。既往体健，个人史无特殊。本次妊娠为第一次妊娠。

体格检查：T36.7℃，P82次/分，R19次/分，BP110/60mmHg。身高159cm，体重65kg。神志清，一般情况好，心肺（－），肝脾未及。

辅助检查：血常规、凝血全套、肝肾功能未见明显异常。B超提示宫内单活胎，晚孕（头位），估计胎儿体重3.6kg，生物物理评分正常。

产科检查：宫高36cm，腹围99cm，胎方位LOA，胎心135次/分，子宫收缩30秒/5~6分钟，强度中。先露头，定。骨盆外测量23cm－26cm－19cm－9cm。

肛门检查：宫口开1cm，先露S^{-2}，胎膜存。

入院后进一步观察。

11时宫缩30秒/4~5分钟，强度中。肛门检查：宫口开3cm，先露S^{-2}，胎膜存。13时宫缩40~50秒/3分钟。

宫口开5cm，先露$S^{-0.5}$。15时宫缩40~50秒/3分钟，宫口开7cm，先露S^{0}。产程图如图2-4-28。

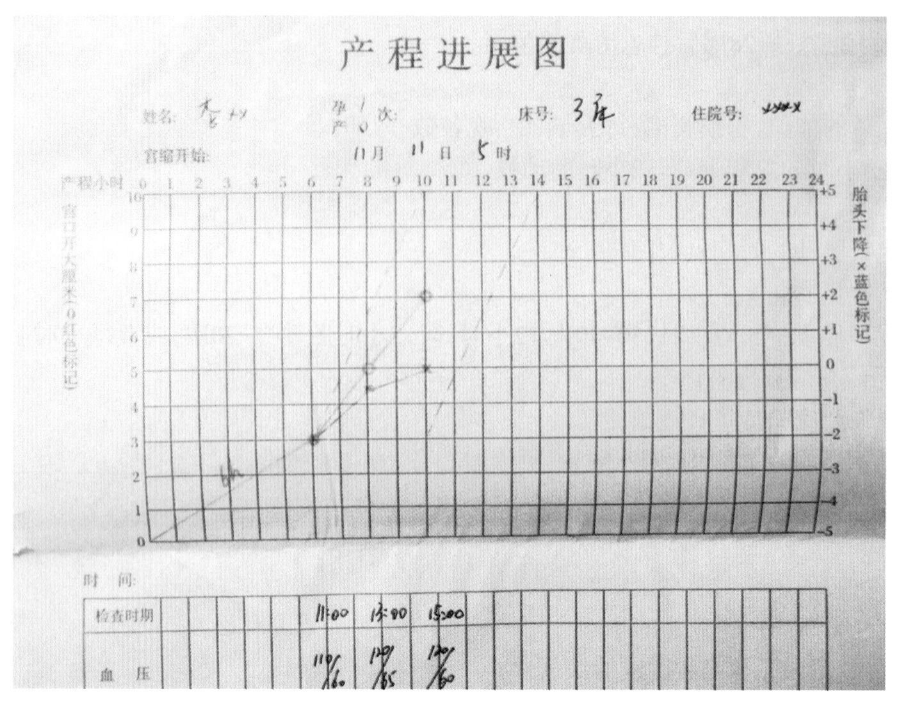

图2-4-28 产程图

【实验内容与步骤】

1. 案例讨论

(1)该产妇入院时请对其进行入院护理评估。

(2)下一步该如何处理？ 请为该产妇制订护理计划。

(3)应如何决定该产妇的分娩方式？

(4)该产妇的产程进展正常吗？为什么？

(5)该产妇是否需要进一步处理？为什么？如果需要，该如何处理？

2. 每组学生代表发言，教师评析。

3. 技能训练

(1)会阴冲洗

经进一步的处理，该产妇于16时宫口开9cm，先露S^{+2}，17时宫口开全，先露S^{+3}，请做好接生前的准备并进行接生。

◆适应证：适用于：接生前的外阴消毒；外阴、阴道手术操作前的外阴消毒。

◆用物准备：无菌盘(内备两个治疗碗，分别盛有20%肥皂棉球、碘附原液棉球及无菌镊子各两把)、冲洗壶(内盛温开水2000ml)、垫巾、污水桶。

◆方法

1)协助产妇仰卧于产床上，帮助产妇取合适卧位(外展屈膝位或膀胱截石位)，充分暴露会阴部，臀下铺垫巾，将产妇衣服上卷，将产床床尾稍向下倾斜。

2)用温开水冲湿会阴部后取肥皂棉球按顺序擦洗两遍，每个部位15~30遍，擦洗后用温开水冲洗(擦洗过程棉球脏了随时更换)。擦洗顺序：小阴唇→大阴唇→阴阜→大腿内上1/3→会阴体→臀部→肛门。

3)用碘附棉球同上顺序擦洗两遍。

4)将产床复位，垫上无菌巾。

◆注意事项

1)注意保暖。

2）冲洗时开水温度要适宜，动作要轻快，用力要适当，防止水流入阴道，避免浸湿产妇衣服。

（2）接生

◆适应证：适用于阴道分娩。

◆用物准备：一次性产包、接生包（内备聚血盆、脸盆、弯盘、脐带剪、会阴侧切剪、18cm针持、16cm弯血管钳、吸球、脐带卷、阴道塞纱各1、气门芯3个、大纱17块）。

◆方法

1）估计产妇在30分钟内分娩，接产者需按外科洗手上台，打开产包，铺好消毒巾准备接产。严格遵守无菌操作规程进行接生。

2）接产者站在产妇右侧，当胎头拨露，会阴后联合紧张时开始保护会阴。

3）在会阴部盖消毒巾，接产者右肘支在产床上，手掌大鱼际紧贴会阴体。每当宫缩时向上内方抬托，同时左手轻轻下压胎头枕部，协助胎头俯屈和使胎头缓慢下降（图2-4-29）。宫缩间歇时，保护会阴的右手稍放松。

4）当胎头枕部在耻骨弓下方露出时，左手协助胎头仰伸，使胎头缓缓娩出。（图2-4-30）

5）胎头娩出后，右手仍注意保护会阴，左手自胎儿鼻根向下颏挤压，挤出胎儿口鼻内的羊水和黏液，然后协助胎头复位和外旋转（图2-4-31）。

6）接产者左手向下轻压胎儿颈部，使前肩从耻骨弓下先娩出（图2-4-32），再托胎颈向上使后肩从会阴前缘缓慢娩出（图2-4-33）。

7）双肩娩出后，保护会阴的右手放松，双手协助胎体及下肢相继以侧位娩出。

8）记录娩出时间，胎儿性别。

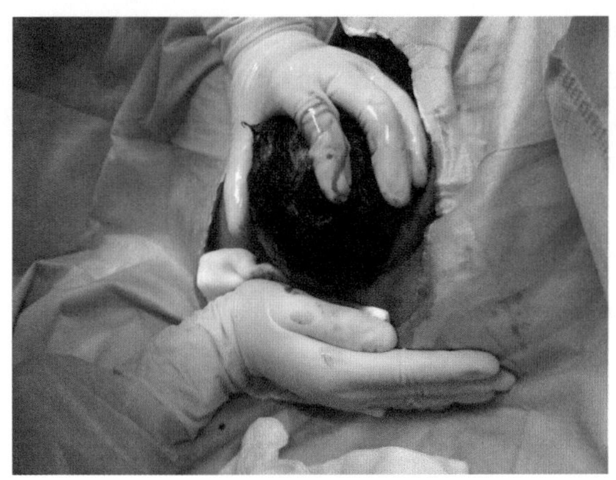

图2-4-29 保护会阴

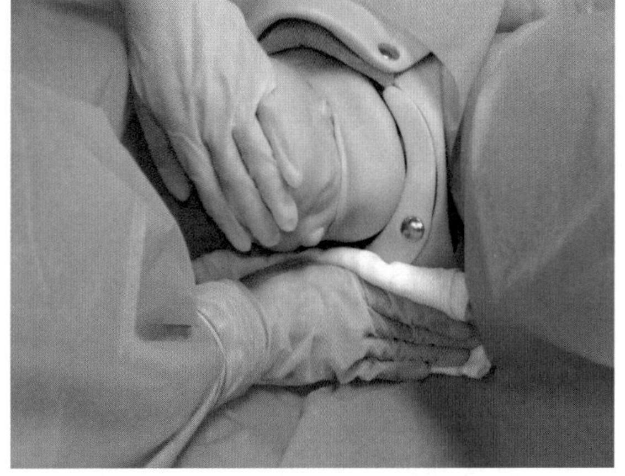

图2-4-30 协助仰伸

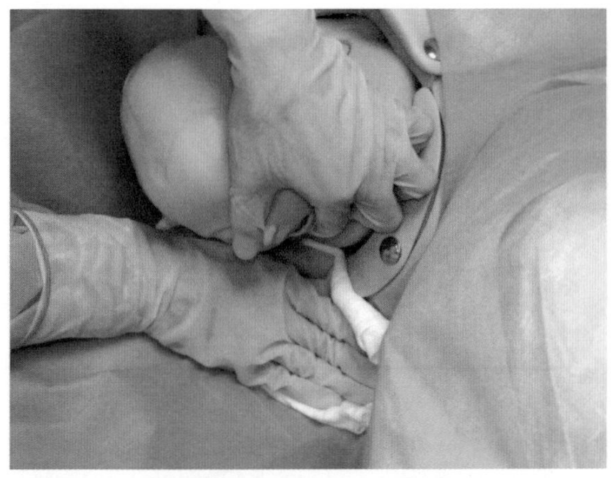

图2-4-31 挤胎儿口鼻羊水

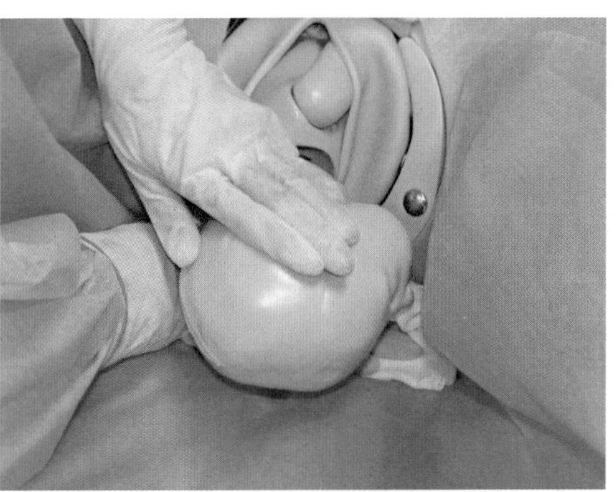

图2-4-32 娩前肩

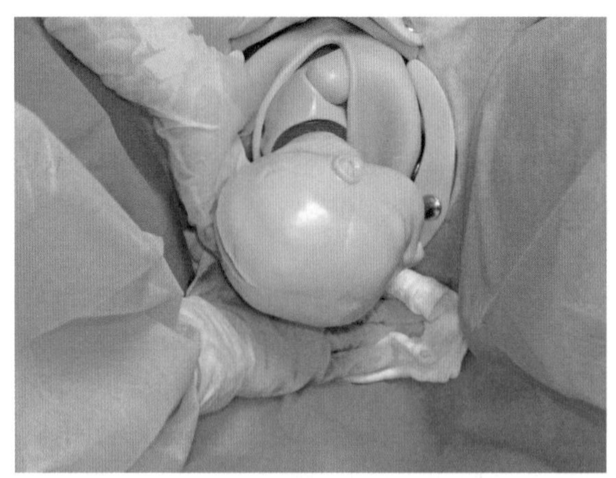

图2-4-33 娩后肩

◆注意事项

1）接生时严格按无菌操作规程。

2）接生时特别注意帮助胎头俯屈以胎儿最小径线娩出及控制胎儿娩出速度。

3）保护会阴的手要向内上方托起，而非堵压。

4）娩出前肩时避免用力压迫会阴。

（3）新生儿脐带处理

［**情境导入**］18时，胎儿娩出，请为新生儿处理脐带。

◆处理前准备：将新生儿置于辐射台上，呈头稍后仰位，及时清理其口、鼻腔的黏液及羊水，注意保暖。

◆处理脐带：将气门芯套在血管钳上再套入脐带至脐根部，用消毒液在距脐轮约5cm脐带处向下消毒至脐带根部周围直径5cm（图2-4-34），在距脐根部1.5~2.0cm处剪断脐带（图2-4-35），用2.5碘酊或20%高锰酸钾消毒脐带断面（图2-4-36），用无菌纱布包好（图2-4-37），再用脐带纱布包扎（图2-4-38）。

◆注意事项

1）处理脐带时要注意为新生儿保暖。

2）消毒脐带断端时注意药液不能接触新生儿皮肤，以免灼伤。

（4）娩出胎盘

［**情境导入**］胎儿娩出后，产妇感到兴奋和轻松，宫缩停止几分钟后重又出现。18时20分，子宫体变硬呈球形，宫底位于脐上1指，阴道口外露的一段脐带自行延长，在耻骨联合上缘向下深压子宫下段时，子宫底上升而脐带不回缩，阴道出现少量流血。请协助娩出胎盘。

◆适应证：适用于第三产程阴道分娩的产妇。

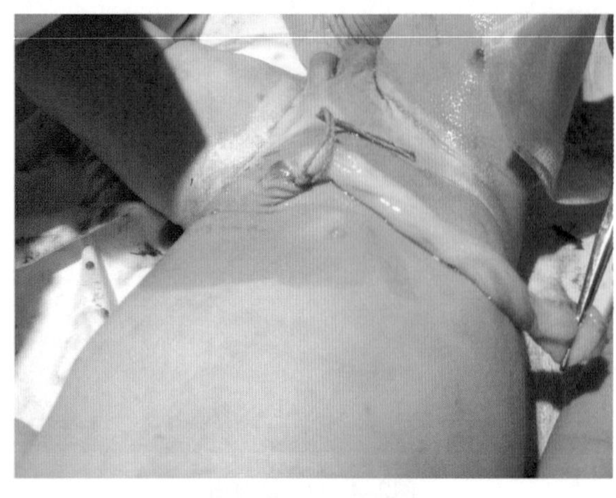

图2-4-34 消毒脐带

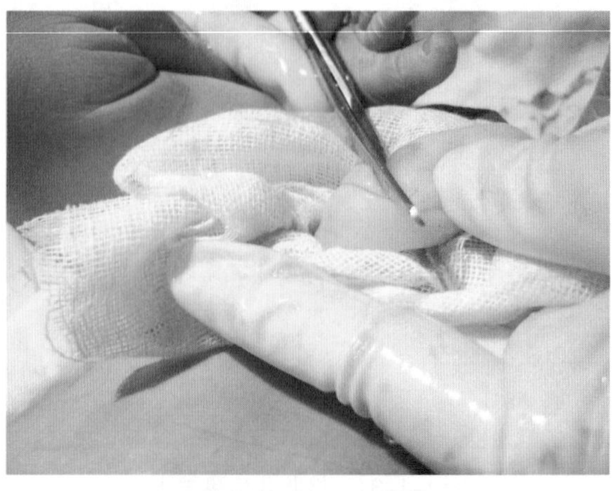

图2-4-35 剪断脐带

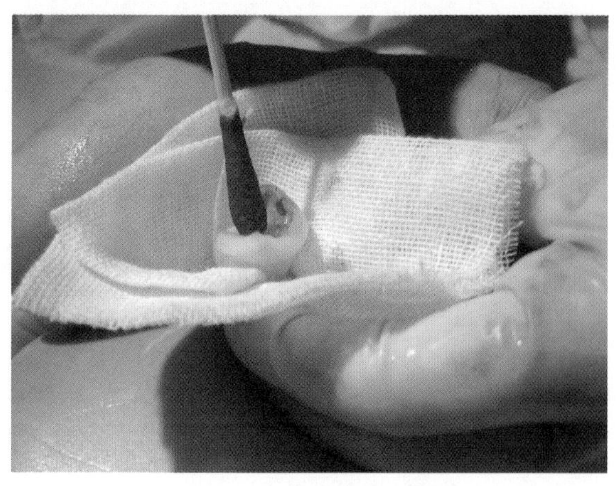
图2-4-36 消毒脐带断面

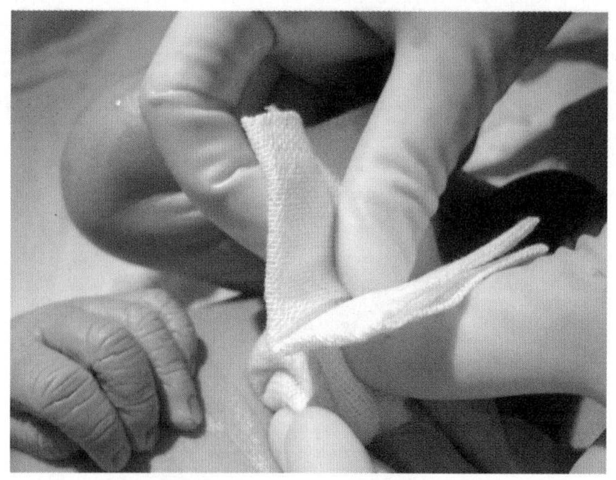
图2-4-37 包扎脐带断面

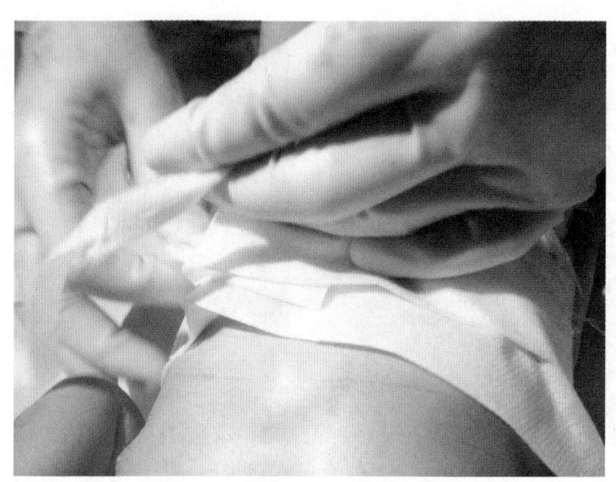
图2-4-38 包脐带纱布

◆方法

1）判断胎盘剥离征象。

2）胎盘娩出：当确认胎盘已经完全剥离，接生者一手轻拉脐带使胎盘娩出。当胎盘娩出至阴道口时，接生者双手接住胎盘向同一方向旋转并缓慢向外牵拉，协助胎膜完整剥离（图2-4-39）。

3）检查胎盘、胎膜：将胎盘铺平，用纱布将胎盘母体面血块轻轻擦掉，检查母体面胎盘小叶有无缺损。然后检查胎膜是否完整（图2-4-40），胎儿面边缘有无断裂血管（图2-4-41），以便及时发现副胎盘。测量胎盘大小（图2-4-42）、厚度（图2-4-43）和脐带长度（图2-4-44），检查脐带内血管。

4）胎盘娩出后护理：仔细检查软产道有无裂伤，如有裂伤及时缝合。

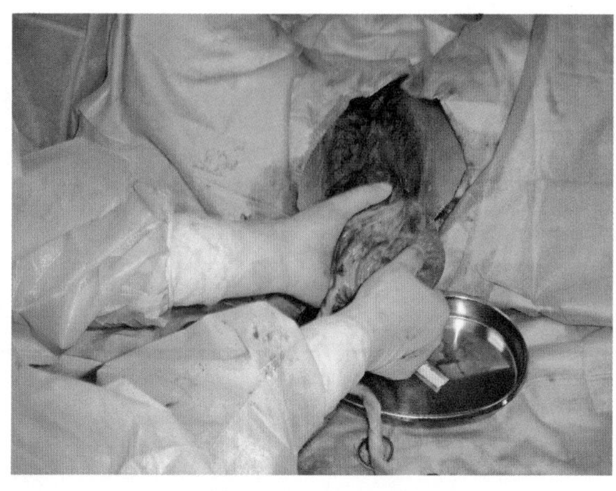
图2-4-39 娩出胎盘

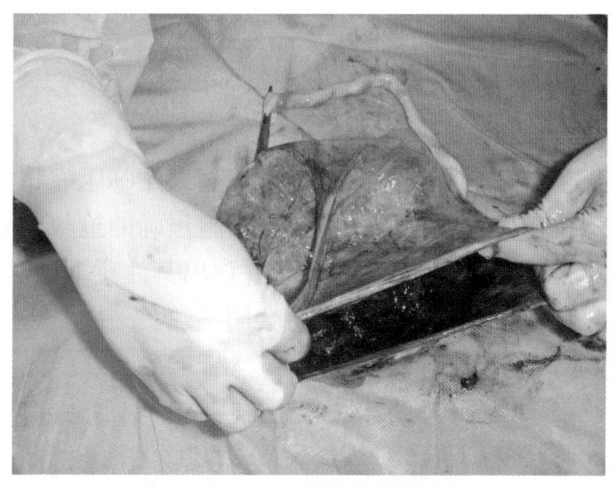
图2-4-40 检查胎膜是否完整

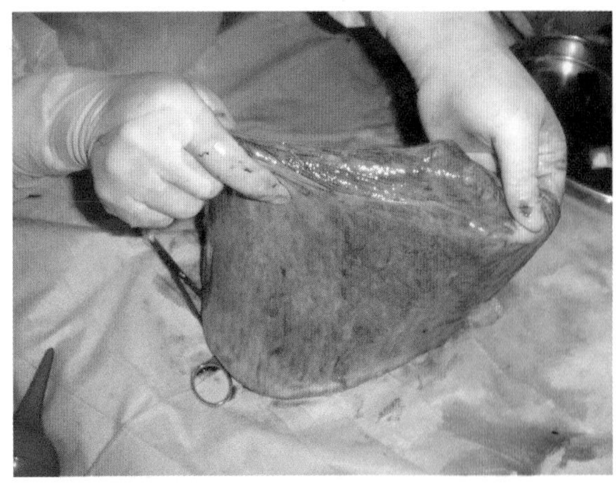
图2-4-41 检查胎儿面边缘

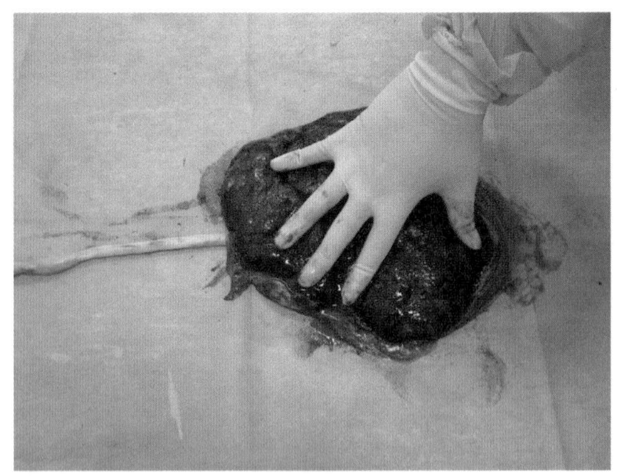
图2-4-42 测量胎盘大小

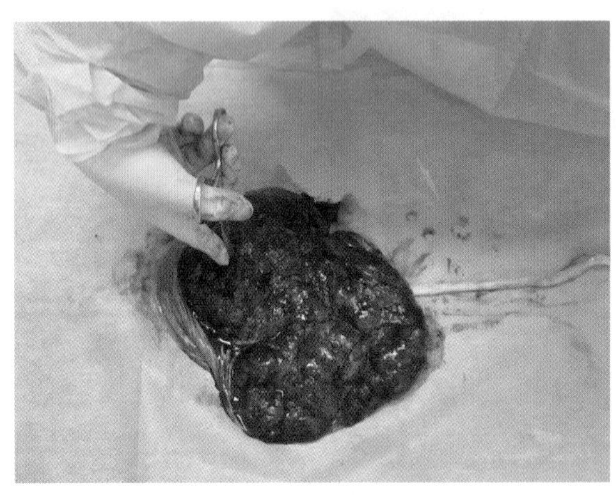
图2-4-43 测量胎盘厚度

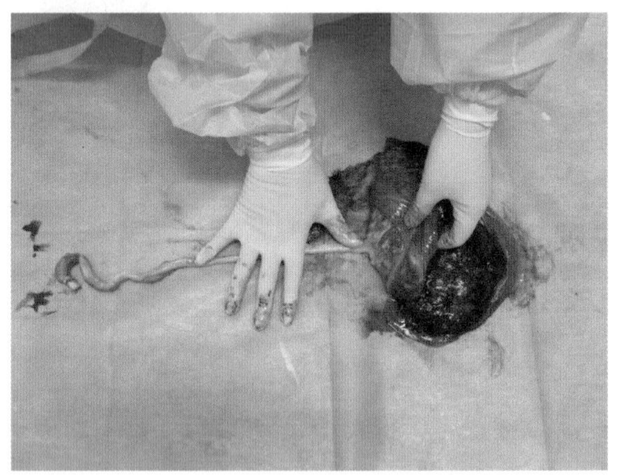
图2-4-44 测量脐带长度

【思考题】

1. 待产时如何消除产妇的紧张心理?
2. 分娩时如何指导产妇正确运用腹压?
3. Apgar评分的依据是什么?

（邹萍萍）

实验七 分娩期并发症妇女的护理

【实验学时】3~5学时

【实验类型】综合型实验

【教学目标】

1. 能够正确评估分娩期并发症病人的临床症状、体征及辅助检查指标。
2. 能够为分娩期并发症病人实施正确的抢救措施。
3. 能够正确进行子宫按摩,并说出其注意事项。
4. 能够正确地为病人进行会阴湿敷。

【案例】

孕妇张女士,30岁。以“停经30周,发现胎儿异常3天”为主诉于2010年11月25日入院。

体格检查:T36.5℃,P96次/分,R20次/分,Bp126/81mmHg,神志清,一般情况好,心肺(-),肝脾未及。腹膨隆,软,无压痛及反跳痛。

产科检查：宫高35cm，腹围86cm，胎位先露不清，胎心136次/分，未扪及宫缩。

辅助检查：血常规，凝血四项，肝肾功，电解质大致正常，清蛋白19g/L，尿常规：蛋白1+。

彩超检查：子宫内单胎妊娠，胎儿存活，头位、胎儿全身水肿，胸水、腹水，胎盘增厚，胎儿全身皮肤厚约2.1cm，呈"太空衣"样包裹。胎盘：附着于后壁厚约6.1cm，胎盘0级，羊水4.1cm。

入院后完善各项检查，予以米非司酮75mg口服，27日16：00行羊膜腔利凡诺注射，术中生命体征平稳，术顺。

28日15：45平车送病人产房待产，宫口开1+cm，未破膜，水囊鼓，无主诉。17：00病人宫口开6cm进分娩室准备分娩。18：00破膜，羊水透明，淡黄色，宫缩强，持续50秒，间隔1~2分钟，宫口开8cm。18：00~18：30病人偶尔出现咳嗽，18：30病人出现面色苍白，口唇稍青紫，呼吸困难，咳嗽，咳少许淡红色痰。稀薄，无胸痛，心率135次/分，心律齐，心音强，呼吸27次/分，呼吸音粗，双肺闻及大量湿啰音，血氧饱和度波动在70%左右，考虑羊水栓塞。按羊水栓塞抢救流程进行抢救。19：00产妇宫口开全，为防止病情恶化，立即采取手术助产。19：08行产钳助娩产下一女婴，全身水肿。胎盘重1200g，产后30分钟出血量为800ml。19：30经过抢救病人面色口唇稍前转红，呼吸困难症状较前好转。19：50病人病情稳定。辅助检查结果：胸片示：双肺大片状阴影；中心静脉涂片：可见少许角化物；心电图检查：窦性心动过速；实验室检查：3P弱阳性，血红蛋白100g/L。医疗诊断：1. 羊水栓塞、胎儿水肿；2. 产后出血。予以密切监护，12月6日病人治愈出院。

【实验内容与步骤】

1. 案例讨论

（1）请对该病人进行入院护理评估。

（2）该病人分娩时考虑羊水栓塞的依据是什么？

（3）羊水栓塞的病理生理是什么？

（4）该病人发生羊水栓塞的原因可能是什么？

（5）羊水栓塞抢救时常用的药物有哪些？有什么作用？如何应用？

（6）羊水栓塞抢救的护理措施有哪些？护士应如何分工及配合？

（7）预防羊水栓塞的措施有哪些？

（8）该病人发生产后出血的原因是什么？

（9）产后出血的临床表现还有哪些？

2. 每组学生代表发言，教师评析。

3. 技能训练

（1）产后子宫按摩法

◆适应证：适用于产后24小时内的产妇。

◆方法

1）评估及解释：向产妇作简要说明，以取得产妇的理解与配合，并评估产妇子宫底高度、硬度、范围及膀胱充盈程度和恶露情况。

2）按摩：产妇取仰卧位。护士一只手放置于产妇子宫底，拇指在子宫前壁，其余四指在子宫后壁，做均匀而有节律的体外按摩（图2-4-45）。

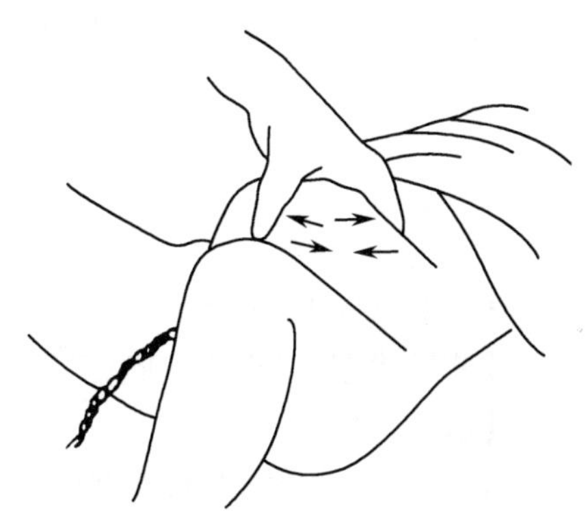
图2-4-45　单手按摩子宫法

3）按摩中观察：按摩时注意观察产妇阴道出血量、性质，发现异常及时报告医生。剖宫产者注意观察腹部切口敷料渗血情况。

4）按摩后护理：协助整理好床单位，向产妇及家属交代注意事项。

◆注意事项

1）体外按摩子宫时要注意听取产妇的主诉，观察产妇的面色。

2）注意为产妇保暖。

3）切忌使用暴力，以防子宫内翻。

4）产妇膀胱充盈时应鼓励产妇排尿，必要时导尿。

（2）产后外阴湿敷法

◆适应证：适用于产后会阴水肿、血肿、伤口硬结的产妇。

◆用物准备：无菌长镊2把、浸有药液的无菌纱布、手套、垫巾、弯盘。

◆方法

1）评估及解释：评估产妇会阴及切口情况，向产妇作简要说明，以取得产妇的理解与配合。

2）取体位：产妇取仰卧位，协助产妇脱下对侧裤腿盖在近侧大腿上，用被子盖好对侧大腿，双腿屈曲、外展，臀下垫治疗巾。

3）湿敷外阴：双手持镊子将浸透药液的纱布拧至不滴水（图2-4-46），铺平放于需湿敷的部位（图2-4-47）。保留纱布20~30分钟。

4）湿敷后护理：协助产妇穿好衣裤，整理床单位及用物。

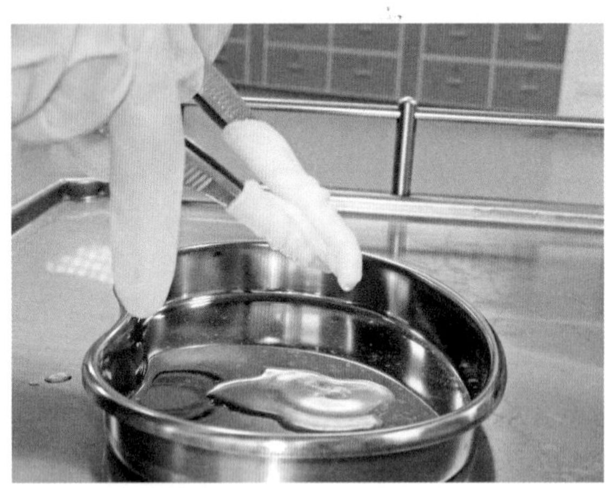

图2-4-46 拧干纱布

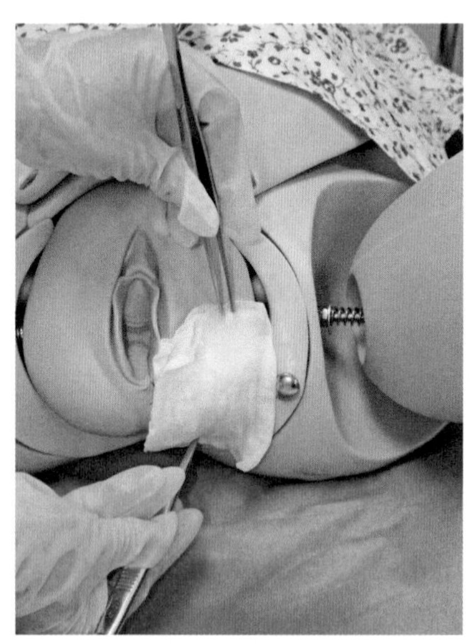

图2-4-47 湿敷会阴

◆注意事项

1）如外阴有血迹及分泌物时，应先擦洗外阴。

2）注意遮挡产妇，为产妇保暖。

3）湿敷时要注意观察会阴伤口，发现异常及时报告医生。

4）所有用品需无菌。

【思考题】

1. 产后出血量的测量方法有哪些？测量时需要注意什么？
2. 如何预防产后出血？
3. 若产后子宫按摩时发现产妇膀胱充盈，产妇诉排尿困难，该如何处理？

（邸萍萍）

实验八 妇科肿瘤病人的护理

【实验学时】3~5学时

【实验类型】综合型实验

【教学目标】

1. 能够正确评估妇科肿瘤病人的临床症状、体征及辅助检查指标，并制订护理计划。
2. 能够为妇科手术病人正确地进行术前阴道准备，并说出术前阴道准备的注意事项。

3. 能够正确使用窥阴器。

【案例】

王女士，45岁。以"发现子宫肌瘤伴阴道不规则流血2年余，加重3个月"为主诉入院。病人原月经周期规则，13岁初潮，周期5~6天/28~30天，无痛经，量中，有小血块。2年多前因月经量增多，淋漓不断就诊，B超发现子宫肌壁间肌瘤，直径为3cm，行诊断性刮宫，病理提示子宫内膜单纯性增生，服用妇康片一个疗程，效果欠佳，不规则出血反复出现，子宫肌瘤增长快，建议手术治疗。3个月前因阴道不规则出血加重，伴头晕、恶心、呕吐、四肢乏力等。病人25岁结婚，配偶体健。G_1P_1，剖宫产分娩。无其他合并症，否认药物过敏史，个人史无特殊。

体格检查：T36.1℃，P64次/分，R16次/分，BP120/80mmHg。一般情况好，心肺(-)，肝脾未及。

妇科检查：外阴：已婚未产型；阴道：畅，少量血迹；宫颈：光滑；子宫：增大如妊娠12周大小，双附件未及异常。

辅助检查：B超提示子宫肌瘤大小5cm×6cm×5.5cm，位于肌壁间，压向内膜。血红蛋白75g/L，其余检查未见异常。

【实验内容与步骤】

1. 案例讨论

(1)请对该病人进行入院护理评估并为其制订护理计划。

(2)该病人应与何种疾病相鉴别？

(3)该病人还需要做什么检查？目的是什么？

(4)该病人可能的处理是什么？依据是什么？

2. 每组学生代表发言，教师评析。

3. 技能训练

阴道擦洗

[情境导入]该病人将行子宫切除术，请为其进行术前准备。

◆适应证：适用于外阴、阴道手术的术前准备；各种阴道炎、宫颈炎清洁阴道，阴道、宫颈用药前准备。

◆用物准备：窥阴器、无菌长镊、碘附棉球、无菌干棉球、手套、垫巾、弯盘。

◆方法

1)擦洗前准备：向病人作简要说明，以取得病人的理解与配合。询问病人有无阴道出血，嘱其排尿。

2)取体位：铺好垫巾，协助病人脱去一侧裤腿，协助病人取膀胱截石位。

3)擦洗：用碘附棉球先消毒外阴，再放置窥阴器暴露宫颈(图2-4-48)，依次擦洗宫颈——►阴道穹隆——►阴道壁，然后用干棉球擦净多余消毒液，退出窥阴器。

4)擦洗后护理：协助病人擦净外阴起，穿好衣裤，整理用物。洗手，记录。

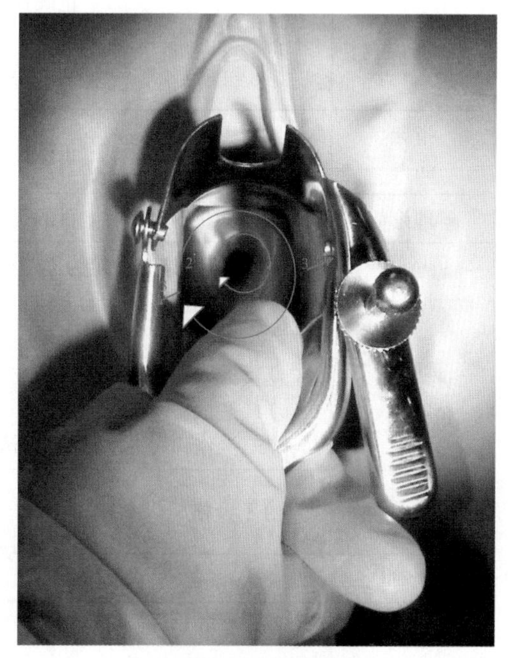

图2-4-48 阴道擦洗

◆注意事项

1)注意遮挡病人，根据气温需要注意为病人保暖。

2)擦洗时应充分暴露宫颈，擦洗要彻底。

3)未婚妇女不进行阴道擦洗。

【思考题】

1. 如何更好地暴露宫颈？

2. 应用窥阴器时如何减轻病人的不适？

3. 阴道擦洗时如何与病人进行沟通？

(邬萍萍)

附: 评分标准

实验一 产前评估评分标准

班级__________ 组别__________ 学号__________ 姓名__________

<table>
<tr><th>项目</th><th></th><th>项目总分</th><th>内 容 要 求</th><th>标准分数</th><th>考试评分</th><th>备注</th></tr>
<tr><td colspan="2" rowspan="4">准备</td><td rowspan="4">20</td><td>向孕妇解释让其做好准备</td><td>2</td><td></td><td></td></tr>
<tr><td>护士衣帽整洁、洗手</td><td>6</td><td></td><td></td></tr>
<tr><td>备好用物</td><td>6</td><td></td><td></td></tr>
<tr><td>准备操作环境</td><td>6</td><td></td><td></td></tr>
<tr><td colspan="2" rowspan="12">操作过程</td><td rowspan="12">60</td><td>正确评估孕妇的个人资料、本次妊娠经过并正确推算预产期</td><td>3</td><td></td><td></td></tr>
<tr><td>正确进行一般体格检查</td><td>2</td><td></td><td></td></tr>
<tr><td>测量宫高与腹围方法正确</td><td>5</td><td></td><td></td></tr>
<tr><td>四步触诊方法正确*</td><td>15</td><td></td><td></td></tr>
<tr><td>听诊胎心音方法正确*</td><td>15</td><td></td><td></td></tr>
<tr><td>测量髂棘间径方法正确</td><td>3</td><td></td><td></td></tr>
<tr><td>测量髂嵴间径方法正确</td><td>3</td><td></td><td></td></tr>
<tr><td>测量骶耻外径方法正确</td><td>3</td><td></td><td></td></tr>
<tr><td>测量坐骨结节间径方法正确</td><td>3</td><td></td><td></td></tr>
<tr><td>测量耻骨弓角度方法正确</td><td>3</td><td></td><td></td></tr>
<tr><td>正确评估孕妇的心理、社会状态</td><td>3</td><td></td><td></td></tr>
<tr><td>完整正确地记录检查结果</td><td>2</td><td></td><td></td></tr>
<tr><td colspan="2">指导病人</td><td>10</td><td>正确指导病人</td><td>10</td><td></td><td></td></tr>
<tr><td colspan="2">理论</td><td>10</td><td>目的、注意事项表述正确、完整</td><td>10</td><td></td><td></td></tr>
<tr><td rowspan="2">评价</td><td>关键性指标</td><td colspan="5">出现下列情况之一者定为不及格:
(　)1. 未能正确判断胎方位
(　)2. 未能正确计数胎心率
(　)3. 造成病人情绪伤害
(　)4. 造成病人身体伤害
(　)5. 操作程序混乱,思路不清</td></tr>
<tr><td>等级</td><td colspan="5">(　)不及格　及格(　分)</td></tr>
<tr><td colspan="4">监考老师(签名):</td><td colspan="3">监考日期:</td></tr>
</table>

注: *为关键性指标,达不到本指标者定为不及格

实验二 新生儿沐浴、脐部护理、抚触评分标准

班级______ 组别______ 学号______ 姓名______

项目		项目总分	内 容 要 求	标准分数	考试评分	备注
准备		20	与产妇或监护人沟通,评估新生儿*	3		
			护士衣帽整洁、洗手、戴口罩	7		
			备好用物,调好水温*	6		
			布置好环境	4		
操作过程	沐浴过程	34	评估核实新生儿*	3		
			动作轻快地脱去新生儿衣服,注意保暖*	3		
			洗脸、头、颈、耳后方法正确	9		
			洗颈下、胸腹、臂、手、腿、脚方法正确	9		
			洗背部、会阴、臀部方法正确	7		
			为新生儿擦干身体方法正确	1		
			评估全身状况,测体重	2		
	脐部护理	6	正确消毒脐带残端及根部	2		
			对脐部有分泌物者处理方法正确	2		
			洗手,核对、记录*	2		
	抚触过程	20	头部抚触方法正确	4		
			胸部抚触方法正确	3		
			腹部抚触方法正确	4		
			上肢、下肢抚触方法正确	4		
			背部、臀部抚触方法正确	3		
			为新生儿穿衣服动作轻快,再次核实*	2		
沟通交流		10	恰当地与新生儿进行感情交流	10		
理论		10	目的、注意事项表述正确、完整	10		
评价	关键性指标	出现下列情况之一者定为不及格: (　)1. 操作前未评估新生儿 (　)2. 未能调好水温 (　)3. 未能严格执行查对制度 (　)4. 操作过程中未注意新生儿的保暖及安全 (　)5. 造成新生儿身体伤害 (　)6. 操作程序混乱,思路不清				
	等级	(　)不及格　及格(　分)				
监考老师(签名):				监考日期:		

注: *为关键性指标,达不到本指标者定为不及格

实验三　会阴擦洗会阴缝合拆线评分标准

班级__________ 组别__________ 学号__________ 姓名__________

<table>
<tr><th colspan="2">项目</th><th>项目总分</th><th colspan="2">内 容 要 求</th><th>标准分数</th><th>考试评分</th><th>备注</th></tr>
<tr><td colspan="2" rowspan="4">准备</td><td rowspan="4">25</td><td colspan="2">评估产妇并解释</td><td>3</td><td></td><td></td></tr>
<tr><td colspan="2">护士衣帽整洁、洗手、戴口罩、戴手套</td><td>7</td><td></td><td></td></tr>
<tr><td colspan="2">备好用物</td><td>10</td><td></td><td></td></tr>
<tr><td colspan="2">布置好环境</td><td>5</td><td></td><td></td></tr>
<tr><td rowspan="13">操作过程</td><td rowspan="2">擦洗前准备</td><td rowspan="2">6</td><td colspan="2">核对床号姓名及分娩日期*</td><td>3</td><td></td><td></td></tr>
<tr><td colspan="2">协助产妇摆好体位，铺好垫巾</td><td>3</td><td></td><td></td></tr>
<tr><td rowspan="2">会阴擦洗</td><td rowspan="2">22</td><td colspan="2">正确评估产妇会阴切口及恶露情况</td><td>2</td><td></td><td></td></tr>
<tr><td colspan="2">擦洗会阴方法正确*</td><td>20</td><td></td><td></td></tr>
<tr><td rowspan="4">会阴缝合拆线</td><td rowspan="4">22</td><td colspan="2">再次核对分娩时间及缝合针数*</td><td>5</td><td></td><td></td></tr>
<tr><td colspan="2">拆线方法正确</td><td>10</td><td></td><td></td></tr>
<tr><td colspan="2">拆线后再核对缝合针数*</td><td>5</td><td></td><td></td></tr>
<tr><td colspan="2">再次消毒会阴切口</td><td>2</td><td></td><td></td></tr>
<tr><td rowspan="3">整理记录</td><td rowspan="3">5</td><td colspan="2">协助产妇穿好裤子</td><td>1</td><td></td><td></td></tr>
<tr><td colspan="2">整理床单位及用物</td><td>3</td><td></td><td></td></tr>
<tr><td colspan="2">洗手并做好记录</td><td>1</td><td></td><td></td></tr>
<tr><td colspan="2">指导病人</td><td>10</td><td colspan="2">正确指导病人</td><td>10</td><td></td><td></td></tr>
<tr><td colspan="2">理 论</td><td>10</td><td colspan="2">目的、注意事项表述正确、完整</td><td>10</td><td></td><td></td></tr>
<tr><td rowspan="2">评价</td><td>关键性指标</td><td colspan="6">出现下列情况之一者定为不及格：
(　)1. 擦洗会阴时未按顺序
(　)2. 未能严格执行查对制度
(　)3. 造成病人情绪伤害
(　)4. 造成病人身体伤害
(　)5. 操作程序混乱，思路不清</td></tr>
<tr><td>等级</td><td colspan="6">(　)不及格　及格(　分)</td></tr>
<tr><td colspan="4">监考老师(签名)：</td><td colspan="4">监考日期：</td></tr>
</table>

注：*为关键性指标，达不到本指标者定为不及格

实验四 阴道灌洗、阴道或宫颈上药评分标准

班级＿＿＿＿＿＿ 组别＿＿＿＿＿＿ 学号＿＿＿＿＿＿ 姓名＿＿＿＿＿＿

项目		项目总分	内容要求	标准分数	考试评分	备注
准备		23	评估病人*,解释	3		
			护士衣帽整洁、洗手、戴口罩、戴手套	6		
			备好用物	7		
			布置好环境	7		
操作过程	灌洗前准备	7	再次核对病人姓名,铺好垫巾*	3		
			正确协助病人摆好体位	4		
	阴道灌洗	23	正确排气	3		
			灌洗方法正确	15		
			对无上药病人处理方法正确	5		
	阴道或宫颈上药	22	放置窥阴器方法正确	6		
			擦干冲洗液方法正确	2		
			涂药方法方法正确	8		
			退出窥阴器方法正确	5		
			擦干病人外阴	1		
	整理	5	协助病人穿好裤子、下床	1		
			整理好用物,洗手做好记录	4		
指导病人		10	正确指导病人	10		
理论		10	目的、注意事项表述正确、完整	10		
评价	关键性指标	出现下列情况者定为不及格: ( )1. 操作前未能充分评估病人 ( )2. 未能严格执行查对制度 ( )3. 造成病人情绪伤害 ( )4. 造成病人身体伤害 ( )5. 操作程序混乱,思路不清				
	等级	( )不及格 及格(分)				
监考老师(签名):			监考日期:			

注: *为关键性指标,达不到本指标者定为不及格

第五章　儿科护理学

实验一　小儿体格测量

【实验学时】2~3学时

【实验类型】技能型实验

【教学目标】

1. 说出小儿各年龄段生长发育的特征(动作、语言、感知觉等)。
2. 能正确为婴儿及儿童进行体格测量。
3. 能运用有关知识对各测量结果做出正确的评价。

【实验目的】

评估小儿的生长发育状况。

【案例】

林依弟,8个月,出生体重3.0 kg,身高50cm,现会独坐,会爬,会叫"爸爸"、"妈妈",但无意识。今母亲陈女士抱其到儿童保健门诊要求体检。

【实验程序】

1. 核对、评估及解释

(1)评估内容: ①小儿年龄、孕周、出生体重、喂养方式、喂养种类及量等; ②营养状况。

(2)向家长解释体格测量的目的、方法、注意事项及配合要点。

[**解释语**]"您好,我是护士张××,能告诉我您和宝宝的名字吗?""我是陈××,宝宝名叫林依弟""您好!陈女士,现在由我来给您宝宝进行体检,希望您能配合。请您先给宝宝把尿,并脱去宝宝帽、鞋、袜、外衣及尿布,好吗?"

2. 操作过程

(1)婴儿体格测量

护士准备: 衣帽整洁,洗手,戴口罩。

↓

用物准备: 婴儿磅秤、婴儿卧式身长测量床、尿布、软尺、清洁布、记录本。

↓

体重测量

①将清洁布铺在婴儿磅秤上。
②调节磅秤至零点。
③脱去婴儿帽、鞋、袜、外衣及尿布。
④将婴儿轻放于秤盘上(图2-5-1)。
⑤读数、记录(测得林依弟体重8.22kg)。

↓

身高测量

①将清洁布铺在婴儿卧式身长测量床上。
②将婴儿平卧于测量床中线。
③助手固定婴儿头部,使其接触头板。
④测量者左手按住婴儿双膝,右手移动足板至双足底(图2-5-2)。
⑤读数、记录(测得林依弟身高69.2kg)。

头围测量

①左手拇指固定软尺0点于婴儿头部右侧眉弓上缘。
②左手中、示指固定软尺于枕骨粗隆。
③右手使软尺紧贴皮肤经枕骨结节最高点及左眉弓上缘回到0点(图2-5-3)。
④读数、记录(测得林依弟头围44.8kg)。

胸围测量

①左手固定软尺0点于婴儿一侧乳头下缘。
②右手使软尺紧贴皮肤。
③经背部肩胛下角回到0点(图2-5-4)。
④读数、记录(测得林依弟胸围44.2kg)。

整理:给婴儿穿上衣帽鞋袜,整理用物,洗手。

[**解释语**]陈女士,刚才林依弟测得体重、身高、头围、胸围都正常,发育良好,现在可以给宝宝吃些粥、烂面、鱼泥、肉末等。

(2)年长儿体格测量

护士准备:衣帽整洁,洗手,戴口罩。

↓

用物准备:站式杠杆秤、软尺、记录本。

↓

体重测量

①脱去小儿帽、鞋、袜、外衣。
②调节杠杆秤至零点。
③让小儿站于秤中央(图2-5-5)。
④读数、记录。

身高测量

①让小儿背靠身高计的立柱。
②两眼正视前方,抬胸收腹,两臂下垂,手指并拢,脚跟靠拢,脚尖分开约60°。
③测量者移动头板与小儿头顶接触(图2-5-6)。
④读数、记录。

头围测量

①左手拇指固定软尺0点于小儿头部右侧眉弓上缘。
②左手中、示指固定软尺于枕骨粗隆。
③右手使软尺紧贴皮肤经枕骨结节最高点及左眉弓上缘回到0点(图2-5-3)。
④读数、记录。

胸围测量

①左手固定软尺0点于小儿一侧乳头下缘。
②右手使软尺紧贴皮肤。
③经背部肩胛下角回到0点(图2-5-4)。
④读数、记录。

整理：给小儿穿上衣帽鞋袜，整理用物，洗手。

【注意事项】

1. 体重测量　婴儿用盘式杠杆秤测量，准确读数到10g；1~3岁幼儿用坐式杠杆秤测量，准确读数到50g；3岁以后用站式杠杆秤测量，准确读数到100g。体重测量应在晨起空腹排尿后或进食后2小时测量为佳；测量时应脱鞋袜、衣裤，只穿内衣裤，天冷或衣服不能脱去时应除去衣服重量；测量前必须校正至0点；测量时

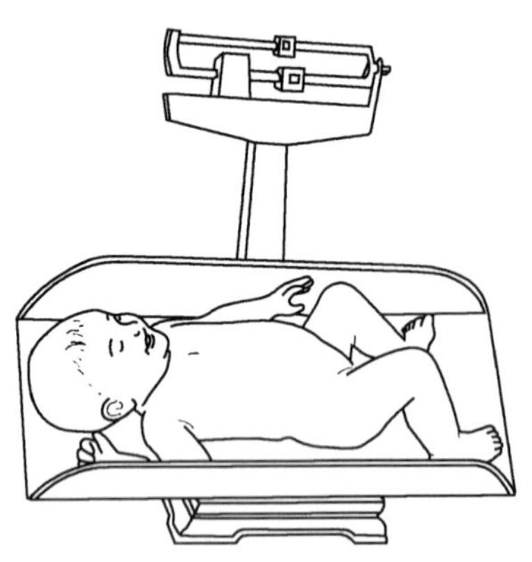

图2-5-1　婴儿磅秤体重测量

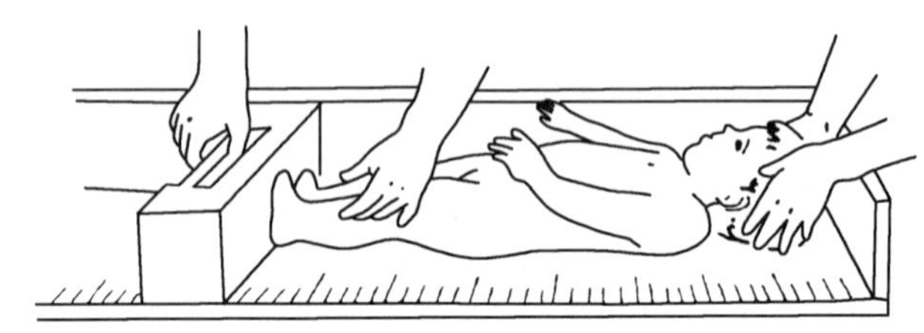

图2-5-2　婴儿身长测量

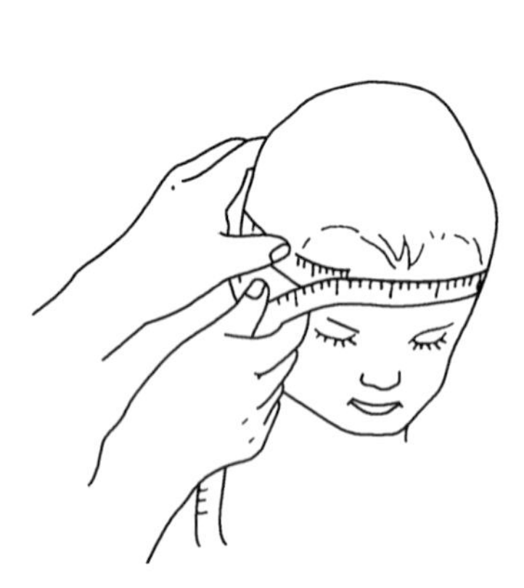

图2-5-3　头围测量

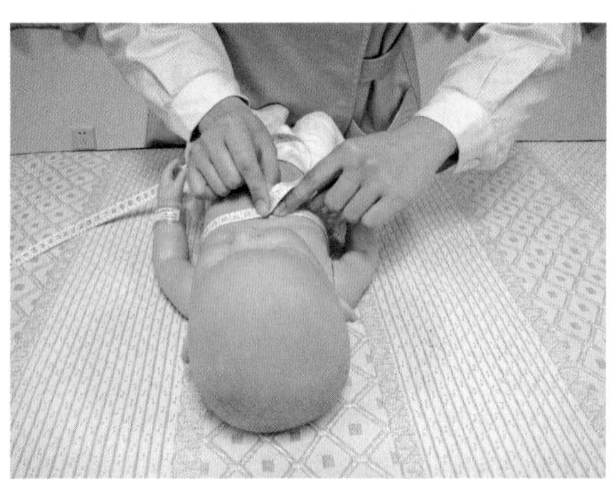

图2-5-4　胸围测量

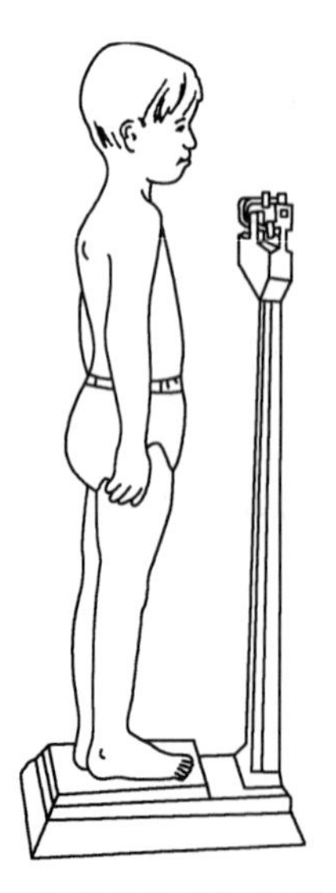

图2-5-5　年长儿站式杠杆秤体重测量

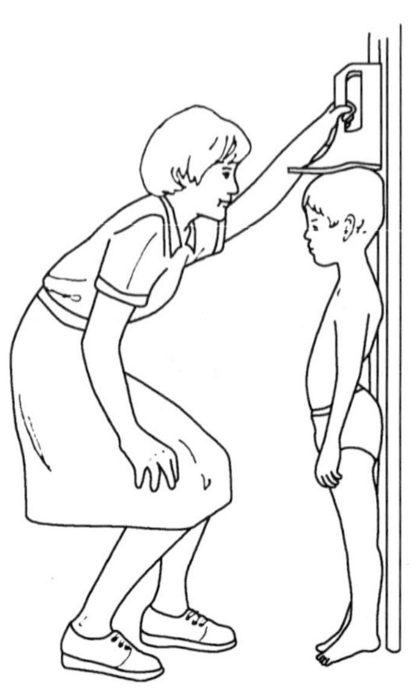

图2-5-6　年长儿站式身高测量

小儿不可接触其他物体或摇晃。

2. 身高测量　婴儿赤足仰卧在测量板上，头轻贴测量板顶端，身正、腰平、腿直，板呈水平位时读数至小数点后一位。

3. 头围测量　头发过多或有小辫子者，应将头发拨开测量头围，记录至小数点后一位数。

4. 胸围测量　乳腺已发育的女孩，软尺0点固定于胸骨中线第 4 肋间；取平静呼吸时的中间读数，或吸、呼气时的平均数，记录至小数点后一位数。

【思考题】

1. 小儿体重测量有几种方法？有何异同？
2. 小儿身高测量有几种方法？有何异同？
3. 头围、胸围如何测量？其两者关系如何？
4. 本案例中林依弟的生长发育情况如何？请说明理由。

（林晓云）

实验二　温箱的使用

【实验学时】1~2学时

【实验类型】技能型实验

【教学目标】

1. 正确说出患儿出、入温箱的条件。
2. 能正确使用温箱。
3. 正确说出温箱使用时的注意事项。

【实验目的】

1. 为患儿提供一个温度和湿度相适宜的环境，保持体温稳定。
2. 提高未成熟儿的成活率。

【入箱指征】

1. 凡出生体重在2000g以下者。
2. 高危儿，如新生儿寒冷损伤综合征、体温不升等。
3. 皮肤疾患需行暴露疗法的患儿。

【出箱条件】

1. 患儿体重达2000g或以上，体温正常。
2. 在室温24~26℃情况下，患儿穿衣在不加热的温箱内，能维持正常体温。
3. 患儿在温箱内生活了1个月以上，体重虽不到2000g，但一般情况良好。

【案例】

陈女士早产娩出新生儿，出生孕周为32周，出生体重1.8kg，体温35.5℃，心率90次/分，呼吸20次/分，不规则，Apgar评分6分，曾出现呼吸暂停，经积极抢救后，心率、呼吸恢复正常，现按医嘱置于温箱内。

【实验程序】

1. 核对、评估及解释

（1）评估内容：孕周、日龄、出生体重、生命征、病情、有无并发症等。

（2）向家长解释温箱使用的目的、注意事项及配合要点。

［**解释语**］“您好，我是护士王××，能告诉我您和宝宝的名字吗？”“我是陈××，宝宝名叫王××”“您好！陈女士，因为您宝宝是早产儿，为给宝宝提供一个适宜的生活环境，需要放入温箱进行保温，希望您能配合，好吗？”

2. 操作过程

护士准备：衣帽整洁，洗手，戴口罩。

↓

用物准备

①备齐用物：温箱、温度计、浴巾、尿布、治疗卡。

②检查温箱性能是否完好，用前清洁消毒，湿化器水箱内加蒸馏水。

↓

接通电源：打开电源开关，预热至所需温度。温箱的温湿度应根据小儿出生体重及日龄而定（表2-5-1）。

↓

患儿准备：患儿穿单衣，裹尿布（图2-5-7）。

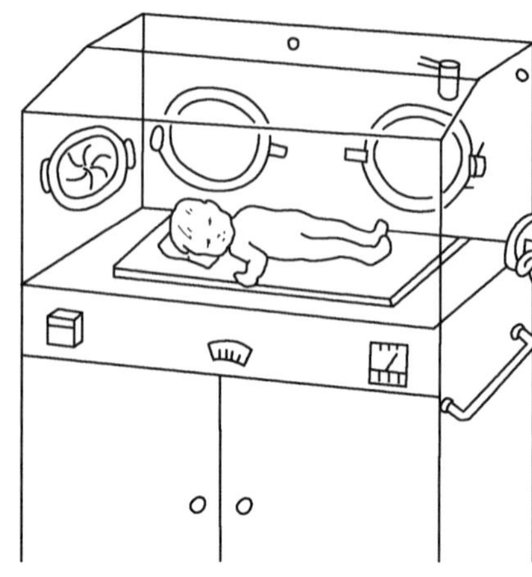

图2-5-7 婴儿温箱

↓

入箱

①记录入箱时间。

②调节箱温至32℃（以后每小时提高箱温0.5~1℃）。

③定时测体温（每小时测体温1次，体温正常后每4小时测1次）。

④观察患儿一般情况（如神志、面色、呼吸、反应、吸吮力等）。

［**解释语**］"您好，陈女士，宝宝已放入温箱，如有机器报警或其他什么问题，请叫我们，我们也会随时观察，您不可随意调节温箱温度，也不可随意打开箱门。"

↓

出箱

①先将患儿衣被暖好，并穿好衣服。

②抱回病床。

③记录。

［**解释语**］"您好，陈女士，宝宝在温箱内生活了一段时间，现体重2050g，体温正常，会自己吸奶。所以宝宝可以出温箱了，转入小儿病床，但还需要继续观察，如有什么情况，请随时呼叫我们，我们也会经常巡视观察的。"

↓

整理：整理用物、记录；切断电源，清洁、消毒温箱。

表2-5-1 不同出生体重早产儿温箱温湿度参数

出生体重（kg）	温箱温度				相对湿度
	35℃	34℃	33℃	32℃	
1.0	出生10天内	10天后	3周后	5周后	55%~65%
1.5	—	出生10天内	10天后	4周后	
2.0	—	出生2天内	2天后	3周后	
2.5	—	—	出生2天内	2天后	

【注意事项】

1. 随时观察使用效果，如温箱发出报警信号，应及时查找原因，妥善处理。

2. 温箱不宜放置在阳光直射、有对流风及取暖设备附近，以免影响箱内温度的控制。

3. 要掌握温箱性能，严格执行操作规程，并定期检查有无故障、失灵现象，如有漏电应立即拔除电源进行检修，保证绝对安全使用。

4. 严禁骤然提高温箱温度，以免患儿体温上升造成不良后果。

5. 保持温箱的清洁 ①每天用消毒液将温箱内外擦洗，然后用清水再擦拭一遍，水箱内蒸馏水每日更换；②机箱下面的空气净化垫每月清洗1次；③长期使用暖箱的患儿，每周更换一次暖箱并进行终末清洁消毒；④患儿出箱后，温箱也应进行终末清洁消毒。

【思考题】

1. 不同出生体重早产儿温箱温湿度参数应如何设定？

2. 如何保持温箱的清洁？患儿出箱后应如何做好终末清洁消毒？

3. 温箱发出报警信号，可能原因有哪些？应如何进行排查？

（林晓云）

实验三 蓝光箱的使用

【实验学时】1~2学时

【实验类型】技能型实验

【教学目标】

1. 能正确说出光照疗法的原理、适应证及副作用。

2. 能正确使用蓝光箱。

3. 说出光照疗法的注意事项。

【实验目的】

通过光照疗法治疗新生儿高胆红素血症，降低血清胆红素浓度。

【实验原理】

光照疗法是一种通过荧光照射治疗新生儿高胆红素血症的辅助治疗。主要作用是使未结合胆红素（非水溶性）转变为结合胆红素（水溶性），易于从胆汁和尿液中排出体外。

【光照疗法指征】

1. 足月儿血清胆红素达205μmol/L（12mg/dl）以上，早产儿血清胆红素达257μmol/L（15mg/dl）以上者。

2. 确诊为新生儿溶血病。

3. 换血前后辅助治疗。

【案例】

王小妹，足月女婴，生后20小时出现黄疸，出生体重3.2kg，体温36.8℃，精神差，血清胆红素为228μmol/L，母亲血型O型，婴儿血型A型，直接抗人球蛋白试验（+）。遵医嘱置患儿于蓝光箱内进行光照疗法。

【实验程序】

1. 核对、评估及解释

（1）查对患儿与母亲的姓名、床号等。

（2）评估患儿：临床诊断、孕周、日龄、体重、黄疸范围及程度、胆红素检查结果、生命征、对周围反应等。

（3）向家长解释光照疗法的目的、注意事项及配合要点。

[**解释语**]"您好，我是护士周××，能告诉我您和宝宝的名字吗？""我是陈××，宝宝名叫王小妹""您好！陈女士，因为您宝宝黄疸较严重，需要放入蓝光箱进行照射治疗，在这期间请不要在宝宝身上擦爽身粉或油剂，因为他们会影响光照效果。现在我们将把宝宝放入蓝光箱，因此您将与宝宝分开一段时间，请您理解。"

2. 操作过程

护士准备：衣帽整洁，洗手，戴口罩。

↓

用物准备

↓ ①备齐用物：蓝光箱、遮光眼罩、护眼墨镜、浴巾、尿布、温度计、小剪刀、治疗卡等

②检查蓝光箱性能是否完好，用前清洁消毒，湿化器水箱内加蒸馏水

接通电源

↓ 打开电源开关，根据患儿出生体重及日龄调节箱温至适中温度（表2-5-1）。

患儿准备

↓ ①脱去患儿衣裤、全身裸露。

②清洁皮肤，剪短指甲。

③佩戴遮光眼罩，用长条尿布遮盖会阴部、肛门部（图2-5-8）。

入箱

↓ ①记录开始照射时间（9:10am）。

②更换体位（单面光疗箱每2小时翻身1次，可以仰卧、俯卧、侧卧交替）。

③定时测体温（每小时测体温1次）。

④严密观察病情（观察患儿生命征、精神状况、大小便、黄疸、胆红素值、不良反应等）。

出箱

↓ ①先将患儿衣被暖好，摘去眼罩，并穿好衣服。

②抱回病床。

③记录出箱时间（17:10）。

［**解释语**］"您好，陈女士，现宝宝血清胆红素为158μmol/L，黄疸已消退，可以出箱了，转入小儿病床，但还需要继续观察治疗，如有什么情况，随时呼叫我们，我们也会经常巡视观察的。"

整理：整理用物、记录；切断电源，清洁消毒蓝光箱。

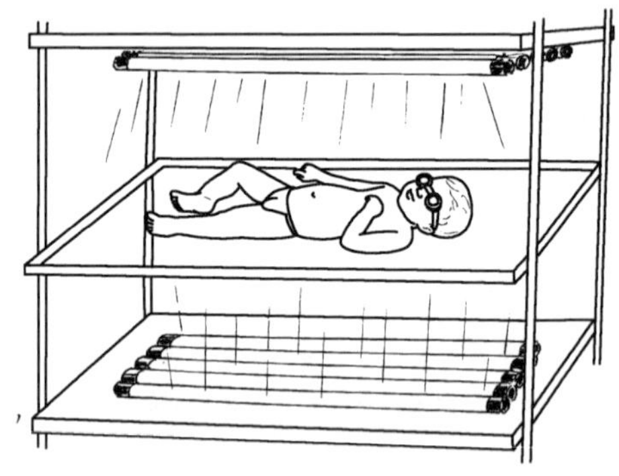

图2-5-8 婴儿光照疗法

【**注意事项**】

1. 保证水分及营养供给 光疗过程中，应按医嘱静脉输液，按需喂奶，因光疗时患儿不显性失水比正常小儿高2~3倍，故应在喂奶间喂水，记录出入量。

2. 光疗过程中随时观察患儿眼罩、会阴遮盖物有无脱落。

3. 严密观察病情 ①监测血清胆红素变化，以判断疗效；②观察患儿生命体征、精神状况、吸吮能力、哭声变化及有无呼吸暂停、惊厥等；③注意黄疸的部位、程度及其变化；④注意大小便颜色与性状；⑤监测光照疗法的不良反应，包括发热、腹泻、皮疹、核黄素缺乏、低钙血症、青铜症等，若有异常须及时与医生联系，及时进行处理。

4. 保持灯管及反射板清洁，并及时更换灯管　每天应清洁灯箱及反射板，灯管使用300小时后其灯光能量输出减弱20%，900小时后减弱35%，因此灯管使用1000小时必须更换。

5. 光疗箱的维护与保养　光疗结束后，关好电源插座，将湿化器水箱内水倒尽，做好整机的清洗、消毒工作，有机玻璃制品忌用乙醇擦洗。光疗箱应放置在干净，温、湿度变化较小，无阳光直射的场所。

【思考题】

1. 光疗过程中，蓝光箱出现报警应如何处理？
2. 光照疗法的不良反应有哪些？其中哪个最常见？
3. 光疗过程中，应注意观察哪些内容？

（林晓云）

实验四　头皮静脉输液法

【实验学时】2~3学时

【实验类型】技能型实验

【教学目标】

1. 能正确说出头皮静脉输液的目的。
2. 说出小儿头皮静脉输液时的注意事项。
3. 能正确执行头皮静脉输液。

【实验目的】

1. 补充液体、营养，维持体内电解质平衡。
2. 使药物快速进入体内，达到治疗疾病目的。

【案例】

郑××，8个月，以“咳嗽、发热2天”为主诉入院。患儿于2天前出现咳嗽，痰多，不易咳出，伴有发热，体温波动于38~39.8 ℃之间，伴烦躁不安，时有青紫。体格检查：T 39.3℃，P 136次/分，R 38次/分，体重8.6kg，烦躁，面色苍白，呼吸急促，可见鼻扇及三凹征，咽红，双肺闻及细湿啰音，心率136次/分，肝右肋下1.5cm，质软，双下肢未见明显水肿。医生诊断为“支气管肺炎”，入院后按医嘱静脉滴注“氨苄西林”抗感染。

【实验程序】

1. 核对、评估及解释

（1）查对患儿姓名、床号等。

（2）评估患儿：①病情、年龄、体重及生命征；②穿刺部位皮肤及血管。

（3）向家长解释头皮静脉输液的目的、注意事项及配合要点。

［解释语］“您好，周女士，我是护士李××，请告诉我您宝宝的名字。”“我宝宝名叫郑××”“根据您宝宝的目前情况，医生诊断为支气管肺炎，需要输液抗感染治疗，考虑到宝宝年龄小，为方便固定及宝宝肢体活动，选择头皮静脉输液。我将为您宝宝输液，请先给宝宝把尿，更换尿布，希望您能一齐配合。”

2. 操作过程

护士准备：衣帽整洁，洗手，戴口罩。

↓

用物准备（填写输液卡，两人核对、无配伍禁忌）

①治疗盘内：皮肤消毒液（安尔碘）、棉签、弯盘、胶布（输液贴）、（必要时备无菌巾、2ml注射器内有生理盐水）、一次性输液器、头皮针（5号或$5\frac{1}{2}$号）、网套、开瓶器、砂轮、剃刀、纱布、治疗巾、输液卡、巡视卡、液体及药物（按医嘱备药）。

②治疗盘外：输液架、生活垃圾桶、医疗垃圾桶、锐器桶及快速手消毒液。

↓

检查药液

↓ ①根据医嘱核对药液。
②查对标签：核对药名、浓度、剂量、有效期。
③检查瓶口有无松动、瓶身有无裂痕。
④将液体瓶倒置，检查有无浑浊、沉淀、絮状物。
⑤将填好的输液卡倒贴在输液瓶上。

加药

↓ ①开启输液瓶铝盖的中心部分，常规消毒瓶塞。
②按医嘱加入药物，检查并签加药时间及操作者全名。

插管

↓ ①套网套（软袋不需），消毒瓶塞，检查一次性输液器有无过期和漏气，将输液管和通气管针头同时插入瓶塞直至针头根部。
②关闭调节器。

排气

↓

再次核对患儿

↓

固定患儿

↓ ①将患儿横卧于床中央，头下垫一软枕。
②另一护士固定患儿头部。

选择静脉

↓ ①小儿常用头皮静脉有：额上静脉、颞浅静脉、耳后静脉、眶上静脉、枕后静脉（图2-5-9）。
②顺头发方向剃净局部头发。

消毒皮肤

↓ 取安尔碘棉签，以穿刺点为中心环形消毒皮肤（直径>5cm）两遍。

进针

↓ ①用注射器接头皮针，排净针内气体。
②左手绷紧皮肤，右手持针沿静脉同心走向平行刺入皮肤。
③见回血后如无异常固定。

调节滴速

↓ ①根据患儿病情、年龄、药物性质调节输液速度。
②再次核对。
［**解释语**］“周女士，我已经调整好输液滴速了，在输液过程中宝宝有任何不适，请用呼叫器叫我们，我们也会随时过来观察，请您不要自己调整输液滴速，谢谢您的配合。”

整理

↓ ①整理用物。
②抱患儿回病床。

洗手、记录：填写输液卡，记录输液时间、输液药物及量，观察患儿反应。

【注意事项】

1. 输液前更换尿布，使患儿舒适，利于配合治疗。
2. 严格执行查对制度和无菌技术操作原则。
3. 根据病情需要，合理分配药物并注意配伍禁忌。

4. 针头刺入皮肤，如未见回血，可用注射器轻轻抽吸以确定回血；因血管细小或充盈不全而无回血者，可试推入极少量液体，如畅通无阻，皮肤无隆起及变色现象，且点滴顺利，证实穿刺成功。

5. 穿刺中注意观察患儿的面色和一般情况，发现异常立即停止操作。

6. 根据患儿病情、年龄、药物性质调节输液速度。新生儿、肺炎、营养不良患儿尤应严格控制输液速度，最好使用输液泵。

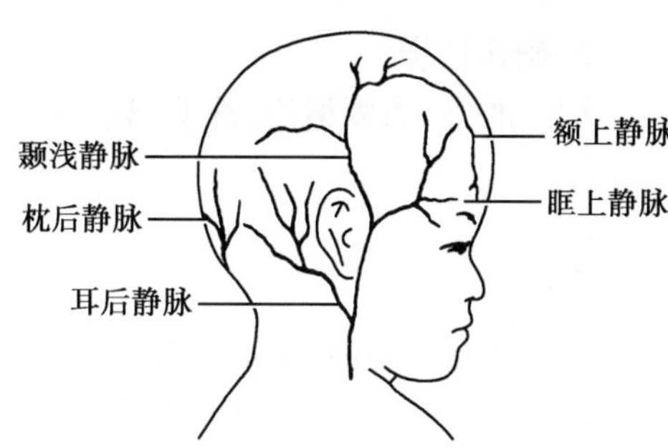

图2-5-9 小儿常用头皮静脉示意图

7. 输液过程中加强巡视，观察患儿有无输液反应、滴速是否合适、局部有无肿胀、针头有无脱出、瓶内溶液是否输完、各连接处有无漏液等。

【思考题】

1. 小儿头皮静脉与动脉有何区别？

2. 小儿输液过程中易出现哪些异常？如何观察？

3. 在穿刺过程中，如何证明穿刺成功？如果针头刺入动脉，会出现什么情况？

（林晓云）

实验五 小儿股静脉穿刺法

【实验学时】2~3学时

【实验类型】技能型实验

【教学目标】

1. 能正确说出股静脉穿刺的目的。

2. 正确说出股静脉穿刺时的注意事项。

3. 能正确执行股静脉穿刺术。

【实验目的】

1. 适用于3岁以下或肥胖小儿的静脉采血。

2. 急救时作为加压输液、输血的静脉通路。

【案例】

陈××，男，1岁，以“发热5天”为主诉入院。缘于5天前无明显诱因出现发热，体温38.8℃，在当地医院予“抗感染”治疗（具体不详），现体温仍波动于38~39℃之间，伴有头痛，无呕吐，无咳嗽、咳痰等。体格检查：T 38.8℃，P 118次/分，R 32次/分，体重10.8kg，精神萎靡，发育正常，营养中等，咽红，全身浅表淋巴结未触及，双肺呼吸音粗，未闻及干湿性啰音，心率118次/分，律齐，腹软，肝脾肋下未及，神经系统检查未见异常。门诊以“发热待查”收入院，入院后按医嘱抽血急查血常规、生化和血培养。

【实验程序】

1. 核对、评估及解释

（1）查对患儿姓名、床号等。

（2）评估患儿：①病情、年龄、体重、生命体征；②患儿穿刺部位皮肤情况等。

（3）向患儿及家长解释股静脉穿刺的目的、注意事项及配合要点。

［**解释语**］“您好，林女士，我是护士张××，，您宝宝叫什么名字？”“宝宝名叫陈××”“根据您宝宝的目前情况，为明确诊断，需要抽血进行化验。因为宝宝年龄小，而且比较肥胖，所以采用股静脉穿刺采血。请您先给宝宝把尿，清洗会阴部，一会儿我来为您宝宝抽血，希望您能一齐配合，好吗？”

2. 操作过程

护士准备：衣帽整洁，洗手，戴口罩。

↓

用物准备

①治疗盘内：5ml或10ml注射器，安尔碘、消毒棉签、纱布、胶布、弯盘、治疗巾。
②治疗盘外：试管架及采血试管。

↓

摆体位

①患儿仰卧，垫高穿刺侧臀部。
②将穿刺侧髋部外展45°并屈膝90°（图2-5-10）。
③助手左手前臂压住患儿左下肢，右手固定患儿右膝关节。

↓

消毒皮肤

①操作者左手示指消毒。
②患儿穿刺部位皮肤消毒：以穿刺点为中心环形消毒（直径>5cm）两遍。

↓

穿刺

①触摸股动脉搏动点。
②在股动脉搏动点内侧0.5cm处垂直刺入。
③见回血固定针头。
④抽血。

↓

拔针

①用纱布压迫穿刺点5分钟。
②胶布固定。
③将血注入采血试管内，放回试管架上。
［解释语］“周女士，血已经抽好了，待会拿去检验，请您帮忙按压针眼5分钟，宝宝如有任何不适，请随时呼叫我们。”

↓

整理：整理用物，洗手。

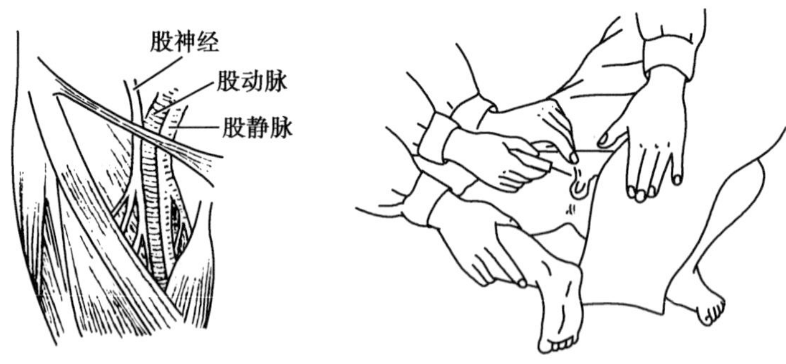

图2-5-10 小儿股静脉穿刺示意图

【注意事项】

1. 严格执行无菌操作，防止感染。

2. 如抽出鲜红色血液，提示穿入股动脉，应立即拔出针头，用无菌纱布持续压迫穿刺处5~10分钟，直至无出血为止。

3. 不宜在同侧反复穿刺，一侧穿刺失败，在有效压迫止血后，再取对侧。

4. 除垂直进针外，还可用斜刺法，即在腹股沟下方1~3cm，以30°~40°角刺入皮肤，向搏动点内侧刺入，然后缓缓向后退针，边退边抽回血，见回血即固定，随即抽血。

5. 穿刺过程中应注意观察患儿面色和呼吸情况，如有异常立即停止操作。

6. 抽血完毕，立即用无菌纱布压迫5分钟，以免引起局部出血或血肿；有出血倾向或凝血功能障碍者，延长按压时间并观察局部渗血情况。

【思考题】

1. 儿科常用的采血法有几种？各适用于哪些情况？
2. 股静脉垂直穿刺法与斜刺法有何异同？
3. 穿刺过程中，如针头误穿入股动脉，应如何处理？

（林晓云）

实验六 新生儿心肺复苏

【实验学时】2~3学时

【实验类型】技能型实验

【教学目标】

1. 正确说出心肺复苏的目的及注意事项。
2. 能正确执行新生儿心肺复苏操作。

【实验目的】

1. 维持血液循环和氧气供应。
2. 降低小儿死亡率。

【案例】

初生男婴，孕42^{+2}周分娩，出生体重4100g，脐带绕颈，出生时即出现呼吸困难、面色苍白、口唇青紫、哭声低微等，1分钟Apgar评分3分，诊断为“新生儿窒息”，立即进行复苏抢救。

【实验程序】

1. 评估患儿：①年龄、孕周、出生体重；②产妇妊娠史和羊水情况；③患儿呼吸、心率、皮肤颜色等。

2. 操作过程

护士准备：衣帽整洁，洗手，戴口罩。

↓

用物准备：抢救车（内备呼吸加压气囊、面罩、肾上腺素等）。

↓

评估呼吸、心率、肤色（E）

↓

通畅气道（A）

↓

①维持体温（保暖）。
②摆好体位（仰卧，肩部垫高2~3cm，使颈部稍后仰）。
③清除分泌物

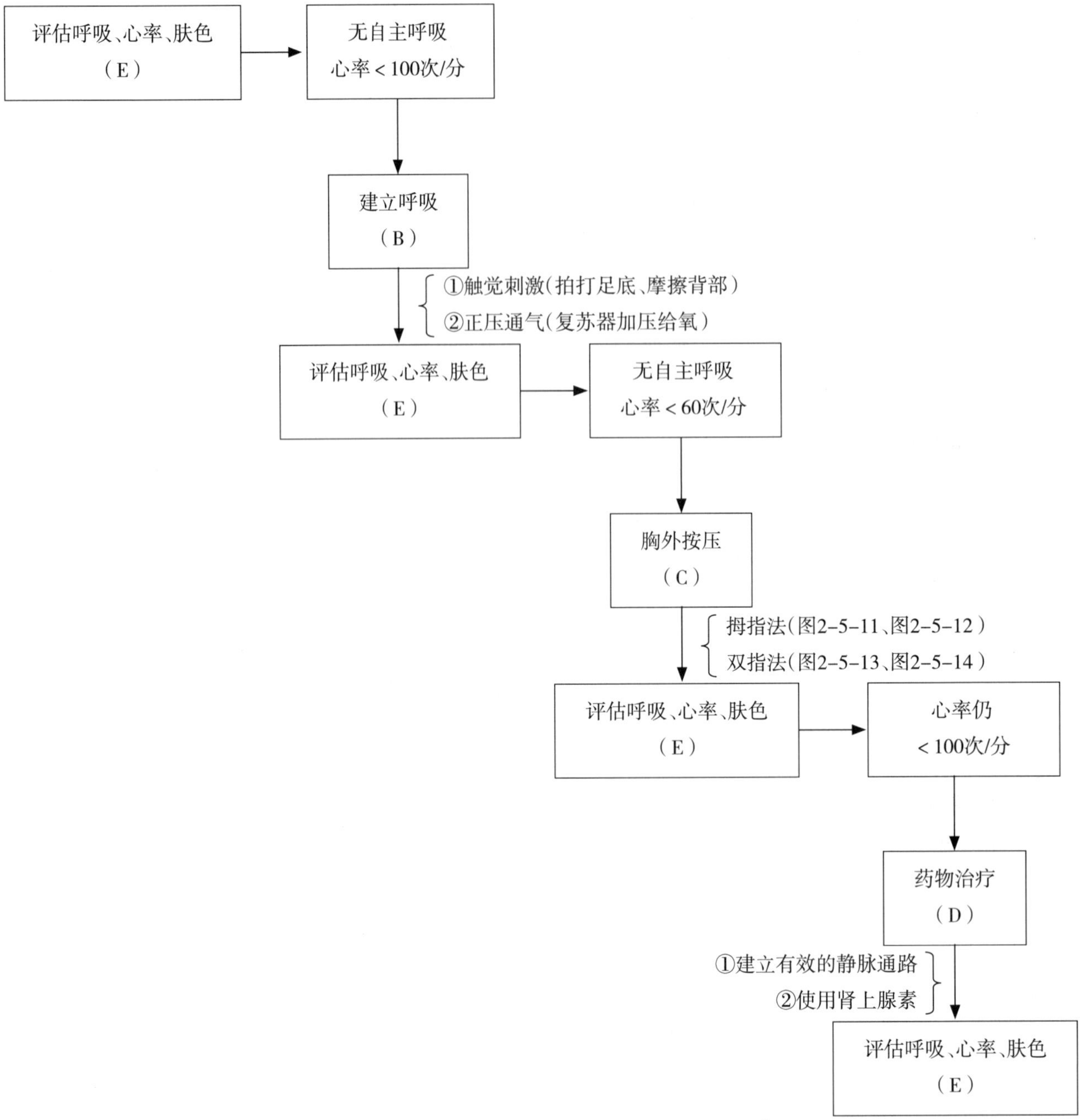

评估呼吸、心率、肤色（E）→ 无自主呼吸 心率＜100次/分

↓

建立呼吸（B）

①触觉刺激（拍打足底、摩擦背部）
②正压通气（复苏器加压给氧）

↓

评估呼吸、心率、肤色（E）→ 无自主呼吸 心率＜60次/分

↓

胸外按压（C）

拇指法（图2-5-11、图2-5-12）
双指法（图2-5-13、图2-5-14）

↓

评估呼吸、心率、肤色（E）→ 心率仍＜100次/分

↓

药物治疗（D）

①建立有效的静脉通路
②使用肾上腺素

↓

评估呼吸、心率、肤色（E）

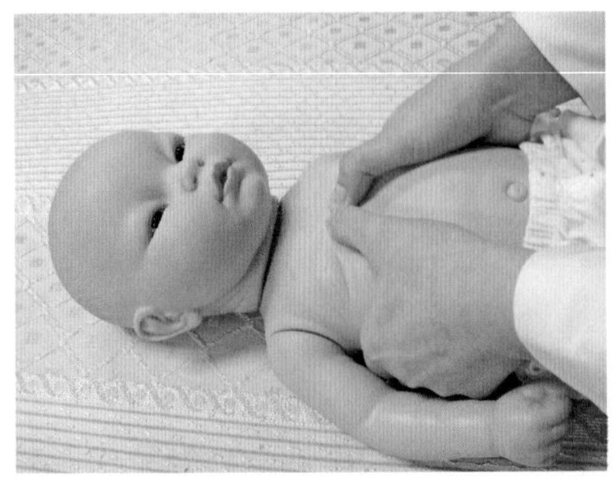

图2-5-11　拇指法胸外按压（正确）

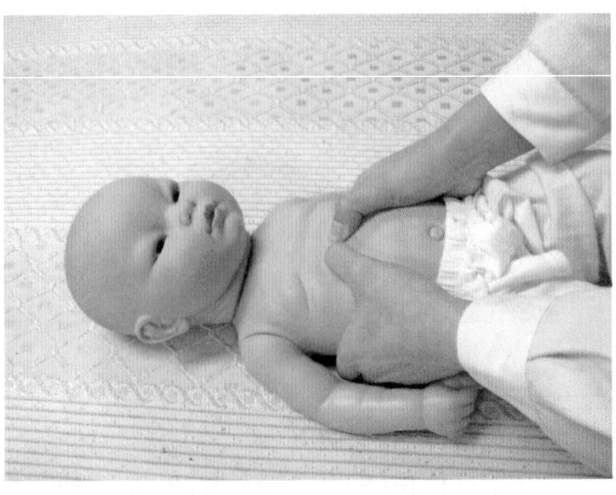

图2-5-12　拇指法胸外按压（位置偏低，错误）

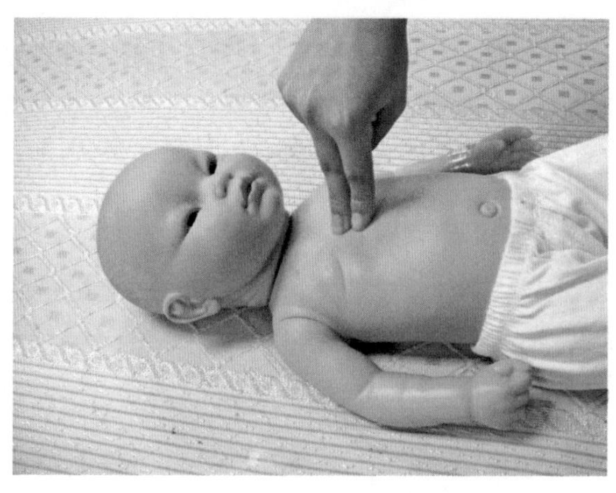

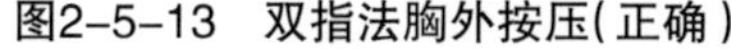

图2-5-13　双指法胸外按压(正确)

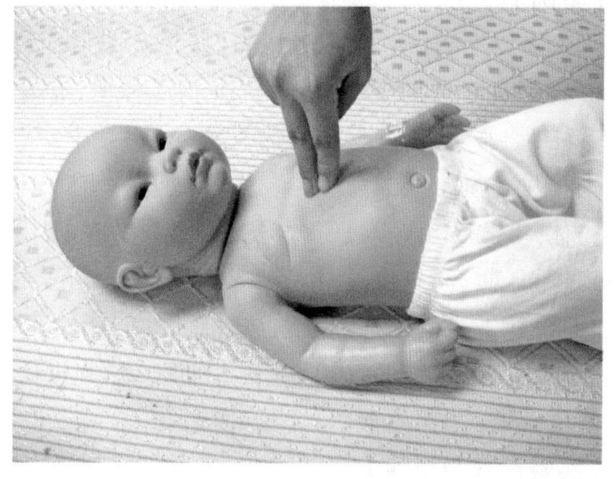

图2-5-14　双指法胸外按压(位置偏低,错误)

【注意事项】

1. 新生儿应注意保暖,娩出后立即用干毛巾擦干头部及全身,置于远红外或其他方法预热的保暖台上。

2. 清理呼吸道分泌物时,先吸口腔,再吸鼻腔黏液,吸引时间不超过10秒。

3. 应用复苏气囊加压给氧,面罩应密闭遮盖下巴尖端、口鼻,但不能盖住眼睛;通气频率为40~60次/分,吸呼比为1 ∶ 2,通气有效可见胸廓起伏。

4. 胸外按压可采用拇指法和双指法。拇指法:操作者双拇指并排或重叠于患儿胸骨体下1/3处,其他手指围绕胸廓托在后背;双指法:操作者一手的中、示指按压胸骨体下1/3处,另一只手支撑患儿背部。

5. 胸外按压频率为120次/分(每按压3次,正压通气1次);按压力度适宜,按压深度为胸廓压下1.5~2cm。按压有效可摸到颈动脉和股动脉搏动。

6. 复苏过程中,每操作一步的同时,均要评价患儿情况,然后再决定下一步骤操作。

【思考题】

1. 新生儿Apgar评分包括哪些内容?如何评分?

2. 胸外按压心脏不能恢复正常循环时,应如何处理?

3. 复苏后的护理还应注意哪些问题?

4. 比较小儿与成人心肺复苏的异同点?

(林晓云)

实验七　腹泻患儿的护理

【实验学时】2~4学时

【实验类型】综合型实验

【教学目标】

1. 正确说出液体疗法的原则。

2. 能正确说出小儿脱水的临床表现,并判断小儿脱水的性质及程度。

3. 能正确说出水、电解质和酸碱平衡紊乱的临床表现,并判别其严重程度。

4. 正确说出口服补液盐的组成。

5. 能正确执行各种混合液的配制。

6. 正确说出腹泻患儿液体疗法的护理。

【案例】

陈××,4个月,母乳喂养。以“腹泻伴发热2天”为主诉入院,患儿于入院前2天无明显诱因出现腹泻,大便次数每日可达10余次,呈黄色蛋花汤样便,有时呈稀水便,量多,伴有发热,体温波动于38.5~40℃之间,进食易吐,呈非喷射状,呕吐物为胃内容物,量少,每日3~4次。发病后患儿精神差,食少,哭无泪,入院前6小时内未排尿。

查体:T 39.8℃ P 130次/分 R 40次/分 W 5kg,昏睡,皮肤干燥,弹性极差,前囟约2.5 cm×2.5cm,深凹陷,眼不能闭合,口唇及口腔黏膜极干燥,口唇呈樱桃红,咽红,双肺呼吸音清,HR130次/分,律齐,无杂音,腹胀,肝脾肋下未及,肠鸣音1次/分,四肢凉,膝腱反射减弱,肛周皮肤发红。

血生化:血钠142mmol/L,血钾3.0mmol/L,血HCO_3^-12mmol/L。

临床诊断:感染性腹泻(急性、重型)。

【实验内容与步骤】

1. 案例讨论

(1)判断该患儿脱水程度和性质。

(2)判断患儿酸碱平衡紊乱的类型及程度。

(3)该患儿诊断为重型腹泻的依据?重型腹泻与轻型腹泻的最主要区别点是什么?

(4)评估患儿目前身心状况,列出其主要护理诊断。

(5)如何保持患儿的皮肤完整性?

(6)该患儿的补液计划如何实施?

(7)患儿在输液过程中如何护理?

2. 每组学生代表发言,教师评析。

3. 技能训练

(1)头皮静脉输液法(见实验四)

(2)小儿股静脉穿刺术(见实验五)

【思考题】

1. 头皮静脉输液与四肢静脉输液比较,有何优缺点?
2. 儿科常用混合液有哪几种?如何配制?其张力分别是多少?
3. 腹泻患儿在输液过程中,应注意观察哪些情况?

(林晓云)

附：评分标准

实验一 （一）婴儿体格测量评分标准

班级＿＿＿＿＿＿ 组别＿＿＿＿＿＿ 学号＿＿＿＿＿＿ 姓名＿＿＿＿＿＿

<table>
<tr><th colspan="2">项目</th><th>项目总分</th><th>内 容 要 求</th><th>标准分数</th><th>考试评分</th><th>备注</th></tr>
<tr><td colspan="2">准备</td><td>15</td><td>护士着装整洁、戴口罩；态度亲切；语言温和
查对、评估婴儿并解释，婴儿准备（排尿等）
用物齐全，环境整洁</td><td>5
5
5</td><td></td><td></td></tr>
<tr><td rowspan="5">操作过程</td><td>体重测量</td><td>20</td><td>铺清洁布、调节磅秤零点*
脱去婴儿的衣帽鞋袜及尿布
将婴儿轻放于秤盘上*
准确读数、记录</td><td>5
5
5
5</td><td></td><td></td></tr>
<tr><td>身高测量</td><td>20</td><td>铺清洁布、将婴儿平卧于测量床中线*
助手固定婴儿头部
操作者正确测量
准确读数、记录</td><td>5
5
5
5</td><td></td><td></td></tr>
<tr><td>头围测量</td><td>10</td><td>正确固定软尺0点、软尺是否紧贴头皮、是否经枕骨结节最高点
准确读数、记录</td><td>5
5</td><td></td><td></td></tr>
<tr><td>胸围测量</td><td>10</td><td>正确固定软尺0点、软尺是否紧贴皮肤、是否经背部肩胛下角
准确读数、记录</td><td>5
5</td><td></td><td></td></tr>
<tr><td>整理</td><td>5</td><td>给婴儿穿上衣帽鞋袜，整理用物，洗手</td><td>5</td><td></td><td></td></tr>
<tr><td colspan="2">指导</td><td>10</td><td>正确指导家长</td><td>10</td><td></td><td></td></tr>
<tr><td colspan="2">理论</td><td>10</td><td>目的、注意事项表述正确、完整</td><td>10</td><td></td><td></td></tr>
<tr><td rowspan="2">评价</td><td>关键性指标</td><td colspan="5">出现下列情况之一者定为不及格：
（ ）1. 造成小儿身体伤害
（ ）2. 未调整磅秤至零点
（ ）3. 操作程序混乱，思路不清</td></tr>
<tr><td>等级</td><td colspan="5">（ ）不及格 及格（ 分）</td></tr>
<tr><td colspan="4">监考老师（签名）：</td><td colspan="3">监考日期：</td></tr>
</table>

注：*为关键性指标，达不到本指标者定为不及格

实验一 （二）年长儿体格测量评分标准

班级__________ 组别__________ 学号__________ 姓名__________

项目		项目总分	内容要求	标准分数	考试评分	备注
准备		15	护士着装整洁，戴口罩；态度亲切；语言温和 查对、评估小儿并解释，小儿准备（排尿等） 用物齐全，环境整洁	5 5 5		
操作过程	体重测量	20	调整磅秤零点* 脱去小儿的衣帽鞋袜 小儿站于杠杆秤中央* 准确测量、读数、记录	5 5 5 5		
	身高测量	20	固定小儿，站姿正确 移动头板与小儿头顶接触* 准确测量、读数、记录	10 5 5		
	头围测量	10	正确固定软尺0点 软尺是否紧贴头皮 是否经枕骨结节最高点 准确测量、读数、记录	2 2 2 4		
	胸围测量	10	正确固定软尺0点（乳腺已发育的女孩） 软尺是否紧贴皮肤 是否经背部肩胛下角 准确测量、读数、记录	2 2 2 4		
	整理	5	给小儿穿上衣帽鞋袜 整理用物，洗手*	3 2		
指导		10	正确指导小儿及家长	10		
理论		10	目的、注意事项表述正确、完整	10		
评价	关键性指标	出现下列情况之一者定为不及格： （ ）1. 造成儿童身体伤害 （ ）2. 未调整磅秤至零点 （ ）3. 操作程序混乱，思路不清				
	等级	（ ）不及格 及格（ 分）				
监考老师（签名）：				监考日期：		

注：*为关键性指标，达不到本指标者定为不及格

实验二 温箱的使用评分标准

班级__________ 组别__________ 学号__________ 姓名__________

<table>
<tr><th>项目</th><th>项目
总分</th><th>内 容 要 求</th><th>标准分数</th><th>考试评分</th><th>备注</th></tr>
<tr><td>准备</td><td>30</td><td>护士着装整洁,洗手*,戴口罩;语言温和
查对、评估患儿并解释
患儿准备(穿单衣,裹尿布)
用物齐全,检查温箱性能是否完好,用前清洁消毒*,接通电源,预热
环境整洁、安全</td><td>5
5
5
10
5</td><td></td><td></td></tr>
<tr><td>操作过程</td><td>50</td><td>将患儿置入温箱内
调节箱温
定时测体温
随时关好箱门*
患儿出箱前准备
记录出入箱时间
出箱后清洁消毒*
整理用物、洗手*</td><td>5
5
5
10
5
5
10
5</td><td></td><td></td></tr>
<tr><td>指导</td><td>10</td><td>正确指导家长</td><td>10</td><td></td><td></td></tr>
<tr><td>理论</td><td>10</td><td>目的、注意事项表述正确、完整</td><td>10</td><td></td><td></td></tr>
<tr><td rowspan="2">评价</td><td>关键性指标</td><td colspan="4">出现下列情况之一者定为不及格:
( )1. 防止交叉感染
( )2. 未能随时关好箱门
( )3. 操作程序混乱,思路不清</td></tr>
<tr><td>等级</td><td colspan="4">( )不及格 及格(分)</td></tr>
<tr><td colspan="3">监考老师(签名):</td><td colspan="3">监考日期:</td></tr>
</table>

注:*为关键性指标,达不到本指标者定为不及格

实验三　光照疗法评分标准

班级______________ 组别______________ 学号______________ 姓名______________

<table>
<tr><th>项目</th><th>项目总分</th><th>内 容 要 求</th><th>标准分数</th><th>考试评分</th><th>备注</th></tr>
<tr><td rowspan="5">准备</td><td rowspan="5">30</td><td>护士着装整洁,洗手*,戴口罩;语言温和</td><td>5</td><td></td><td></td></tr>
<tr><td>查对、评估患儿并解释</td><td>5</td><td></td><td></td></tr>
<tr><td>患儿准备</td><td>5</td><td></td><td></td></tr>
<tr><td>用物齐全,检查光疗箱性能是否完好,用前清洁消毒,接通电源,调节箱温</td><td>10</td><td></td><td></td></tr>
<tr><td>环境整洁、安全</td><td>5</td><td></td><td></td></tr>
<tr><td rowspan="9">操作过程</td><td rowspan="9">50</td><td>将患儿置入光疗箱中</td><td>5</td><td></td><td></td></tr>
<tr><td>记录开始照射时间</td><td>5</td><td></td><td></td></tr>
<tr><td>按时更换体位*</td><td>5</td><td></td><td></td></tr>
<tr><td>定时测体温,根据体温调节箱温</td><td>10</td><td></td><td></td></tr>
<tr><td>观察生命征及不良反应</td><td>5</td><td></td><td></td></tr>
<tr><td>患儿出箱前准备</td><td>5</td><td></td><td></td></tr>
<tr><td>记录出箱时间</td><td>5</td><td></td><td></td></tr>
<tr><td>出箱后清洁消毒*</td><td>5</td><td></td><td></td></tr>
<tr><td>整理用物、洗手*</td><td>5</td><td></td><td></td></tr>
<tr><td>指导</td><td>10</td><td>正确指导家长</td><td>10</td><td></td><td></td></tr>
<tr><td>理论</td><td>10</td><td>目的、注意事项表述正确、完整</td><td>10</td><td></td><td></td></tr>
<tr><td rowspan="2">评价</td><td>关键性指标</td><td colspan="4">出现下列情况之一者定为不及格:
(　)1. 防止交叉感染
(　)2. 未使患儿皮肤均匀受光
(　)3. 操作程序混乱,思路不清</td></tr>
<tr><td>等级</td><td colspan="4">(　)不及格　及格(　分)</td></tr>
<tr><td colspan="3">监考老师(签名):</td><td colspan="3">监考日期:</td></tr>
</table>

注: *为关键性指标,达不到本指标者定为不及格

实验四 头皮静脉输液法评分标准

班级__________ 组别__________ 学号__________ 姓名__________

项目	项目总分	内 容 要 求	标准分数	考试评分	备注
准备	20	护士衣服、鞋帽整洁；洗手、戴口罩*	5		
		查对、评估患儿并做好解释	5		
		患儿准备	5		
		备齐用物、环境整洁	5		
操作过程	60	严格执行查对制度*	5		
		填写输液卡、按医嘱配好药液	5		
		插输液器正确	5		
		再次查对*，排气方法正确	5		
		正确固定患儿头部	5		
		正确选择静脉、消毒皮肤	5		
		穿刺方法正确	5		
		固定方法正确、调节滴速	5		
		再次核对*	5		
		整理床单位、用物	5		
		洗手*、填写输液巡视卡	5		
		记录输液时间、输液药物及量	5		
指导	10	正确指导家长	10		
理论	10	目的、注意事项表述正确、完整	10		
评价	关键性指标	出现下列情况之一者定为不及格： （ ）1. 违反无菌操作原则，操作过程出现任一环节的污染（若自己发现且及时采取弥补措施，未造成不良影响的，只扣除本条目相应分值） （ ）2. 未正确执行查对制度 （ ）3. 操作程序混乱，思路不清			
	等级	（ ）不及格 及格（ 分）			
监考老师（签名）：			监考日期：		

注：*为关键性指标，达不到本指标者定为不及格

实验五　小儿股静脉穿刺术

班级__________　组别__________　学号__________　姓名__________

项目	项目总分	内容要求	标准分数	考试评分	备注
准备	30	护士衣服、鞋帽整洁；洗手、戴口罩*	5		
		查对、评估患儿并做好解释	5		
		患儿准备	5		
		备齐用物	10		
		环境整洁、安全	5		
操作过程	50	摆好患儿体位*	10		
		正确固定患儿下肢及髋关节	5		
		消毒部位、方法正确*	5		
		穿刺部位、方法正确	10		
		固定方法正确	5		
		抽血、拔针	5		
		正确压迫穿刺部位	5		
		整理床单位、用物，洗手*	5		
指导	10	正确指导家长	10		
理论	10	目的、注意事项表述正确、完整	10		
评价	关键性指标	出现下列情况之一者定为不及格： （　）1. 违反无菌操作原则，操作过程出现任一环节的污染（若自己发现且及时采取弥补措施，未造成不良影响的，只扣除本条目相应分值） （　）2. 未摆好体位 （　）3. 操作程序混乱，思路不清			
	等级	（　）不及格　及格（　分）			
监考老师（签名）：			监考日期：		

注：*为关键性指标，达不到本指标者定为不及格

实验六　新生儿心肺复苏

班级＿＿＿＿＿＿　组别＿＿＿＿＿＿　学号＿＿＿＿＿＿　姓名＿＿＿＿＿＿

<table>
<tr><th>项目</th><th>项目总分</th><th>内 容 要 求</th><th>标准分数</th><th>考试评分</th><th>备注</th></tr>
<tr><td>准备</td><td>20</td><td>护士衣服、鞋帽整洁；洗手、戴口罩
查对、评估患儿呼吸、心率、肤色等，并做好解释
用物齐全，环境整洁</td><td>5
10
5</td><td></td><td></td></tr>
<tr><td>操作过程</td><td>60</td><td>A通畅气道：
①体位正确*
②清除分泌物部位、顺序、方法正确
B建立呼吸：
①触觉刺激
②正压通气（通气方法、频率、吸呼比正确）
C胸外按压：
①拇指法：按压部位、手法、频率、深度
②双指法：按压部位、手法、频率、深度
D药物治疗：
①建立有效的静脉通路
②保证药物应用
E评价：复苏步骤中，每操作一步的同时，均要评价患儿情况*，然后再决定下一步骤操作</td><td>
5
5

5
10

10
10

5
5
5</td><td></td><td></td></tr>
<tr><td>指导</td><td>10</td><td>正确指导家长</td><td>10</td><td></td><td></td></tr>
<tr><td>理论</td><td>10</td><td>目的、注意事项表述正确、完整</td><td>10</td><td></td><td></td></tr>
<tr><td rowspan="2">评价</td><td>关键性指标</td><td colspan="4">出现下列情况之一者定为不及格：
（　）1. 未摆好体位
（　）2. 未实时评估患儿情况
（　）3. 操作程序混乱，思路不清</td></tr>
<tr><td>等级</td><td colspan="4">（　）不及格　及格（　分）</td></tr>
<tr><td colspan="3">监考老师（签名）：</td><td colspan="3">监考日期：</td></tr>
</table>

注：*为关键性指标，达不到本指标者定为不及格

第六章　眼耳鼻咽喉口腔科护理学

实验一　泪道冲洗法

【实验学时】1~2学时

【实验类型】技能型实验

【教学目标】

1. 能正确复述泪道冲洗法的目的及注意事项。
2. 能正确执行泪道冲洗。
3. 在操作过程中能与病人进行良好的沟通交流，并正确指导病人。
4. 能准确判断泪道冲洗常见结果。

【实验目的】

1. 泪道疾病的诊断、治疗。
2. 内眼手术前清洁泪道。

【案例】

李先生，38岁。主诉：左眼反复流泪4年，流脓1年。检查：T 36.9℃，P 82次/分，R 18次/分，BP 125/75mmHg。神志清楚，左眼视力0.8，泪囊区皮肤轻度红肿、隆起。入院诊断：左眼慢性泪囊炎。医嘱：左眼泪道冲洗，每日一次。

【实验程序】

1. 核对、评估及解释

（1）评估病人：①年龄、病情、意识状态等；②心理状态及配合程度；③冲洗眼的泪小点和泪囊区。

（2）向病人解释泪道冲洗的目的、方法、注意事项及配合要点。

［**解释语**］"您好，我是您的责任护士王××，请告诉我您的名字？"我是李×""您好，李先生，医生诊断您患了左眼慢性泪囊炎，需要每天进行一次泪道冲洗治疗，也就是用专用的泪道冲洗针将冲洗液注入您的泪道。""啊，那会很痛吗？""在冲洗之前要先进行局部麻醉，所以您不必担心会疼痛。另外，在注射过程中您可能会感觉到有水进入鼻腔或口咽，这是正常的，请不必担心。请问您还有其他问题吗？如果没有，我准备一下，一会儿为您冲洗。"

2. 操作过程

护士准备：衣帽整洁，洗手，戴口罩。

↓

用物准备

- 治疗盘内备：5ml无菌注射器、泪道冲洗弯针头（图2-6-1）、1%丁卡因、消毒棉球或棉签、泪点扩张器、冲洗液体（遵医嘱）、抗生素眼药水。
- 治疗盘外备：生活垃圾桶、医疗垃圾桶、锐器收集器。

↓

病人准备

- ①协助病人坐靠背椅或取仰卧位，固定头部。
- ②根据医嘱核对床号、姓名、眼别、冲洗液体。
- ③轻挤压泪囊区，用棉签拭净眼部分泌物。
- ④将1%丁卡因棉签置于上下泪点之间，告知病人闭眼2~3分钟。

↓

[解释语]“李先生您好，现在为您进行局部麻醉，我将把沾了麻醉药的小棉片置入您的眼睑，您需要闭上眼睛，并使上下眼睑能将小棉片夹住，时间大约是2~3分钟，到时我会通知您。”

准备冲洗液

①检查冲洗液体名称、浓度、剂量、有效期，有无浑浊、沉淀、絮状物。
②用无菌注射器抽吸冲洗液体。
③更换泪道冲洗针头。

泪小点扩张

①再次核对床号、姓名、眼别。
②左手轻轻牵拉下睑，嘱病人向上方注视。
[解释语]“李先生，现在我开始帮您冲洗泪道，请您张开眼睛，向上方注视，注意不要移动头部和说话，以免误伤您的眼睛，如有任何不适或需求请举手示意。”
③右手持泪点扩张器扩张泪小点。

泪道冲洗

①右手持注射器将针头垂直插入泪小点1~1.5mm(图2-6-2)。
②将针头转为水平方向，向鼻侧进入泪小管内3~5mm至骨壁(图2-6-3)。
③将针稍向后退，缓慢注入药液。
④观察泪点处有无液体或分泌物反流。
⑤询问病人有无液体流入鼻腔或咽部。
[解释语]“李先生，我已将冲洗液注入您的泪道，如您感觉到液体流入鼻腔或口咽，请举手示意。”

判断冲洗结果

①注入液体自鼻孔流出或病人自诉有液体流入口中提示泪道通畅。
②注入液体有阻力，部分液体由原泪点或上泪点反流，提示鼻泪管狭窄。
③进针时阻力大，冲洗液体由原泪点或上泪点逆流，鼻腔内无液体，提示泪道阻塞。
④冲洗后，泪小点有脓性分泌物溢出，提示慢性泪囊炎。
⑤如冲洗时如发现下睑肿胀，说明发生假道，必须停止液体注入。

滴抗生素眼药水

整理

①用棉球或纱布拭净眼睑及颊部水滴。
②协助病人取舒适体位、做好交代、整理床单位、清理用物、洗手并记录。
[解释语]“李先生，泪道冲洗已完成，非常感谢您的配合，现在感觉怎么样？您好好休息，如有需要请及时按呼叫器，我们也会随时过来观察。”

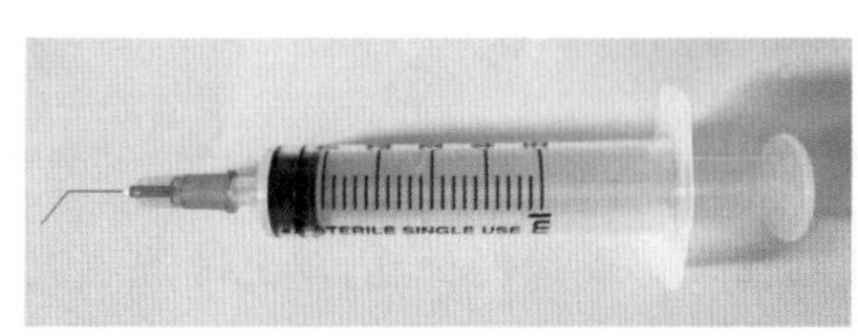

图2-6-1 弯针头

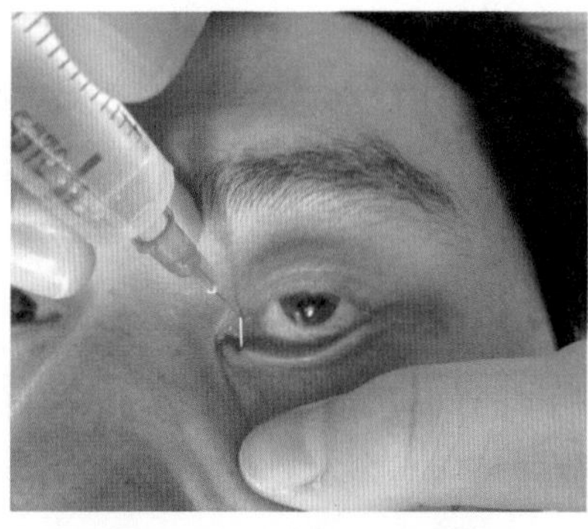

图2-6-2 泪道冲洗垂直进针

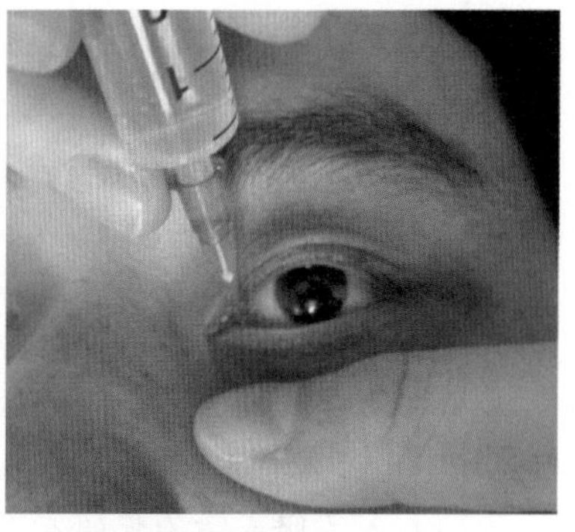

图2-6-3 泪道冲洗水平进针

【注意事项】

1. 如进针遇有阻力,不可强行推进。

2. 若下泪点闭锁,可由上泪点冲洗。

3. 勿反复冲洗,避免黏膜损伤或粘连引起泪小管阻塞。

4. 急性炎症和泪囊有大量分泌物时不宜进行泪道冲洗。

【思考题】

如何根据泪道冲洗结果来判断泪道病情?

(郭谊楠)

实验二 结膜囊冲洗法

【实验学时】1~2学时

【实验类型】技能型实验

【教学目标】

1. 能正确说出结膜囊冲洗的目的和注意事项。

2. 能正确执行结膜囊冲洗。

3. 在操作冲洗过程中能与病人进行良好的沟通交流,并正确指导病人。

【实验目的】

1. 清除结膜囊内的异物、酸碱化学物质和脓性分泌物。

2. 眼部手术前清洁结膜囊。

【案例】

王先生,29岁。主诉:左眼视力下降1年。检查:T 36.2℃,P 80次/分,R 20次/分,BP 118/65mmHg。神志清楚,左眼视力0.1。诊断:左眼白内障。术前医嘱:结膜囊冲洗。

【实验程序】

1. 核对、评估及解释

(1)评估病人:①年龄、病情及意识状态等;②心理状态及配合程度;③冲洗眼睑皮肤、结膜、角膜情况。

(2)向病人解释结膜囊冲洗的目的、方法、注意事项及配合要点。

[解释语]"您好,我是您的责任护士李××,能告诉我您的名字吗?""我是王××""您好,王先生,请问您是哪只眼睛感到不适?左眼还是右眼?根据症状医生诊断您是左眼白内障,需要进行手术治疗。为了保证手术顺利进行,防止术后并发症,手术前要进行结膜囊冲洗。也就是用洗眼液清洁您的左眼,等会儿由我来为您冲洗,希望您能配合。"

2. 操作过程

护士准备:衣帽整洁,洗手,戴口罩。

↓

用物准备

- 治疗盘内备:玻璃洗眼壶(或冲洗用盐水瓶)、受水器、纱布或棉球、洗眼液(遵医嘱)。
- 治疗盘外备:输液架、生活垃圾桶、医疗垃圾桶、锐器收集器。

↓

病人准备

- ①根据医嘱核对床号、姓名、眼别。
- ②病人取坐位或仰卧位,头略后仰向患眼微倾。
- ③受水器紧贴患眼侧颊部颧骨突下方(坐位)或颞侧(仰卧位)(图2-6-4)。
- [解释语]"王先生,请您头部略向左侧倾斜,左手持受水器紧贴住颊部或颞侧位置,以免冲洗液流入右眼或污染您的衣服。"
- ④擦净眼部分泌物及眼膏。

↓

结膜囊冲洗

①再次核对床号、姓名、眼别。
②冲洗液先冲洗眼睑皮肤，然后再移至眼部冲洗。
③左手翻转病人上下睑，右手持洗眼壶或吊瓶冲洗头，用洗眼液冲洗结膜囊腔。
［解释语］“王先生，现在开始冲洗结膜囊，为了保证冲洗效果需要您配合转动眼球。现在请您向下看……很好，现在请您向上看……很好，现在请您向各个方向转动眼球……很好，您配合得很好。”
④充分暴露结膜囊各部分，彻底冲洗。

整理、记录

①用棉球或纱布拭净眼睑及颊部水滴。
②整理用物，将受水器内的污水倒出，消毒后备用。
③协助病人取舒适体位，做好交代。
［解释语］“王先生，结膜囊冲洗已完成，您配合得很好。现在您左眼感觉舒服吗？是否还有其他需要？您好好休息。”
④整理床单位、清理用物、洗手并记录冲洗情况。

【注意事项】

1. 冲洗时，洗眼壶或吊瓶冲洗头距眼3~5cm，不可接触眼睑及眼球。
2. 洗眼液不可直接冲在角膜上，也不可进入健眼。
3. 洗眼液要保持适宜温度，一般以32~37℃为宜。
4. 化学伤冲洗应充分暴露上下穹隆部，反复多次冲洗，防化学物质残留。
5. 传染性眼病的用具，用后应彻底消毒或选择一次性用品。
6. 眼球穿通伤及较深的角膜溃疡者禁忌冲洗。

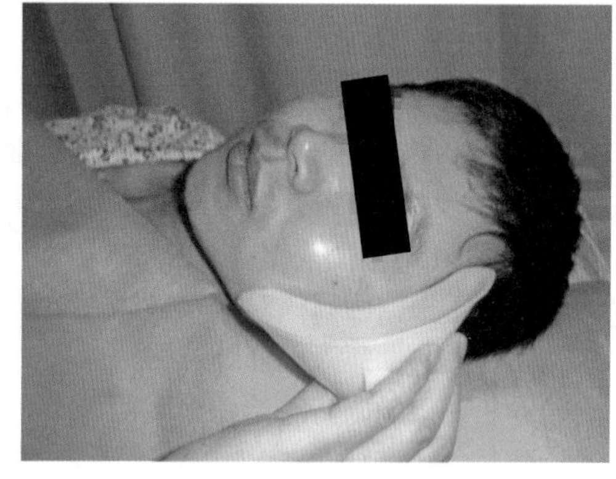

图2-6-4 持受水器

【思考题】

1. 为何角膜溃疡病人禁忌结膜囊冲洗？
2. 进行结膜囊冲洗时，如何指导病人取正确体位？
3. 化学伤结膜囊冲洗在操作流程上要增加哪些项目？注意什么？

（郭谊楠 廖承熙）

实验三 球结膜下注射法

【实验学时】2~3学时

【实验类型】技能型实验

【教学目标】

1. 能正确说出球结膜下注射的目的及注意事项。
2. 能正确执行球结膜下注射。
3. 在操作过程中能与病人进行良好的沟通交流，并正确指导病人。
4. 能正确说出球结膜下注射的常见并发症及护理措施。

【实验目的】

1. 将药物注射到球结膜下，提高药物在眼局部的浓度，延长药物的作用时间，同时刺激局部血管扩张，渗透性增加，有利于局部新陈代谢和炎症吸收。
2. 用于治疗眼前部疾病。

【案例】

吴女士，46岁。主诉：双眼视物模糊、眼痛、畏光、流泪2天。检查：T 36.9℃，P 88次/分，R 20次/分，BP

140/75mmHg。神志清楚，视力右眼0.2，左眼0.3，双眼结膜睫状充血，KP（角膜后沉积物）（+），房水闪辉，虹膜纹理不清，瞳孔直接与间接对光反应减弱。诊断：双眼虹膜睫状体炎。医嘱：地塞米松注射液球结膜下注射1 mg，每日一次。

【实验程序】

1. 核对、评估及解释

（1）评估病人：①年龄、病情、意识状态、营养状况和药物过敏史等；②心理状态及配合程度；③眼部情况：有无分泌物、结膜有无出血、有无手术切口。

（2）向病人解释球结膜下注射的目的、方法、注意事项及配合要点。

［**解释语**］“您好，我是您的责任护士刘××，能告诉我您的名字吗？”“我是吴××”“您好，吴女士，您患的是双眼虹膜睫状体炎，根据医嘱需要进行球结膜下注射地塞米松，以促进局部炎症吸收。等会儿由我来为您进行注射，您先做好准备。”“怎么？给眼睛打针吗？那太可怕了，会影响眼睛视力吗？”“哦，不会的，这种治疗只是将药液注射到覆盖在眼球表面薄薄的一层结膜下面，不会刺穿您的眼球的。”“哦，那我就放心了！”

2. 操作过程

护士准备：衣帽整洁，洗手，戴口罩。

↓

用物准备

- 治疗盘内备：治疗本、1%丁卡因、无菌1~2ml注射器、5~6号皮试针尖、注射药物（遵医嘱）、棉签、纱布眼垫、胶布、抗生素眼膏、开睑器。
- 治疗盘外备：生活垃圾桶、医疗垃圾桶、锐器收集器。

↓

注射前准备

- ①根据医嘱核对床号、姓名、眼别，核对药物名称、剂量、用药方法。
- ②协助病人取仰卧位。
- ③按滴眼药法给注射眼滴丁卡因溶液2~3次，其间隔1~3分钟。如眼部分泌物多者先按结膜囊冲洗法进行冲洗。
- ［**解释语**］“您好，吴女士，现在我要先为您滴表面麻醉药，这样在注射时您就不痛了。”
- ④抽吸药物至注射器。

↓

注射

- ①选择球结膜的注射位置，分开病人上下眼睑，必要时用开睑器开睑，右手持注射器。
- ②颞下方注射时嘱病人向上注视，颞上方注射时嘱病人向下注视。
- ［**解释语**］“吴女士，现在我准备给您进行球结膜下注射，请您眼睛向上（下）注视，并请不要转动头部、眼球，不要眨眼，以免误伤您的眼睛。在注射过程中如有任何不舒服，请立即举手示意，我会及时处理的。”
- ③针尖与角膜切线方向平行，避开球结膜血管，注射针尖斜面朝下，与眼球表面呈10°~15°进针，进针时挑起球结膜，缓慢注入药液，可见结膜下药液小泡形成。
- ④遵医嘱涂抗生素眼膏，盖眼垫包眼。

↓

整理

- ①观察注射后病人的反应。
- ②整理床单位、清理用物、做好交代、洗手并记录。
- ［**解释语**］“您好，吴女士，球结膜下注射已经完成，您现在感觉怎么样？请注意不要揉擦眼睛以免导致出血。如眼睛有任何不舒服，请及时按呼叫器，我们也会随时过来观察。您还有其他需要吗？您好好休息。”

↓

【注意事项】

1. 注射时嘱病人勿转动眼球,以防刺伤角膜。
2. 注射时针尖勿指向角膜并避开血管。
3. 角膜溃疡病人注射时禁止眼球加压。
4. 多次注射应更换注射部位,以免结膜下粘连、结疤。
5. 如注射散瞳类药物应注意观察病人的全身状况,并在注射后20分钟观察瞳孔是否散大。

【思考题】

1. 球结膜下注射时应如何避免损伤角膜?
2. 如病人出现结膜下出血应如何处理?

(郭谊楠　廖承熙)

实验四　球后注射法

【实验学时】2~3学时

【实验类型】技能型实验

【教学目标】

1. 能正确说出球后注射的目的及注意事项。
2. 能正确执行球后注射。
3. 在操作过程中能与病人进行良好的沟通交流,并正确指导病人。
4. 能正确说出球后注射常见并发症及护理措施。

【实验目的】

1. 通过眼睑皮肤或下穹隆,经眼球下方进入眼眶的给药方式,用于治疗眼底病。
2. 内眼手术前麻醉。

【案例】

陈先生,男,68岁。主诉:左眼视力骤降1小时。检查:T 36.9℃,P 88次/分,R 20次/分,BP 150/85mmHg。神志清楚,左眼无光感,瞳孔散大,直接对光反射消失,视网膜灰白水肿,黄斑呈“樱桃红斑”,视乳头色淡,边界模糊,视网膜动脉血管狭细。诊断:左眼视网膜中央动脉阻塞。医嘱:阿托品1 mg球后注射,每日一次。

【实验程序】

1. 核对、评估及解释

(1)评估病人:①年龄、病情、意识状态、营养状况和药物过敏史等;②心理状态及配合程度;③眼部有无分泌物,眼部周围的皮肤和血管状况。

(2)向病人解释球后注射的目的、方法、注意事项及配合要点。

[解释语]“您好,我是您的责任护士林××,能告诉我您的名字吗?”“我是陈××”“您好,请问您是哪只眼睛感到不适?左眼还是右眼?根据您的症状医生诊断您是左眼视网膜中央动脉阻塞,医嘱需要进行球后注射阿托品,目的是解除血管痉挛,改善微血管循环,待会儿由我来为您注射,好吗?”

2. 操作过程

护士准备:衣帽整洁,洗手,戴口罩。

↓

用物准备

- 治疗盘内备:治疗本、药物(遵医嘱)、无菌2~5ml注射器、3.5~4cm。长注射针头、安尔碘、消毒棉签、纱布眼垫、绷带。
- 治疗盘外备:生活垃圾桶、医疗垃圾桶、锐器收集器。

↓

注射前准备

①根据医嘱核对床号、姓名、眼别，核对药物名称、剂量、用药方法。
②协助病人取坐位或仰卧位。
③抽吸药物至注射器。
④消毒下睑外侧及周围皮肤。如选择下穹隆进针，则需先行注射眼结膜囊冲洗。

注射

①左手持消毒棉签于下眼眶边缘中、外1/3交界处定位，右手持注射器。
②嘱病人向鼻上方注视。
[**解释语**]“您好，陈先生吗？我现在为您进行球后注射，请您保持向鼻上方注视，注意不要转动头部、眼球，不要眨眼。在注射过程中您如有任何不适，请立即举手示意，我会及时处理。”
③于下眼眶边缘的中、外1/3交界处进针，先垂直刺入皮肤约1~2cm，沿眶壁走行，向内上方倾斜30° 向眶尖方向推进。进针总深度约3~3.5cm，抽吸无回血，固定针筒，缓慢注入药液。
④拔针后，嘱病人闭眼，垫纱布眼垫轻轻按压针眼1分钟，防止出血。
⑤涂抗生素眼膏并包扎。

整理

①协助病人取舒适卧位，观察注射后病人的眼球转动、视力有无异常、眼球有无突出等。
②整理床单位、清理用物、做好交代、洗手并记录。
[**解释语**]“您好，陈先生，球后注射已经完成。请注意不要揉擦眼睛以免出血。如果眼睛有任何不舒服，请按呼叫器叫我们，我也会随时过来观察。您是否还有其他需要？您好好休息。”

【注意事项】

1. 进针时如有阻力或碰及骨壁不可强行进针。
2. 注射后如出现眼球突出、运动受限为球后出血，应加压包扎。
3. 眼前部有化脓性感染的病人禁忌球后注射。

【思考题】

1. 如何避免眼球损伤？
2. 如病人出现球后出血应如何处理？
3. 注射后应观察哪些眼部情况，为什么？

（郭谊楠）

实验五　眼科疾病病人的护理

【实验学时】3~5学时

【实验类型】综合型实验

【教学目标】

1. 能根据病人资料进行健康评估，识别异常的临床症状、体征及辅助检查指标，对病情做出分析。
2. 基本掌握眼科疾病的临床思维方法。
3. 正确使用SchiOtz眼压计并说出目的和注意事项。
4. 正确为病人滴眼药水、涂眼药膏，说出目的和注意事项，并比较两者的异同点。
5. 正确为病人剪睫毛并说出目的和注意事项。

【案例】

杨女士，68岁。入院前2年来无明显诱因出现左眼视力下降，无明显眼红、眼痛，无畏光、流泪，无眼前黑影、雾视等，无眼外伤。现视物模糊逐渐加重。

体格检查：T36.2℃，P74次/分，BP135/80mmHg。神志清楚，查体合作，心肺、腹部、神经系统等检查无明显异常。眼科检查：视力：右0.6，左眼0.1；眼压：右12.7mmHg，左11.6mmHg。右眼大致正常，左眼球结膜无充血，角膜透明，前房中深，KP(－)，闪辉(－)，虹膜(－)，瞳孔大小正常，晶体皮质灰白色混浊，玻璃体及眼底看不清。

辅助检查：血常规、血生化、术前四项、凝血四项和ECG均正常。

【实验内容与步骤】

1. 案例讨论

（1）请对该病人进行护理评估。

（2）该病人患病最可能的原因是什么？ 为什么？

（3）该病人的病情观察要点有哪些？

（4）该病人能否应用SchiOtz眼压计测量眼压？ 如何测量？

（5）该病人现需应用眼药水和眼药膏，如何滴用？

（6）该病人拟行白内障囊外摘除术和人工晶体植入术，术前请为病人剪睫毛。

2. 每组学生代表发言，教师评析。

3. 技能训练

（1）应用SchiOtz眼压计测量眼压

［**情境导入**］入院后第二天病人诉夜间睡眠差，感左眼轻度胀痛，遵医嘱予以测量眼压。

◆适应证：需测量眼压者。

◆禁忌证：眼部有急性炎症（如结膜炎、角膜炎等）和穿孔伤。

◆用物准备：SchiOtz眼压计、1%丁卡因溶液、75%酒精棉球，抗生素眼药水。

◆方法

1）评估病人并解释，核对病人姓名和眼别，取低枕仰卧位。

［**解释语**］“您好，我是您的责任护士林××，能告诉我您的名字吗？”“我是杨××”“您好，杨女士，请问您是哪只眼睛感到不适？ 左眼还是右眼？ 根据您的症状医生需要进行眼压的测量，目的是协助诊断，待会儿由我来为您测量，好吗？”

2）测量前检查眼滴1%丁卡因溶液作表面麻醉。

3）将眼压计调整至“0”位，用75%酒精棉球消毒底盘，待充分干燥后开始测量。

4）嘱受检者两眼向正上方固视自己手指。

5）检查者用左手拇指和示指轻轻分开被检者的上、下睑，固定于上、下眶缘；右手持眼压计支架，将眼压计底盘垂直放于角膜中央，读出眼压计指出的刻度数。

6）按换算表计算出眼压值。当指针读数小于3时，应更换更重的砝码 。

7）测量完毕，滴抗生素眼液防止感染；同时嘱受检者2小时内不用手揉眼以防角膜脱落；协助病人整理衣服并取舒适卧位；整理用物、洗手并记录。

◆注意事项

1）急性结膜炎、角膜溃疡或穿孔伤等不宜测量。

2）测量前应使用酒精棉球消毒，防止交叉感染。消毒后，应用干棉球擦拭干净或待充分干燥后再使用，以免残留酒精损伤角膜上皮。

3）测量时切勿加压于眼球，同一眼球不可连续多次测量，否则可影响准确性，并易损伤角膜。

［**解释语**］“杨女士，您好，您左眼的眼压是18mmHg，右眼是16mmHg，目前正常。谢谢您的配合。”

（2）滴眼药水

［**情境导入**］杨××，左眼白内障，拟于三日后进行手术，遵医嘱予以抗生素眼药水滴眼，每日四次。

◆适应证：预防、治疗眼部疾病、散瞳、缩瞳及表面麻醉等需局部用眼药水者。

◆用物准备：眼药水、消毒棉签或棉球。

◆方法

1）操作前洗手，核对病人的姓名、眼别、药名、浓度和药物性状。

［解释语］“您好，杨女士，医生诊断您患了左眼白内障，手术前需要抗生素眼药水滴左眼，目的是防止感染，待会儿由我来为您滴眼药水，好吗？”

2）病人取坐位或仰卧位，头略后仰并向患侧倾斜，用棉签或棉球擦拭去眼部分泌物。

3）嘱病人向上注视，左手示指或持棉签轻拉下睑，暴露下穹隆的结膜囊。

4）右手持眼药瓶，将药液1~2滴滴入下穹隆的结膜囊内（图2-6-5）。

5）轻提上睑使药液进入整个结膜囊内，嘱病人轻轻闭目2~3分钟，用棉签拭干外溢药液。

6）整理用物、洗手并记录。

◆注意事项

1）严格执行查对制度，核对姓名、药名、眼别，检查药物质量，无误后方可用药。

2）混悬液滴用前应充分摇匀。

3）双眼滴药时，应先滴健眼后滴患眼，先轻后重，应防两眼间交叉传染。

4）滴管口距眼睑2~3cm，勿触及睫毛，以防污染。

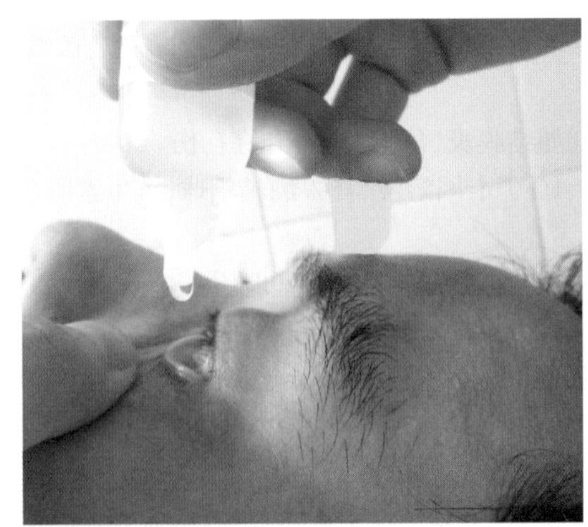

图2-6-5 点眼药水法（正确）

5）眼药水勿直接滴在角膜上，操作时动作轻柔。为角膜溃疡和角膜有伤口的病人滴眼药水时勿压迫眼球。

6）滴用散瞳、缩瞳或毒性较大药物时，滴后即用棉球压迫泪囊区2~3分钟，尤其儿童更应注意压迫，以免药液经鼻腔黏膜吸收引起中毒反应。

7）同时滴数种药物时，两药之间需间隔1~2分钟；先滴刺激性弱的再滴刺激性强的药物；先滴消炎类眼药水再滴散瞳类眼药水；与眼膏同用时，先滴眼药水再涂眼药膏。

8）传染性眼病病人眼药水及用物应单独使用，按照消毒隔离制度执行。

（3）涂眼药膏法

［情境导入］杨××拟于三日后进行手术，遵医嘱予以抗生素眼膏涂左眼，每晚睡前用。

◆适应证：眼睑闭合不全、绷带加压包扎前需保护角膜及需做睑球分离的眼局部用药膏者。

◆用物准备：眼药膏、玻璃棒、消毒棉签或棉球。

◆方法

1）操作前洗手，核对病人姓名、眼别、药名、浓度和药物性状。

［解释语］“您好，杨女士，根据术前医嘱需要抗菌素眼膏每晚涂左眼，目的是防止感染，待会儿由我来为您涂眼膏，好吗。”

2）病人取坐位或仰卧位，头略后仰，用棉签擦拭去眼部分泌物。

3）嘱病人向上注视，左手示指或持棉签轻拉下睑，暴露下穹隆的结膜囊。

4）右手将眼药膏先挤去一小段，将眼药膏挤入下穹隆或用玻璃棒蘸眼药膏少许，将玻璃棒连同眼药膏平放于穹隆部，嘱病人闭眼，同时转动玻璃棒，以水平方向抽出。

5）按摩眼睑使眼药膏均匀分布于结膜囊内，嘱闭眼3~5分钟。

6）询问病人感受，整理用物、洗手并记录。

◆注意事项

1）若使用玻璃棒涂眼药膏，使用前应检查玻璃棒有无破损，如有破损应弃去。

2）避免将睫毛和玻璃棒一同卷入结膜囊内。

3）玻璃棒用后及时消毒以备用。

（4）剪眼睫毛法

［**情境导入**］杨××已完善术前检查，拟于明日行白内障手术，遵医嘱予以剪眼睫毛。

◆适应证：内眼手术前为使术野清洁，防止手术中睫毛落入眼内。

◆用物准备：小剪刀、凡士林或眼药膏、无菌棉签、消毒棉球和眼垫。

◆方法

1）操作前洗手，核对病人的姓名和眼别。

［**解释语**］“您好，请告诉我您的名字？”“我是杨××”“您好，杨女士，医生安排您于明日行白内障手术，需要剪去左眼睫毛，目的是防止手术中睫毛落入眼内，由我来为您剪睫毛，好吗？”

2）病人取坐位，在剪刀的两叶涂上凡士林或抗生素眼药膏，以便粘住剪下的睫毛。

3）嘱病人向下看，手指压住上睑，使睑缘稍外翻，剪去上睑睫毛（图2-6-6）。

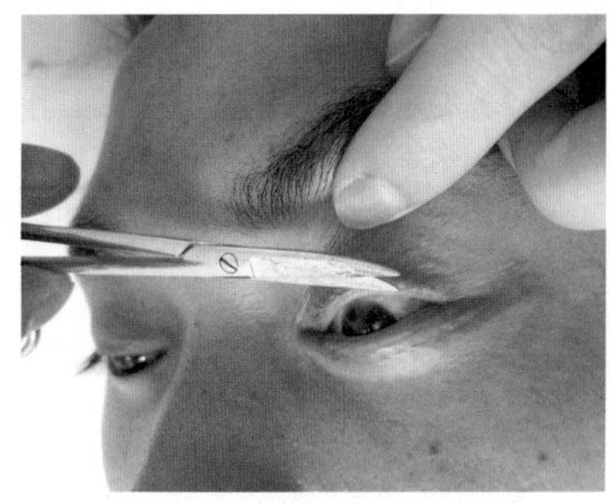

图2-6-6 剪睫毛法

4）嘱病人向上看，手指压住下睑，使轻度外翻，剪去下睑睫毛。

5）随时将剪下的睫毛用眼垫擦拭干净，以防落入结膜囊内。

6）擦拭眼围睫毛，检查眼内有无落入睫毛。

7）询问病人感受，整理用物、洗手并记录，剪刀用后消毒备用。

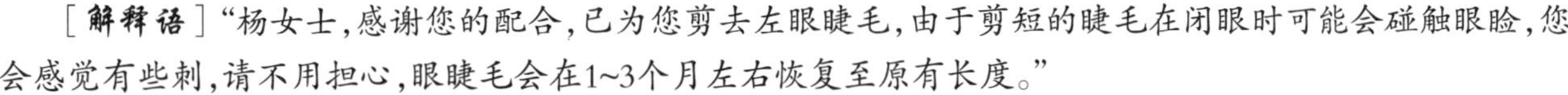

［**解释语**］“杨女士，感谢您的配合，已为您剪去左眼睫毛，由于剪短的睫毛在闭眼时可能会碰触眼睑，您会感觉有些刺，请不用担心，眼睫毛会在1~3个月左右恢复至原有长度。”

◆注意事项

1）剪眼睫毛时嘱咐病人安静，头部固定不动。

2）剪睫毛时禁用散瞳或缩瞳眼膏涂在剪刀叶片上。

3）动作轻稳准，防止损伤角膜及眼睑皮肤。

4）如有睫毛落入结膜囊内，立即用湿棉签拭出或用生理盐水冲洗干净。

【思考题】

1. 眼压测量有哪些其他方法？

2. 滴用哪些眼药水时要用棉球压迫泪囊区？为什么？

3. 多种眼药水同时使用时，顺序如何安排，间隔时间应多少？

（郭谊楠）

实验六　耳科疾病病人的护理

【**实验学时**】3~5学时

【**实验类型**】综合型实验

【**教学目标**】

1. 能对病人资料进行健康评估，识别异常的临床症状、体征及辅助检查指标，并对病情做出分析。
2. 基本掌握耳科疾病的临床思维方法。
3. 掌握额镜的正确使用方法并说出目的及注意事项。
4. 能正确为病人进行外耳道冲洗、外耳道滴药，说出目的和注意事项，并比较两者的异同点。

【**案例**】

庄小敏，女性，5岁，以“双耳听力减退1周”为主诉就诊。病史：患儿1周前无明显诱因自觉双耳听力减退，耳闭塞感，伴耳鸣，呈持续性，无发热、耳痛，无头痛，无咳嗽、咳痰，无眩晕等不适。专科检查：双侧耳廓无畸形，乳突区未及红肿及压痛。

【**实验内容与步骤**】

1. 案例讨论

（1）请对该病人进行护理评估。

（2）该病人患病最可能的原因是什么？为什么？

（3）该病人的病情观察要点有哪些？

（4）该病人现需要进行外耳道冲洗和滴药，应如何操作？

2. 每组学生代表发言，教师评析。

3. 技能训练

（1）额镜使用法

［**情境导入**］护士使用额镜为患儿检查外耳道。

◆目的：将光线放射聚焦到检查或治疗部位，利于检查者观察或治疗。

◆用物准备：额镜、光源。

◆方法

1）核对病人，取坐位，检查部位朝向检查者。

［**解释语**］“小敏乖，耳朵给阿姨看一下好吗？不会痛的。”“对，就这样坐好，侧面对着阿姨。”

2）检查者先调节双球关节的松紧度，使镜面既能灵活转动又能随意固定。调节额带的大小至适合。

3）将双球关节拉直，使镜面与额面平等，镜孔正对检查者平视时的左眼或右眼，远近适宜，然后取舒适坐姿。

4）调整光源和额镜方向，亦可调整病人的头位，使光源投射到额镜镜面，经过光反射聚焦到检查部位。检查者通过额镜镜孔看到反射光束焦点正好投射在检查部位。

◆注意事项

1）保持检查者瞳孔、镜孔、反光焦点和检查部位呈一直线（图2-6-7）。

2）检查者单眼视线向正前方通过镜孔看到反光焦点落在检查部位，但另一眼保持自然睁开，不能挤眼、眯眼、闭眼。

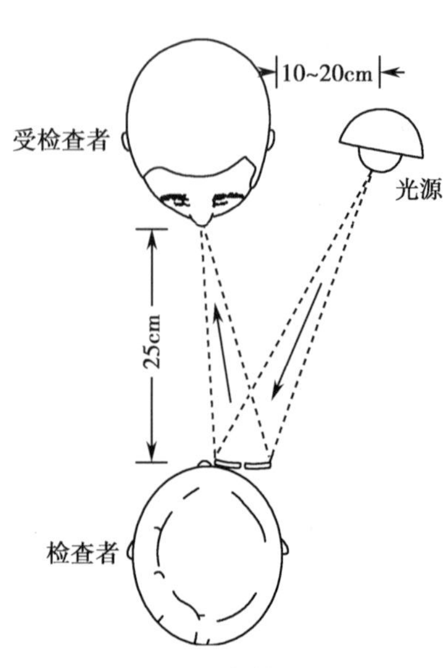

图2-6-7　额镜使用法

3）检查者姿势要保持端正，不可弯腰、扭颈或歪头迁就光源。

（2）外耳道滴药法

［情境导入］经检查患儿双耳外耳道见耵聍团块，呈棕黑色，质硬如石块，与外耳道壁紧密相贴，活动欠佳。

◆目的：治疗中耳炎及外耳道炎；软化耵聍；麻醉或杀死外耳道昆虫类异物。

◆用物准备：滴耳液、消毒干棉球。

◆方法

1）滴药前准备：向病人说明外耳道滴药的目的及操作过程，取得病人的合作。协助病人取坐位或侧卧位，患耳朝上。

［解释语］"小敏的耳朵里有个脏东西太硬了，要滴点药才可以拿出来，小敏坐好，配合阿姨一下，头就这样歪着不动，阿姨要往小敏耳朵里滴药了。"

2）滴药：向后上方（小儿后下方）牵拉耳廓，顺耳道后壁滴入药液。

［解释语］"小敏现在感觉怎么样，如果觉得不舒服可以跟阿姨说？"

3）滴药后：反复轻按耳屏，保持体位3~4分钟，外耳道口塞入干棉球。

◆注意事项

1）滴药前须将外耳道脓液拭净。

2）药液温度应与体温相近，以免药液滴入后病人出现眩晕。

3）滴耳管头不应触及耳廓及外耳道口，滴药时让药液沿外耳道流入耳道深部，切忌将药直接滴在鼓膜上。

4）耵聍栓塞，可直接滴入药液，每次药量可稍多，适时取出；耳道昆虫类异物，可滴入乙醚、酒精等使其麻醉，或滴入植物油类使其窒息，再行取出。

（3）外耳道冲洗法

［情境导入］患儿双侧外耳道内的耵聍团块已软化，需采用温生理盐水将耵聍团块冲出。

◆目的：冲出阻塞外耳道的耵聍和表皮栓，保持外耳道清洁；冲出外耳道小异物。

◆用物准备：弯盘、治疗碗、橡皮球（或注射器）、温生理盐水、纱布、额镜、棉签。

◆方法

1）冲洗前准备：病人取坐位，弯盘置患耳耳垂下面，紧贴皮肤，头向患侧倾斜。

［解释语］"小敏耳朵里有脏东西，所以才会难受，现在阿姨要用温水把脏东西冲出来，小敏不要害怕，阿姨会很轻很轻的。现在小敏配合阿姨一下，侧面对着阿姨，头稍微歪一点，好了，就这样，小敏不动，阿姨开始冲了？"

2）冲洗：左手向后上方牵拉耳廓（小儿向后下方），护士右手持橡皮球（或注射器）吸满温生理盐水冲洗外耳道后上壁，冲洗力度适当（图2-6-8）。

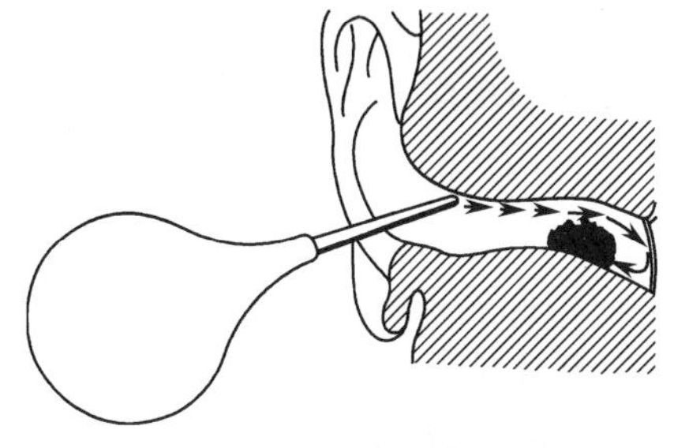

图2-6-8 外耳道冲洗法

［解释语］"小敏有没有不舒服啊，有的话要跟阿姨说。"

3）冲洗时观察：注意观察病人反应，是否有头晕、恶心、呕吐等情况。

4）冲洗后：用纱布及棉签擦干耳廓及外耳道，检查外耳道内是否清洁。

［解释语］"好了，脏东西冲出来了，小敏现在感觉怎么样？如果没有不舒服就可以跟妈妈回家了。"

◆注意事项

1）鼓膜穿孔或耳道流脓史者禁用此法。鼓膜和外耳道炎症期不宜冲洗，以免感染扩散。

2）坚硬而大的耵聍、尖锐的异物不宜作外耳道冲洗。

3）冲洗用力不可过猛，不可向鼓膜直接冲洗。

4）如耵聍一次洗不净，必须继续滴药，软化后再冲洗。

5）若冲洗过程中病人出现头晕、恶心、呕吐等应立即停止冲洗并检查外耳道，同时请医生共同处理。

【思考题】

1. 戴额镜时如何调整光源和额镜方向？

2. 外耳道滴药后为何要反复轻按耳屏？

3. 哪些情况不宜进行外耳道冲洗？为什么？

（高 骥）

实验七 负压置换法

【实验学时】1~2学时

【实验类型】技能型实验

【教学目标】

1. 能正确复述负压置换法的原理、目的及注意事项。

2. 能正确执行负压置换操作。

3. 在操作过程中能与病人进行良好地沟通交流，并正确指导病人。

【实验目的】

1. 利用吸引器吸出鼻腔及窦腔内分泌物，使鼻窦腔形成负压。

2. 通过负压使药液与鼻窦内空气置换，治疗慢性鼻窦炎。

【案例】

刘××，男性，14岁，学生。主诉反复鼻塞、流脓涕2周。病人2周前感冒后出现双侧鼻塞伴流脓涕，脓涕量多，无头痛，无鼻痒、打喷嚏，无嗅觉减退，无耳闷塞感，无听力下降，无耳痛，无咳嗽、咳痰，无呼吸困难等不适。检查T36.5℃，P82次/分，R18次/分，BP 120/70mmHg。

专科检查：双侧鼻腔黏膜充血，双侧中鼻道、下鼻道、鼻底见大量黄绿色脓涕，双侧下鼻甲、中鼻甲黏膜稍肥厚，尚光滑、弹性佳，1%麻黄碱收缩鼻腔效果良好。双侧中鼻甲及鼻咽部未见明显新生物。医嘱：鼻窦负压置换，每日一次。

【实验程序】

1. 核对、评估及解释

（1）评估病人：①年龄、病情、意识状态及营养状况等；②心理状态及配合程度。

（2）向病人解释负压置换的目的、方法、注意事项及配合要点。

［解释语］“您好，我是您的责任护士李××，请告诉我您的名字。”“我是刘××”“您好，小刘，您现在感觉怎样？根据您的症状医生诊断您是慢性鼻窦炎，需要进行负压置换治疗，也就是吸出脓性分泌物，使药液直接进入鼻窦内。治疗过程可能有点不舒服，但别担心，我会尽量帮助您减轻不适的，您还有什么疑问吗？因为治疗需要一段时间，您需要先去卫生间吗？”

2. 操作过程

护士准备：衣帽整洁，洗手，戴口罩。

↓

用物准备

- 治疗盘内备：负压吸引器、橄榄式接头、1%麻黄碱、抗生素药液（遵医嘱）、治疗碗、棉球数个。
- 治疗盘外备：生活垃圾桶、医疗垃圾桶、锐器收集器。

↓

治疗前准备

①嘱病人清除鼻腔分泌物。

②协助病人取仰卧垂头位，肩下垫薄枕，松开衣领，伸颈垂头使颏与外耳道口的连线与床面垂直（图2-6-9）。

［解释语］"您好，是刘××吗？我现在要为您治疗了，先请用力将鼻腔里的分泌物擤出来，就像这样（护士做示范）。很好，现在我们开始，这期间如果您有任何不适，请立即告诉我，在操作过程中我也会很轻很仔细的。现在我来帮您摆一个体位，可能稍微有点不舒服，但这个体位可使鼻窦的开口位于下方，便于治疗，所以请您稍微忍耐一下。"

↓

鼻腔滴药

①嘱病人张口呼吸。

②将1%麻黄碱滴入鼻腔4~5滴，1~2分钟后，先吸除鼻道分泌物，再将抗生素药液滴入鼻腔数滴（约2~3ml）。

↓

按压鼻翼

↓

保持体位1~2分钟

↓

连接橄榄头与吸引器

↓

负压置换（图2-6-10）

①将橄榄式接头塞入一侧鼻腔，手指按压另一侧鼻翼。

②开动吸引器，嘱病人连续缓慢地发"开–开–开"声，1~2秒钟后迅速移去，如此反复6~8次。

③观察病人反应。

④同法吸另一侧鼻腔。

［解释语］"小刘，发"开–开–开"声可使软腭上提以关闭鼻咽腔，使鼻腔及鼻窦形成负压，利于鼻窦脓液排出和药液进入。您现在感觉如何，有没有头痛或耳痛等不舒服的情况？"

↓

保持体位1~2分钟

↓

协助病人坐起

↓

擦净药液

↓

整理

协助病人取舒适体位、清理用物、做好交代、洗手并记录。

［解释语］"小刘，今天的治疗已经做完了。请您注意在15分钟内不宜用力擤鼻涕或做低头运动等，以免药液流出或鼻黏膜损伤出血。您还有其他需要吗？您好好休息。"

【注意事项】

1. 抽吸时间不宜过长，负压不能超过24kPa，以免引起鼻黏膜水肿、出血或真空性头痛。

2. 鼻部急性炎症期、鼻出血、鼻息肉、高血压、鼻部手术伤口未愈、鼻前庭炎、鼻前庭疖、高血压等情况不宜采用此方法。

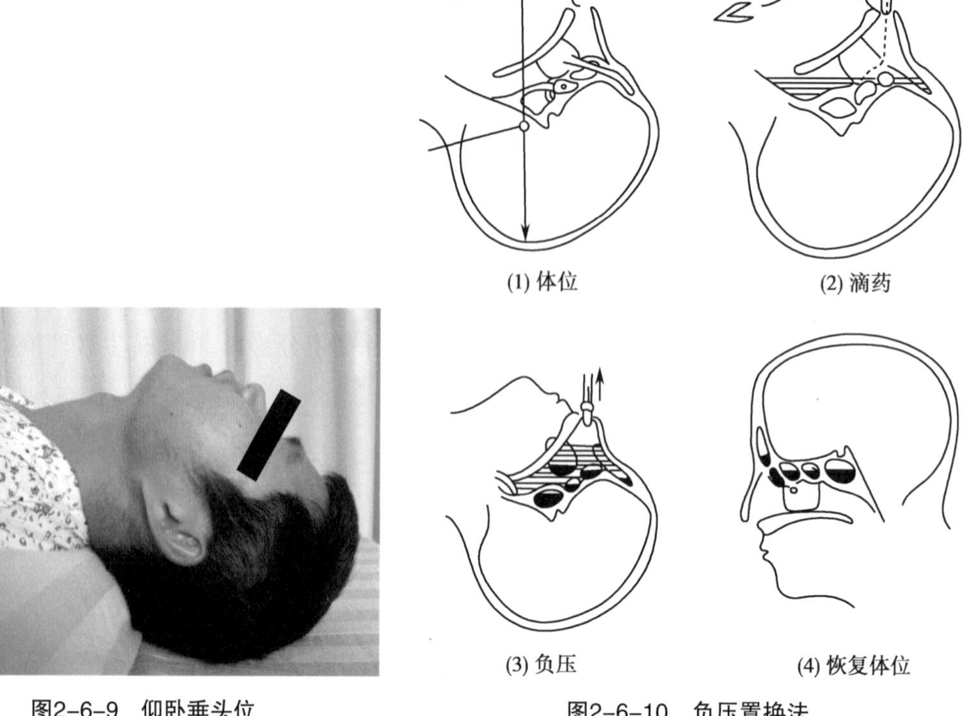

图2-6-9 仰卧垂头位

图2-6-10 负压置换法

【思考题】

1. 负压置换前为何要先向鼻腔滴入1%麻黄碱？

2. 哪些疾病病人不宜采用负压置换法？

3. 吸引过程中为何要求病人连续发“开、开、开”的声音？

（高 骥）

实验八 鼻科疾病病人的护理

【实验学时】3~5学时

【实验类型】综合型实验

【教学目标】

1. 能对病人资料进行健康评估，识别异常的临床症状、体征及专科检查指标，对病情做出分析。

2. 能初步应用鼻科疾病的临床思维方法。

3. 能正确剪除鼻毛，并说出目的及注意事项。

4. 能正确进行鼻腔滴药、鼻腔冲洗，复述目的及注意事项，并比较二者的异同点。

【案例】

许先生，24岁，反复鼻塞、流脓涕，伴头痛、嗅觉差，额部、鼻根部闷胀不适感3 年余。专科检查：鼻腔黏膜慢性充血肿胀，鼻中隔左偏，嵴突与左下甲相贴，双中鼻道见息肉样物充填。鼻内镜检查见双鼻中道脓性分泌物并息肉样物堵塞。鼻窦 CT 扫描显示右上颌窦密度增高，鼻中隔左偏，左前组筛窦及上颌窦密度增高。

【实验内容与步骤】

1. 案例讨论

（1）根据病史及症状，该病人出现上述症状最可能的原因是什么？

（2）请分析该病人头痛的原因？

（3）为进一步明确病情，还需做哪些辅助检查？

(4)该病人的病情观察要点有哪些?

(5)若该病人需要剪鼻毛、鼻腔冲洗及滴药,应如何操作?

2. 每组学生代表发言,教师评析。

3. 技能训练

(1)剪鼻毛法

[情境导入]病人诊断为"慢性鼻窦炎",拟行"功能性鼻内镜手术",术前护士为病人剪去鼻毛。

◆目的: 鼻部手术前皮肤准备,清洁鼻腔,使手术野清晰,预防感染。

◆用物准备: 消毒弯盘、消毒弯头小剪刀、消毒棉签与棉球、凡士林少许、额镜。

◆方法

1)操作前准备: 核对床号、姓名,向病人说明以取得其理解与配合,病人取坐位、头稍后仰。护士戴额镜,调节光源,使灯光焦点集中在一侧鼻孔。检查鼻前庭及鼻腔情况; 必要时用棉签进一步清洁鼻腔,涂凡士林于刀刃上。

[解释语]"您好,我是您的责任护士王××,请告诉我您的名字?""我是许××""您好,小许,您今天要手术,现在我要为您尽量剪净鼻毛,这样可以使术野清晰,便于手术顺利进行,请您配合一下好吗?""现在您请坐好,头抬高,尽量不要动,以免误伤。"

2)剪鼻毛: 护士右手持剪刀,左手拇指轻轻抬起病人鼻尖,暴露鼻前庭,示指固定鼻翼部。以右手持剪刀齐鼻毛根部剪除鼻毛,操作中灯光始终集中在操作部位。

3)操作后护理: 用蘸有凡士林的棉签清洁鼻毛,并检查鼻腔内鼻毛有无残留。

◆注意事项

1)剪鼻毛前应检查剪刀是否锋利。

2)剪鼻毛时动作要轻柔,勿伤及鼻黏膜引起出血。

3)剪时应沿鼻毛根部剪,要求将鼻毛剪净。

4)剪下的鼻毛及时清除,防止吸入鼻腔。

(2)鼻腔滴药法

[情境导入]许××行功能性鼻内镜术后第48小时,病人鼻腔内纱条已全部取出,护士遵医嘱为其进行鼻腔内滴药。

◆目的: 检查或治疗鼻腔、鼻窦和中耳的疾病,保持鼻腔引流通畅,防止鼻腔干燥结痂。

◆用物准备: 滴鼻药、清洁棉球少许。

◆方法

1)滴药前准备: 再次核对床号、姓名,向病人说明操作目的及过程,以消除顾虑,取得病人的合作。嘱病人清理鼻腔分泌物(鼻腔内有填塞物时不清理)。病人取仰卧位,肩下垫小枕,呈头低肩高位。

[解释语]"您好,小许,现在我要为您滴鼻药,以保持鼻腔的引流通畅,滴药前请先将鼻涕轻轻擤出来。""好了,现在我帮您取适合的体位,可能会有些不舒服,但这个体位可以帮助药液更好地进入鼻腔,几分钟就好,请您稍微忍耐一会儿。"

2)滴药: 暴露鼻前孔,每侧鼻腔沿内侧壁滴3~4滴药水,棉球轻压鼻翼(图2-6-11)。

3)滴药后护理: 嘱病人保持原位2~3分钟后坐起,擦去外流药液。

◆注意事项

1)药瓶口或滴管口不得插入鼻孔或碰及鼻翼和鼻毛,以防药液污染。

2)滴药时勿吞咽,以免药液进入咽部引起不适。

(3)鼻腔冲洗法

[情境导入]许××行功能性鼻内镜术后第3天,护士遵医

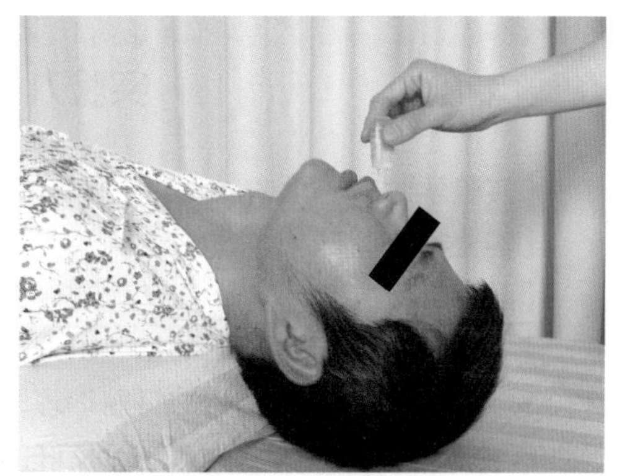

图2-6-11　滴鼻药

嘱为其进行鼻腔冲洗。

◆目的: 清洁鼻腔,湿润黏膜,减少臭味,促进黏膜功能恢复,并利于观察病变情况。

◆用物准备: 灌洗桶、受水器、橡皮管、橄榄式接头、温生理盐水1000~1500ml、输液架、纱布少许。

◆方法

1)冲洗前准备: 再次核对床号、姓名,向病人说明鼻腔冲洗的目的及操作过程,以消除顾虑,取得病人的合作。病人取坐位,头向前倾,将冲洗液置于灌洗器,灌洗器固定距病人头部高50cm处,关闭输液夹。

[解释语]"您好,小许,现在我要为您进行鼻腔冲洗,这种治疗可以清洁鼻腔,促进黏膜水肿的消退,减少术腔内的结痂,促进鼻腔、鼻窦内分泌物的排出,保持窦口引流通畅,恢复鼻腔良好的通气、嗅觉功能。现在请您坐直,头稍向前俯,张口自然呼吸。治疗过程中不要说话,如有不适请举手,我会视情况调整的。"

2)冲洗: 连接橄榄头与橡皮管,将橄榄头固定于一侧前鼻孔,开放输液夹、使水缓慢注入鼻腔并由对侧鼻腔和口腔流出,两侧鼻腔交替进行,直到分泌物和痂皮冲净为止,冲洗时注意观察病人反应(图2-6-12)。

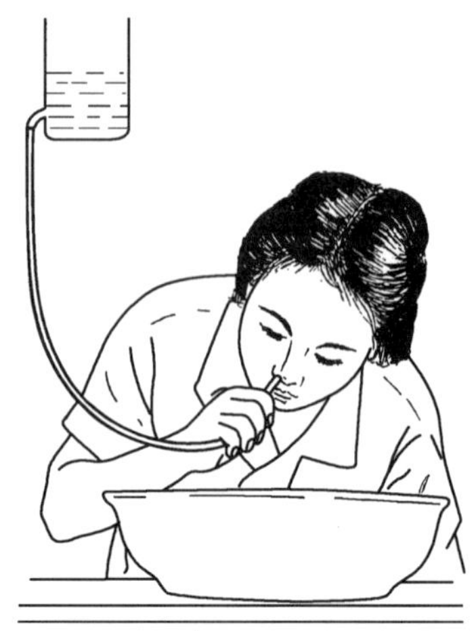

图2-6-12 鼻腔冲洗法

3)冲洗后护理: 用纱布擦干病人面部。

[解释语]"小许,今天鼻腔已经冲洗了。""请问明天还要冲洗吗?""是的,要持续半个月左右。""可是医生说我明天就可以出院了?""您不必担心,医院备有专用鼻腔冲洗器,其原理是将冲洗液经负压吸入橡皮球中,通过挤压橡皮球,将冲洗液以一定压力注入鼻腔,达到冲洗目的。出院的时候我会教您具体如何操作,回去可以达到一样的冲洗效果。"

◆注意事项

1)鼻腔有急性炎症及出血时禁止冲洗,以免炎症扩散。

2)水温以接近体温为宜,不能过冷或过热。

3)冲洗时,应从鼻腔阻塞较重侧开始,以免由于鼻咽腔液体压力增高引起中耳炎。

4)冲洗时勿与病人交谈,以免发生呛咳。若冲洗时出现咳嗽、呕吐、喷嚏等不适现象,应立即停止,稍待片刻后再冲洗。

5)冲洗完毕后切忌过急、过猛或同时紧捏两侧鼻孔用力擤鼻,而导致中耳感染。

【思考题】

1. 鼻侧切开病人滴鼻后应采用何种卧位?为什么?
2. 双侧有不同程度鼻腔堵塞病人应先冲洗哪一侧?为什么?
3. 冲洗结束后应如何将鼻腔内残余液体排尽?

(高 蹟)

实验九 颌间牵引病人的口腔护理

【实验学时】2~3学时

【实验类型】技能型实验

【教学目标】

1. 能正确复述颌间牵引的口腔护理目的及注意事项。
2. 能正确执行颌间牵引的口腔护理,并正确使用口镜。
3. 在操作过程中能与病人进行良好的沟通交流,并正确指导病人。
4. 能准确判断病人的合作程度,选择合适的冲洗方法。

【实验目的】

清除食物残渣或细菌,保持口腔清洁,预防感染等并发症。

【案例】

范先生,38岁。主诉:外伤致颌面部肿痛、张口受限6小时。检查:体温37℃,心率 90次/分,呼吸17次/分,血压100/58mmHg。神志清楚,呼吸平顺,张口轻度受限。诊断:下颌骨骨折,颌面部多处挫裂伤。入院后予以急诊全麻下行“下颌骨骨折切开复位+钛板坚固内固定术”,复位后行牙弓夹板固定,颌间结扎、牵引。术后医嘱:口腔特殊护理,每日两次。

【实验程序】

1. 核对、评估及解释

(1)评估病人:①年龄、病情、意识状态、文化背景及口腔卫生情况等;②心理状态及配合程度。

(2)向病人解释颌间牵引后口腔护理的目的、方法、注意事项及配合要点。

[**解释语**]“您好,我是您的责任护士郑××,请告诉我您的名字?”“我是范××”“您好,范先生,您现在感觉怎样?根据您目前的口腔颌间牵引情况,为了能有效地清除食物残渣,预防口腔感染,每天需要做两次口腔护理。等会儿由我来为您做,可以吗?”

2. 操作过程

护士准备:衣帽整洁,洗手,戴口罩、帽子、手套。

↓

用物准备

- 治疗盘:治疗巾、弯盘2个、口镜1把、弯血管钳1把、镊子1把、牙用探针1把、漱口液、消毒棉球、压舌板、液状石蜡、碘甘油、消毒棉签、无菌吸痰管数根、冲洗用50ml注射器1支、手电筒。
- 治疗盘外备:负压吸引装置、生活垃圾桶、医疗垃圾桶、锐器收集器。

↓

取合适体位

- ①病人取半坐位或仰卧位,头偏向操作者一侧。
- ②铺治疗巾于颌下。
- ③置弯盘于口角 。

↓

核对:姓名、性别,医嘱,护理本,灭菌有效期。

↓

操作前检查

- ①携用物至病人床旁,再次核对床号姓名。
- ②协助病人取舒适体位。
- [**解释语**]“您好,范先生,现在我帮您做口腔护理,采取什么体位您会比较舒服?”
- ③润唇,用口镜拉开口角。
- ④检查牙弓夹板、结扎丝、橡皮筋是否脱落,口腔黏膜有无溃疡(图2-6-13)。

↓

冲洗

- ①对能够配合的病人,用50ml注射器抽取漱口液冲洗口腔,顺序:颊部→龈沟→牙间隙→结扎物,病人含漱后,头稍向前倾将含漱液吐于弯盘内(图2-6-14)或用接吸引器的无菌吸痰管吸出。
- ②对无法配合病人,可采用边冲洗边吸引的方法,护士两人分立于病人头的两侧,一人手持吸有漱口液的注射器,另一人手持接吸引器的无菌吸痰管。然后一人从病人一侧口角缓缓注入漱口液,另一人从另一侧口角吸出口腔内液体,反复多次,直到口腔冲洗干净(图2-6-15)。
- [**解释语**]“范先生,在冲洗的过程中注意不要用口呼吸,以免误吸冲洗液,另外也请不要讲话或转动头部,如有任何不适或问题请举手示意!”

↓

清洁

①用探针取出食物残渣。
②用蘸取漱口液的棉球自上向下,由远中至近中清洗口腔。

↓

检查

①口腔溃疡创口涂碘甘油。
②查看牙弓夹板、结扎丝、橡皮筋有无松动或脱落。
③取出口腔内残留的棉絮。

↓

整理

①口唇涂液状石蜡。
②用棉球或纱布拭净颊部水滴。
③协助病人取舒适卧位、整理床单位、器械分类处理、做好交代、洗手并记录。
[**解释语**]"您好,范先生,今天上午的口腔护理已经做完,您平时要注意口腔卫生,保持口腔清洁。还有其他需要吗?您好好休息。"

↓

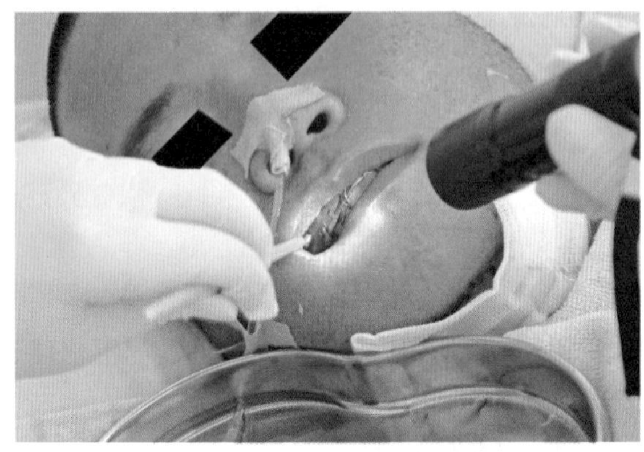

图2-6-13 口腔冲洗前检查

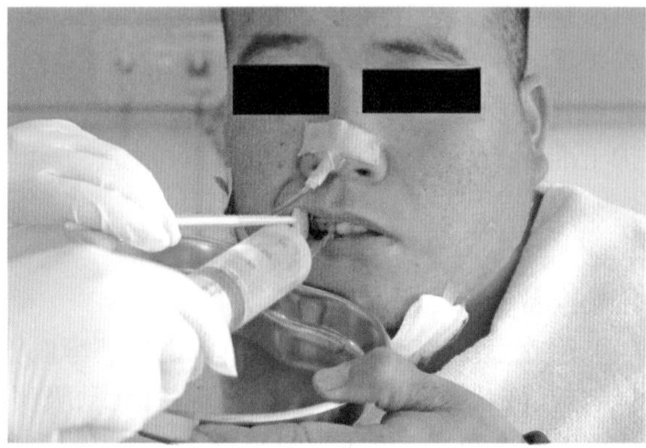

图2-6-14 口腔冲洗(1)

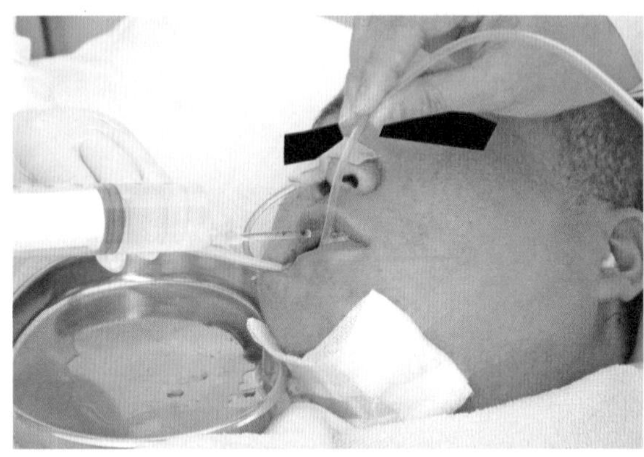

图2-6-15 口腔冲洗(2)

【注意事项】

1. 避免用力牵拉口角,以防口角创口裂开。
2. 根据病人的病情选择相应的漱口液及冲洗方法。
3. 冲洗时吸痰管不能触及伤口,观察病人呼吸、面色等情况,有气管切开者,防止漱口液呛入气管。
4. 操作前后均应检查牙弓夹板、结扎丝、橡皮筋是否松动或脱落。

【思考题】

1. 进行口腔冲洗时,如何指导病人取正确体位?
2. 如何根据病人合作程度选择口腔冲洗方法?为什么?
3. 口腔卫生状况差、有出血或溃疡的病人宜采用哪种漱口液进行冲洗?为什么?

(高 蹼)

附: 评分标准

实验一 泪道冲洗法评分标准

班级__________ 组别__________ 学号__________ 姓名__________

<table>
<tr><th colspan="2">项目</th><th>项目总分</th><th>内 容 要 求</th><th>标准分数</th><th>考试评分</th><th>备注</th></tr>
<tr><td colspan="2">准备</td><td>14</td><td>护士着装整洁,洗手,戴口罩
评估病人并解释
协助病人坐靠背椅或取仰卧位,固定头位
用物齐全,性能良好,放置合理
环境整洁、安全</td><td>2
3
3
4
2</td><td></td><td></td></tr>
<tr><td rowspan="3">操作过程</td><td>冲洗前准备</td><td>26</td><td>核对病人的床号、姓名和眼别
轻挤压泪囊区,用棉签拭净眼部分泌物
1%丁卡因棉签置于上下泪点之间并嘱病人闭眼3分钟
左手轻轻牵拉下睑,嘱病人向上方注视
右手持泪点扩张器扩张泪小点</td><td>6
5
5
5
5</td><td></td><td></td></tr>
<tr><td>冲洗</td><td>30</td><td>右手将注射器针头垂直插入泪小点1~1.5mm*
将针头转为水平方向
向鼻侧进入泪小管内3~5mm至骨壁*
将针稍向后退,缓慢注入药液
观察并判断冲洗结果*</td><td>6
6
6
6
6</td><td></td><td></td></tr>
<tr><td>整理</td><td>10</td><td>滴抗生素眼药水
用棉球或纱布拭净眼睑及颊部水滴
协助卧位、整理床单位、清理用物
洗手,做好记录</td><td>3
2
3
2</td><td></td><td></td></tr>
<tr><td colspan="2">指导病人</td><td>10</td><td>正确指导病人</td><td>10</td><td></td><td></td></tr>
<tr><td colspan="2">理论</td><td>10</td><td>目的、注意事项表述正确、完整</td><td>10</td><td></td><td></td></tr>
<tr><td rowspan="2">评价</td><td>关键性指标</td><td colspan="5">出现下列情况之一者定为不及格:
(　)1. 违反无菌操作原则,操作过程出现任一环节的污染(若自己发现且及时采取弥补措施,未造成不良影响的,只扣除本条目相应分值)
(　)2. 未正确执行三查八对
(　)3. 进针方法错误,刺破泪小管壁而致假道
(　)4. 冲洗结果判断错误
(　)5. 造成病人情绪伤害
(　)6. 造成病人身体伤害
(　)7. 操作程序混乱,思路不清</td></tr>
<tr><td>等级</td><td colspan="5">(　)不及格　及格(　分)</td></tr>
<tr><td colspan="4">监考老师(签名):</td><td colspan="3">监考时间:</td></tr>
</table>

注: *为关键性指标,达不到本指标者定为不及格

实验二　结膜囊冲洗法评分标准

班级____________　组别____________　学号____________　姓名____________

<table>
<tr><th colspan="2">项目</th><th>项目总分</th><th>内　容　要　求</th><th>标准分数</th><th>考试评分</th><th>备注</th></tr>
<tr><td colspan="2" rowspan="5">准备</td><td rowspan="5">14</td><td>护士着装整洁,洗手,戴口罩</td><td>2</td><td></td><td></td></tr>
<tr><td>评估病人并解释</td><td>3</td><td></td><td></td></tr>
<tr><td>病人做好准备(体位准备)</td><td>3</td><td></td><td></td></tr>
<tr><td>用物齐全,性能良好,放置合理</td><td>4</td><td></td><td></td></tr>
<tr><td>环境整洁、安全</td><td>2</td><td></td><td></td></tr>
<tr><td rowspan="12">操作过程</td><td rowspan="4">冲洗前准备</td><td rowspan="4">16</td><td>核对病人的床号、姓名和眼别</td><td>6</td><td></td><td></td></tr>
<tr><td>病人取坐位或仰卧位,头略后仰向患眼微倾</td><td>3</td><td></td><td></td></tr>
<tr><td>受水器紧贴患眼侧颊部或颞侧</td><td>3</td><td></td><td></td></tr>
<tr><td>擦净眼分泌物及眼膏</td><td>4</td><td></td><td></td></tr>
<tr><td rowspan="4">冲洗</td><td rowspan="4">40</td><td>冲洗液先冲洗眼睑皮肤,后移至眼部冲洗</td><td>10</td><td></td><td></td></tr>
<tr><td>操作者左手翻转病人上下睑</td><td>10</td><td></td><td></td></tr>
<tr><td>嘱其将眼球向各个方向转动</td><td>10</td><td></td><td></td></tr>
<tr><td>充分暴露结膜囊各部分,彻底冲洗*</td><td>10</td><td></td><td></td></tr>
<tr><td rowspan="4">整理</td><td rowspan="4">10</td><td>用棉球或纱布拭净眼睑及颊部水滴</td><td>2</td><td></td><td></td></tr>
<tr><td>将受水器内的污水倒出,消毒后备用</td><td>3</td><td></td><td></td></tr>
<tr><td>协助卧位、整理床单位、清理用物</td><td>3</td><td></td><td></td></tr>
<tr><td>洗手,做好记录</td><td>2</td><td></td><td></td></tr>
<tr><td colspan="2">指导病人</td><td>10</td><td>正确指导病人</td><td>10</td><td></td><td></td></tr>
<tr><td colspan="2">理论</td><td>10</td><td>目的、注意事项表述正确、完整</td><td>10</td><td></td><td></td></tr>
<tr><td rowspan="2">评价</td><td>关键性指标</td><td colspan="5">出现下列情况之一者定为不及格:
(　)1. 未正确执行三查八对
(　)2. 未能充分暴露和彻底冲洗结膜囊
(　)3. 造成病人情绪伤害
(　)4. 造成病人身体伤害
(　)5. 操作程序混乱,思路不清</td></tr>
<tr><td>等级</td><td colspan="5">(　)不及格　及格(　分)</td></tr>
<tr><td colspan="4">监考老师(签名):</td><td colspan="3">监考时间:</td></tr>
</table>

注: *为关键性指标,达不到本指标者定为不及格

实验三 球结膜下注射法评分标准

班级__________ 组别__________ 学号__________ 姓名__________

<table>
<tr><th colspan="2">项目</th><th>项目
总分</th><th>内 容 要 求</th><th>标准
分数</th><th>考试
评分</th><th>备注</th></tr>
<tr><td colspan="2">准备</td><td>14</td><td>护士着装整洁，洗手，戴口罩
评估病人并解释
病人做好准备(排尿或排便，体位准备)
用物齐全，性能良好，放置合理
环境整洁、安全</td><td>2
3
3
4
2</td><td></td><td></td></tr>
<tr><td rowspan="3">操作
过程</td><td>注射前
准备</td><td>15</td><td>根据医嘱核对床号、姓名、眼别
核对药物名称、剂量、用药方法
协助病人取仰卧位
给注射眼点表面麻醉药2~3次
抽吸药物至注射器</td><td>6
3
2
3
1</td><td></td><td></td></tr>
<tr><td>注
射</td><td>46</td><td>正确选择球结膜的注射位置，必要时用开睑器开睑
嘱病人向上(下)注视
针尖与角膜切线方向平行，避开球结膜血管*
针尖斜面朝下、针尖与眼球表面呈10°～15°*
进针时挑起球结膜*
缓慢注入药液，见结膜下药液小泡形成
遵医嘱涂抗生素眼膏
盖眼垫包眼</td><td>5
5
5
6
5
10
5
5</td><td></td><td></td></tr>
<tr><td>整
理</td><td>5</td><td>协助卧位、整理床单位、清理用物
洗手，做好记录</td><td>3
2</td><td></td><td></td></tr>
<tr><td colspan="2">指导病人</td><td>10</td><td>正确指导病人</td><td>10</td><td></td><td></td></tr>
<tr><td colspan="2">理论</td><td>10</td><td>目的、注意事项表述正确、完整</td><td>10</td><td></td><td></td></tr>
<tr><td rowspan="2">评
价</td><td>关键性
指标</td><td colspan="5">出现下列情况之一者定为不及格：
(　)1. 违反无菌操作原则，操作过程出现任一环节的污染(若自己发现且及时采取弥补措施，未造成不良影响的，只扣除本条目相应分值)
(　)2. 未正确执行三查八对
(　)3. 操作中误伤角膜
(　)4. 进针方法错误
(　)5. 造成病人情绪伤害
(　)6. 造成病人身体伤害
(　)7. 操作程序混乱，思路不清</td></tr>
<tr><td>等级</td><td colspan="5">(　)不及格　及格(　分)</td></tr>
<tr><td colspan="4">监考老师(签名)：</td><td colspan="3">监考时间：</td></tr>
</table>

注：*为关键性指标，达不到本指标者定为不及格

实验四 球后注射法评分标准

班级__________ 组别__________ 学号__________ 姓名__________

<table>
<tr><th colspan="2">项目</th><th>项目总分</th><th>内 容 要 求</th><th>标准分数</th><th>考试评分</th><th>备注</th></tr>
<tr><td colspan="2">准备</td><td>14</td><td>护士着装整洁，洗手，戴口罩
评估病人并解释
病人做好准备（排尿或排便，体位准备）
用物齐全，性能良好，放置合理
环境整洁、安全</td><td>2
3
3
4
2</td><td></td><td></td></tr>
<tr><td rowspan="3">操作过程</td><td>注射前准备</td><td>14</td><td>根据医嘱核对床号、姓名、眼别
核对药物名称、剂量、用药方法
协助病人取仰卧位
抽吸药物至注射器
消毒眼睑周围皮肤（如选择下穹隆进针，则需先行注射眼结膜囊冲洗）</td><td>6
2
1
2
3</td><td></td><td></td></tr>
<tr><td>注射</td><td>45</td><td>左手持消毒棉签于下眼眶边缘中、外1/3交界处定位*
嘱病人向鼻上方注视*
右手持注射器于定位点垂直刺入皮肤约1~2cm*
沿眶壁走行，向内上方倾斜30° 向眶尖方向推进，进针总深度约3~3.5cm*
抽吸无回血，固定针筒，缓慢注入药液
拔针后嘱病人闭眼，垫眼垫轻轻按压针眼1分钟
涂抗生素眼膏，包扎</td><td>3
3
10
10
5
10
4</td><td></td><td></td></tr>
<tr><td>整理</td><td>7</td><td>协助病人取舒适卧位
观察注射后病人的眼球转动、视力有无异常、眼球有无突出等
整理床单位、清理用物、洗手、做好记录</td><td>2
2
3</td><td></td><td></td></tr>
<tr><td colspan="2">指导病人</td><td>10</td><td>正确指导病人</td><td>10</td><td></td><td></td></tr>
<tr><td colspan="2">理论</td><td>10</td><td>目的、注意事项表述正确、完整</td><td>10</td><td></td><td></td></tr>
<tr><td rowspan="2">评价</td><td>不及格指标</td><td colspan="5">出现下列情况之一者定为不及格：
（ ）1. 违反无菌操作原则，操作过程出现任一环节的污染（若自己发现且及时采取弥补措施，未造成不良影响的，只扣除本条目相应分值）
（ ）2. 未正确执行三查八对
（ ）3. 进针方法错误，损伤眼球、视神经、血管等
（ ）4. 造成病人情绪伤害
（ ）5. 造成病人身体伤害
（ ）6. 操作程序混乱，思路不清</td></tr>
<tr><td>等级</td><td colspan="5">（ ）不及格 及格（ 分）</td></tr>
<tr><td colspan="3">监考老师（签名）：</td><td colspan="4">监考时间：</td></tr>
</table>

注：*为关键性指标，达不到本指标者定为不及格

实验七　负压置换法评分标准

班级____________ 组别____________ 学号____________ 姓名____________

<table>
<tr><th colspan="2">项目</th><th>项目总分</th><th>内 容 要 求</th><th>标准分数</th><th>考试评分</th><th>备注</th></tr>
<tr><td colspan="2">准备</td><td>14</td><td>护士着装整洁，洗手，戴口罩
评估病人并解释
病人做好准备（排尿或排便，体位准备）
用物齐全，性能良好，放置合理
环境整洁、安全</td><td>2
3
3
4
2</td><td></td><td></td></tr>
<tr><td rowspan="3">操作过程</td><td>操作前准备</td><td>26</td><td>核对病人床号、姓名
清除鼻腔分泌物
病人仰卧，肩下垫薄枕，头后仰与身体垂直*
双侧鼻腔各滴入1%麻黄碱4~5滴
按压鼻翼
1~2分钟后，先吸除鼻道分泌物，再将抗生素药液滴入鼻腔数滴（约2~3ml）</td><td>6
2
6
3
2
7</td><td></td><td></td></tr>
<tr><td>负压置换</td><td>34</td><td>连接橄榄头与吸引器
将橄榄头固定于一侧前鼻孔
按压另一侧鼻翼*
嘱病人连续缓慢地发“开-开-开”声*
开动吸引器，反复吸引鼻腔
同法吸另一侧鼻腔
观察病人反应
嘱病人休息1~2分钟后协助其坐起</td><td>3
3
3
8
8
3
4
2</td><td></td><td></td></tr>
<tr><td>整理</td><td>6</td><td>擦净鼻孔流出的药液
清理用物
洗手，做好记录</td><td>2
2
2</td><td></td><td></td></tr>
<tr><td colspan="2">指导病人</td><td>10</td><td>正确指导病人</td><td>10</td><td></td><td></td></tr>
<tr><td colspan="2">理论</td><td>10</td><td>目的、注意事项表述正确、完整</td><td>10</td><td></td><td></td></tr>
<tr><td rowspan="2">评价</td><td>关键性指标</td><td colspan="5">出现下列情况之一者定为不及格：
（　）1. 未正确执行三查七对
（　）2. 未正确安置病人体位
（　）3. 未按压一侧鼻翼
（　）4. 未嘱病人发“开-开-开”声以配合冲洗
（　）5. 造成病人情绪伤害
（　）6. 造成病人身体伤害
（　）7. 操作程序混乱，思路不清</td></tr>
<tr><td>等级</td><td colspan="5">（　）不及格　及格（　分）</td></tr>
<tr><td colspan="4">监考老师（签名）：</td><td colspan="3">监考时间：</td></tr>
</table>

注：*为关键性指标，达不到本指标者定为不及格

实验九 颌间牵引病人的口腔护理评分标准

班级____________ 组别____________ 学号____________ 姓名____________

<table>
<tr><th colspan="2">项目</th><th>项目总分</th><th>内 容 要 求</th><th>标准分数</th><th>考试评分</th><th>备注</th></tr>
<tr><td colspan="2">准备</td><td>14</td><td>护士着装整洁，洗手，戴口罩、手套
评估病人并解释
病人做好准备(排尿或排便，体位准备)
用物齐全，性能良好，放置合理
环境整洁、安全</td><td>2
3
3
4
2</td><td></td><td></td></tr>
<tr><td rowspan="5">操作过程</td><td>冲洗前准备</td><td>20</td><td>核对床号、姓名
铺巾、置弯盘
润唇
使用口镜拉开口角*
检查口腔局部状况及颌间牵引物固定情况</td><td>4
4
2
5
5</td><td></td><td></td></tr>
<tr><td>冲洗</td><td>18</td><td>对能够配合的病人，直接抽取漱口液冲洗口腔，顺序正确*
嘱病人头稍向前倾将含漱液吐于弯盘内或用吸引器吸出
对无法配合病人，采用边冲洗边吸引的方法冲洗口腔*</td><td>8
2
8</td><td></td><td></td></tr>
<tr><td>清洁</td><td>10</td><td>用探针取出食物残渣
用蘸取漱口液的棉球清洗口腔</td><td>4
6</td><td></td><td></td></tr>
<tr><td>检查</td><td>8</td><td>口腔溃疡创口涂碘甘油
检查颌间牵引物固定情况
取出口腔内残留棉絮</td><td>3
2
3</td><td></td><td></td></tr>
<tr><td>整理</td><td>10</td><td>口唇涂液状石蜡
用棉球或纱布拭净颊部水滴
协助卧位、整理床单位、清理用物
洗手，做好记录</td><td>3
2
3
2</td><td></td><td></td></tr>
<tr><td colspan="2">指导病人</td><td>10</td><td>正确指导病人</td><td>10</td><td></td><td></td></tr>
<tr><td colspan="2">理论</td><td>10</td><td>目的、注意事项表述正确、完整</td><td>10</td><td></td><td></td></tr>
<tr><td rowspan="2">评价</td><td>关键性指标</td><td colspan="5">出现下列情况之一者定为不及格:
(　)1. 未正确执行三查七对
(　)2. 未能正确选择冲洗方法及正确使用口镜
(　)3. 造成病人情绪伤害
(　)4. 造成病人身体伤害
(　)5. 操作程序混乱，思路不清</td></tr>
<tr><td>等级</td><td colspan="5">(　)不及格　及格(　分)</td></tr>
<tr><td colspan="4">监考老师(签名):</td><td colspan="3">监考时间:</td></tr>
</table>

注: *为关键性指标，达不到本指标者定为不及格

第七章　社区护理学

实验一　社区家庭访视

【实验学时】3~6学时

【实验类型】综合型实验

【教学目标】

1. 能正确说出家庭访视的分类。

2. 能根据具体案例做好家庭访视前的准备工作,制订访视计划。

3. 能根据访视计划开展家庭访视护理工作。

4. 能画出被访视家庭的家庭结构图。

5. 能制订相应的评价标准,做好访视后的工作。

【案例】

张××,38岁,某IT公司市场策划主管,平时工作较忙,经常出差,其妻李××,36岁,为一小学老师,他们有一儿子张×,现在9岁,为小学三年级学生,张××的父亲张大爷,69岁,现退休与他们一起生活,张××的母亲5年前因胃癌去世。

张大爷1年前被诊断为"2型糖尿病",服用优降糖、二甲双胍等药物治疗,血糖未定期监测,病情时轻时重。2个月前出现手足麻木,未予特殊治疗。1个月前因使用热水袋后右小腿后侧烫伤,感染后破溃。初始创面较小,在家中用云南白药粉剂进行处理,但未有明显好转。某日,李××到社区卫生服务中心,咨询如何对张大爷腿部伤口进行护理。

社区卫生服务中心林护士在与李××交流中得知,之前张大爷可帮忙处理部分家务。但近1个月来,由于无法行走,不但无法帮助处理家务还需要李××提供更多的生活照料。张××因工作需要经常出差,李××在上班之外,还要照顾儿子张×及处理家务,感到很疲惫,经常失眠。

【实验内容与步骤】

1. 案例讨论

(1)请对该案例进行评估,确定存在的护理问题。

(2)如何为该家庭提供护理服务?

(3)家庭访视前应做好哪些准备工作?

(4)家庭访视过程中应注意哪些问题?

(5)家庭访视结束后应做好哪些工作?

2. 实践活动

(1)以小组为单位,报告讨论结果。

(2)以小组为单位进行角色扮演,小组成员扮演进行家庭访视的社区护士,其他组同学分别派出代表扮演家庭成员。

3. 教师评析　教师主要围绕学生在家庭访视过程前、访视中及访视后中的表现进行评析,并重点注意学生在家庭访视中沟通交流技巧的应用。

【编写角色剧本示范】

场景一:社区卫生服务中心护士长办公室

社区卫生服务中心林护士在接待完李××后将情况向陈护士长反映。

林护士:陈护士长,今天早上居民张××的妻子李××来咨询她父亲糖尿病足如何护理,在和她交谈中我了解到因为张大爷的病情使他们在应对中出现了一些问题,是否可以安排对他们进行一次家庭访视以进一步了解情况？

陈护士长：好的，那由你负责对张××家的这次访视。

场景二：社区卫生服务中心档案室

在征得护士长的同意之后，小林查阅社区居民家庭健康档案了解张先生家庭的相关情况，重点查阅了张大爷的个人健康档案。在对其家庭情况有了初步了解后，打电话与张××进行联系。

林护士：(拨打电话，电话接通)您好！请问是张××先生家吗？我是社区卫生服务中心的护士小李。

李××：您好！是张××家，我是他的妻子。我记得你，昨天是你为我提供咨询的，谢谢。请问有什么事吗？

林护士：您好！根据您家里的情况，我们希望能由我们团队到您家中进行一次家访，一方面为张大爷进行更详细的检查，另一方面也希望能指导你们更好地对张大爷进行护理。

李××：那真是太好了，非常感谢你们，请问你们什么时候能来呢？

林护士：您看这周三下午3点我们到您家里方便吗？

张之妻：(看了看日历)周三下午3点……，好的，我刚好在家里，太谢谢了，那我们等你们过来。

林护士：不客气，这是我们应该做的。我和您再确认一下您家的地址：××小区××座××号，是吗？

李××：是的，没错。

林护士：那好，我们周三下午见，再见！

场景三：社区卫生服务中心

周三下午2点，社区卫生服务中心王医生，林护士，刘护士三人为家庭访视做准备。准备物品如下：家庭访视基本物品(比如体温计，血压计等)，常用消毒物品(棉球，酒精等)，记录单，糖尿病相关健康教育资料，社区卫生服务中心配备的通讯电话。物品准备完毕后，林护士在社区卫生服务中心《工作人员动向记录本》中填写了张先生家庭地址，出发时间及预计结束时间，并留下访视路线。

场景四：张××家

李××：你们好，欢迎你们，请进。

林护士：张太太，你好。让我来介绍一下我的同事。这位是我们中心的王医生，这位是刘护士，今天由我们三人来进行家庭访视。

李××：(与三位医务人员握手并让座)请坐，喝杯水。我让我父亲出来。

林护士：张太太，不用让张大爷出来，他不是不方便吗？如果方便，我们到他的房间可以吗？

李××：当然，当然，太好了(露出感激的表情)。

(李××带着三名医务人员进入张大爷卧室。张大爷正坐在靠背椅上看报纸。看到有客人来，放下了报纸。)

李××：爸，看，这是我们社区卫生服务中心的医生和护士，他们是专门来给您看病的。

张大爷：啊？专门为我而来的？

林护士：(走上前去，亲切地看着张大爷，微笑着说)大爷，您好！我们是专门来看您的，这两位是我的同事，王医生和刘护士。

张大爷：真是太好了，我还正愁着这脚不方便怎么出门去看病了，看，正愁着你们就来了，太好了。

王医生：大爷，您好！我是社区卫生服务中心的王医生。(走到张大爷身旁并与之握手)能让我看看您的脚吗？是哪边脚呢？

张大爷：您好！是这只脚，你看，好几个星期了，怎么都不见好。我儿媳给我想了很多办法，也没有什么明显效果，好像还越来越疼了(边说边卷起右裤腿)。

王医生、李护士和刘护士走上前去。王医生详细询问了张大爷的病史，并对其进行了检查。在李护士和刘护士的帮助下，对张大爷的伤口进行了处理。同时刘护士将王医生问诊及检查的情况记录在家访的病情记录单上。

王医生：大爷，我们现在帮您上了药，过两天还会来给您换药。您有糖尿病，所以我也会给您开些治疗糖尿病的药，您记得要按时服药。至于您腿上这个伤口，您也不用担心，只要血糖控制得好，配合伤口治疗，应该也会慢慢好起来的。

张大爷：谢谢，谢谢，你们真是太好了。这样我们就方便多了。你们不知道，因为我腿的原因，最近也不能帮助家里了，我儿媳又要照顾家里，又上班，还要照顾我真是忙坏了。

林护士：大爷，我们会按时来给您换药，您就不要太担心了。好好休息，等张太太把药取回来您记得按时服药。张太太，一会我们也会告诉您如何帮助张大爷的伤口做一些简单的处理，这是几本关于糖尿病病人常见健康问题的一些保健指导的手册，手册中也介绍了像张大爷这种情况的护理方法，还包括一些日常饮食、活动的方法和注意事项。

李××：(接过手册）太好了，这下我就不用愁了，有了你们，再有了这些手册，我应该就可以安心多了，也不会再手忙脚乱不知道怎么办了。

林护士：张太太，大爷现在行走不太方便，我们看了您家里的环境，走道还是比较宽敞，也比较平坦，建议您可以给大爷准备一根拐杖，这样家里没有人在的时候大爷有需要也可以自己慢慢走动走动。

张大爷：对啊，对啊，我老是担心我儿媳不在家的时候我上卫生间之类的怎么办，而且只是腿有点疼，其他也没什么，也可以帮忙煮饭做菜，这样她就不会那么累了。护士，你这个建议真好。可是我从来没用过拐杖，就不知道会不会用。

林护士：大爷，您放心，等拐杖准备好了，我们会指导您怎么用的。或者张太太，家里有长的木棍或者长把柄的雨伞吗？我给您大概示范一下。

张之妻：有，有长把柄的雨伞(找来一把长把柄雨伞)。

旁白：李护士用雨伞模拟拐杖，向张大爷及李××讲解了具体的用法及使用过程中的注意事项，并确认张大爷及李××完全掌握正确的使用方法。

林护士：张太太，今天我们的家访准备就到这里结束了。根据您的情况，周五我们还会再来给张大爷换药。

王医生：张太太，这是张大爷需要用的口服药处方，您到中心去取一下，按医嘱给大爷服药。

李××：(接过处方）谢谢，太感谢了，你们今天这一来，帮助我解决了太大的问题了。谢谢！

林护士：不客气，那我们先走，周五下午三点我们再见！

李××：好的，再见，请慢走。

场景五：社区卫生服务中心

回到社区卫生服务中心后，王医生、李护士及刘护士对用物进行了整理和补充。并根据家访的情况，整理记录此次家庭访视情况。

【思考题】

1. 家庭访视过程中，如何增进与家庭的沟通和联系？
2. 如果家庭不能接受护士的护理，应该如何处理？
3. 请根据上述案例，制订下次家庭访视计划。

（*庄嘉元*）

实验二 社区健康教育项目设计及实施

【实验学时】3~6学时

【实验类型】综合型实验

【教学目标】

1. 能根据案例分析社区居民的健康问题，并确定相关的健康教育需求。
2. 能根据社区居民的健康教育需求做出健康教育诊断。
3. 能制订相应的健康教育计划。

4. 能正确评价健康教育的效果。

【案例】

某社区护士在工作中发现其辖区内老年人跌倒发生率较高。通过对跌倒的老年人家庭进行家庭访视发现：多数老年人缺乏预防跌倒的自我保健意识，其家庭成员特别是主要照顾者缺乏预防老年人跌倒及跌倒后相关照顾知识与技能。

社区护士还进行了相关情况的调查，发现：

本社区建筑的特点是：该社区大部分建筑物为20世纪90年代早期建造，社区的规划、布局存在许多不合理之处，如走道狭窄、灯光不足等；社区居民居住单元普遍较小，室内空间分布也不太合理，多数居民家庭设施较老旧不能适应老年人的生活需求。

本社区的人口分布特点是：居民主要是工人及外来农民工，居民文化层次相对较低；下岗工人多，流动人口多，老年人口多；整体收入水平较低，多数老年人依靠子女赡养。

社区护士分析以上资料，决定举办社区老年人跌倒预防及疾病照顾知识学习班，其目的是促进居民了解跌倒相关因素，掌握预防跌倒的相关知识，提高老年人预防跌倒的自我保健意识及家庭照顾者的照顾相关知识与技能，从而降低老年跌倒的发生率，并提高家庭成员的照顾技能。

【实验内容与步骤】

1. 实验课前准备　以5~10名学生为一小组，对案例进行分析并选择最能有效解决社区居民对老年人跌倒相关知识缺乏这一问题的健康教育方式，并能根据选择的健康教育方式设计出健康教育方案（以word文档上交）。

2. 实践活动　以小组为单位进行模拟办班，其中1组作为办班的社区医务人员，其余同学作为办班参与人员。

3. 拓展讨论

（1）健康教育相关的理论与模式有哪些？各有何特点？

（2）什么是健康促进？健康教育和健康促进之间的关系如何？

4. 教师评析　教师主要围绕学生对案例的评估、分析及健康教育全过程的设计、实施情况进行评析。

【社区健康教育项目设计】

1. 护理诊断/护理问题

P: 知识缺乏　缺乏预防老年人跌倒的相关知识

S: 老年人自身缺乏预防跌倒的自我保健意识；主要照顾者缺乏预防老年人跌倒及跌倒后相关照顾知识与技能。

E: 与居民文化层次相对较低缺乏预防跌倒的相关知识且缺乏主动寻求健康支持的动力等有关。

2. 护理目标

（1）社区老年人及其主要照顾者跌倒知识及格率达100%。

（2）老年人跌倒相关知识普及率达80%。

3. 护理措施　举办"老年人跌倒相关知识健康教育学习班"。

（1）办班前准备

向上级主管部门提出办班申请，获得社区相关部门支持

↓

确定办班计划

①确定教育者：骨科医生1人，社区护士3人，康复医师1人。
②确定办班时间表（见附表1：办班日程安排）。
③确定健康教育对象：非卧床老人年及老年人主要照顾者。
④准备办班相关教材：编写《老年人跌倒预防及跌倒护理手册》。

↓

选择办班的时间和地点

①地点：社区范围有一家小学，经与学校协商，将办班地点选择在该小学的多媒体教室。
②时间：主要安排在周末及晚上，以方便健康教育对象参与。

准备办班相关材料

通知健康教育对象

①现场发放：社区护士向前来就诊的目标人群发放办班通知书。
②电话或邮寄通知：查阅健康档案，对未到中心就诊的目标人群以电话或邮件的形式通知办班情况。
③社区宣传：在社区宣传栏张贴办班海报。

办班日程安排

次数	日/月(星期)	时间	内容	主讲人
1	5/7(四)	19：00~20：30	老年人的生理改变 居家环境的评估	×××医生 ×××护士
2	7/7(六)	14：30~16：30	老年人安全环境的创设 老年人健身运动指导	×××康复师 ×××护士
3	9/7(一)	19：00~20：30	老年人跌倒处理指导 卧床老年人护理指导	×××护士 ×××护士

(2)办班程序：按照办班计划表开展健康教育，每次确认到场健康教育对象人数，对未按时参加的健康教育对象需询问缺席原因，并发放相关文字印刷材料。

(3)对健康教育效果进行评价

共有×××人参加了此次健康教育学习班。办班结束后，对参加对象进行了知识及技能测验，参加测验的总人数为×××人，其中60分及60分以上者共×××人，80分及80分以上者共×××人。

4. 护理评价

(1)评价方法：①过程评价：办班过程中，每一次健康教育讲座结束后进行，可评价本次讲座内容是否符合需要，教育对象能否接受等，及时发现并寻找影响效果的因素，及时修正。②近期效果性评价：办班结束，对健康教育对象对跌倒相关知识的掌握程度进行评价。③远期效果评价：对健康教育对象的行为改变进行评价，对该社区老年人跌倒的发生率进行评价等。

(2)评价方式：①直接观察法：可通过观察教育对象对讲座的参与性来评价健康教育内容、教育方式等；②知识小测验：通过知识小测验评价健康教育对象对跌倒相关知识的掌握情况；③卫生学调查：通过调查可了解老年人跌倒的发生率。

(3)评价指标：

跌倒相关知识及格率＝(知识测验及格人数/参加测验总人数)×100%

跌倒相关知识普及率＝(该社区内老年人及主要照顾者知识达标人数/该范围内总人数)×100%

老年人跌倒发生率＝(一定时期内发生跌倒的老年人人数/该社区内老年人总人数)×100%

【思考题】

1. 社区健康教育常用的方法有哪些？这些方法各有何优缺点？
2. 社区健康教育实施过程中需重点把握哪些环节？
3. 请根据上述案例，评价此次健康教育学习班的办班效果。

(*左嘉元*)

实验三 社区健康档案的建立

【实验学时】2~4学时

【实验类型】综合型实验

【教学目标】

1. 能说出个人、家庭和社区健康档案的内容和特点。

2. 能掌握社区健康档案计算机建档的方法和步骤,独立录入健康档案。

【实验内容与步骤】

1. 实验课前准备 学生参观社区卫生服务站或社区实践基地,熟悉健康档案建立的方法与步骤。

2. 实践活动

(1)模拟建档:个人健康资料收集:学生2人为1小组,由其中1名学生扮演社区护士,另1名学生扮演社区居民,收集个人健康相关资料,并完成个人健康档案的建立。每组2名学生轮流。

(2)健康档案的计算机录入:每名学生根据收集到的健康资料信息,在计算机上应用健康档案软件录入相关资料。

【思考题】

1. 个人、家庭和社区三种方式的健康档案建档各有何特点?它们之间有何联系?

2. 在实际工作中如何有效地管理和利用健康档案?

(*左嘉元*)

实验四 社区慢性病病人的居家护理

【实验学时】3~6学时

【实验类型】综合型实验

【教学目标】

1. 能对案例中的居家慢性病人进行正确的评估。

2. 能根据案例做好居家护理计划及评价标准。

3. 能根据案例进行慢性病人模拟居家护理。

4. 能根据案例,评估和修正护理计划。

【案例】

陈女士,32岁,财务主管,系统性红斑狼疮(SLE)病史1年。既往有日光过敏史,未服用抗过敏药物;家族中无SLE病人;生活自理,有饮用咖啡的习惯。结婚3年未生育,采用口服避孕药进行避孕。近来睡眠不规律,容易发脾气。近2周来出现腕、膝关节疼痛,3天前外出日晒后出现面部红斑。原来性格外向,喜欢交朋友,现因面部红斑影响外表,羞于见同事和朋友。关心SLE的治疗、预后及其对生育、工作的影响,希望了解详细情况,遂来社区卫生服务中心就诊。

医生对其进行身体评估:神志清楚,T36.7℃,BP110/60mmHg,HR76次/分,R18次/分。面部及鼻梁部位成蝶形红斑,口腔黏膜无溃疡,腕、膝关节有压痛,无关节畸形,心肺无异常发现。辅助检查:抗核抗体(+),抗双链DNA补体(+),补体C_3含量降低,血沉增快,白细胞1.1×10^9/L,血小板76×10^9/L。

【实验内容与步骤】

1. 案例讨论

(1)根据案例对病人病情进行评估,该病人病情加重的原因是什么?存在哪些护理问题?

(2)制订该病人的居家护理计划及相应的评价标准。

(3)制订病人及家属的居家护理技术及保健指导方案。

2. 实践活动 以小组为单位,1组扮演社区护士,另1组扮演病人及家属,模拟对慢性病病人及家属提供居家护理。

3. 教师评析 教师主要围绕学生的团队合作情况、居家护理计划制订及实施情况进行综合评价。

【社区健康计划书写示范】

1. 护理诊断/护理问题

P: 皮肤完整性受损

S: 主诉3天前外出日晒后出现面部红斑,医生体检发现其面部及鼻梁部位成蝶形红斑。

E: 与疾病所致的血管炎反应等因素有关。

P: 疼痛 慢性关节疼痛

S: 主诉近2周来出现腕、膝关节疼痛; 医生体检发现其腕,膝关节有压痛。

E: 与自身免疫反应有关。

P: 焦虑

S: 近来睡眠不规律,容易发脾气; 原来性格外向,喜欢交朋友,现因面部红斑影响外表,羞于见同事和朋友。

E: 与病情反复发作、迁延不愈、面容毁损及多器官功能损害等有关。

P: 知识缺乏

S: 未规律服药; 既往有日光过敏史,未服用抗过敏药物; 有饮用咖啡的习惯; 采用口服避孕药进行避孕。关心SLE的治疗、预后及其对生育、工作的影响,希望了解详细情况。

E: 与缺乏SLE药物、治疗、生育等方面知识有关。

2. 护理目标

(1)病人皮肤受损减轻或修复。

(2)病人腕、膝关节疼痛减轻。

(3)病人能接受患病的事实,生理、心理舒适感有所增加,睡眠质量有所改善,能正常参加社交活动。

(4)病人能基本掌握SLE药物、治疗、生育等方面的相关知识。

3. 护理措施

(1)皮肤完整性受损: ①保持皮肤清洁、干燥,摄入足够的水分和营养,每天用温水擦洗,忌用碱性肥皂; ②外出活动时可以戴遮阳帽或撑遮阳伞,避免阳光直接照射裸露皮肤,忌日光浴; ③避免接触刺激性物品,如化妆品、烫发剂、定型发胶、农药等; ④正确使用护肤品、外用药; ⑤避免局部皮肤受压时间过长。

(2)疼痛: ①尽量让关节处于功能位置; ②适当的热敷或理疗; ③遵医嘱服药,如疼痛难以忍受,可报告医生,遵医嘱服用止痛剂。

(3)焦虑: ①向病人介绍本病的治疗情况: 近年来SLE 的预后已经明显改善,5年存活率约85%; 10年存活率约75%; 20年存活率约68%,少数病人可无症状,长期处于缓解状态。增加其积极治疗的信心。②指导病人只要能及时正确有效的治疗,面部皮肤受损可以修复,病情可以长期缓解,能正常生育,过正常生活。③嘱家属给予病人以精神支持和生活照顾,以维持其良好的心理状态。④鼓励病人疾病缓解期间可以参加社交活动和日常工作,注意劳逸结合,避免过度劳累,指导如何做好心理上的自我调整。

(4)知识缺乏: ①用药指导: 坚持严格按医嘱治疗,不可擅自改变药物剂量或突然停药,保证治疗计划得到落实。应向病人详细介绍所用药物的名称、剂量、给药时间和方法等,并教会其观察药物疗效和不良反应。②饮食指导: a.海鲜,俗称"发物",红斑狼疮病人食用海鲜后可能会出现过敏现象(系统性红斑狼疮病人大多为高过敏体质),诱发或加重病情,故应少量或避免食用; b.羊肉、狗肉、鹿肉、桂圆,性温热,部分病人食后会加重症状; c.香菜、芹菜、无花果、泥螺等久食易引起光过敏,使病人面部红斑皮损加重,故不宜食用; d.辛辣食物,如辣椒、生葱、生蒜等能加重病人内热现象,不宜食用; e.绝对禁止吸烟、饮酒。③避免服用诱发红斑狼疮的药物: a.抗心律失常的药物普鲁卡因酰胺、奎尼丁等; 降压药肼屈嗪等; b.抗结核药雷米封; c.抗癫痫药物、抗甲状腺功能亢进的药物; d.某些抗生素,如青霉素、四环素、磺胺药也可诱发红斑狼疮; e.育龄期女性病人还要避免服用避孕药,不使用含有雌激素的药物; ④告知病人在病情缓解后在医师的指导下能够正常生育,减轻病人心理负担。

4. 护理评价

(1)病人能自觉避免各种加重皮肤损害的因素,面部皮损部位能够愈合。

(2)病人腕、膝关节疼痛减轻或消失。

(3)病人能接受患病的事实,情绪稳定,睡眠改善,主动配合治疗。

(4)病人能掌握疾病的相关知识。

(左嘉元)

第八章　老年护理学

实验一　老年人安全居家环境创设

【实验学时】3学时

【实验类型】综合型实验

【教学目标】

1. 正确评估老年人的居家环境，并识别环境中不安全的因素。
2. 能够创设老年人安全的居家环境。

【案例】

病人陈杰，男，70岁，高血压病20年，长期服用降压药，血压控制理想。由于老伴两年前去世，子女在外地工作，陈先生目前独自住在市区一个陈旧的社区里，家在三楼，无电梯，二房一厅一厨一卫，约60平方米，所有房间均为光面瓷砖地板。2间卧室在南面，客厅、卫生间和厨房在北面，采光不佳。床铺为旧式木头床，距地面约1米，家具边角为四方形。客厅的电视柜上摆放电视、收音机、DVD机等，所有电线插在同一个排插上，电视柜与沙发相距2米。厨房摆放各种厨具，使用煤气灶，过道较窄。洗手间的蹲式马桶和洗手池均无扶手。洗手间与浴室之间为防止水外流砌一个台阶。浴室面积小，为淋浴式，浴室门无法从外面打开。

【实验内容与步骤】

1. 案例讨论

（1）陈先生存在和潜在的健康问题有哪些？相应的护理措施是什么？

（2）采用老年人居家环境安全评估表（表2-8-1）对陈先生的居家环境评估，讨论居家环境的安全隐患，并提出其调整方案。

（3）不安全的居家环境可能给陈先生带来哪些危害？

表2-8-1　老年人居家环境安全评估表

场所	评估要素	评估结果 是	评估结果 否
一般居室		是	否
·光线	是否充足？	□	□
·温度	是否适宜？	□	□
·地面	是否平整、干燥、无障碍物？	□	□
·家具	是否稳固、固定有序，有无阻碍通道？	□	□
·衣架	高度是否适宜？	□	□
·床	高度是否适宜？	□	□
·电线	安置如何，是否远离火源、热源？	□	□
·取暖设备	安排是否妥善？	□	□
·电话	紧急电话号码是否放在易见、易取的地方？	□	□
厨房			
·地板	有无防滑措施？	□	□
·燃气	“开”、“关”的按钮标志是否醒目？	□	□
·灶台	高度是否适宜？	□	□
浴室			
·浴室门	门锁是否内外均可打开？	□	□
·地板	有无防滑措施？	□	□

续表

场所	评估要素	评估结果
·便器	高低是否合适，有无设扶手？	□ □
·浴盆	高度是否合适？盆底是否垫防滑胶毡？	□ □
楼梯		
·光线	光线是否充足？	□ □
·台阶	高度是否合适，台阶之间是否有明显的色彩差异？	□ □
·扶手	有无扶手？	□ □

2. 每组学生代表发言，教师评析。

3. 老年人安全居家环境创设

［**情境导入**］社区护士对陈先生的居家环境进行评估，识别了环境中的不安全隐患，需为陈先生创设一个安全的居家环境。

室内环境

①监测室内温度，根据季节调整室内温度为22±4℃。
②监测室内湿度，调整室内湿度为50%±10%。
③调整灯具，保证客厅、卫生间和厨房有良好的采光。
④在墙上用各种颜色划线指示厨房、卧室、洗手间等的方位。
⑤经常通风保持室内空气新鲜。
⑥房间地面改铺防滑砖。
⑦安装家庭紧急呼叫系统。

↓

室内设备

①居室内的陈设不要太多，一般有床、柜、桌、椅即可。
②家具的转角处尽量用弧形。
③床褥至地面的距离调为50cm为宜。
④床旁设有床头灯，床两边均应有活动的护栏。

↓

洗手间、浴室与厨房

①厨房水池与操作台的高度应适合陈先生的身高。
②煤气开关宜用按钮即可点燃。
③洗手间及浴室应设有扶手。
④洗手间与浴室之间的台阶涂上明显的色彩。
⑤浴室的门锁匙应插上门，以便紧急时从外面打开浴门。

↓

环境创设结束

【思考题】

1. 试述老年人的居家环境布置与健康成年人居家环境布置有何区别？
2. 试述老年人安全问题主要涉及哪些方面？

（肖惠敏）

实验二　老年痴呆病人的智能康复

【实验学时】3学时

【实验类型】综合型实验

【教学目标】

1. 正确复述老年痴呆病人常用的智力训练方法。
2. 能够运用怀旧治疗为老年痴呆病人开展智能康复训练。

【案例】

病人王力，男，73岁，退休工程师，诊断“老年痴呆症”。5年前开始出现近期记忆减退，语言表达能力下降，情绪不稳，对周围环境兴趣减少。随病情进展，记忆障碍更明显，如到离家不远的地方却找不到回家的路。日常生活能力下降，人格改变，行为紊乱。

【实验内容与步骤】

1. 案例讨论

（1）王先生存在和潜在的健康问题有哪些？相应的护理措施是什么？

（2）社区护士应如何协助家属做好王先生的居家护理？

（3）哪些措施可促进王先生的智能康复？

2. 每组学生代表发言，教师评析。

3. 怀旧治疗

［**情境导入**］为了促进王先生的智能康复，护士收集王先生的照片、奖状、毕业证书、喜欢的音乐等载体，确定了人生回忆的主题，对王先生实施怀旧治疗，引导他回忆人生的故事。

（1）核对病人姓名。

（2）评估病人：年龄、性别、意识状态、远期记忆力、心理状态及配合程度等。

（3）向病人解释怀旧治疗的目的、方法等。

［**解释语**］“您好，请问您的姓名？王大爷，我要对您进行怀旧治疗，引导您回忆人生的经历，促进您的智能康复。在治疗中，若有些主题您不想跟我分享，您可以换一个主题。请问您还有什么问题吗？”

（4）操作过程

回忆儿童、青少年时期的经历

①家人：“小时候家里有几个人？谁最爱您？为什么？”
②学习：“您小时候学习怎么样？”
③朋友：“小时候您和谁最要好？你们在一起玩些什么？”
……

↓

回忆成年时期的经历

①婚姻：“您什么时候结婚？您的婚姻怎么样？”
②家庭：“您有几个孩子？您如何培养他们？”
③工作：“您从事哪些工作？您在工作中取得哪些成绩？”
……

↓

回忆老年时期的经历

①退休：“退休后，您如何安排生活？”
②身体：“您觉得身体怎么样？”
③信仰：“您有何宗教信仰？”
……

↓

小结、致谢

［**解释语**］“在今天的怀旧治疗中，您回忆了人生的许多往事，有童年的乐趣、成年的拼搏、中年的收获等，这些人生经历很有意义，丰富了您生命的内涵。现在治疗结束了，感谢您的配合！祝您早日康复！”

【思考题】

1. 查阅文献分析怀旧治疗对老年痴呆病人有哪些成效？

2. 针对老年痴呆病人的身心特点，护理之家应如何布置物理环境？

（肖惠敏）

3

第三篇　人文护理学实验

第一章　护理美学

实验一　日常基本姿态及礼仪训练

【实验学时】3~6学时

【实验类型】技能型实验项目

【教学目标】

1. 能正确应用基本站姿礼仪规范和沟通站姿礼仪规范。

2. 能正确应用行姿的礼仪规范，并依据临床护理工作特点正确使用。

3. 能正确应用蹲姿及拾物的礼仪规范和"节力美观"原则。

【实验目的】

1. 塑造护士良好形体与外在形象。

2. 规范护士行为，提高人文修养。

【案例】

小王是××医院心内科的年轻护士，在病人与医务人员的眼中，她不仅专业技能突出、爱岗敬业，她良好的形象、规范的着装、和蔼的态度、亲切的话语、得体的行为更是让人印象深刻，成为了医院一道独特的风景线。

【实验内容与步骤】

1. 实验准备

（1）护生准备：规范着装，精神饱满；以10~15名学生为一小组。

（2）用物准备：形体训练环境及椅子。

2. 实验内容

（1）站姿

1）基本站姿：抬头，颈直，下颌微收，目视前方；挺胸收腹，立腰，肩平外展；双臂自然下垂于身体两侧，或双手相握于腹前；女护士要求双腿并拢，脚跟靠紧，脚尖分开呈"V"字形，或双脚成"丁"字形站立；男护士则双脚分开与肩同宽（见图3-1-1、图3-1-2）。

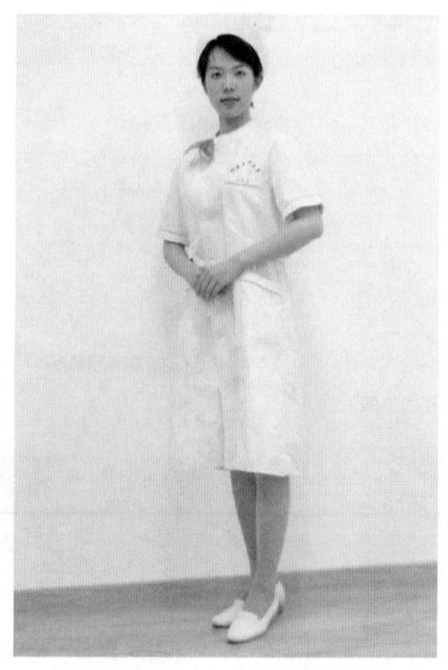

图3-1-1　站姿（女）

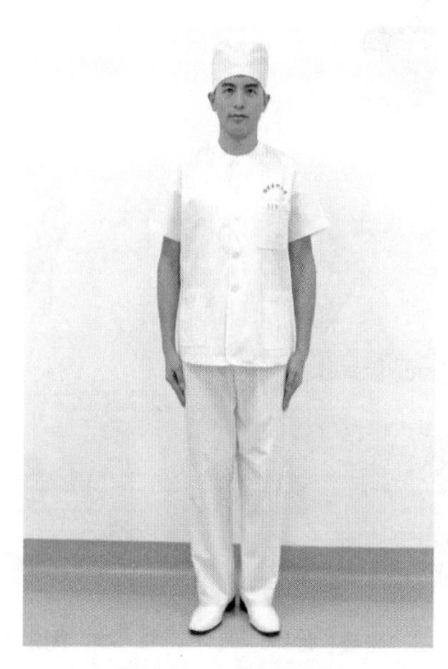

图3-1-2　站姿（男）

2）沟通站姿：当与人交谈时，在基本站姿的基础上，上身略前倾少许，表示倾听和关注。

◆注意事项

1）站姿应力求形体健美，挺拔自信，显示出稳重与朝气。

2）错误站姿：站立时切忌扶肩搭背、抬头傲视，身体晃动、挺胸背手、趴伏倚靠、手插袋中等不良姿势。

（2）行姿

1）行走时，应保持头正、颈直、两眼平视、双肩平放、挺胸收腹、身体重心自然前移，以大腿带动小腿，两脚尖朝向正前方迈步。

2）行走时双臂放松，上臂带动前臂有节奏地前后自然摆动，摆动幅度以30° 左右为佳。

3）行走时保持腰部紧张，以胸带步，上身平稳，步伐紧张有序，步幅适度一致，一般约为36cm左右。

◆注意事项

1）行姿应力求步履轻盈、协调自然、步态平稳、步幅适中、快慢适当，给人以青春活力、轻巧、美观之感。

2）行走过程中如需变向行走时，应注意以下方面：

转向：在行走中转向时，应先面向交往对象后退两三步而后转动身体和头，继而离去。后退时步幅宜小，避免扭头就走或头与身体同时转向。

侧行：当与他人相向而行需要侧行时，应两肩前后侧身，面向对方不宜背朝对方。

3）错误走姿：行走时切忌弯腰驼背、左右摇晃、脚拖地面、脚尖呈“内八”或“外八”字形，双臂横向摆动或幅度过大或过小。

（3）坐姿

1）落座：落座要求轻、缓、稳，先侧身从座椅左侧入座，待小腿触及座椅的边缘后，再以双手展平工作服后，顺势轻轻坐下。

2）坐姿：采用浅坐式，头正颈直，双目平视，下颌内收，双肩后展，上体挺直。女护士要求其两腿并拢且斜放于身体一侧，脚尖略向后收，双手叠放于腿上。男护士则要求其上身挺直，双肩正平，双腿张开与肩同宽，双手放于两腿或座椅扶手上（见图3-1-3~图3-1-5）。

3）离座：离座时先将腿前伸，身体重心前移，而后轻轻站起，待站定后再行离开。

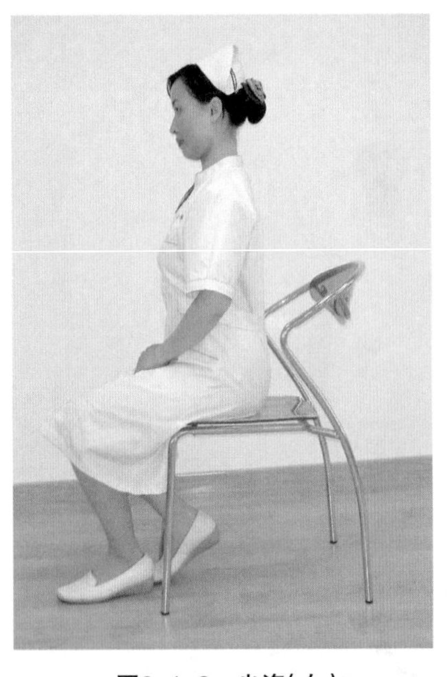

图3-1-3 坐姿（女）

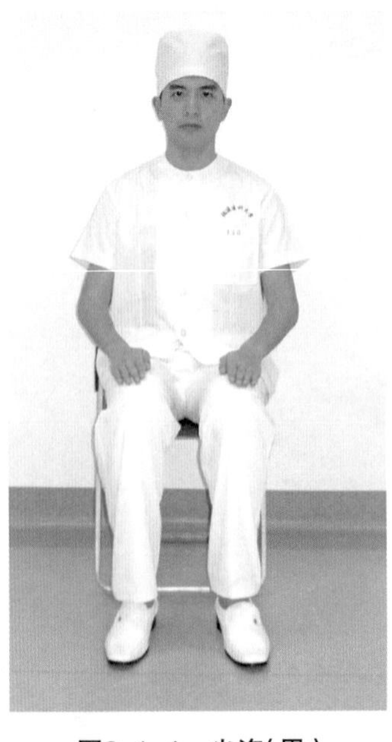

图3-1-4 坐姿（男）

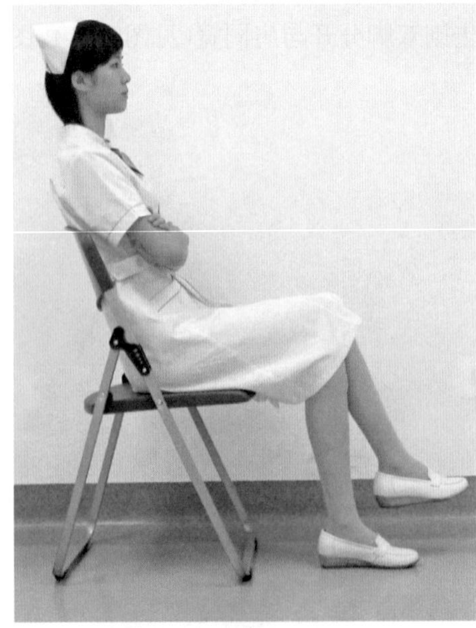

图3-1-5 坐姿（错误）

◆**注意事项**

1）与他人一起入座时，不应争抢座位，尤其当对方是长者、领导或病人时，应请对方先入座。

2）坐姿力求体现端庄、大方、沉稳。入座与离座应遵守"左进左出"的原则，注意动作轻缓，避免发出响声。

3）错误坐姿：切忌两腿劈开、双腿抖动、仰面朝天或左右歪斜等不良姿势（见图3-1-5）。

（4）蹲姿

1）蹲姿：采用高低式蹲姿。具体做法：下蹲时，左脚在前，右脚在后，两腿靠紧；前脚全脚着地，小腿基本垂直于地面，后脚脚跟提起，脚掌着地，右膝应低于左膝，臀部朝下（见图3-1-6）。

2）拾物：当拾取落地物品时，应在高低式蹲姿的基础上，上身侧弯，伸手取物。

◆**注意事项**

1）蹲姿及拾物时，注意节力原则，尽量扩大身体支撑面，保持腰背挺直，切忌弯腰翘臀（见图3-1-7）。

2）下蹲时应注意两腿并拢；避免过快下蹲以免身体失去重心；不应背对或与他人距离过近时下蹲，以示礼貌。

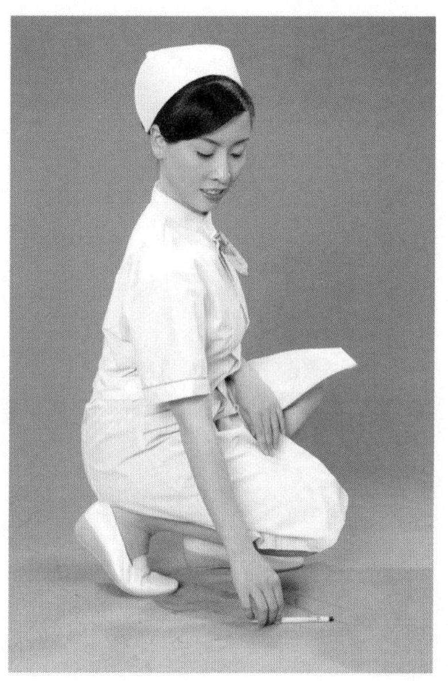

图3-1-6 蹲姿

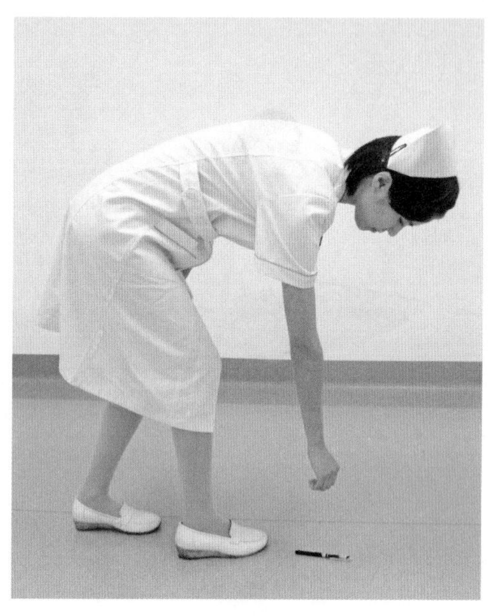

图3-1-7 蹲姿（错误）

（吴炜炜）

实验二 护士行为规范及礼仪训练

【实验学时】3学时

【实验类型】技能型实验

【教学目标】

1. 能正确端持治疗盘，并说出其注意事项。
2. 能正确持病历夹，并说出其注意事项。
3. 能正确应用推治疗车的常用方法，说出其注意事项。

［**情境导入**］护理是精细的艺术，护理工作中包含着美的韵律。护士的爱心、耐心、细心和责任心与优雅的举止，健美的形体、规范的动作等是内在美与外在美的和谐统一与有机结合，共同构成了护士的美好形象。

【实验内容与步骤】

1. 实验准备

（1）护生准备：规范着装，精神饱满；以10~15名学生为一小组。

（2）用物准备：形体训练环境、治疗盘、病历夹、治疗车。

2. 实验内容

（1）端治疗盘：护士在端治疗盘时，应双手握于治疗盘两侧，掌指托盘于平腰处。两肩放松，双肘靠近腰部，前臂与上臂呈90°，重心保持于上臂，取放、行走平稳，不触及工作服（见图3-1-8、图3-1-9）。

◆**注意事项**

1）端治疗盘时应五指并拢，用力均匀，手指勿触及治疗盘内面。

2）治疗盘应与身体保持一拳距离，切勿紧贴工作服。

3）端盘开门时，应先用肘部将门推开，切忌抬脚踢门进入。

（2）持病历夹

1）护士持病历夹书写时，应将病历夹斜放于左前臂内侧，屈肘并与躯干呈锐角，左侧手掌轻握病历夹边缘上1/3处（见图3-1-10）。

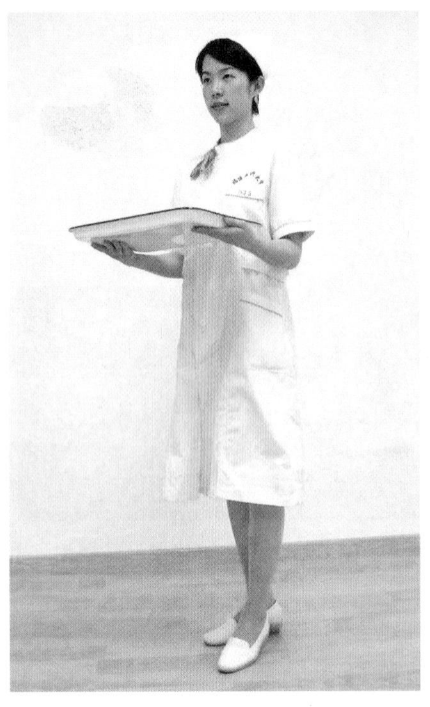

图3-1-8 端治疗盘

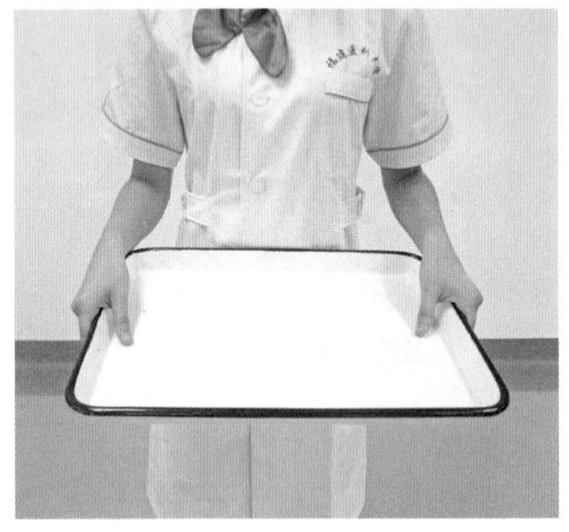

图3-1-9 端治疗盘（错误）

2）护士持病历夹行走时，应双臂下垂，单手握病历夹中部，行进中自然摆臂。

◆**注意事项**

1）病历夹切勿紧贴工作服，注重“节力美观”原则。

2）动作力求优美放松，避免双肩过于收缩形成“架式”肩。

（3）推治疗车：推治疗车时，护士位于车后，双手扶把，伸直双臂，均匀用力，重心集中于前臂，平稳前行（见图3-1-11）。

◆**注意事项**

1）推治疗车时，身体自然前倾，切不可靠在治疗车边缘。

2）推治疗车行进、停放时应平稳，定期上油保养，避免发出噪声。

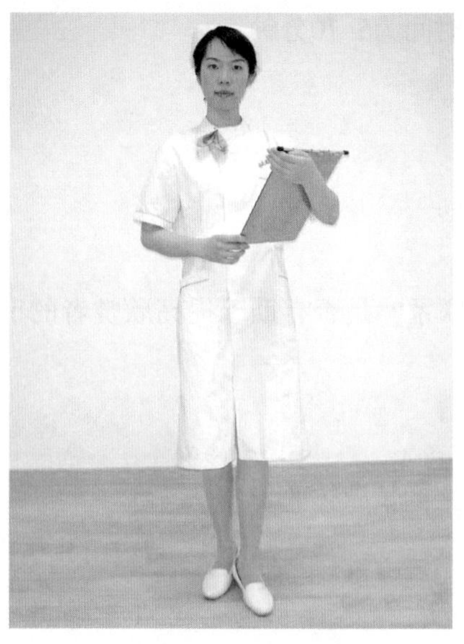
图3-1-10 持病历夹

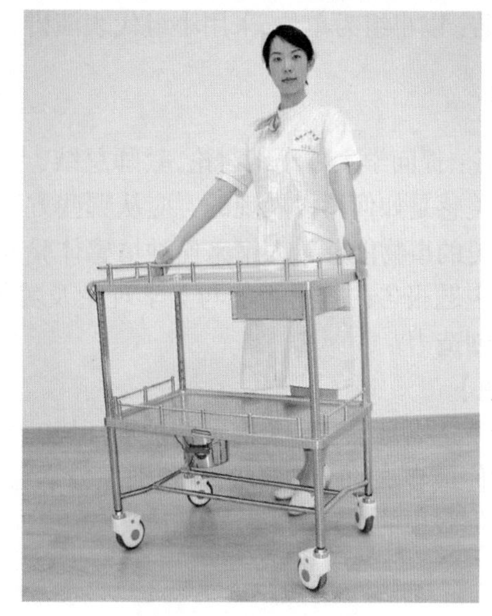
图3-1-11 推治疗车

（吴炜炜）

实验三 《我眼中的美》小组主题报告实践活动

【实验学时】3学时

【实验类型】综合型实验

【教学目标】

1. 比较形式美、自然美、社会美、艺术美等多种美的形式，并说出其内涵与表现。
2. 应用美学理论，结合审美经验，分析身边事物的美感。
3. 培养学生审美能力和美的创造力。

【案例】

某医院将儿科病房由传统的白墙改成粉红色，并在病室内摆设了儿童玩具，在墙上和窗户上装饰卡通画，护士工作服也由原来的白色调整为小花图案。通过这些改变，医护人员发现，住院患儿较以往更容易安静和配合。

【实验内容与步骤】

1. 案例讨论

（1）分析医院环境美感的表现形式？

（2）色彩在医院环境美中具有哪些作用？

（3）结合所学的美学知识，如何评价医院环境美？

（4）改善医院环境美应从哪些方面入手？

2. 每组学生代表发言，教师评析。

3. 小组主题报告

确定主题：以《我眼中的美》为题进行小组主题报告，内容不限。

↓

收集素材：收集相关资料，采用幻灯片及视频材料等多种表现方式。

↓

主题报告：以小组为单位，采用小组代表演讲，每组汇报时间为5~10分钟。

↓

拓展讨论：提问学生并小组讨论，教师总结、点评。

①美感是如何得以展现的？应从哪些方面进行鉴赏？

②美的事物能够给人带来何种情感体验或领悟？

③主题报告内容是否能与美学理论及美的法则相联系？是否有助于提高欣赏者的审美能力与美的创造力？

【思考题】

1. 如何营造满足感官审美需求的护理环境？
2. 列举你最喜欢的一首歌曲，并和别人分享它所给你带来的情感体验。
3. 谈谈你眼中的护理美。

（吴炜炜）

实验四　护理美学情境审美评价

【实验学时】3~6学时

【实验类型】综合型实验

【教学目标】

1. 正确应用护理美学法则。
2. 能依据不同情境正确运用护理行为规范。

【案例】

××年××月××日8：30，某医院十五区心内科护士站接到通知，将入院一名病人。责任护士小王准备接待入院病人。该病人女性，72岁，因高血压入院治疗。护士小王向病人介绍了病室及病友，说明了医院的住院制度、探视制度及病区分布等情况，并及时通知了医生。

【实验内容与步骤】

1. 案例讨论

（1）护士对病人进行入院介绍时，应包括哪些内容？

（2）责任护士小王的入院介绍是否全面？在介绍过程中应注意哪些方面？

（3）入院介绍中护士应如何体现对病人的人文关怀？

2. 每组学生代表发言，教师评析。

3. 护理情境审美评价

创设临床护理情境：以小组为单位，采用角色扮演法，创设临床护理工作的不同情境。

模拟情境一：询问病人病情

模拟情境二：病人用药指导

模拟情境三：病人出院介绍

↓

情境模拟：由同学分别扮演病人、护士、家属等角色进行现场模拟表演。每组表演时间为10~15分钟，并同步录像。

↓

教师评价：播放录像内容，根据具体问题进行评价并提出建议。

↓

小组讨论：提问学生并讨论应对具体情境的策略及礼仪要求，教师总结。

◆**注意事项**

1）所选情境应符合临床实际，角色分配合理。

2）情境模拟过程应注重对护理美学法则与礼仪规范知识实际应用能力的培养。

【思考题】

1. 谈谈如何塑造护士良好的职业形象。
2. 如何对不同的护理情境进行护理审美评价？

（吴炜炜）

附：评分标准

实验一、二　护士行为规范训练评分标准

班级________　组别________　学号________　姓名________

项　目		项目总分	内　容　要　求	标准分数	考试评分	备　注
准　备		10	着装整齐，仪表大方 用物齐全，性能良好，放置合理	5 5		
操作过程	站姿	10	站姿挺拔，基本动作正确	10		
	行姿	10	行走时挺胸收腹，脚尖朝前、协调自然 步态平稳、步幅适中、快慢适当 正确处理后退及侧行等异常情况	3 4 3		
	坐姿	10	浅坐式，头正颈直，上体挺直 手姿及腿部放置合理 遵守“左进左出”，动作轻缓	3 4 3		
	蹲姿	10	高低式蹲姿，双腿靠紧 拾物时上身侧弯，伸手取物 腰背挺直，注意节力原则	3 3 4		
	端治疗盘	15	双手握于两侧，掌指托盘 托盘平腰，前臂与上臂呈90° 取放平稳，手指不触及治疗盘内面	5 5 5		
	持病历夹	10	斜放于左前臂内侧并屈肘 左侧手掌轻握病历夹边缘上1/3处 动作力求优美放松，注意节力原则	4 3 3		
	推治疗车	15	双手扶把，伸直双臂，重心前倾 平稳前行，无过大噪声 治疗车行进、停放时应平稳	5 5 5		
理　论		10	回答问题准确、完整、简练、条理清楚	10		
评　价	关键性指标	出现下列情况之一者定为不及格： （　）1.违反站姿及走姿礼仪规范 （　）2.坐姿两腿劈开，双腿抖动 （　）3.违反高低式蹲姿的动作要求 （　）4.单手端治疗盘，端盘时晃动明显或污染盘内面 （　）5.单手推治疗车或推车行进中晃动明显				
	等级	（　）不及格　及格（　分）				
监考老师（签名）：			监考时间：			

实验三 《我眼中的美》小组主题报告评分标准

主题＿＿＿＿＿＿＿＿班级＿＿＿＿＿＿＿＿组别＿＿＿＿＿＿＿＿

	评价指标	标准分数	评分	备注
内容	与主题相关、信息量大	10		
	对美的特征分析深入	10		
	与美学理论的联系	10		
形式	时间适度、组织合理	10		
	形式多样、制作精美	10		
报告者	仪表端庄、举止得体	10		
	语言流畅、生动具体	10		
提问	回答正确、理论联系实际	30		
总分		100		
监考老师(签名):		监考时间:		

实验四 护理美学情境审美评价评分标准

主题＿＿＿＿＿＿＿＿班级＿＿＿＿＿＿＿＿组别＿＿＿＿＿＿＿＿

评价指标	标准分数	评分	备注
主题鲜明,紧扣临床,具有启发性	20		
体现护理美学理念与人文关怀	20		
姿态优美,着装得体、操作规范	15		
吐字清晰、语言规范、语句生动	15		
表演大方自然,体现人物特征	15		
配合默契,应变灵活	15		
总　分	100		
监考老师(签名):	监考时间:		

第二章　护理研究

实验一　计算机医学文献检索

【实验学时】3学时

【实验类型】综合型实验

【教学目标】

1. 概述常用的中英文医学文献检索工具及数据库。
2. 能够运用计算机检索中英文医学文献。

【案例】

病人，林永，男，42岁，2010年6月诊断为胃窦癌肝转移，接受“姑息性全胃切除术”和12个周期“奥沙利铂+氟尿嘧啶+亚叶酸钙”方案联合化疗。近1个月来出现食欲下降、腹胀、右上腹持续性闷痛、双下肢水肿、体重下降、乏力等症状。体格检查：BP 95/65mmHg，体重 47kg，ECOG 3分，体格瘦削、中度贫血外观，左锁骨上可及数枚肿大淋巴结，质硬，边界不清，部分融合成团，无压痛，固定。全腹稍膨隆，肝右肋下4cm可及，边缘钝且不规则，质如额头，轻触痛，肝区叩击痛阳性。双下肢中度压陷性水肿。肛诊：肛门括约肌松紧适中，直肠黏膜光滑，肠腔畅，腔内未及肿物，距肛门4cm处直肠膀胱陷凹可及一结节约3cm，质硬，固定，轻触痛，指套退出无染血。胸腹部CT：“肝脏占位增多、增大，直肠膀胱陷凹占位性病变”。护士评估发现病人情绪低落，担心不久就会离开人世，经常哭泣，诉说生活没意义，家人对此不知所措。

【实验内容与步骤】

1. 案例讨论

（1）癌症对林先生的身心有何影响？

（2）哪些护理措施可以帮助林先生提高生活质量？为什么？

2. 每组学生代表发言，教师评析。

3. 实验程序

（1）CNKI中国期刊全文数据库检索

［**情境导入**］选题“癌症病人生活质量和社会支持的相关性研究”。在CNKI中国期刊全文数据库中，采用“题名”途径进行初级检索，采用“关键词”途径进行高级检索，查找2005年至2011年的相关文献。

初级检索

①进入CNKI中国期刊全文数据库检索界面（图3-2-1）。

②选取检索范围：根据选题：“癌症病人生活质量和社会支持的相关性研究”选择“医药卫生”与“教育与社会科学综合”为查询范围（图3-2-2）。

③选取检索字段，输入检索词：在字段的下拉框里选取要进行检索字段“题名”，在词文本框里输入“癌症生活质量社会支持”（图3-2-2）。

④限定检索年代：选择检索年限从“2005年至2011年”（图3-2-2）。

⑤检索：点击“检索”按钮进行检索，在页面的右侧列出检索结果（图3-2-3）。

高级检索

①点击“高级检索”进入高级检索界面（图3-2-4）。

②选取检索范围：根据上述选题选择“医药卫生”与“教育与社会科学综合”为查询范围（图3-2-4）。

③选取检索字段，输入检索词：以关键词以检索词，在本选题中，关键词为“癌症”、“生活质量”、“社会支持”。在检索词文本框里输入第一个关键词“生活质量”，在检索文本框里输入第二个关键

词“社会支持”，在检索文本框里输入第三个关键词“癌症”（图3-2-4）。

④选择检索词间的逻辑组配关系：选择逻辑与“and”，表示三个关键词之间是交叉关系，检索结果要包含“生活质量”、“社会支持”及“癌症”的内容，缩小了检索范围，提高了查准率（图3-2-4）。

⑤限定检索年代：选择检索年限从“2005年至2011年”（图3-2-4）。

⑥检索：点击“检索”按钮进行检索，在页面的右侧列出检索结果（图3-2-5）。

检索结果显示题录、文摘和全文

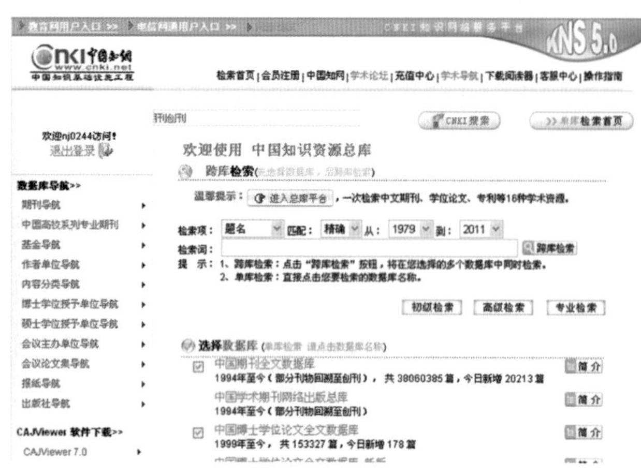

图3-2-1 CNKI界面

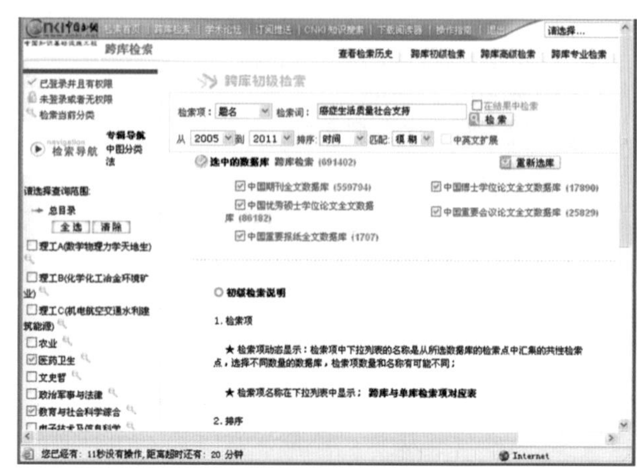

图3-2-2 CNKI初级检索界面

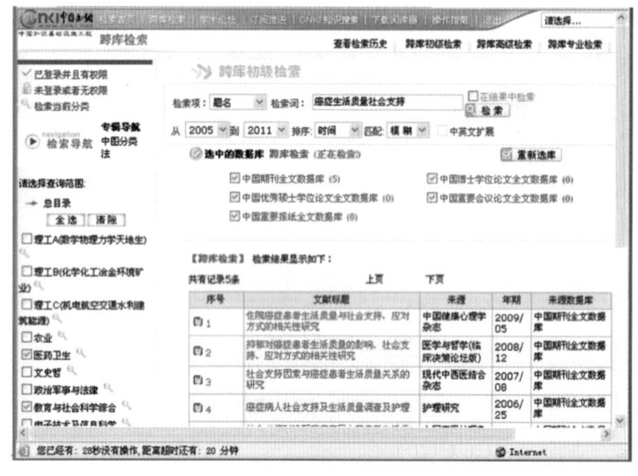

图3-2-3 CNKI初级检索结果

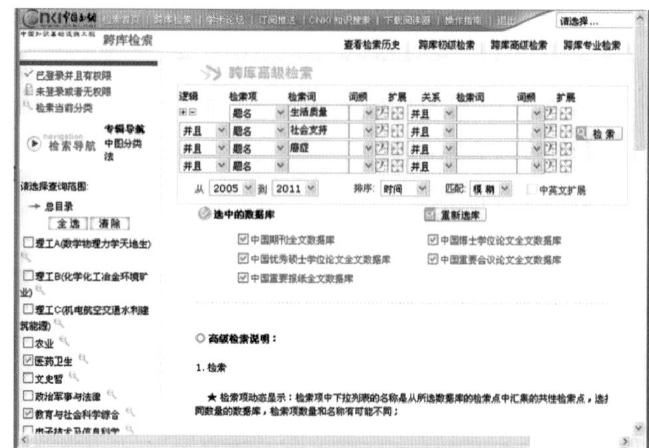

图3-2-4 CNKI高级检索界面

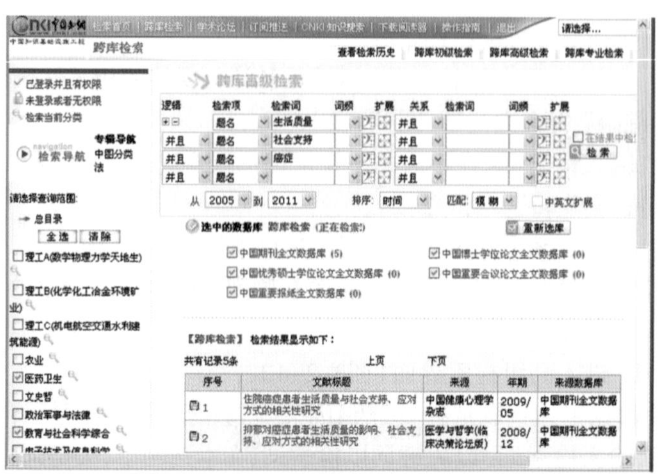

图3-2-5 CNKI高级检索结果

（2）OVID外文医学数据库检索

［**情境导入**］选题:“癌症病人生活质量和社会支持的相关性研究”（Correlation of Quality of Life and Social Support among Cancer Patients）。在OVID外文医学数据库中，采用“题名”途径进行初级检索，采用“关键词”途径进行高级检索，查找2005年至2011年的相关文献。

初级检索（Basic Search）

①进入OVID外文医学数据库检索界面（图3-2-6）。

②输入检索词：在检索词文本框里输入题名“Quality of life and social support of cancer patients”（图3-2-7）。

③限制检索条件：在“Limits”中，选择限定检索年限“From 2005 to 2011”（图3-2-7）。

④开始检索：点击“Search”按钮进行检索，在页面的右侧列出检索结果（图3-2-8）。

高级检索（Advanced Search）

①点击“Advanced Search”进入高级检索页面（图3-2-9）。

②输入检索词：选择一种关键词（Keyword）检索途径。在检索词文本框里输入相关的检索词“Quality of life”、“Social support”、“Cancer patients”（图3-2-10）。

③限制检索条件：在“Limits”中，选择限定检索年限“From 2005 to 2011”（图3-2-10）。

④开始检索：点击“Search”按钮进行检索，在页面的右侧列出检索结果（图3-2-11）。

检索结果显示题录、文摘和全文

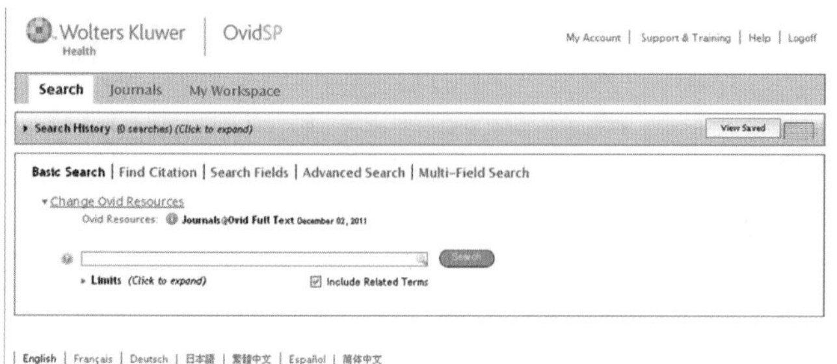

图3-2-6 OVID外文医学数据库检索界面

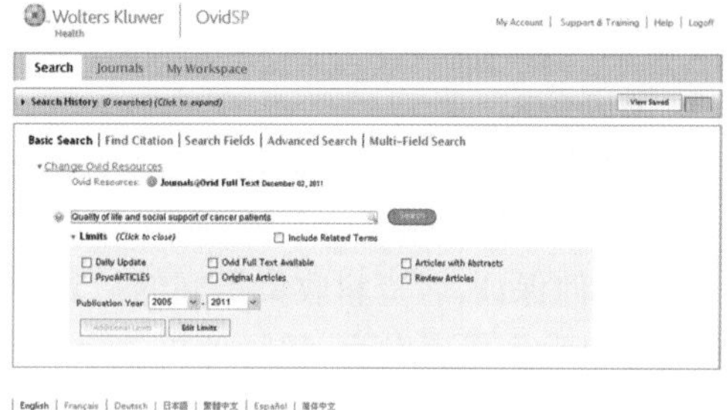

图3-2-7 OVID外文医学数据库初级检索界面

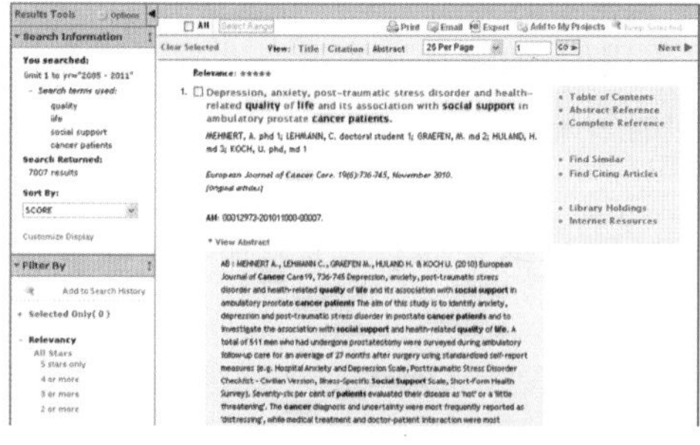

图3-2-8 OVID外文医学数据库初级检索结果

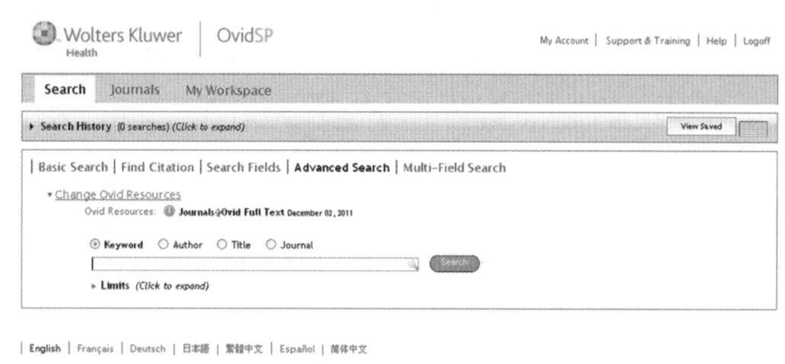

图3-2-9 OVID外文医学数据库高级检索界面

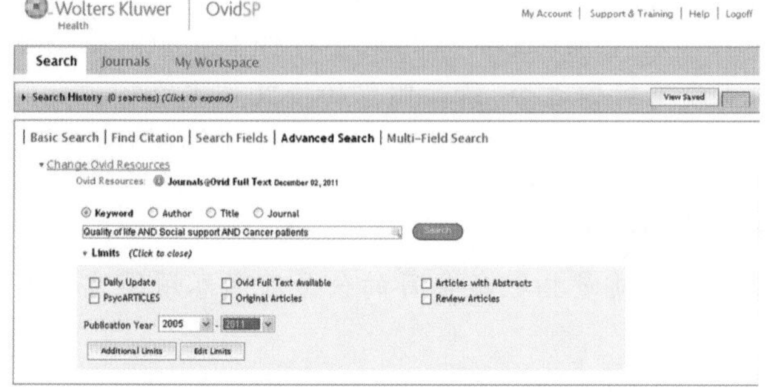

图3-2-10 OVID外文医学数据库关键词检索

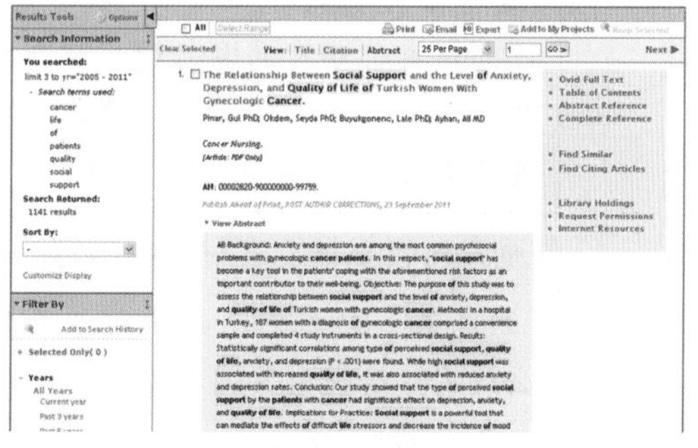

图3-2-11 OVID外文医学数据库高级检索结果

【思考题】

1. 采用SpringerLink外文医学数据库对上述案例中的选题进行文献检索。

2. 采用万方科技期刊全文数据库对上述案例中的选题进行文献检索。

（肖惠敏）

实验二 收集资料的方法

【实验学时】3学时

【实验类型】综合型实验

【教学目标】

1. 说出量性与质性资料收集法的适用范围、程序及优缺点。

2. 能够采用问卷法收集资料。

3. 能够采用半结构访谈法收集资料。

【案例】

选题：认知-行为疗法对老年抑郁病人的干预研究。采用临床随机对照实验设计，选择老年抑郁病人80例作为研究对象，随机分为实验组和对照组各40例，对照组接受常规护理，实验组在常规护理的基础上接受认知-行为疗法，拟采用量性与质性相结合的方法，在干预前后收集相关资料，分析认知-行为疗法的成效。

【实验内容与步骤】

1. 案例讨论

（1）选用哪些研究工具进行量性与质性资料的收集？

（2）如何培训2名护生成为资料收集员？

（3）如何保证2名资料收集员间的一致性？

2. 每组学生代表发言，教师评析。

3. 资料收集

（1）量性资料收集

［情境导入］在上述案例中，量性资料由2名高年级护理专业学生帮助收集。

2名护生首先需接受专门的培训，完成评定者一致性测评；再采用信、效度良好的量表进行预调查，确认该量表在老年抑郁病人群体中的信度；最后在认知-行为疗法干预前后采用该量表收集量性资料。

选择研究工具

根据研究目的，确定抑郁、睡眠质量作为结果评价指标，选择老年抑郁量表和匹兹堡睡眠质量指数作为研究工具。

培训资料收集员

①解释本研究的目的、问卷填写注意事项等。

［解释语］：您好！×××，本研究旨在探索认知-行为疗法对老年抑郁病人的干预成效，为提高老年抑郁病人的身心健康提供理论依据。在干预前后将采用老年抑郁量表和匹兹堡睡眠质量指数收集相关资料。问卷的答案本身没有对错之分，请按照您的情况如实填写。我们对您的资料保密，谢谢您的合作！

②鼓励资料收集员发表对问卷内容的疑问，并给予澄清。

［解释语］：你们对老年抑郁量表和匹兹堡睡眠质量指数各条目的含义及问卷填写方法有什么疑义？请提出共同讨论。

③通过角色扮演，加强资料收集员收集资料的能力。

研究者扮演老年抑郁病人，经培训的2名高年级护生扮演资料收集员，采用老年抑郁量表和匹兹堡睡眠质量指数，向研究者解释本研究的目的、问卷填写注意事项，收集相关资料。

④资料收集员间的信度评价

在培训后正式资料收集前，2名高年级护生采用老年抑郁量表和匹兹堡睡眠质量指数，同时对10~15例老年抑郁病人收集相关资料，并进行评定者的信度检验。

资料收集

由受过培训的2名高年级护生向研究对象解释研究的目的、问卷填写方法及保密等，识字的研究对象自主填写问卷，不识字者由资料收集员向其陈述问卷条目，并客观记录答案。当场收回问卷，并核对问卷答案的完整性。

(2)半结构访谈法资料收集

[**情境导入**]在上述案例中，质性资料由1名受过良好训练的研究助理通过深入访谈收集关于研究对象对认知-行为疗法干预感受的资料。

访谈前的准备

①根据研究目的，编写访谈提纲，并按专家意见进行修订。

举例："您觉得认知-行为疗法中的积极自我对话怎么样？"
"您觉得参加积极自我对话有什么帮助？"
"您觉得参加积极自我对话有什么不良影响？"
"您对认知-行为疗法有什么建议？"

②根据研究对象的要求安排合适的时间和场所。

③研究助理的着装要适合会谈的环境，并为研究对象所接受。

④准备2支录音笔。

深入访谈

①向研究对象解释会谈的目的、录音记录等。

[**解释语**]：您好！我是研究助理×××，请您谈谈参加认知-行为疗法的感受，访谈过程将进行录音，以供研究分析之用，我们保证对您的资料进行保密。

②访谈并录音

研究助理请研究对象根据访谈问题自由谈论自己的感受，注意运用倾听技巧和交流技巧，引导研究对象深入交谈，并对会谈内容进行现场录音。举例：
研究助理：您觉得认知-行为疗法中的积极自我对话怎么样？
研究对象：挺好的。
研究助理：请您具体谈谈好在哪里？
研究对象：我觉得现在心情好了很多，没像以前那样不安、郁闷。也不会总想不愉快的事，责备自己做错了事才让亲人得到报应。生死是由上天注定的，谁也不例外……

小结、致谢

[**解释语**]在本次会谈中，您谈了认知-行为疗法对您的影响及对进一步开展认知-行为疗法的建议。您提供的这些信息对我们研究很有价值，非常感谢您的参与！

访谈注意事项：

a. 访谈者语言表达应不带任何倾向性，同时对敏感问题应给予承诺。

b. 访谈者注意自己的语音语调，还要注意身体语言的恰当应用。

c. 访谈的记录不应打扰会谈的正常进行。

d. 访谈的整体气氛应该是接纳性、包容性的，会谈人员不应表现任何惊讶、失望、赞许等情感。

e. 录音是一个较好的记录方法，但必须事先获得研究对象的同意，同时录音可能造成研究对象的紧张。

【思考题】

1. 访谈法收集资料的技巧有哪些？
2. 比较访谈法与问卷法资料收集的异同点？

（肖惠敏）

实验三　运用SPSS统计软件分析科研资料

【实验学时】3学时

【实验类型】综合型实验

【教学目标】

1. 识别SPSS统计软件菜单的主要功能。
2. 初步运用SPSS统计软件对护理科研数据进行录入、整理与分析。

【案例】

选题：放松训练对高血压病人血压控制的影响。在某社区服务中心选取30名轻度高血压病人作为研究对象。入选标准：符合WHO轻度高血压临床诊断标准；服用抗高血压药物且血压控制在正常水平。排除标准：继发性高血压；心、脑、肾严重并发症；伴有高危或极高危心血管病危险因素的病人。研究对象均参加为期12周的放松训练，每周3次，每次30分钟。由专人采用固定的血压计在放松训练前后分别测量病人收缩压，并记录收缩压的数值。试采用SPSS统计软件分析放松训练是否有降压作用？

【实验内容与步骤】

（一）SPSS的界面

1. SPSS的启动　在Windows的程序管理器中双击SPSS FOR WINDOWS图标以打开SPSS程序组，选择SPSS图标并双击之，即可启动SPSS。SPSS启动成功后出现SPSS的封面及主窗口，5秒钟后或点击鼠标左键，封面消失，呈现SPSS的预备工作状态(图3-2-12)。

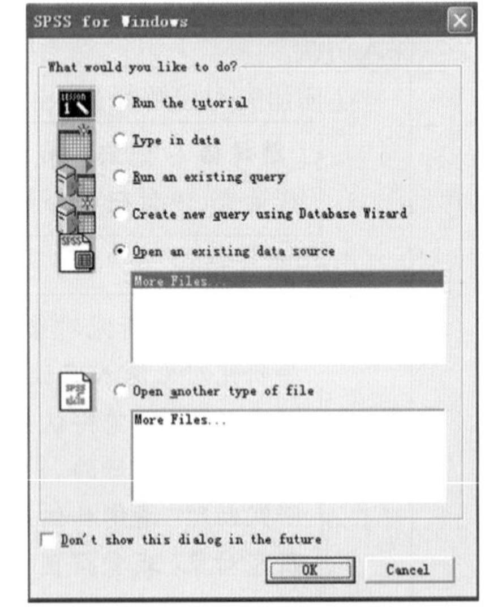

图3-2-12　SPSS启动窗口

2. SPSS的主窗口　SPSS的主窗口名为SPSS for Windows，此为窗口的标题栏，当它呈蓝底白字时，表示该窗口为活动窗口，即用户可对之进行操作。非活动窗口的标题栏呈白底黑字，用户对之不能操作。激活窗口的方法是点击该窗口的标题栏。

标题栏的左侧（即窗口的左上角）为窗口控制钮，点击它选择窗口的还原、移动、大小变换、最小化、最大化、关闭和与其他窗口的切换。标题栏右侧（即窗口右上角）的两个钮：箭头向下的为最小化钮，点击它使窗口缩小为图标（但不是关闭窗口）；箭头向上的为最大化钮，点击它使窗口充满整个屏幕。

该窗口的底部为系统状态栏，显示系统即刻的工作状况，这对用户了解系统情况十分有益。

3. SPSS菜单　菜单栏共有9个选项：

（1）File：文件管理菜单，有关文件的调入、存储、显示和打印等；

（2）Edit：编辑菜单，有关文本内容的选择、拷贝、剪贴、寻找和替换等；

（3）Data：数据管理菜单，有关数据变量定义、数据格式选定、观察对象的选择、排序、加权、数据文件的转换、连接、汇总等；

(4)Transform: 数据转换处理菜单,有关数值的计算、重新赋值、缺失值替代等;

(5)Analyze: 统计菜单,有关一系列统计方法的应用;

(6)Graphs: 作图菜单,有关统计图的制作;

(7)Utilities: 用户选项菜单,有关命令解释、字体选择、文件信息、定义输出标题、窗口设计等;

(8)Windows: 窗口管理菜单,有关窗口的排列、选择、显示等;

(9)Help: 求助菜单,有关帮助文件的调用、查寻、显示等。

点击菜单选项即可激活菜单,这时弹出下拉式子菜单,用户可根据自己的需求再点击子菜单的选项,完成特定的功能。

4. SPSS的退出 完成SPSS的统计分析后,退出该系统的方法是: 选File菜单的Exit项,回答系统提出的有关是否需要存储原始数据、计算结果和SPSS命令之后,即退到Windows的程序管理器中。

(二)SPSS的数据管理实例

[**情境导入**]: 在上述案例中,30名高血压病人在放松训练前后的收缩压见表3-2-1,试采用SPSS统计软件分析放松训练是否有降压作用?

(摘自: 肖顺贞.护理研究.北京: 人民卫生出版社,2011:103)

表3-2-1 高血压病人放松训练前后的收缩压水平

病人编号	性别	年龄	放松前收缩压	放松后收缩压
1	男	45	104	90
2	男	51	104	84
3	男	53	106	88
4	男	48	100	90
5	女	59	100	98
6	女	45	118	106
7	男	54	98	88
8	男	51	104	92
9	女	53	120	102
10	男	45	116	110
11	女	67	104	92
12	女	51	108	86
13	女	55	120	106
14	男	58	126	114
15	女	43	110	90
16	女	56	120	104
17	男	58	124	100
18	女	59	140	120
19	女	49	118	106
20	女	57	116	98
21	女	51	112	94

续表

病人编号	性别	年龄	放松前收缩压	放松后收缩压
22	男	54	108	90
23	男	48	122	110
24	男	52	100	80
25	女	52	122	105
26	女	56	104	94
27	女	56	108	90
28	女	58	102	94
29	女	51	140	100
30	女	50	102	98

变量的定义

点击数据库左下角的"variable view",进入变量定义窗口,在Variable Name框内分别输入变量名:"性别"、"年龄"、"放松前收缩压"、"放松后收缩压"(图3-2-13)。

数据格式化

在"variable view"窗口中点击Type...钮,弹出Define Variable Type对话框,用户可根据具体资料的属性对数据进行格式化(图3-2-13)。

数据的输入

①数据管理窗口的主要部分就是电子表格,横方向为电子表格的行,其行头以1、2、3、……表示,即第1、2、3、……行;纵方向为电子表格的列,其列头以"性别"、"年龄"、"放松前收缩压"、"放松后收缩压"表示变量名。

②用户可按方向键上下左右移动来激活单元格,向其中输入新数据或修改已有的数据(图3-2-14)。

SPSS的数据分析

①描述性分析:建立SPSS数据库后,用鼠标指向"Analyze"中"Descriptive statistics"中的"Frequencies"(图3-2-15、图3-2-16),利用SPSS的统计描述功能统计出30位高血压病人的性别构成和年龄构成情况(图3-2-17)。

②推论性分析:用鼠标指向"Analyze"中"Compare means"中的"Paired-Samples t Test"选项(图3-2-18),单击后显示Paired-Sample T Test对话框,将两变量名"放松前收缩压"、"放松后收缩压"选中按向右箭头将它们转移到"Paired Variables"列表框中,单击"OK"按钮进行运算(图3-2-19),计算后结果显示在输出窗口中(图3-2-20)。

数据结果解释

图3-2-20显示:30例高血压病人干预前后收缩压的均数差(Mean)、标准离差(Std. Deviation)、均值的标准差(Std. Error Mean)和95%可信区间(95% Confidence Interval of the Difference)、t值、自由度(df)和双尾显著性概率(Sig.2-tailed)。由于显著性概率为0,故认为放松训练有降压作用。

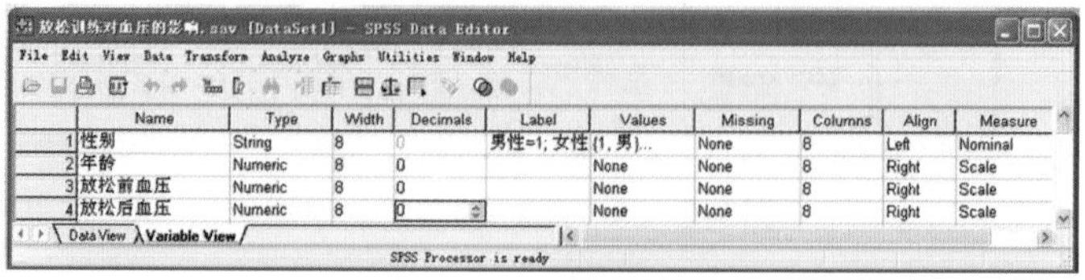

图3-2-13　变量的定义

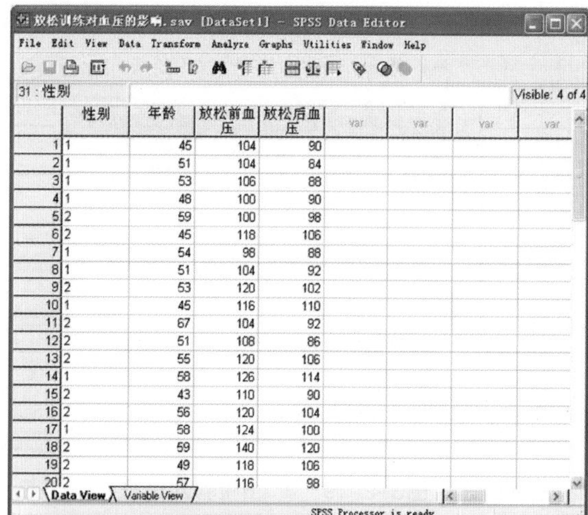

图3-2-14　输入数据后的图示

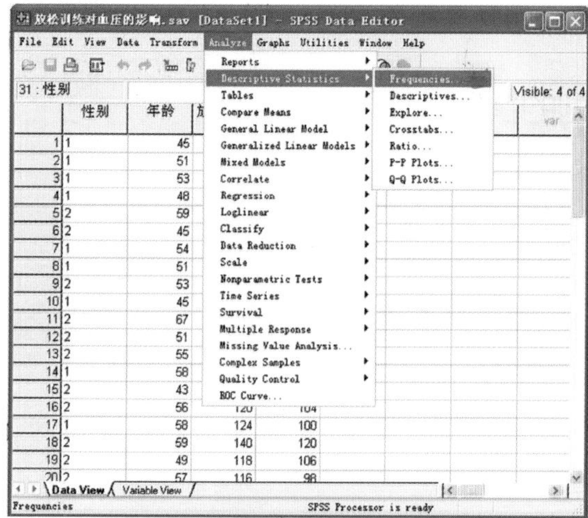

图3-2-15　选择频数计算的图示

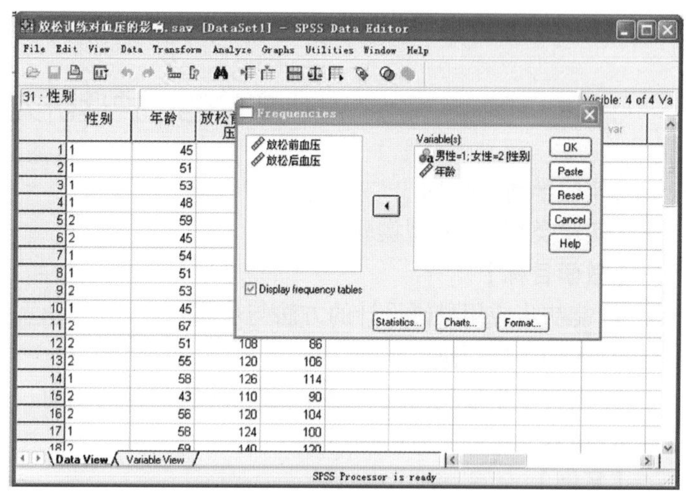

图3-2-16　频数计算的对话框

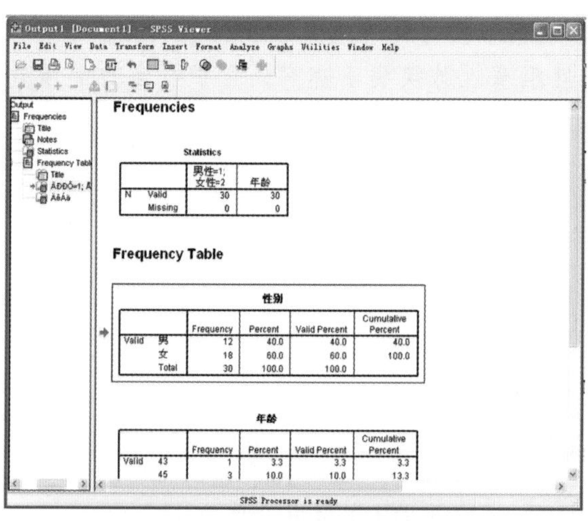

图3-2-17　频数计算的结果图示

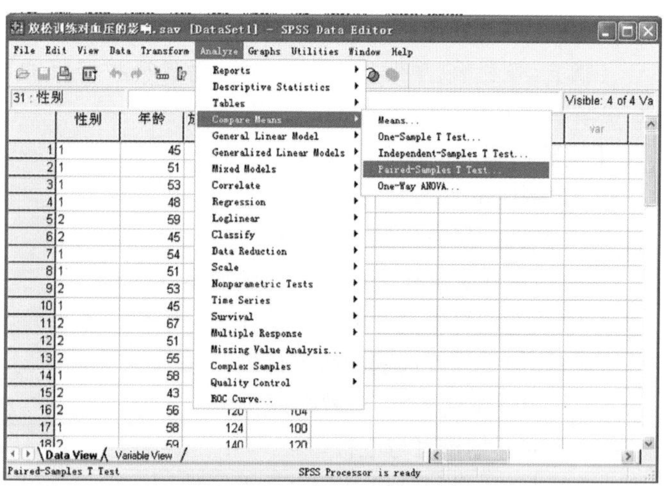

图3-2-18　选择配对t检验的图示

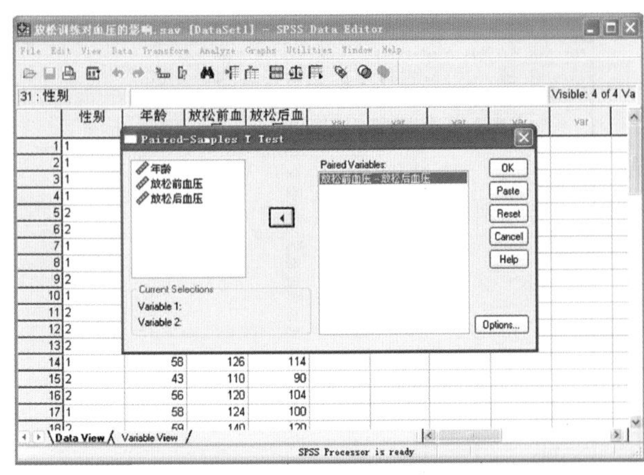

图3-2-19 配对t检验对话框

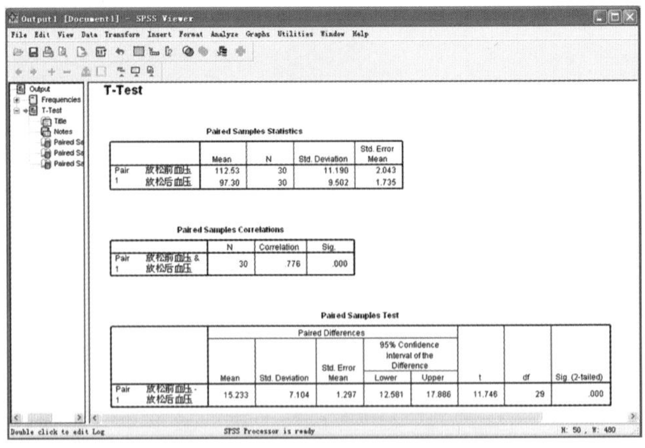

图3-2-20 配对t检验的结果图示

【思考题】

1. 如何解释上述实例中SPSS统计软件显示的结果?
2. 如何应用SPSS统计软件进行卡方检验、非参数检验、方差分析、相关性检验、回归分析等操作。

(肖惠敏)

实验四 护理研究计划的撰写

【实验学时】6学时

【实验类型】研究型实验

【教学目标】

1. 能初步应用科研设计的方法与步骤。
2. 能初步撰写研究计划。
3. 培养学生发现问题、分析问题和解决问题的能力。
4. 培养学生的团队精神与协作能力。

【案例】

选题:过渡期护理模式对慢性阻塞性肺疾病出院病人自护行为的干预效果。选择2010年1~12月在某院呼吸内科经治疗后进入稳定期的COPD病人45例作为研究对象。以过渡护理为干预措施,包括编写《COPD出院病人家庭肺康复指导手册》;住院健康教育;电话随访;家庭访视等,在病人出院前3天及干预后4个月,采用COPD病人自我护理行为问卷评估病人的自我护理行为状况,观察干预的成效。

(摘自:卿利敏,席明霞,莫文娟等.过渡期护理模式对慢性阻塞性肺疾病出院病人自护行为的干预效果.中华护理杂志;2011,46(10):965-967.)

【实验内容与步骤】

1. 案例讨论

(1)该选题研究目的是什么?

(2)该选题文献查询的范围与途径是什么?

(3)该选题科研设计的方案是什么?

(4)如何撰写该选题的研究计划?

2. 每组学生代表发言,教师评析。

3. 研究计划撰写与汇报

(1)对学生进行分组,每组3~5人。建议学生自由结合,以更好的培养学生的团队合作意识。

(2)每组学生根据案例讨论结果,选择预定主题,分工合作进行文献查询、科研设计并撰写研究计划。

(3)汇报:各组选派一名代表汇报研究计划。

（4）提问：其他小组成员根据该组的汇报情况，进行提问；授课教师根据各组的报告内容提问。
（5）答辩：小组对问题进行汇总后，选派代表回答问题。
（6）点评：授课教师根据各小组研究计划的汇报与答辩情况进行总结点评，并给各组进行综合评分。

【研究计划撰写要求】

［**情境导入**］选题：逐步延长翻身间隔时间对压疮发生的影响。
（摘自：林雁.逐步延长翻身间隔时间对压疮发生的影响.福建医科大学优秀硕士学位论文，2011.）

1. 题目　简明扼要反映研究主题。

举例：逐步延长翻身间隔时间对压疮发生的影响

2. 研究背景与意义　介绍该研究问题的流行性、危害性；描述该问题的研究现状；分析现有研究存在的不足之处；说明本研究的特色与意义。

举例：研究背景与意义

压疮又称压力性溃疡（Pressure ulcers，PU），为临床常见的并发症之一，好发于长期卧床病人、脊髓损伤病人和老年人中。据报道，在美国，住院病人压疮发生率为3%~6%，护理之家为3%~24%，专科福利医院为23%~27.5%。一旦发生压疮，不仅会给病人增加痛苦，延长疾病恢复，而且可使病情恶化，继发感染甚至危及病人生命，同时也会增加医疗护理成本。有文献指出，压疮已成为继癌症、心脏病之后第三大治疗护理高花费项目。

为预防压疮的发生，许多学者对其产生机制和影响因素进行了相关的研究。目前公认首要因素是压力，当压力作用于皮肤组织，其值超出正常毛细血管的负荷范围（2.1~4.3kPa）时，便可阻断毛细血管对皮肤组织的灌注，使组织细胞得不到养分、血液和氧气。当皮肤组织持续承压9.33kPa以上且大于2小时就有可能发生不可逆性损害，形成压疮。因此，在临床工作中，翻身及使用各种减压设备等被护理人员作为缓解局部组织长期受压的主要措施。各种减压工具如电动充气式气浪床垫、凉液垫、自动翻身床等的使用虽有良好的效果，但费用高，并且无论使用何种减压防护工具，翻身仍是既简单又有效的方法。如何翻身，翻身频率是多少，如何才能既不增加压疮发生率又不引起病人的不舒适，并能减少护理工作者的工作量，已成为护理研究专家们关注探讨的课题了。

基于压疮的产生机制及翻身对预防压疮的作用，国内外有较多研究针对翻身护理对病人发生压疮的影响而展开。有学者提出，在卧床一段时间之后，皮肤对压力的耐受性可以逐渐增强，因而可以逐步延长翻身间隔时间。其原因可能是在逐渐变化的环境中，人体的皮肤可通过各种调整方式提高局部耐受力，以适应新的环境变化。Barry Golden等建立猪的压疮模型研究短时间受压及长时间受压后皮肤组织的不同反应，发现长时间受压后组织可出现一定的适应性。庄嘉元以SD大鼠为实验动物建立压疮模型，实验结果显示采用逐步延长压迫间隔时间的方法能减轻压力对组织的损伤，即通过一定适应和调整，机体可能通过某种方式逐渐对压力产生一定的适应性。这些动物实验结果为压疮预防的临床护理干预提供了理论依据，研究结果提示：通过一定的适应和调整，翻身间隔时间可能可以逐渐延长。在临床研究中，国内外学者也针对翻身频率进行相关研究。

Vanderwee等对235名老年病人进行了侧卧2小时、仰卧4小时及侧卧与仰卧均为4小时两种不同翻身护理方法的研究，得出两种翻身间隔时间在压疮发生率方面无显著性差异的结论。Defloor等进行了普通床垫2小时、3小时及弹簧床垫4小时、6小时4种不同翻身护理方法的比较研究，结果发现普通床垫2小时及弹簧床垫4小时翻身护理方法能显著降低压疮的发生率。国内学者发现在护理研究实践中也认为，逐步延长翻身时间或延长翻身时间结合减压工具的使用与常规2小时翻身法相比，不仅在压疮的预防方面有同等效果，而且能增进病人的舒适度、提高病人夜间睡眠质量，并减少护理人员的工作量。然而，以上研究多采用随机对照分组实验，没有报告病人自身在延长翻身间隔过程中受压皮肤血流动力学的变化及受压皮肤表皮压力的变化，且未明确表达临床实验的周期，在讨论护理人员工作量是否降低时未进行量化以利于护理管理者进行人力资源管理的评估。

3. 研究目的　用序号(1、2、3…)说明该研究的目的,陈述时用“分析”、“了解”、“探讨”等术语。

> 举例:研究目的
>
> 1. 监测在不同翻身间隔时间,病人主要受压部位表皮温度和体表压力值的变化。
>
> 2. 探讨逐步延长翻身间隔时间对压疮率发生的影响。

4. 研究方案

(1)研究对象:抽样方法、样本来源、入选标准、排除标准、样本量等。

> 举例:研究对象
>
> 1. 1样本来源:运用方便抽样的方法,选取2010年3月至2011年1月在福州市就两所民办老人院64名卧床病人进行研究。两所老人院为连锁机构,地理位置相近,且在规章制度、病人管理、护理人员设置等方面相似。
>
> 1. 2入选标准:长期卧床且不能自主更换体位的各类病人;住院时间不短于3周;实验前均为每2小时翻身一次护理;实验期间没有使用气垫床等减压工具;经研究者说明研究目的后,本人愿意参与研究。
>
> 1. 3排除标准
>
> (1)研究前已发生压疮或有压疮前期症状的病人。
>
> (2)患有影响皮肤观察的其他皮肤疾病。
>
> (3)合并感染、严重水肿或恶病质的病人。
>
> (4)合并有严重内科疾患者,如心肺功能不全、糖尿病等。
>
> (5)因病情有医嘱制动或禁止翻身者。
>
> (6)精神躁动病人。

(2)研究工具:名称、来源、内容、计分标准、信度、效度等。

> 举例:Braden压疮预测量表
>
> 该量表分别从感觉、潮湿、活动方式、活动能力、营养、摩擦力和剪切力6个方面进行评估,这6个方面除了“摩擦力和剪切力”为1~3分外,各项得分均为1~4分。总分6~23分,得分越低,发生压疮的危险性越高。Bergstrom 等研究表明,18分可作为预测有压疮发生危险的诊断界值。其中15~18分提示轻度危险,13~14分提示中度危险,10~12分提示高度危险,9分以下提示极度危险。使用Braden量表在内外科、老人院以及成人ICU进行广泛的信效度检验,认为该量表是信效度较好的压疮评估量表,具有足够的特异度和灵敏度。

(3)资料收集方法:资料收集员、时间、地点、收集程序。

> 举例:皮肤的评估
>
> 在征得病人或其亲属同意后,在实验前由研究者本人使用《Braden压疮预测量表》,在自然光线下对研究对象进行首次评估,实验开始后的第3天、第6天、第9天、第12天、第15天的14:00~16:00再次进行评估,共6次。同时,研究者在实验前至实验后第15天下午对研究对象进行全身皮肤检查,观察皮肤完整性(包括有无破损、破损面积大小、深度等)以及皮肤颜色,并作记录。
>
> 在判定I期压疮时,用无色透明的玻璃片(3cm×1cm×0.2cm)按压皮肤3秒钟以检查皮肤压红的退色情况,防止直接用手指检查时带来的评估偏倚,从而保证结果的准确性。

(4)资料分析:量性资料说明拟用何软件包,采用何种指标描述变量,采用何种统计推断方法验证研究假设。

举例:全部数据采用SPSS 15.05 for Windows统计软件建立数据库,对计量资料先行正态性检验与方差齐性分析,采用最大值、最小值、均数、标准差和百分比等描述性指标对研究对象的基本资料、卧床时间、测量部位体表压力、温度进行描述性统计。采用重复测量方差分析对病人实验前、实验后第3天、第6天、第9天、第12天、第15天的Braden评估量表得分进行比较。采用重复测量方差分析对病人实验期间每阶段的体表压力、体表温度进行比较。

5. 预实验结果
6. 预期结果　结合研究目的说明可能的预期结果。
7. 研究进度安排　准备阶段、实施阶段、资料分析及总结阶段。

举例: 研究进度

（1）准备阶段（2009年6月~2010年12月）: 查阅文献,制订研究方案,确定研究工具,培训资料收集员,联系实验场所。

（2）实施阶段（2010年1月~2011年12月）: 选择研究对象,实施干预方案,测评结果指标,收集相关资料。

（3）总结阶段（2011年1月~2011年6月）: 整理与分析资料、撰写论文、参加学术交流。

8. 参考文献　按照参考文献格式国家标准（zt）书写。

举例: 参考文献

[1]李小寒,尚少梅.基础护理学. 北京:人民卫生出版社,2006 : 82.

[2]谢小燕,刘雪琴,李漓.应用Braden量表评估压疮危险因素.中华护理杂志,2004,39(12):941-942.

[3]Zdermir H, Karadag A.Prevention of pressure ulcers:a descriptive study in 3 intensive care units in Turkey.J Wound Ostomy Continence Nurs,2008,35(3):293-300.

……

【思考题】

1. 文献综述应包括哪些内容?
2. 研究计划中操作性定义与概念性定义有何区别?
3. 撰写研究计划的注意事项有哪些?

（肖惠敏）

第三章　护理管理学

实验　护理管理案例分析与测试

【实验学时】3~5学时

【实验类型】综合型实验

【教学目标】

1. 正确运用管理职能和管理学的理论知识。

2. 能应用领导理论分析和解决管理工作中的实际问题。

3. 能在护理管理工作中应用护理领导工作中冲突处理的方式、策略，以及激励、沟通等技巧。

【案例1】

一份护理计划

小王是外科病房的护士长，为了提高病房的护理质量和防范护患纠纷，她制订了一份计划如下：

（1）加强对护士尤其是工作年限低于三年护士的职业道德教育，强化以病人为中心的服务意识。

（2）加强护士基本理论、基本技能、专科技术的训练和考核。

（3）重视护理记录单书写的准确性与及时性，由护士长及科室一名副主任护师负责监督检查。

（4）实行责任护士负责制，提供优质服务。从病人入院到出院健康教育贯穿始终，对病人实施整体护理。

（5）评估病房内的环境隐患，及时给予纠正。

（6）对没有取得执业资格的护士进行严格考核考评，跟班工作，不允许自行当班。加强对实习护生的管理，做到放手不放眼。

（7）调查出院病人满意度，每月底进行统计、总结，分清责任，奖优罚劣，与奖金挂钩。

【案例2】

某医院护士以中专和专科学历为主，本科学历护士只占不到5%。近三年，医院平均每年有30名护士退休。为了缓解护理人力资源紧张程度并提高医院护士的学历层次水平，这两年，医院每年从全国各高等医学院校直接引进应届护理专业本科毕业生，同时由人事科负责直接向社会公开招聘拥有护士执业资格和有工作经验的临时护士。医院为护士提供的薪资报酬并不比同等级医院低，事业发展的机会也很多，但是护士的稳定性却差，不到2年，护士就换了1/3，此外还有不少护士在观望或是想改行。医院陷入了不断招聘引进护理人才，又不断地流失护理人才的尴尬境地。医院的管理人员在调查中发现，“流失”的护士人群中，有的到国外当护士了，有的去当医药代表了，有的回到家族企业里去工作了，还有的直接回家当家庭主妇了。其中主要都是80后、90后的护士，不少还都是重点医学院校毕业的护士。

【案例3】

医院各病区的病人一览表上主要登记了病人的姓名、性别、年龄、住院号、疾病诊断等内容。在某医院的产科病房，由于对孕妇、已分娩的产妇、住院待产妇和感染产妇有着不同的管理要求，病人一览表里的信息不能全面地反映病人的情况，而且产科病房有常需要迁床将病人分类安置的特点，存在病人信息转抄不到位的安全隐患。为了解决该问题，护士长在早会上广泛征求并收集医护人员各方意见和建议后提出了整改方案：将病人一览表正反两面使用，正面为白底黑字版面，用于产前病人；反面为红底黑字版面用于产后病人。除了填写常规的病人信息外，左上角为护理级别标识，右上角增添不同的栏目，如产前病人增设听胎心、数胎动、破膜时间，产后则为手术或分娩时间。这样医护人员通过阅读病人一览表对病区内病人情况有了较全面的了解，而且操作简便，减少转抄环节，方便护士查对病人信息及办理住院、出院、转科和迁床等工作，不仅提高了专科护理质量，也增加了病人的满意度。

【实验内容与步骤】

1. 案例讨论

案例1：

（1）以上计划的编制是否符合计划的特征？为什么？

（2）利用你所学的目标管理的知识，阐述如何对以上计划进行组织实施。

案例2：

（1）你认为医院发生这种情况的主要原因是什么？

（2）如果你是该医院的护理部主任，你会采取什么措施解决这个问题？

案例3：

（1）上述案例体现了护理质量管理的哪些原则？

（2）PDCA循环是护理质量管理的常用方法，请结合上述案例，试述PDCA循环模式的基本工作程序。

2. 每组学生代表发言，教师评析。

3. 管理工具训练

费德勒模式测评领导模型的应用

费德勒相信影响领导成功的关键因素之一是个体的基本领导风格。一个领导者对他的同事和下属的看法会影响他们之间的关系。如果领导者认为自己的下属友好、热情并且善于合作，那么他们之间的关系会更加和谐，反之，如果领导者认为自己的下属冷淡，不善于合作、没有能力等，那么他们之间的关系会越来越差。

为了发现领导者对其他人的看法到底如何，这个领导者到底属于哪种领导风格，费德勒设计了最不喜欢同事（LPC）调查问卷，问卷分为16个项目，由16组对应形容词构成，分为1到8个等级。费德勒的LPC问卷如下：

快乐 —— 8 7 6 5 4 3 2 1 —— 不快乐
友善 —— 8 7 6 5 4 3 2 1 —— 不友善
拒绝 —— 1 2 3 4 5 6 7 8 —— 接纳
有益 —— 8 7 6 5 4 3 2 1 —— 无益
不热情 —— 1 2 3 4 5 6 7 8 —— 热情
紧张 —— 1 2 3 4 5 6 7 8 —— 轻松
疏远 —— 1 2 3 4 5 6 7 8 —— 亲密
冷漠 —— 1 2 3 4 5 6 7 8 —— 热心
合作 —— 8 7 6 5 4 3 2 1 —— 不合作
助人 —— 8 7 6 5 4 3 2 1 —— 敌意
无聊 —— 1 2 3 4 5 6 7 8 —— 有趣
好争 —— 1 2 3 4 5 6 7 8 —— 融洽
自信 —— 8 7 6 5 4 3 2 1 —— 犹豫
高效 —— 8 7 6 5 4 3 2 1 —— 低效
郁闷 —— 1 2 3 4 5 6 7 8 —— 开朗
开放 —— 8 7 6 5 4 3 2 1 —— 防备

这个问卷的最后得分可以用来测定一个领导人对其他人的态度，也可以说是测定情感上或心理上的距离。费德勒运用LPC问卷将绝大多数作答者划分为两种领导风格，也有一小部分处于两者之间，很难勾勒。

在你工作或学习的环境中，找出一个与你相处最差的同事或同学，你们之间有过相当不愉快的经历，包括过去和现在的。在16组形容词中按1~8等级对他进行评估，测评时可以选择每个成对的形容词中一个最恰当的位置，最后把16个项目的分值加起来，可以得出LPC分数。

在LPC 量表中的分数代表你的领导风格，它可以指出你在工作或学习环境中主要的动机或目标是什么。如果分值在64分以上，表示你是关系取向的人，乐于与同事形成良好的人际关系，对同事和下属往往持谅解和支持的态度；如果你的分值在57分以下，则意味着你是工作取向的人，所关心的是工作任务的完成，即使因为工作任务而损害了人们之间的关系也会在所不惜；介于58~63分之间，你则需要自己决定是属于哪一类型。根据该模式测评出的LPC分数，你可以选择匹配的情况，以帮助成为有效的领导者。

【思考题】

1. 某医院普外科病房的护理工作无论是护理技能还是服务态度都比较差，为提高病房的护理质量，医院公开选聘护士长，最终医院选拔了王芳为护士长。王芳上任后，对科室护士进行了了解与分析：科室护士总共有20名，都比较年轻，平均年龄28岁。其中3人中专学历，有5年以上的工作经验，已具备了一定的工作能力；15人是大专学历，有2人在本科室工作了10年以上，是科室的业务骨干，有10人具有3~5年的工作经验，工作责任感较强，还有3人工作不到3年，工作责任感较差；2人本科学历，工作不到1年，但工作主动性较强。

王芳根据科室的情况，采取了适当的领导方式，积极组织科室护士学习业务知识，加强服务理念，鼓励护士团结协作，公正、公平、公开地对待人和事，充分发挥每位护士的工作潜能，激发护士的工作热情。经过一年的实践，大幅度提高了科室的护理工作质量，得到了病人及家属和医院领导的一致好评。胸外科也被授予了全省“青年文明号”标兵。

请问：

1）影响王芳成功地成为领导者的关键因素是什么？

2）针对科室护士的情况，你认为王芳采取了怎样的领导方式？

3）王芳是如何发挥她的领导力？

2. 请根据麦克利兰的成就需要理论，分析你自身的权力的需要、情谊的需要和成就的需要，并阐述怎样的激励措施才可以对你起作用。

（姜小鹰　张旋）

第四章 护理伦理学

实验一 "医护患关系之我观"小组主题报告实践活动

【实验学时】3~6学时

【实验类型】综合型实验

【教学目标】

1. 能应用护士与病人的权利和义务分析、解决问题。

2. 学会正确构建和谐护患关系的方式。

【案例】

一项最新的调查显示，医护患关系遭遇危机，医护患关系的紧张程度也愈演愈烈。96%的受访医生表示其所在医院发生过"医闹"，而且"医闹"已经严重影响到医生的职业行为。2009年6月发生在福建省南平市第一医院的"医闹"事件便是举国知晓的典型案例之一。

6月18日8：00，南平市村民杨××，因"泌尿系结石、急性肾衰竭"入住南平市第一医院泌尿外科。医生与病人家属充分沟通告知术中术后风险，病人家属在手术知情同意书上签字后，于6月20日对病人施行手术，手术顺利。

6月20日22：10，病人突发病症，经抢救无效于21日0：20宣布死亡。对此，死者家属认为院方对病人的死亡负有责任，当晚就聚集在泌尿外科，要求院方做出解释，拒不移尸，同时将参与抢救的泌尿外科主任胡××和医师王××扣留在病房，并提出高额赔偿要求。

6月21日7：30，死者家属到医院门诊大楼打横幅、摆花圈、烧纸钱，封堵大门通道，并将4名医务人员滞留在死者病房内。21日起，南平市、延平区两级政府和卫生、公安部门及病人所在镇、村领导多次协调处理，均因双方在赔偿金额上分歧较大，协商未果，并发生肢体冲突，双方均有人员受伤。后经多方做工作，死者家属与医院达成初步协议。

6月23日上午，南平市第一医院80余名医务人员聚集到市政府门口集体上访，打出"严惩凶手，打击医闹"，"还我尊严、维护正常医疗秩序"的横幅，要求政府严惩伤人凶手，出台相关措施，确保今后安全的医疗秩序。随后，南平市人民医院、仁爱医院、延平医院部分医务人员也加入其中，经多方做工作，上访人员于当天19：30左右全部撤离，事态得到平息。（摘自南平市政府7月1日给福建省政府的《关于处置"6·21"医患纠纷情况的报告》）

【实验内容与步骤】

1. 实验课前准备　以5~10名学生为一小组，采用小组合作学习法，阅读本案例后各组分别准备以"医护患关系之我观"为主题的小组报告，报告时间为每组15~20分钟，形式自定。

2. 实践活动　以小组为单位，每组学生先介绍此次实践活动的分工情况，再进行"医护患关系之我观"小组主题报告。其余各组学生和教师现场观摩。

3. 拓展讨论　由教师组织学生针对上述主题报告情况，结合教材知识进行讨论。

（1）护患关系有哪几种模式？

（2）病人的满意度受到哪些因素的影响？

（3）护患冲突发生的原因有哪些？可采取哪些改善途径？

（4）辨析护士与病人的权利和义务。

4. 教师评析　教师主要围绕学生的团队合作情况、主题报告的内容进行点评。

【注意事项】

1. 学生应进行团队合作，每位同学积极参与共同完成此次的主题报告。

2. 主题报告应注意其观点是否明确、文献查证内容是否丰富且有条理、报告呈现架构是否有组织、表达方式是否具创意与体现独立思考等方面。

3. 学生应通过广泛的查阅资料和独立思考、观点的表达等方式进一步加深对教材知识的理解以及学会对护理实践中伦理问题的思考与判断。

【实验作业】

1. 以小组为单位，各组上交一份主题报告作业（以ppt格式，并附上相关材料）。

2. 每人上交一份心得文稿，主要从护士基本伦理规范，应用护理伦理学的基本原则分析目前的医护患关系，并谈谈自己的感受。

（张 旋）

实验二 护理伦理情境剧小组角色扮演实践活动

【实验学时】3~6学时

【实验类型】综合型实验

【教学目标】

1. 能正确运用护理伦理原则与护理伦理规范的内容分析、解决问题。

2. 在护理实践中能遵循伦理规范的要求为病人提供护理服务。

［情境导入］中风偏瘫后生活不能自理的李大爷和老伴生活在某大城市的幸福小区。他们最近与一家医院签订了一份服务合同，医院派出一位中级职称的专科护士每日定时入户为李大爷静脉输液，总计14天。合同履行顺利。第12天，护士入户服务时，李大妈下楼取牛奶。恰在此时李大爷尿床了，护士认为这项服务不在合同范围内，等输液完毕拔除静脉针后，观察片刻无异常就离开了……

【实验内容与步骤】

1. 实验课前准备　以5~10名学生为一小组，从对护士基本伦理规范的理解，明确个人与专业形象的关联等方面分别讨论案例，并续写角色资料，各组上交一份角色扮演脚本（word格式）。

2. 实践活动　以小组为单位，学生根据剧本进行角色扮演，每组分别派出代表扮演李大爷、李大妈、护士等人物。其余各组学生和教师现场观摩。

3. 拓展讨论　由教师组织学生针对上述角色扮演的情况，结合教材知识进行讨论。

（1）护理专业的内在道德意义是什么？

（2）护理实践中应遵循哪些伦理规范？

（3）如何将护理伦理原则应用于护理实践中？

4. 教师评析　教师主要围绕学生在活动中所体现的护理实践中的伦理决策，以及如何应用护理伦理学的基本原则分析护理实践中常见的伦理问题等方面进行点评。

【注意事项】

1. 强调团队合作，每位同学积极参与共同完成此次的角色扮演实践活动。

2. 角色扮演应注意以下几点要求：主题突出、富有启发性；剧情设计思路清晰、有创意；团队合作、互动好；态度认真、表演投入；表演形式有独创性；心得体会体现独立思考。

3. 懂得“怀大爱心，做小事情”的意义。

【案例续写剧本示范】

场景一：李大爷家

旁白：护士小丽观察片刻无异常便准备离开，走到门口，恰好遇到取完牛奶回来的李大妈，李大妈笑脸盈盈，拉过小丽的手。

李大妈：要走了啊？外面天冷着呢，走，进屋去，我多买了瓶牛奶，你喝完了暖暖身再走吧。

护士小丽：不用了，不用了。

李大妈：要的要的(硬是把小丽拉到李大爷屋里)，今天这奶可新鲜了，来，喝吧。

旁白：李大妈先倒了一杯给小丽，小丽接过杯子。李大妈又倒了一杯给李大爷，这才发现李大爷有点不对劲。

李大妈：咦，老伴你怎么啦？哪不舒服？

李大爷：刚才，我……我……我裤子湿了！

李大妈：哟，小丽你怎么也不帮忙换换？

护士小丽：大妈，这换尿裤的事可没在合同里规定，再说了，我一个大姑娘的……

李大妈：那至少你得跟我打声招呼呀，哟！大姑娘怎么了？你是个护士，不管合同里有没有规定，救死扶伤，全心全意为病人服务这道理你总该懂吧！你们这些人就只会嘴皮上功夫，说得好听，哼！

护士小丽：大妈您也不能这么说话啊，我们……

李大妈：(打断小丽的话)怎么不能？你是一个不合格的护士！

旁白：护士小丽听不过，连声招呼也没打，就气冲冲地离开了，大妈正要出去追，被李大爷叫住。

李大爷：老伴，算了吧！何必动怒呢？咱们女儿以前不也有一段时间是那个样子吗？可后来……你看，多优秀啊，只可惜……

李大妈：你是说，我们也应该给小丽一个机会？

场景二：医院病房

旁白：护士小林正在病房内护理精神病病人小行，小行正躺在床上唱歌，唱着唱着翻了个身。

护士小林就问：为什么唱歌要翻身呀，小行？

小行：白痴，唱完A面唱B面呀。

旁白：在小行翻身的时候，小林发现床单好像湿了。

护士小林：小行，来，坐起来好吗？姐姐今天呀给你穿一条漂亮的裤子，你看……

旁白：这时小行的妈妈张婶进来了，看到这一幕，连忙赶到床边。

张婶：小林呀，是不是小行又尿床了，你忙其他的去吧，这个我来就行了。你够忙的啦。

护士小林：张婶，没事，我来就好了。

旁白：这时护士小丽进来了，看到她们两个在那争着为小行换尿裤，火气就更大了。

护士小丽：有啥好争的？人家爱做就做去嘛，你也倒清闲。

旁白：张婶、护士小林都愣了一下，但小林还是帮小行换了裤子，然后把小丽拉到病房外。

护士小林：你这是怎么了？怎么可以这样说话？

护士小丽：我怎么了？(甩开小林的手)我今天衰死了，遇上了一对难缠的夫妇。

护士小林：怎么啦？

护士小丽：我替大爷换药瓶的时候，他……他……他竟然尿床了，我就想啊，这也不是咱该管的事，合同上不没写嘛，可是那取完牛奶回来的大妈愣是把我给说了一通(大声地说)，你说我憋不憋屈？

护士小林：你小点声，病人还要休息。

护士小丽：得了吧，亏了他们，我没几天好日子过的，再说了，瞧你多好，刚刚那大妈还不忍心让你做呢！

护士小林：你啊，可千万别这么想(拉过小丽的手)。

护士小丽：那你说怎么想(不耐烦地甩开了小林的手)。

护士小林：如果你的爷爷裤子全湿躺在那儿，没人理睬，你会怎么想？

护士小丽：我……

旁白：说完，小林又回到病房中。傻站在病房外的小丽忽然肩膀被人拍了一下，扭头才发现是护士长，原来护士长一直站在不远处，刚才的对话她全听见了，小丽惭愧地低下头，与护士长一起走进了办公室。

场景三：护士长办公室

护士长：小丽，在李大爷家里服务的这阵子感觉怎么样？

护士小丽：(结结巴巴)我……我……还行吧。

护士长：哦，是吗？那为什么吞吞吐吐的啊？发生什么事了吗？

护士小丽：我今天在给李大爷换药瓶的时候发现他尿床了，但是我没有帮他换裤子，因为合同上并没有这样的规定，正当我要走的时候，大妈回来了，我当时并没有把李大爷尿床的事情告诉大妈，是她自个发现了，然后就把我给说了一通，我气不过，不打声招呼就走了。

护士长：嗯，确实，但这里面涉及一个道德问题，一名优秀的护士是应该具有无私奉献，处处为病人着想的精神。

护士小丽：(低下头）护士长，我平时不是挺认真工作的吗？每天按时给病人发药，换瓶，从没出过什么差错，可为什么……

护士长：(语气变得严肃）你觉得一个护士的工作就只有这些吗？一名优秀的护士是能够把病人视为自己亲人一样照顾的，你自己好好反省一下，看你做到了没！

旁白：护士小丽离开办公室之后，回到护士站，一直思考着这几年来自己是怎么扮演着"护士"这个角色，觉得护士长说得一点也没有错，自己好像每天都只是按时给病人发药，打针，换瓶，对病人一句问候都没有，晚上值班查房时，也好像只是敷衍而已，甚至有时还把自己的私人情感带到工作上来，平时也极少对病人微笑，想到这点，小丽顿时明白，也认识到了自己的错误，于是马上打电话给护士小林。那时，已是深夜了。

嘟嘟……电话接通了。

护士小林：喂？小丽？

护士小丽：小林，不好意思，这么晚还打电话给你，我想请你帮我个忙。

护士小林：嗯，什么事？只要是我能够帮得上忙的。

护士小丽：明天能不能和我一起去李大爷家？我知道我做得不够好，所以……

护士小林：呵呵，觉悟提高了，不错嘛！好的，没问题！

护士小丽：哎呀，你就别再损我了，明天医院门口见哦，晚安。

护士小林：嗯，好，晚安。

场景四：李大爷家

旁白：第二天，护士小林和小丽一大早就到了李大爷家(比平时早到一个小时）

叮咚~~叮咚~~

旁白：李大妈放下手中的照片，起身去开门，发现是护士小丽，很是惊讶。

李大妈：(面带微笑，和蔼可亲地说）小丽今天怎么这么早就过来了？

旁白：护士小丽很是惊讶，李大妈怎么没有一点责怪我的意思？正纳闷着，大妈拉着小丽的手打算把她往大爷房间领，这时小丽才回过神来，赶紧跟李大妈说。

护士小丽：大妈，等一下，今天我还带来了一个人。

护士小丽：大爷，大妈，这位是我的同事小林。

护士小林：李大爷，李大妈，你们好！

护士小丽：李大爷，李大妈，昨天的事真的很抱歉，我没有做到一名合格护士该做的事，对大爷您的关怀照顾还不够到位，没有让大爷您自始至终处在一个舒适的状态。还有，大妈，昨天我不该对您那个样子。

李大妈：傻孩子，你大爷跟我是不会计较这些的，只要你以后在护理工作中尽职尽责，不要计较太多得失，能够热心对待病人就可以了。

护士小丽：大爷，大妈，谢谢你们！

旁白：护士小丽说完之后，就去开始给李大爷做护理。这时，护士小林看到桌上的照片，惊奇地发现照片中的人竟然是自己先前共事的同事，她声音有些哽咽地问李大爷。

护士小林：李大爷，这位是？

李大爷：她是我女儿，不过，她已经……

护士小林：她是一位非常优秀的护士。

李大妈：你认识我们的女儿？

护士小林：是的，我们是03年共同抗击非典的护士，她在我们心中可以称得上是现代的"南丁格尔"！

护士小丽：原来你们的女儿也是个护士，还这么优秀。我真的是惭愧！

旁白：护士小丽走到窗前沉思着，终于明白了大爷大妈对昨天的事没有计较的原因，原来他们是想给我一个机会。这时，身旁的小林正在给大爷大妈讲他们的女儿当年是如何勇敢抗击非典的事迹。过了一会，小丽和小林做好护理工作，正准备离开时，小丽向李大爷和李大妈的女儿遗照深深地鞠了一躬，心里发誓：我一定会代替你照顾好李大爷的！

【实验作业】

每人上交一份心得文稿，主要从护理内涵的相关内容和护士基本伦理规范，护理实践中的伦理决策，应用护理伦理学的基本原则分析护理实践中常见的伦理问题等方面谈出各自感受。

（张 旋）

第五章　护理教育学

实验一　护理教学实践

【实验学时】2~3学时

【实验类型】综合型实验

【教学目标】

1. 能正确书写规范的教案与讲稿，并说出撰写格式与要求。
2. 能熟练制作教学课件并正确应用课件制作技巧。
3. 培养学生在护理教学实践中的语言表达能力和授课技巧。

【案例】

张××是福建医科大学护理学院的青年骨干教师。每次授课前，在全面了解学生的需求与能力的基础上，根据教学大纲要求，钻研教材并广泛查阅教学参考资料，认真编写教案和讲稿，精心制作课件。在课堂教学中，围绕教学目标，重点突出，表达清晰，教学内容组织得当，运用多种教学方法与现代教学媒体，引导与启发学生思考，充分调动学生的积极性，教学效果良好，深受学生好评。

【实验内容与步骤】

1. 案例讨论

（1）课堂教学在教学组织与教学方法上有何特点？

（2）怎样才能上好一堂课？

2. 每组学生代表发言，教师评析。

3. 护理教学实践

［情境导入］以护理学专业本科教材《护理学导论》中任意章节为授课主题，开展护理教学实践。

预先布置作业：课前布置护理教学实践作业，授课主题选自护理学专业本科教材《护理学导论》，具体章节内容自定。

↓

学生分组准备：采用小组合作式学习，学生分组进行准备。

①查阅资料，精读教材。
②设计授课思路。
③撰写教案及讲稿。
④制作课件。

↓

护理教学实践：各小组选派代表进行课堂授课实践，时间为每组15分钟。

↓

上交教案及课件

↓

教师点评与总结：教师根据《护理教育学》教学实践课堂授课质量评价表进行评价及点评、总结。其中，教学态度15%、教学内容15%、教学方法15%、讲授能力20%、教案讲稿20%、课件制作15%。

◆注意事项

1）教案书写应全面、透彻掌握教材；思路清晰、层次分明；材料充实、重点难点突出；语言通顺、精炼和准确；时间安排合理。

2）上好一堂课一般应符合下列要求：目标明确、重点突出、内容正确、方法恰当、表达清晰、组织得当、师生互动。

【教案范例】

福建医科大学教案

课程名称:《护理学基础》

<table>
<tr><td>授　课
对　象</td><td>系 别：护理学院
年 级：2009级
班 级：护理学本科</td><td>本单元(章节)
学时数</td><td>4</td><td>课程

类型</td><td>大　课(√)
实验课(　)
讨论课(　)</td></tr>
<tr><td>题　目</td><td colspan="5">第十四章 病情观察及危重病病人的抢救和护理</td></tr>
<tr><td>教　学
目　的</td><td colspan="5">1. 了解：抢救工作的组织管理与抢救设备管理。
2. 熟悉：病情观察的概念、意义及方法，危重病病人的护理、洗胃法、人工呼吸器的使用。
3. 掌握：病情观察的内容，心肺复苏术。</td></tr>
<tr><td colspan="2">教　学　内　容</td><td colspan="2">重点(△)
难点(○)
疑点(？)</td><td>时间
分配
(分钟)</td><td>举例/教具</td></tr>
<tr><td colspan="2">本节课的教学目的与任务
导入、明确教学目标
第一节 病情观察
一、病情观察的概念及意义
二、护理人员应具备的条件
三、病情观察的方法
四、病情观察的内容
第二节 危重病人的抢救和护理
一、抢救工作的组织管理与抢救设备管理
二、危重病人的护理
第三节 常用急救技术
一、心肺复苏
二、洗胃法
三、人工呼吸器
总结</td><td colspan="2">

△○

△○

</td><td>
5
30

10

110
80
25
5
5</td><td>多媒体课件
案例导入

结合案例
启发讨论

图片

图片、录像、示教
录像
实物介绍

</td></tr>
<tr><td colspan="6">讨论、思考题、作业：
陈宇恒，男，17岁，因脑外伤1天急诊入院，查体：T37℃、P76次/分、R20次/分、BP110/70mmHg，双侧瞳孔等大等圆，对光反应存在，神志不清，压眶上神经有痛苦表情。请判断病人处于何种意识状态？次晨病人出现P60次/分、R14次/分、BP84/40mmHg，双侧瞳孔不等大，对光反射消失。请分析病人病情发生了什么变化？护理上应重点观察哪些内容？</td></tr>
<tr><td colspan="6">参考书目：
1. 李小寒，尚少梅.基础护理学.北京：人民卫生出版社，2006.
2. 陈永强.2005心肺复苏指南概要.中华护理杂志，2006，41(8)：760~763.</td></tr>
</table>

授课教师：张 ××　　　　　　2011年9月1日

（吴炜炜　张　旋）

实验二　试题编制实践

【实验学时】3学时

【实验类型】综合型实验

【教学目标】

1. 比较不同考核方法、试题类型，正确说出其异同点。
2. 正确说出试卷编制原则。
3. 能依据命题原则并应用试题设计蓝图正确编制试卷。

【案例】

请遵照本科护理教学课程大纲，根据试题编制要求，以《护理学导论》为考核课程，设计一份期末考核试卷。其中题型可以包括单项选择题、多项选择题、填空题、判断题、名词解释题、简答题、论述题、案例分析题等。考试时间2小时。

【实验内容与步骤】

1. 案例讨论

（1）依据要求，如何确定考核范围？

（2）如何确定该课程各层次内容所占的比例？

（3）宜采用哪些考核试题类型？各题型所占比例如何？

（4）试题量的大小受哪些因素影响？

2. 每组学生代表发言，教师评析。

3. 试题编制练习

明确考核目的与范围

↓

明确目标层次：根据考核的性质，确定认知领域各层次所占比例。

↓

明确试题类型：根据目标考核的认知层次确定考核试题的具体类型。

↓

明确试题量：根据考试时间的长短确定考核试题的数量。

↓

制订试题设计蓝图：以小组为单位，依据案例要求，制订该课程的试题设计蓝图，明确试卷内容结构及难易度的比例。

↓

命题：根据试题设计蓝图，试编制不同试题类型与认知层次的试题。

↓

教师点评、总结：教师根据学生编制试题，点评问题提出建议并总结。

↓

拓展讨论：学生就试题编制过程围绕以下问题开展讨论，并交流体会：

①编制试题设计蓝图的目的是什么？

②不同试题类型的编写的注意事项有哪些？

③如何评价一份试卷命题质量的好坏？

【试题设计蓝图】

项目	第一章	第二章	第三章	…	第n章	合计(%)
认知层次						
知识						
理解						
应用						
综合						
评价						
合计						
内容比例						
题目数量						
题 型						
答题时间						

◆**注意事项**

1)试题题型不宜单一,但一般不超过5种题型。

2)试题难度与区分度适宜,基本分宜在65%~70%,难度分20%,水平分10%左右。

3)编制2份难易水平相当的试卷,并制订好评分标准。试卷文字应准确清楚,核对无误。

【思考题】

1. 如何确保考试内容与考试质量的代表性?
2. 教学效果的测量除了试题考核还有哪些形式?其优缺点有哪些?
3. 试题考核结果如何进行分析?

(吴炜炜)

附:评分标准

实验 《护理教育学》教学实践课堂授课质量评价表

授课内容__________ 班级__________ 组别__________ 成绩__________

评价项目	项目分数	评 价 指 标	分值	得分
教学态度	15	教书育人,为人师表	5	
		备课认真充分,热忱投入	5	
		遵守纪律,按时上课	5	
教学内容	15	内容符合教学大纲,内容丰富、信息量大	5	
		内容重点突出,难度、深度适宜	5	
		注重学生能力的培养,因材施教	5	
教学方法	15	教学方法多样,生动有效	5	
		合理应用各种教学手段,体现现代教学理念	5	
		恰当合理的使用板书、教具及其他教学设备	5	

续表

评价项目	项目分数	评 价 指 标	分值	得分
讲授能力	20	思维清晰，概念清楚，讲课条理性、逻辑性强	5	
		语言形象生动，抑扬顿挫，准确恰当	5	
		能够调动学生学习积极性，课堂秩序好	5	
		课时分配合理，授课时间掌控恰当	5	
教案讲稿	20	教学目标明确、具体，教学重点、难点明确	5	
		教学过程完整，思路清晰，教学环节齐全	5	
		教案文稿文字简练、格式合理、图示规范	5	
		教案讲稿内容反映学科前沿知识，具有创新性	5	
课件制作	15	内容丰富，信息量大，逻辑层次清晰，结构清晰合理	5	
		页面设计合理，色彩协调，语言简练，字体、字号适当	5	
		操作简便，媒体多样，节奏合理，有利于激发学习兴趣	5	
总分	100		100	
监考老师(签名)：		监考时间：		

第六章　护理心理学

实验一　临床心理测评实验

【实验学时】3~6学时

【实验类型】综合型实验

【教学目标】

1. 能正确说出人格测验的类型与常用方法。

2. 掌握常用临床心理评定量表的类型、用途和选用原则。

3. 学会根据临床心理测评的实施程序为病人进行心理测评。

【案例】

王先生，53岁，以“上腹部隐痛不适1年”为主诉入院。病人于1年前开始出现上腹部隐痛不适，进食后明显，伴饱胀感，食欲逐渐下降，无明显恶心、呕吐及呕血，当地医院按“胃炎”进行治疗，稍好转。近3个月自觉乏力，胃痛越来越重，体重较3月前下降3公斤。近日大便色黑。入院就诊查2次大便潜血(+)，查血Hb 96g/L，上消化道造影后诊断为胃癌，准备手术治疗。入院后，责任护士小李通过与病人及其家属的沟通，了解到病人因慢性疼痛，心情一直低落、食欲缺乏、精神萎靡。当医生告知病人准备择期手术后，病人明显紧张，急于知道手术怎么做，万一失败了怎么办，手术痛不痛等。病人每隔1小时就去找一次医生和护士，反复问同一个问题“我的手术没什么问题吧？”

【实验内容与步骤】

1. 案例讨论

(1)该病人对疼痛的感受如何？

(2)疼痛是否引起其心理上的变化？

(3)如何对该病人进行心理评估？

2. 每组学生代表发言，教师评析。

3. 技能训练

[**情境导入**]入院后，责任护士小李先采集病史，了解病人疼痛的强度、发作的频率、情绪反应和以前的治疗效果等，接着她准备进一步询问病人哪些因素会加重疼痛，并评价病人的日常生活和身体功能受影响的情况。

(1)慢性疼痛病人的身体功能状态的评价

◆简介

世界卫生组织的一个疼痛研究组为了评价不同国家的癌痛病人受疼痛折磨程度制定了一个简化疼痛评分表，采用11分制，在一般活动能力、心情、行走能力、正常工作能力、与他人关系、生活愉悦度和睡眠等方面对病人受疼痛折磨程度进行数字评价。该表可以对各类慢性疼痛造成的身体残障和功能状态变化的评价很有效，且对药物治疗的效果监测很敏感。

◆测评方法

核对病人、并向病人解释心理测评的目的、方法和注意事项。

[**解释语**]“您好，请问您叫什么名字?”“我是王××”“王先生，您好！现在请您进行一项心理测评，主要是希望能了解您对胃部疼痛的感受情况以及疼痛对您的身体功能状态方面有何影响，谢谢您的配合！这是世界卫生组织制定的一个疼痛评分表，其中有数字0~10，0表示不受疼痛折磨，10表示受疼痛折磨最深，在此基础上，请您根据您在过去1周内的感受选择一个最能体现您疼痛程度的数字，谢谢！”

病人进行心理测评

↓

量表评分：根据病人所选数字了解病人对疼痛的感受程度以及对身体功能状态的影响。

[情境导入]心理学的评估不仅仅包括疼痛的心理学方面，而且还要对病人的精神状态进行检查，以了解病人目前或过去有无精神问题。于是，护士小李接着评估影响病人疼痛感受的家庭或社会因素，并需确认病人是否伴有负性情绪。

（2）慢性疼痛病人的负性情绪的评价

◆简介

慢性疼痛往往伴有抑郁和其他类型的负性情绪，同时它们也可以影响病人对疼痛的体验。因此判断慢性疼痛病人是否存在心理和情绪的变化十分重要。常用方法之一是抑郁自评量表（self-rating depression scale，SDS），含有20个项目，分为4级评分，原型是Zung抑郁量表（1965）。其特点是使用简便，并能相当直观地反映抑郁病人的主观感受。主要适用于具有抑郁症状的成年人，包括门诊及住院病人。只是对严重迟缓症状的抑郁，评定有困难。同时，SDS对于文化程度较低或智力水平稍差的人使用效果不佳。

◆测评方法

核对病人、并向病人解释心理测评的目的、方法和注意事项。

↓ [解释语]"王先生，您好！现在请您进行一项心理测评，主要是希望能了解您近来的情绪状况，谢谢您的配合！这是测试量表，请您根据您在过去1周内的感受选择答案，谢谢！"

病人进行心理测评

↓

记分与评分

①计算总粗分：每一个条目均按1、2、3、4四级记分，将20个条目的各个得分相加为总粗分。

②计算标准分：标准分＝总粗分×1.25后取整。

↓

结果解释：抑郁严重度指数＝总粗分/80，指数范围为0.25~1.0，指数越高，抑郁程度越严重。0.5以下者为无抑郁；0.5~0.59为轻微至轻度抑郁；0.6~0.69为中至重度抑郁；0.7以上为重度抑郁。

[情境导入]对慢性疼痛病人的全面心理评估必须包括与病人相关的心理、社会和行为学因素的评价。护士小李认为要改善病人对慢性疼痛的感受程度还需要了解病人在耐受疼痛时所采用的各种方法，即疼痛应对策略。

（3）慢性疼痛病人的疼痛应对行为的评价

◆简介

应对策略问卷（coping strategies questionnaire，CSQ）：疼痛应对策略的使用频率，内容包括再解释、分心、自我鼓励、忽略、灾难化5种认知策略，被认为可有效地用于疼痛病人应对策略的评价。

◆测评方法

核对病人、并向病人解释心理测评的目的、方法和注意事项。

↓ [解释语]"王先生，您好！现在请您进行一项心理测评，主要是希望能了解您在耐受疼痛方面都采用了哪些方法，这些将有助于改善您的疼痛程度，谢谢！"

病人进行心理测评

↓

量表评分：采用0–6点记分，0分表示从未使用，6分表示经常使用。

[情境导入]通常个体遭遇疾病、意外等挫折所产生的心理反应强度及其应对方式，主要取决于其人格类型。护士小李通过与病人及其家属的沟通，了解到病人平素性格温和、与人相处融洽。她打算选择适当时机，进一步通过临床观察和必要的心理测验，对病人的人格特征做更深入的了解。

(4)应用《艾森克人格问卷》进行人格测验

◆简介

艾森克人格问卷(Eysenck Personality Questionaire, EPQ)是英国伦敦大学心理系和精神病研究所的艾森克教授(Eysenck)根据其人格三维度的理论编制而成的,在国际上被广泛应用。EPQ有成人和儿童两种问卷。成人问卷有88个题目,适用于16岁以上的成人;儿童问卷有81题,适用于7~15岁的儿童。每种问卷都包括4个分量表。

E量表(内外倾维度):用来测查内向和外向的人格特点。

N量表(情绪稳定性维度):反映被试者的情绪稳定性程度。

P量表(精神质维度):测查一些与精神病理有关的人格特征。

L量表(掩饰):效度量表,用来测试被试者的掩饰程度。高分者说明被试者过分掩饰,从而影响了该份问卷的真实性。但它本身也代表一种稳定的人格功能。

◆测评方法

核对病人、并向病人解释心理测评的目的、方法和注意事项。

[**解释语**]"王先生,您好!现在请您进行一项心理测评,请根据您的实际情况作"是"或"不是"的回答,不要去猜测怎样才是正确的回答,不要花很多时间去想。每个问题都要回答,问卷无时间限制,但不要拖延太长,也不要看不懂就随便回答。谢谢您的配合!

↓

病人进行心理测评

↓

记分与评分

①计算粗分:套板记分或查手册记分;

②计算标准T分:T分的转换公式为:T= 50+10×(X− M)/SD,其中:X表示受试者的问卷粗分,M和SD分别表示该人群样本的均数与标准差。

	P		E		N		L	
	M	SD	M	SD	M	SD	M	SD
男	6.08	3.22	9.93	4.39	10.06	4.62	13.30	5.77
女	5.34	2.95	9.03	4.12	10.95	4.66	11.99	3.50

↓

结果解释:EPQ根据各维度T分的高低来判断人格特征。当T=50时为同龄人的平均值,其对应百分位为50。根据统计学方法计算:T分在43. 3~56.7占50%;T分在38.5~61.5占75%。

各维度的典型人格特征:

a.典型外向(E分特高):爱社交、朋友多、喜欢冒险、追求刺激、不甘寂寞、好谈笑、冲动行事,不爱做研究工作,喜欢实际的工作,反应迅速,随和,但情绪容易失去控制,做事粗心,从外表看似乎是一个不太可靠的人。

b.典型内向(E分特低):保守,交际不广,但有挚友,好静,做事瞻前顾后,行为不易受冲动的影响,不喜欢刺激,喜欢有秩序的生活和工作,极少发脾气,做事有计划,情绪倾向于悲观。

c.典型的情绪不稳(N分特高):焦虑、紧张,易怒,往往又有抑郁,对各种刺激的反应都过于强烈,情绪被激发以后很难平复下来,好抱偏见,常患有多种心身障碍。

d.情绪极稳(N分特低):情绪反应缓慢,不强烈,而且容易平复,很难生气,在一般人难以忍耐的刺激下也有所反应,但不强烈。

e.神经质(P分高):独身,不关心人,常到哪里都觉得不合适,有的可能表现为残忍,不人道,缺乏同情心,对人常抱有敌意,攻击性强,喜恶作剧。儿童:好恶作剧,惹麻烦,缺乏是非感,令人讨厌的调皮。

【注意事项】

1)该量表由被试者自己填写,在填写前,一定要让被试者明白整个量表的填写方法及每个条目的含义,然后作出独立的不受任何人影响的自我评定。

2）如果被试者的文化程度太低，不能理解或看不懂SAS问题的内容，可由工作人员念给他听，逐条念，让被试者独自作出评定。

3）评定量表结果对诊断个体心理健康水平具有辅助作用，但不能取代临床诊断方法。

4）使用国外量表时应注意文化背景对量表结果的影响。选用适合我国文化背景的量表。

5）根据测试所需时间，成本、受试状况，主试熟练程度，合理应用评定量表。选用的量表要适合评定对象，确定评定的时间范围。

【思考题】

1. 病人EPQ心理测验结果: T分　E65，P65，N70，L25，请分析该结果说明了什么？并就其结果提出您的建议。

2. 病人进行SAS测验，总分为85分，请分析结果并提出心理护理措施。

【实验作业】

请自行选题完成一份临床心理测评报告。

【心理测评报告范本】

心 理 测 评 报 告

一、一般资料

姓名: 黄×× 　性别: 　女　年龄: 　24

测评项目: 艾森克个性问卷EPQ（成人）测评时间: 2011-7-21 12:25

以往是否做过心理测试: 否

二、申请理由

想了解自己的性格特征。

三、一般观察

测试过程中，受试者表情轻松、自然，饶有兴趣，边说边做，有时反问，答题较为迅速，测试氛围轻松融洽。

四、测试结果

EPQ有四个量表，即P、E、N、L，对个性特质和心理健康都能较好的测查，其中P、E、N分别测量三个人格维度，L是效度量表，测量说谎和掩饰。

P: 精神质，又称倔强，并非精神病。它在所有人身上都存在，只是程度不同而已。您的P量表T分为65。

分析: 您的性情较为孤僻，不善于关心他人，常抱敌意或成见，缺乏同情心，不近人情。爱做一些怪异的事情，常有麻烦，较难以适应环境。

E: 内外倾向。您的E量表T分为65。

分析: 您的性格偏外向，喜欢交往，朋友多。情绪较为活跃，渴望刺激与冒险，行为易受一时冲动影响。

N: 神经质，又称情绪稳定性。反映的是正常行为，与病症无关。您的N量表T分为70。

分析: 您的情绪不稳，睡眠不好，易焦虑、紧张，常忧郁不乐，易怒。对各种刺激后有较为强烈的情绪反应，以至于出现不理智行为。

L: 是测验受试者的“掩饰倾向”，即不真实的回答。您的L量表T分为25。

分析: 本测试的可信性较高，测试有效！

测试结果详见附表（EPQ答卷）。

五、建议

您的N量表T分较高，表示您情绪的不稳定，有一定的神经症倾向。建议您在日常生活中应尽量地学会如何去控制自己的情绪，避免过分地焦躁，以免影响身心健康。有兴趣的话，可进行症状自评量表（简称SCL-90）的测试，以期了解自身在躯体化、人际关系敏感、抑郁、偏执、精神病性等方面的情况。

续表

六、总结 结合您的测试结果以及您在测试过程中的表现，概括地说，您的性格特征是偏外向，情绪较不稳定，为胆汁质倾向。您的情绪活跃，但易失控，随和、乐观，宁愿动不愿静，倾向进攻，不是一个很踏实的人。 每个人的性格都是非常复杂的，不管是多好的测验，仅仅靠一套测验数据来解释或者说归纳人的性格总会显得淡薄，甚至您会觉得有些地方与您自己的认知相悖。因而，此测试仅作参考，帮助您更好地了解自身的性格特征。

（张 旋）

实验二 临床心理护理实验

【实验学时】3~6学时

【实验类型】综合型实验

【教学目标】

1. 正确说出行为矫正训练的常用方法。
2. 掌握放松训练法的实施程序。
3. 能按照生物反馈实验的操作程序为病人实施生物反馈训练。

【案例】

李先生，21岁，因发作性恐惧1年入院。病人在1年前的一次学校的期末考试期间，突然发生原因不明的恐惧害怕，心慌，心率达每分钟100次以上，持续10余分钟后消失。以后又发作10余次，时间地点均无规律可循，亦无发作预兆。不发作时，生活、学习、情绪均正常。8个月前到商场购物，又突然产生莫名其妙的恐惧、紧张。浑身颤抖，同时感心悸、胸闷、呼吸困难、胸部压迫感，半小时后上述表现消失。此后，病人害怕独自留在室内、怕独自外出、怕独自坐汽车。入院评估检查后，诊断为惊恐发作。

【实验内容与步骤】

1. 案例讨论

（1）请对该病人进行心理评估。

（2）该病人主要存在何种心理问题？

（3）应采用何种方法为病人实施心理护理？

2. 每组学生代表发言，教师评析。

3. 技能训练

［**情境导入**］惊恐发作是焦虑症的一种表现，其中最主要的原因与他的个性有关，如追求绝对完美和绝对安全，使自己对一些事物的态度是不怕一万，只怕万一，对自己的健康过分敏感和关注等。行为矫正训练是行为治疗的一种基本方式，是消除不良行为和建立适应新的行为过程。病人的行为不论是功能性的还是非功能性的，正常的或疾病的都是可以经过学习获得的，而且也是可以经过学习而改变、增强或消除的。因此，护士可以采用行为矫正训练的方法为该病人实施心理护理。

（1）放松训练

◆简介

放松反应训练是一种通过自我调整训练，由身体放松进而导致整个身心放松，以对抗由于心理应激而引起交感神经兴奋的紧张反应，从而达到消除紧张和强身祛病目的的行为训练技术。不论何种放松训练技术，只要产生放松反应都必须包含四种成分：①安静的环境；②被动、舒适的姿势；③心情平静，肌肉放松；④精神内守(一般通过重复默念一种声音、一个词或一个短句来实现)。放松训练是对抗紧张、焦虑的常用方法，和系统脱敏疗法相结合，可治疗各种焦虑性神经症、恐惧症，且对各系统的身心疾病都有较好的疗效。

因此，临床护理中可以通过让病人进行放松训练，来辅助治疗多种疾病。

◆ 方法

核对病人、并向病人解释放松训练的目的、方法和注意事项。

[解释语]"您好，请问您叫什么名字？""我是李××""小李，您好！现在我们要进行一次放松训练，它会让你感到肌肉放松，消除紧张，达到心理上的松弛。请你在安静的环境下，心情也随之平复，注意力集中。在做法上要注意循序渐进，放松训练的速度要缓慢，细心体会当时的感觉。放松训练能否成功，取决于您对此项训练的相信程度，以及是否密切配合。接下来，我会为你播放一段音乐，请您根据音乐里的指导语进行放松训练。

↓

病人进行放松训练

放松训练的步骤一共是八个阶段：

一、准备动作：一般是坐在背椅上，两手放在大腿上。

二、开始动作，以舒服为准。

三、调节呼吸，感觉放松。

四、做一次深呼吸，进入松感阶段。

五、热感阶段，感到全身的放松，手心暖暖的。

六、静感阶段，感觉前额凉丝丝的。

七、松劲状态，周围的一切对你没有任何影响，只能听到自己心跳的声音和呼吸的声音，感觉到自己的微热。

八、活化练习，把全身心动员起来，表明已经休息好了，全身充满了力量。

◆**注意事项**

放松训练的远期疗效依赖于坚持定期练习，一般经过总计4~8小时的数次集中训练，再伴以每日在家中练习20分钟，只要病例合适，又能训练得法、认真坚持，就可以取得预期的效果。

[**情境导入**]在入院治疗的基础上，经过几次的放松训练，病人的症状有所缓解，此时病人若能接受生物反馈训练或许有助于进一步提高疗效。护士与小李及其父母进行了沟通，病人接受皮温生物反馈训练。

（2）皮肤温度生物反馈训练

◆**简介**

皮温生物反馈仪可改善人体信息反馈的能力，提高人体功能调节的能力，从而使自主神经也可随意进行调节。另外，皮温反馈诱发积极的副交感神经作用，有利于机体提高能量储备，降低交感神经的张力。皮肤温度越高，个体就越放松，反之个体就越紧张。通过仪器显示的皮肤温度（听觉和视觉信号）这种反馈信息，个体可以了解自己的情绪状况（紧张或放松）。另外，个体通过主动地调节自己的情绪（紧张或放松），可以使皮肤温度发生自己所期望的变化（降低或升高）。如果经常进行皮温生物反馈训练后，渐渐地，在不使用皮温生物反馈仪的情况下，个体也会学会如何调控自己的情绪。皮温上升还可使周围血管扩张，外周阻力下降，血压下降，因此它还能矫正高血压等病理行为，具有良好的抗应激作用。所以，临床上可以使用皮温生物反馈来帮助病人治疗多种身心疾病，并对抗病人的应激。

◆方法

开机：接通电源，打开电源开关。

↓

测量基础皮温

①手指伸入皮温传感器的指套内，观察温度的输入变化。

②当病人安静2~3分钟，即可得到基础手指温度的信息。

[解释语]"小李，您好！现在我们要进行皮温生物反馈训练。请你先躺好，伸出一个手指伸入到皮温传感器的指套内，过2~3分钟，你就可以看到自己手指的温度了，是32℃，您可能还觉得有些紧张吧。"

↓

设置预置值:

① 按下预置按键,并调节预置旋钮,确定一个适合病人努力的方向(即皮肤温度升高的方向)。

[解释语]“小李,当我们放松的时候,你可以感觉到手指是温暖的,所以你可以为自己设定一个训练的目标,比如,我们把温度设定为35℃,你朝着这个目标去努力,让自己学会放松,尝试一下吧。”

②调整好预置值后将预置按键按起,以便重新显示病人皮温输入值的变化情况。

观察皮温变化:

①一般放松训练需要20~30分钟,此时病人放松全身心,感受内在的轻松与舒适。

②当皮温达到预置值时,仪器面板上的光反馈指示灯即亮,并可听到“嘟嘟”的响声。

通过反复的训练,小李对皮温生物反馈仪发生了兴趣,激发了他接受反馈训练的动机,他的手指温度也达到了预先设置的35℃。

③一般病人达到35℃以上时,被认为是进入了放松状态。但是,还可以继续强化病人的动机,不断挖掘其更大的潜能,重复调整预置值,逐步进入最深层的放松状态,从而得到身心轻松的最大满足,同时也是进一步学习对自身交感神经兴奋的控制。

[解释语]“小李,你做得很好。现在是不是感觉轻松多了?”“是的。”“不过,我们还可以再努力,调动自己的潜能,你可以把温度值再设置高一些,这样的训练有助于你进入最深层的放松状态。”

关机整理:结束后关掉电源,拔下电源插头,小心取下皮温传感器,注意皮温传感器细细的连线不要折断。

◆注意事项

1)皮肤温度信息的变化恰当地反映了交感神经的兴奋度,可记录下基础手指温度。另外,也要记录每一次放松所能达到的最高皮肤温度,比较一下它们之间的差异,以发现通过皮温生物反馈所取得的进步。

2)倾听反馈声音时可以使用耳机,如使用耳机时,应调节音量,以不刺耳为宜。

【思考题】

1. 放松训练分为哪几种?渐进性放松训练的特点是什么?

2. 不同手指之间的皮肤温度是否存在差异?

3. 张先生,60岁,平时性情急躁难以控制,固执、好争辩、易紧张冲动,患冠心病10余年,一直靠服药物控制病情。1个月前散步时感胸骨后闷痛,有压榨感,当天夜里胸痛加重,有濒死感,用药后缓解。昨日突发胸闷、气喘、不能平卧,急诊送入CCU病房。入院后病人表情痛苦,皱眉叹气,除一直主诉难受外说话很少,总注意身上的监护装置。

请问该病人存在何种心理问题?应采用何种方法为病人实施心理护理?

【实验作业】

在一般人的生活当中,压力与焦虑已经在生活经验中占了很大的比重,但人们却常忽略它们所带来的伤害。这些压力和焦虑会一直日积月累下来到出现情绪或行为疾患的症状,人们才会警觉到其严重性。

肌肉放松、冥想、按摩、呼吸控制、热(热水澡、蒸汽浴)等都是自己可以练习的放松技巧,如果借助热进行肌肉放松之后合并其他技巧,如按摩、肌肉放松训练、瑜伽或呼吸练习则效果会更佳。在一天之中,人们可以花20~30分钟去进行完整的放松训练。

请结合你日常的放松训练写一篇心得体会,题为《我的放松训练与压力管理》。

(张 旋)

4 第四篇　客观结构化临床考试（OSCE）案例

测验一　循环系统疾病病人的护理

【测验目的】

1. 检测学生对循环系统常见疾病的健康评估、护理程序及健康教育等方面的知识、技能。
2. 检测学生的临床思维与评判性思维能力。
3. 检测学生的护患沟通能力与人文关怀意识。

【考站设置】

考站编号	考站名称	评价项目	场景设置及考站概况	考试时间50min	考试设备	考试方法
1	病史评估	健康评估	[病房]考生根据病例提示对标准化病人进行问诊并记录	10	SP 病例	口试
2	心肺评估	健康评估	[病房]考生根据病例提示对标准化病人进行体检并记录	15	SP 病例	操作
3	心电图描记	护理技能	[病房]考生对标准化病人进行12导联心电图描记	5	SP	操作
4	急性左心衰的抢救配合	护理程序	[病房]考生根据病例提示书写抢救流程	10	病例	笔试
5	冠心病危险因素的健康教育	健康教育	[病房]考生对标准化病人进行学习能力及健康需要评估，选择合适的健康教育内容和方法，实施健康教育	10	SP 病例	口试

【SP:标准化病人角色设定】

◆工作任务：言语演出、配合体格检查及心电图描记

◆场　　景：心血管内科病房

◆病人姓名：王○○　　◆性　　别：男

◆年　　龄：56岁　　◆职　　业：公司主管

◆教育程度：大专　　◆婚姻状况：已婚

◆子　　女：育有一子25岁　　◆经济状况：小康

◆嗜　　好：烟、酒　　◆饮食习惯：荤食

◆性　　格：外向、健谈　　◆就诊原因：反复胸闷、胸痛

【考核教师指引】

考核教师指引语

尊敬的________老师：

您负责本站的监考。您的主要任务为指引考生、计时及评分。

请注意以下监考事项：

①考生进入考站时，请先核对考生身份姓名及应试考站，考生需按考站顺序依次完成各考站内容。

②提醒考生阅读“考生引导语”，请考生看明白后告知考核老师即开始测验。

③考核老师仅为旁观者，除给予必要检查数据外，请勿帮忙或误导考生。

④本站考试时间为__分钟；考试时间到时，请学生停止测验，转换至下一站，不可拖延时间。

⑤评分请依据本考站评分标准，为考生的考试情况作出评定，并签名。

辛苦您了，谢谢！

福建医科大学护理学实验教学中心

【第一站：病史评估】

1. 考生引导语

第一站　考生引导语
◆场景：心血管内科病房 ◆考核内容：病史评估 ◆病人：45岁，男性，门诊拟诊“冠心病”，收住入院。 ◆角色及任务：你是责任护士，需获取病人的完整病史。 ◆考试方法：口试 ◆完成本站时间：10分钟

2. 病史评估案例剧本

角色及剧本	考试要点
考生：　您好！我是您的责任护士张○○，您可以叫我小张，请问您叫什么名字？ SP：　王○○ 【考生核对床头卡】 考生：　您好，王先生。您现在感觉怎样？我想详细了解您的发病情况，以便为您制订护理计划，现在可以问您几个问题吗？ SP：　感觉还好，您请问。	1.评估前事项 包括：主动介绍自己；询问及确认病人；说明评估过程或目的
考生：　请问您今年多少岁？ SP：　56岁。 考生：　您的职业？ SP：　我是○○公司的主管。 考生：　结婚了吗？ SP：　已经结婚。 考生：　您的受教育程度是？ SP：　大专	2. 执行基本资料的收集 包括：年龄、性别、职业、婚姻、教育程度等
考生：　请问您哪里不舒服？ SP：　稍活动即感胸闷，有时很痛 考生：　记得什么时候开始的吗？ SP：　1年前，我印象很深。有一次和儿子去登山，快到山顶时突然出现胸闷，随后痛得厉害，像心脏被压了，感觉自己快不行了。 考生：　持续了多久时间？ SP：　当时我赶紧坐下，休息了会儿，就好了。大概痛了1分钟。 考生：　您感觉疼痛部位在哪？ SP：　这儿。【手指胸骨】 考生：　最近还有发作吗？ SP：　有，这半年来爬三层楼就会出现胸闷、胸痛，而且持续时间比以前长了。这几天更严重了，稍活动就发作，一天有3~4次，半夜睡觉时会突然被憋醒，觉得喘不过气。 考生：　那您这几天每次胸闷、胸痛会持续多久？ SP：　可能有8~10分钟。 考生：　有去看过医生吗？或有服用什么药？ SP：　没去看医生，自己到药店买了“速效救心丸”。 考生：　您除了胸闷、胸痛外，还有哪里不舒服吗？ SP：　没有了。【摇摇头】	3.执行现病史资料收集 包括：疾病不舒适状况、疼痛、感觉改变等等就医的主要症状或不适现象；每个阳性症状需评估开始的时间、诱因、性质、程度、缓解或加重方式及部位等要素。

续表

角色及剧本	考试要点
考生：您曾患结核病、乙型肝炎、伤寒等传染病吗？ SP：没有。【摇摇头】 考生：您有慢性病或曾患重大疾病吗？ SP：五年前诊断患有高血压。 考生：您有服用降压药物吗？ SP：感觉不舒服时有服用降压药。 考生：平时有经常测量血压吗？ SP：偶尔。 考生：自己测吗？ SP：不是，到社区卫生服务中心测量。 考生：测得的最高血压是多少？ SP：160/105mmHg 考生：过去有手术、外伤或住院吗？ SP：没有。【摇摇头】 考生：曾经对药物或食物过敏吗？ SP：没有。 考生：目前还有没有吃其他药？ SP：没有。	4.执行既往病史资料收集 包括：过去的疾病状况、特殊病史及服药状况等事件。
考生：您现在跟谁居住一起呢？ SP：和爱人及儿子同住。儿子25岁了，在外地工作。 考生：那您和家人相处情况如何？ SP：我和爱人很好，儿子也懂事。 考生：您的父母没有与您同住？ SP：我爸去年刚过世了，脑中风；我妈今年跟我哥住，我每周会去看望她。 考生：您母亲和哥哥身体好吗？ SP：我妈和哥哥都有高血压，我妈还有糖尿病。	5.执行家族史资料收集 包括：最亲近家属的健康状况，如现存疾病、患病年龄或其死亡年龄与原因。
考生：您有抽烟、喝酒等习惯吗？ SP：有，我已经抽烟15年了，每天大概1包，最近感觉不舒服就少抽了，平时有应酬时会喝几瓶啤酒。 考生：那您有运动的习惯吗？ SP：偶尔有去打打球。 考生：那您平日的饮食习惯呢？ SP：喜欢肉类，不爱吃水果。 考生：您平时喜欢什么娱乐活动？ SP：和朋友打打牌。【微笑】 考生：您有宗教信仰吗？ SP：没有。 考生：您的家庭经济情况如何？ SP：还不错。【点点头】 考生：您有哪种类型的医疗保险？	6.执行心理-行为-社会资料收集 包括：嗜好、饮食、娱乐、宗教信仰、经济状况等等，以认知他在社会中的地位及与他人的关系等。

续表

角色及剧本		考试要点
SP:	单位医保。	
考生:	最近有去哪里旅行吗?	
SP:	没有。	
考生:	好的,谢谢您。等会儿我将为您进行体格检查,您先休息下。如果有什么需要,您请告诉我。我会尽量为您解决。	
SP:	好的,谢谢您,张护士。	

3. 评价标准

第一站　病史评估评分标准	优	良	中	差
1.评估前事项	主动且完整地介绍自己全名及护士身份;正确询问及确认病人;正确说明评估目的。	未介绍自己全名(介绍自己姓氏);其余正确。	未介绍自己全名及护士身份;或只询问病人姓名没有核对床头卡;其余正确。	未介绍自己或未确认病人身份或未说明评估目的。
2.基本资料 3.现病史资料 4.既往病史资料 5.家族史资料 6.心理-行为-社会资料	能正确引导病人充分回答相关问题,资料收集完整。	能正确引导病人回答相关问题,但资料收集欠完整,缺失资料在20%以内。	能正确引导病人回答相关问题,但资料收集缺失20%~40%。	不能正确引导病人回答相关问题,资料收集缺失40%以上;或完全没问。
7.沟通能力与人文关怀理念	能正确运用个体化沟通策略与技巧,语言规范,充分体现人文关怀理念。	能正确运用沟通策略与技巧,语言较规范,体现人文关怀理念。	能基本正确运用沟通策略技巧,语言欠规范,人文关怀理念欠缺。	不能正确运用沟通策略与技巧,语言不规范,无人文关怀理念。
关键性指标	出现下列之一者,定为不及格: 1.造成病人情绪伤害。 2. 造成病人身体伤害。			

4. 学生评分表

班级________ 组别________ 学号________ 姓名________

第一站 病史评估项目	权重	优 （100分）	良 （80分）	中 （60分）	差 （40分）
1.评估前事项	0.1				
2.基本资料	0.1				
3.现病史资料	0.2				
4.既往病史资料	0.1				
5.家族史资料	0.1				
6.心理-行为-社会资料	0.2				
7.沟通能力与人文关怀理念	0.2				

续表

关键性指标	违反下列之一者，定为不及格： (　)1.造成病人情绪伤害。 (　)2.造成病人身体伤害。
等级	不及格(　　) 及格(　　分)
监考老师(签名)：	监考日期：

【第二站：身体评估】

1. 考生引导语

第二站　考生引导语
◆场景：心血管内科病房 ◆考核内容：身体评估 ◆病人：45岁，男性，门诊拟诊“冠心病”，收住入院。 ◆角色及任务：你是责任护士，刚已对病人进行了病史评估，现在继续进行身体评估。你只需完成其中的心肺评估。 ◆考试方法：操作 ◆完成本站时间：15分钟

2. 身体评估案例剧本

角色及剧本	考试要点
【考生核对床头卡，确认病人】 考生：王先生您好，我准备给您做身体检查，请问现在方便吗？ SP：可以。【点点头】 考生：您需要先上卫生间吗？ SP：我刚去过。 考生：那您先休息会儿，我先去洗手和准备用物。 SP：好的。 【考生进行洗手、用物准备及听诊器消毒】 考生：王先生，我现在为您做身体检查，我会说明您需要配合的动作，若您有任何不舒服，请告诉我，我会马上停止。在胸背部检查时，需要解开衣服以方便检查，可以吗？ SP：可以。	1.评估前事项 包括：确认病人；说明评估过程或目的；洗手及准备用物。
【考生拉上床边隔帘】 考生：现在请您坐起，并把上衣解开，我先为您检查胸部，好吗？ SP：【病人坐起，解开上衣】 【考生观察病人的呼吸频率、呼吸深度、呼吸肌辅助肌使用情况，胸廓外观及肋间隙有无增宽或变窄；并边向监考老师陈述边记录】	2.执行肺部功能评估–视诊：包括呼吸运动(两侧对比)，呼吸类型，胸廓外观及肋间隙有无增宽或变窄。
【前胸廓扩张度的评估：考生两手置于胸廓下面的前侧部，左右拇指分别沿两侧肋缘指向剑突，拇指尖在前正中线两侧对称部位，而手掌和伸展的手指置于前侧胸壁】 考生：请深呼吸。 SP：【深呼吸】 【后胸廓扩张度的测定：考生两手平置于病人背部，约于第10肋骨水平，拇指与中线平行，并将两侧皮肤向中线轻推】 考生：请深呼吸。	3. 执行肺部功能评估–触诊：包括胸廓扩张度、语颤(两侧对比)、胸膜摩擦感及皮下气肿。

续表

角色及剧本	考试要点
SP:【深呼吸】 【语音震颤的评估：考生将左右手掌的尺侧缘或掌面轻放于两侧胸壁的对称部位，自上而下，从内到外，比较两侧相应部位语音震颤的异常】 考生：请您像我这样发“衣–衣–衣”的声音。 SP：“衣–衣–衣” 【胸膜摩擦感的评估：操作手法同胸廓触诊】 考生：请深呼吸。 SP：【深呼吸】 【皮肤气肿评估：考生以双手手指触摸病人前胸，由上至下】 【考生记录检查结果】	
考生：现在我要给你做肺部叩诊检查，请您放松，均匀呼吸就行。 SP：好的。 【前胸叩诊：考生由锁骨上窝开始，然后沿锁骨中线、腋前线自第一肋间隙从上而下逐一肋间隙进行叩诊，左右对称】 考生：好，请您举起上臂置于头部。 SP：【病人举起上臂置于头部】 考生：很好，谢谢。 【侧胸壁叩诊：考生自病人腋窝开始，沿腋中线、腋后线叩诊，向下检查至肋缘。】 考生：现在需要检查背部，请您向前稍低头，上半身略向前倾。 SP：【病人向前稍低头，上半身略向前倾】 【背部叩诊：考生自病人肺尖开始，叩得肺尖峡部宽度后，沿肩胛线逐一肋间隙向下检查，直至肺底膈活动范围被确定为止，左右对称。】 【考生记录检查结果】	4. 执行肺部功能评估–叩诊：包括叩诊音、肺下界及肺下界的移动度。
考生：我将用听诊器听诊您的呼吸音，当听诊器放到您的胸部时，请均匀深吸气及呼气。 SP：知道。 【考生戴上听诊器，听诊呼吸音，由肺尖开始，听诊前胸部沿锁骨中线和腋前线，听诊侧胸部沿腋中线和腋后线，听诊背部沿肩胛线，自上至下逐一肋间进行，左右对称。】 【考生记录检查结果】	5. 执行肺部功能评估–听诊：包括呼吸音、有无干湿啰音及胸膜摩擦音。
考生：现在请您躺平，我将为您检查心脏。 SP：【病人躺下】 【考生观察病人的心前区，判断有无隆起，心尖搏动的位置、范围和强度；并边向监考老师陈述边记录】	6.执行心脏功能评估–视诊：包括心前区有无隆起，心尖搏动位置、范围和强度。
【考生先用右手全手掌开始检查，置于心前区，然后逐渐缩小到用手掌尺侧（小鱼际）或示指和中指指腹并拢同时触诊，必要时也可用单指指腹触诊。】 【考生记录检查结果】	7. 执行心脏功能评估–触诊：包括心尖搏动的位置及性质，有无震颤（部位及时期）和心包摩擦感。
考生：现在我为你做心脏叩诊。 【先叩左界，后叩右界。左侧在心尖搏动外2~3cm处开始，由外向内，逐个肋间向上，直至第2肋间。右界先叩肝上界，然后于其上一肋间由外向内，逐一肋间向上叩诊，直至第2肋间。】 【考生记录检查结果】	8. 执行心脏功能评估–叩诊：包括执行心脏叩诊，包括：左右浊音界

续表

角色及剧本		考试要点
考生:	现在我为您听诊心脏。	9. 执行心脏功能评估–听诊：包括心率、心律、心音的强弱，有无心音分裂、额外心音、杂音及心包摩擦音。
SP:	【点点头】 【考生戴好听诊器（冬天用手心温暖膜面）。听诊顺序：心尖区→肺动脉瓣区→主动脉瓣区→主动脉瓣第二听诊区→三尖瓣区】 【考生记录检查结果】	
考生:	王先生，身体检查已经完成，您配合得很好。您的双肺检查正常，心脏有些异常，但还需要做进一步辅助检查，等会儿我会给您描记心电图。不过您别担心，我们医务人员都会很尽心的。您还有什么问题吗？	10.结果解释
SP:	没有了，谢谢！	
考生:	那您有事就呼我，您先休息。 【考生整理检查结果并向监考老师汇报：双肺检查正常；心尖搏动向左下移位，心界向左下扩大，心率130次/分，第一心音减弱，可闻及第四心音，心尖部闻及吹风样Ⅱ级收缩期杂音，向左腋下传导，$A_2>P_2$。】	

3. 评分标准

第二站　身体评估评分标准	优	良	中	差
1.评估前事项	正确确认病人；正确说明评估目的；正确洗手；用物准备齐全。	左侧4项中有任何一项不佳。	遗漏左侧4项中任何一项，其余3项完全正确。	遗漏左侧4项中任何两项以上；或3项不完全正确。
2. 肺部视诊	方法及动作正确，检查结果正确，并注意到病人反应及适时安抚。	方法及动作正确，检查结果正确。	方法及动作欠正确，或检查结果与实际有偏差。	完全没做；或方法及动作明显错误；检查结果与实际完全不同。
3. 肺部触诊				
4. 肺部叩诊				
5. 肺部听诊				
6. 心脏视诊				
7. 心脏触诊				
8. 心脏叩诊				
9. 心脏听诊				
10.结果解释	正确解释，记录完整。	正确解释，但记录欠完整。	解释及记录个别有误。	完全没做或记录明显错误。
11.沟通能力与人文关怀理念	能正确运用个体化沟通策略与技巧，语言规范，充分体现人文关怀理念。	能正确运用沟通策略与技巧，语言较规范，体现人文关怀理念。	能基本正确运用沟通策略技巧，语言欠规范，人文关怀理念欠缺。	不能正确运用沟通策略与技巧，语言不规范，无人文关怀理念。
关键性指标	出现下列之一者，定为不及格： 1.造成病人情绪伤害。 2.造成病人身体伤害。			

4. 学生评分表

班级________ 组别________ 学号________ 姓名________					
第二站 身体评估项目	权重	优（100分）	良（80分）	中（60分）	差（40分）
1. 评估前事项	0.1				
2. 肺部视诊	0.1				
3. 肺部触诊	0.1				
4. 肺部叩诊	0.1				
5. 肺部听诊	0.1				
6. 心脏视诊	0.1				
7. 心脏触诊	0.1				
8. 心脏叩诊	0.1				
9. 心脏听诊	0.1				
10.结果解释	0.05				
11.沟通能力与人文关怀理念	0.05				
关键性指标	出现下列之一者，定为不及格： （ ）1.造成病人情绪伤害。 （ ）2.造成病人身体伤害。				
等级	不及格（ ） 及格（ 分）				
监考老师（签名）：	监考日期：				

【第三站：心电图描记】

1. 考生引导语

第三站 考生引导语
◆场景：心血管内科病房 ◆考核内容：心电图描记 ◆病人：45岁，男性，门诊拟诊“冠心病”，收住入院。 ◆角色及任务：你是责任护士，遵医嘱对病人进行12导联心电图描记。 ◆考试方法：操作 ◆完成本站时间：5分钟

2. 操作流程 见第二篇第一章实验一。

3. 评分标准及学生评分表 见第二篇第一章实验一评分标准。

【第四站：急性左心衰的抢救】

1. 考生引导语

第四站 考生引导语
◆场景：心血管内科病房 ◆考核内容：护理 ◆模拟病人：陈先生，65岁，因急性心肌梗死收住入院，次日凌晨3点，突发呼吸困难、端坐呼吸，烦躁不安、面色苍白、皮肤湿冷、大汗淋漓，咯粉红色泡沫样痰。 ◆角色及任务：您是夜班护士，请判断病人此时最可能的原因是什么？如何进行紧急处理？ ◆考试方法：笔试 ◆完成本站时间：10分钟

2. 急性左心衰的抢救配合流程

第四站　急性左心衰的抢救配合流程

评估病人

↓ 评估病人神志、面容与表情、口唇、指（趾）端皮肤颜色，呼吸的频率、节律、深浅度，体位、胸部体征（两肺底有无湿啰音）、心率、心律等。

判断：病人发生了急性左心衰

↓

取体位：病人取坐位，两腿下垂。同时安慰病人。

↓ ［解释语］“陈先生，您尽量放松别紧张，我们都在您身边，不会有事的，我马上给您吸氧气。”

给氧：50%~75%酒精湿化给氧，氧流量6~8L/min，或面罩加压给氧。

↓

接心电监护：评估病人生命征、血氧饱和度及心电图状况。

↓

建立静脉通路，遵医嘱用药

↓ 吗啡 iv；速尿 iv；西地兰 iv；氨茶碱 iv；硝酸甘油　舌下含服。

抽血，遵医嘱收集送检标本

↓ 血气分析、血电解质、血常规等。

整理：整理床单位，同时询问安慰病人。

↓ ［解释语］“陈先生，您现在感觉好些了吗？您睡会儿，不要担心，我们都在您身边。”

加强巡视及记录：生命征及每小时尿量等。

3. 评分标准

第四站　急性左心衰的抢救配合	
1. 评估病人	优：依据“抢救配合流程”，描述正确、完整 良：依据“抢救配合流程”，描述基本正确，欠完整 中：只描述最左列纲要 差：未描述或完全错误
2. 判断	
3. 取体位、安慰病人	
4. 给氧	
5. 心电监护	
6. 建立静脉路，遵医嘱用药	
7. 遵医嘱抽血、送检	
8. 整理、安慰病人	
9. 巡视及记录	
关键性指标	出现下列者，定为不及格： 对病人的病情判断错误。

4. 学生评分表

班级______ 组别______ 学号______ 姓名______					
第四站　急性左心衰的抢救配合	权重	优（100分）	良（80分）	中（60分）	差（0分）
1. 评估病人	0.1				
2. 判断	0.2				
3. 取体位、安慰病人	0.1				
4. 给氧	0.1				
5. 心电监护	0.1				
6. 建立静脉路，遵医嘱用药	0.1				
7. 遵医嘱抽血、送检	0.1				
8. 整理、安慰病人	0.1				
9. 巡视及记录	0.1				
关键性指标	出现下列者，定为不及格： （　）对病人的病情判断错误。				
等级	不及格（　）　及格（　分）				
监考老师（签名）：			监考日期：		

【第五站：心血管疾病危险因素的健康教育】

1. 考生引导语

第五站　考生引导语
◆场景：心血管内科病房 ◆考核内容：健康教育 ◆病人：王先生，45岁，门诊拟诊"冠心病"，收住入院。 ◆角色及任务：您是责任护士，刚已对病人进行了健康评估，发现病人对本病的预防知识缺乏，现在请您给该病人做本病危险因素的健康教育。 ◆考试方法：口试 ◆完成本站时间：10分钟

2. 冠心病危险因素的健康教育剧本

角色及剧本		考试要点
考生：	【手持冠心病健康教育宣传册】王先生，您感觉好点了吗？	冠心病危险因素包括：年龄、性别，高血压、高血脂、吸烟、糖尿病，肥胖、运动缺乏，高脂、高胆固醇、高糖及高盐饮食，遗传和精神因素等。
SP：	好多了。【点点头】	
考生：	那我现在能跟您谈谈有关本病危险因素方面的知识吗？	
SP：	好的。	
考生：	您有阅读过这方面的书籍吗？	
SP：	给我妈买过，但没认真看。张护士，您能给我讲讲吗？	
考生：	好的。【考生翻开宣传册】 冠心病是由多种因素长期作用下发生的慢性病。冠心病的主要危险因素包括年龄、性别，高血压、高血脂、吸烟及糖尿病等；次要危险因素还包括肥胖、运动缺乏，高脂、高胆固醇、高糖及高盐饮食，遗传和精神因素等。【注意观察病人的表情及反应】	
SP：	【很认真地听，时不时点点头】	

续表

角色及剧本		考试要点
考生:	我们可以把危险因素归纳为三个方面：一是无法干预的因素，包括年龄、性别及家族史。冠心病多发于40岁以上人群，男性高于女性，遗传倾向明显，您父母都有心血管病史，所以您是高危人群。	
SP:	是的。	
考生:	二是行为习惯方面，与我们的生活方式紧密相关，这些因素是可以干预的。包括吸烟、肥胖、运动缺乏，高脂、高胆固醇、高糖及高盐饮食和精神应激等。冠心病的主要发病机制是冠状动脉的粥样硬化，使血管管腔变窄，弹力下降，容易引起心肌缺血，您看手册上的这几幅图。【考生为病人指示手册内容】这些危险因素主要是直接或间接地促进动脉硬化。其中吸烟是冠心病很重要的一项危险因素，而且吸烟导致冠心病的危险与吸烟量成正比，此外还会加重心肌梗死和引起猝死。您尝试过或想过戒烟吗？	
SP:	有尝试过，但没戒成。	
考生:	我可以帮助您戒烟，我们下午一起来制订戒烟计划，好吗？	
SP:	好的。	
考生:	您平时饮食以荤食为主，摄入的饱和脂肪与胆固醇过多，也会造成冠状动脉硬化。建议您平时要少量多餐，尽量少吃肉类、蛋黄及动物内脏，多吃果蔬等富含粗纤维的食品。饮食也要清淡些，因为高盐会促进高血压。	
SP:	好的。	
考生:	从您的身体状况来看，您还需要增加运动量。中等以上的活动可以减少冠心病危险。但对于平时很少运动的人，突然强烈体力活动可能会触发急性心肌梗死发作。所以最好有规律地坚持运动，循序渐进，或日常生活中经常做一些体力活动。	
SP:	好的。我决定以后不开车，走路去上班。	
考生:	很好，每天步行1小时有利身体健康。您平时工作紧张吗？	
SP:	事情挺多，脾气有点急。【笑着说】	
考生:	冠心病、高血压与精神心理因素均也有关系。紧张、易怒、情绪不稳等，会导致血压升高，对身体不利。当您着急的时候，您就深呼吸，反复告诉自己“健康第一，健康第一”，情绪就会平静下来；此外多参加一些轻松的业余活动，或听听柔和的音乐。	
SP:	好的，的确健康最重要。	
考生:	三是病理因素，这些因素是必须要积极治疗的，包括高血压、高血脂及糖尿病。高血压与冠状动脉粥样硬化的形成和发展关系密切，两者相辅相成，恶性循环。平时除了监测血压外，还要定期查血糖水平，尽量少吃含蔗糖食品。	
SP:	好的。【病人笑着说】冠心病的这些危险因素除糖尿病外，在我身上全都能找到。而且我妈还有糖尿病，估计我也不例外了。	
考生:	现在立即行动，采取干预措施，还是能有效阻止疾病进展的。您要有信心，我们会尽力帮助您。您还有什么问题吗？	
SP:	没有了，谢谢张护士。	
考生:	应该的，您先休息下。	

3. 评分标准

第五站　冠心病危险因素健康教育评分标准	优	良	中	差
1.危险因素陈述	涵盖所有主、次要危险因素。	涵盖所有主要危险因素，次要危险因素遗漏不超过1个。	主要危险因素遗漏不超过1个；或次要危险因素遗漏不超过2个。	主要危险因素遗漏超过1个；或次要危险因素遗漏超过2个；或明显错误；或思路混乱，病人不理解。

续表

2.健康指导	正确、详细，病人能理解接受。	正确，较详细，病人能基本理解接受。	基本正确，较详细，病人能基本理解接受。	完全没做；或思路混乱，病人不理解；或指导内容出现明显错误。
3.沟通能力与人文关怀理念	能正确运用个体化沟通策略与技巧，语言规范，充分体现人文关怀理念。	能正确运用沟通策略与技巧，语言较规范，体现人文关怀理念。	能基本正确运用沟通策略技巧，语言欠规范，人文关怀理念欠缺。	不能正确运用沟通策略与技巧，语言不规范，无人文关怀理念。
关键性指标	出现下列之一者，定为不及格： 1.造成病人情绪伤害。 2.造成病人身体伤害。			

4. 学生评分表

班级________ 组别________ 学号________ 姓名________					
第五站　健康教育项目	权重	优 （100分）	良 （80分）	中 （60分）	差 （40分）
1.危险因素陈述	0.4				
2.健康指导	0.4				
3.沟通能力与人文关怀理念	0.2				
关键性指标	违反下列之一者，定为不及格： （　）1.造成病人情绪伤害。 （　）2.造成病人身体伤害。				
等级	不及格（　）　及格（　分）				
监考老师（签名）：			监考日期：		

【学生成绩单】

OSCE多站式测验　循环系统疾病病人的护理 班级____________ 组别____________ 学号____________ 姓名____________					
考站编号	考站名称	各考站分值	分值权重	成绩	监考教师（签名）
1	病史评估	不及格（　）　及格（　分）	0.2		
2	心肺评估	不及格（　）　及格（　分）	0.2		
3	心电图描记	不及格（　）　及格（　分）	0.2		
4	急性左心衰的抢救配合	不及格（　）　及格（　分）	0.2		
5	冠心病危险因素的健康教育	不及格（　）　及格（　分）	0.2		
总　分		不及格（　）　及格（　分） 备注：5个考站中出现一个不及格，总分即为不及格。			

（胡　荣）

测验二　普通外科疾病病人的护理

【测验目的】

1. 检测学生对普外科常见疾病的护理评估、护理诊断、护理计划实施及健康教育等方面的知识、技能。
2. 检测学生的临床思维及评判性思维能力。
3. 检测学生的护患沟通能力与人文关怀意识。

【考站设置】

考站编号	考站名称	评价项目	场景设置及考站概况	考试时间 40min	考试设备	考试方法
1	病史评估	健康评估	[病房]考生根据病例提示对标准化病人进行问诊并记录	10	SP病例	口试
2	腹部评估	健康评估	[病房]考生根据病例提示对标准化病人进行体检并记录	10	SP病例	操作
3	T型管引流袋更换	护理技能	[病房]考生对模拟人进行T型管引流袋更换	5	模拟人	操作
4	胆道结石的出院指导	健康教育	[病房]考生对标准化病人进行学习能力及健康需要评估，选择合适的健康教育内容和方法，实施健康教育	15	SP病例	口试

【SP:标准化病人角色设定】

◆工作任务：言语演出、配合体格检查及T型管引流袋更换

◆场　　景：普通外科病房

◆病人姓名：陈○○　　◆性　　别：男

◆年　　龄：47岁　　◆职　　业：教师

◆教育程度：本科　　◆婚姻状况：已婚

◆子　　女：育有一女16岁　　◆经济状况：小康

◆嗜　　好：烟、酒　　◆饮食习惯：荤食

◆性　　格：外向、健谈　　◆就诊原因：右上腹疼痛伴寒战、高热、黄疸

【考核教师指引】

考核教师指引语

尊敬的____老师：

您负责本站的监考。您的主要任务为指引考生、计时及评分。

请注意以下监考事项：

①考生进入考站时，请先核对考生身份姓名及应试考站，考生需按考站顺序依次完成各考站内容。

②提醒考生阅读“考生引导语”，请考生看明白后告知考核老师即开始测验。

③考核老师仅为旁观者，除给予必要检查数据外，请勿帮忙或误导考生。

④本站考试时间为____分钟；考试时间到时，请学生停止测验，转换至下一站，不可拖延时间。

⑤评分请依据本考站评分标准，为考生的考试情况作出评定，并签名。

辛苦您了，谢谢！

福建医科大学护理学实验教学中心

【第一站：病史评估】

1. 考生引导语

第一站　考生引导语
◆场景：普通外科病房 ◆考核内容：病史评估 ◆病人：47岁，男性，门诊拟诊“胆道结石伴感染”，收住入院。 ◆角色及任务：你是责任护士，需获取病人的完整病史。 ◆考试方法：口试 ◆完成本站时间：10分钟

2. 病史评估剧本

角色及剧本	考试要点
考生：您好！我是您的责任护士王○○，您可以叫我小王，请告诉我您的名字，好吗？ SP：我叫陈○○ 【考生核对床头卡】 考生：您好，陈先生。我需要详细了解您的发病情况，以便与您共同制订护理计划。请问现在您方便吗？ SP：好的，方便。	1.评估前事项 包括：主动介绍自己；询问及确认病人；说明评估过程或目的。
考生：请问您的年龄？ SP：我今年47岁。 考生：您的职业是什么？ SP：我是○○中学的老师。 考生：结婚了吗？ SP：已经结婚20年了。 考生：您的学历是？ SP：我是师大本科毕业的。	2.执行基本资料的收集 包括：年龄、性别、职业、婚姻、教育程度等。
考生：请问您现在哪里不舒服？ SP：肚子疼，身上感觉很冷、发热。 考生：您感觉疼痛部位在哪？ SP：这儿。【手指右上腹部】 考生：过去有出现过这样的症状吗？ SP：经常腹部疼痛，但没发热。 考生：疼痛一直都发生在这个部位吗？ SP：是的，大多数都是这个部位。 考生：您记得最早出现这个部位疼痛是在什么时候吗？ SP：不太清楚了，这个情况间断出现1年左右了吧。经常吃了比较油腻的东西后就出现肚子疼，而且是绞痛，有时还会恶心。 考生：会不会引起其他部位疼痛？ SP：会，经常伴随出现右侧肩背部疼痛。 考生：吃其他东西会痛吗？ SP：还好，没特别感觉。 考生：有去医院看过吗？ SP：没有，工作太忙了。 考生：有服用什么药吗？	3.执行现病史资料收集 包括：疾病不舒适状况、疼痛、感觉改变等就医的主要症状或不适现象；每个阳性症状需评估开始的时间、诱因、性质、程度、缓解或加重方式及部位等要素。

续表

角色及剧本		考试要点
SP:	有，自己去药店买过“胃康灵”。	
考生:	服药后腹痛可以缓解吗？	
SP:	感觉好一些。	
考生:	还有其他的情况吗？比如眼睛会不会黄呢？	
SP:	没注意。	
考生:	这次发病是什么时候开始的呢？	
SP:	有一个月左右了吧，上腹部疼痛的次数更多了，但一直没时间来看。今天中午，吃饭后半小时左右突然右上腹部剧烈疼痛，而后全身发冷，发热，我当时自己测了一下体温，38.9℃，感觉现在眼睛也变黄了。	
考生:	除此以外，您还有哪里不舒服吗？	
SP:	没有了。【摇摇头】	
考生:	您曾患过结核病、乙型肝炎、伤寒等传染病吗？	4.执行既往病史资料收集 包括：过去的疾病状况、特殊病史及服药状况等事件。
SP:	没有。【摇摇头】	
考生:	您曾患慢性病或一些其他重大疾病吗？	
SP:	没有。	
考生:	过去有手术、外伤或住院吗？	
SP:	12岁时患“阑尾炎”，在当地医院进行过“阑尾切除术”。	
考生:	曾经对药物或食物过敏吗？	
SP:	对海虾过敏。	
考生:	目前还有没有吃其他什么药？	
SP:	没有。	
考生:	您现在跟谁住在一起呢？	5.执行家族史资料收集 包括：最亲近家属的健康状况，如现存疾病、患病年龄或其死亡年龄与原因。
SP:	和母亲、爱人及女儿同住。女儿16岁了，在念中学。	
考生:	那您和家人相处情况如何？	
SP:	我家人关系比较融洽。	
考生:	您的父亲呢？	
SP:	我父亲过世3年了，胃癌。	
考生:	您母亲身体好吗？	
SP:	我母亲患有高血压，其他身体状况还好。	
考生:	您还有其他兄弟姐妹吗？他们身体状况怎么样？	
SP:	我还有一个妹妹，比我小5岁，身体挺健康的。	
考生:	您有抽烟、喝酒等习惯吗？	6.执行心理-行为-社会资料收集 包括：嗜好、饮食、娱乐、宗教信仰、经济状况等等，以认知他在社会中的地位及与他人的关系等。
SP:	有，我已经抽烟25年了，每天大概1包，最近2年抽少了，大概3天抽1包。不太喝酒。	
考生:	那您有运动的习惯吗？	
SP:	夏天会去游泳，冬天经常打乒乓球。	
考生:	那您平日的饮食习惯呢？	
SP:	喜欢清淡一些的食物。	
考生:	您平时喜欢什么娱乐活动？	

续表

角色及剧本		考试要点
SP:	喜欢唱歌。【微笑】	
考生:	您有宗教信仰吗?	
SP:	没有。	
考生:	您的家庭经济情况如何?	
SP:	还行吧。【点点头】	
考生:	您享有哪种类型的医疗保险?	
SP:	省医疗保险。	
考生:	最近有去哪里旅行吗?	
SP:	没有。	
考生:	好的,谢谢您。等会儿我将为您进行体格检查,您先休息下。如果有什么需要,您请告诉我。我会尽量为您解决。	
SP:	好的,谢谢您,王护士。	

3. 评价标准

第一站　病史评估评分标准	优	良	中	差
1.评估前事项	主动且完整地介绍自己全名及护士身份;正确询问及确认病人;正确说明评估目的。	未介绍自己全名(介绍自己姓氏);其余正确。	未介绍自己全名及护士身份;或只询问病人姓名没有核对床头卡;其余正确。	未介绍自己或未确认病人身份或未说明评估目的。
2.基本资料 3.现病史资料 4.既往病史资料 5.家族史资料 6.心理-行为-社会资料	能正确引导病人充分回答相关问题,资料收集完整。	能正确引导病人回答相关问题,但资料收集欠完整,缺失资料在20%以内。	能正确引导病人回答相关问题,但资料收集缺失20%~40%。	不能正确引导病人回答相关问题,资料收集缺失40%以上;或完全没问。
7.沟通能力与人文关怀理念	能正确运用个体化沟通策略与技巧,语言规范,充分体现人文关怀理念。	能正确运用沟通策略与技巧,语言较规范,体现人文关怀理念。	能基本正确运用沟通策略技巧,语言欠规范,人文关怀理念欠缺。	不能正确运用沟通策略与技巧,语言不规范,无人文关怀理念。
关键性指标	出现下列之一者,定为不及格: 1.造成病人情绪伤害。 2.造成病人身体伤害。			

4. 学生评分表

班级________　组别________　学号________　姓名________

第一站　病史评估项目	权重	优（100分）	良（80分）	中（60分）	差（40分）
1.评估前事项	0.1				
2.基本资料	0.1				
3.现病史资料	0.2				

续表

4.既往病史资料	0.1				
5.家族史资料	0.1				
6.心理-行为-社会资料	0.2				
7.沟通能力与人文关怀理念	0.2				
关键性指标	违反下列之一者，定为不及格： （　）1.造成病人情绪伤害。 （　）2.造成病人身体伤害。				
等级	不及格（　）　及格（　分）				
监考老师（签名）：			监考日期：		

【第二站：身体评估】

1. 考生引导语

第二站　考生引导语
◆场景：普通外科病房 ◆考核内容：身体评估 ◆病人：47岁，男性，门诊拟诊“胆道结石”，收住入院。 ◆角色及任务：你是责任护士，刚已对病人进行了病史评估，现在继续进行身体评估。你只需完成其中的腹部评估。 ◆考试方法：操作 ◆完成本站时间：15分钟

2. 身体评估案例剧本

角色及剧本		考试要点
	【考生核对床头卡，确认病人】	1.评估前事项　包括：确认病人；说明评估过程或目的；洗手及准备用物。
考生：	陈先生，您好，我准备给您做身体检查，请问现在方便吗？	
SP：	是的，方便。【点点头】	
考生：	您需要先上卫生间吗？	
SP：	我刚去过。	
考生：	那您先休息会儿，我先去洗手和准备用物。	
SP：	好的。	
	【考生进行洗手、剪指甲、用物准备及听诊器消毒】	
考生：	陈先生，我现在为您做身体检查，我会说明您需要配合的动作，若您有任何不舒服，请告诉我，我会马上停止。在腹部检查时，需要将上衣向上掀起，并松开您的裤带以方便检查，可以吗？	
SP：	可以。	
	【考生拉上床边隔帘】	2.执行腹部功能评估-视诊　包括：腹部外形，呼吸运动，腹壁皮肤，腹壁静脉，胃肠型和蠕动波以及疝。
考生：	现在请您平躺，双手平放在身体两侧，并把上衣向上掀起，好吗？	
SP：	【病人平躺，掀起上衣】	
考生：	请您平静呼吸，我将观察您腹部的外观及呼吸形态。	
	【考生观察病人的腹部外形，呼吸运动，腹壁皮肤，腹壁静脉，胃肠型和蠕动波以及疝等；并边向监考老师陈述边记录】	
考生：	请您屈曲双膝，正常呼吸放松腹部肌肉，我将用听诊器评估您的肠鸣音、血管杂音、腹膜摩擦音，如检查过程中有任何不适请告诉我。	3.执行腹部功能评估-听诊　包括：肠鸣音、血管杂音、腹膜摩擦音。
SP：	【点头】	

续表

<table>
<tr><th colspan="2">角色及剧本</th><th>考试要点</th></tr>
<tr><td></td><td>【考生戴上听诊器，以手掌摩擦听诊器以减轻不适感，将听诊器膜型体件置于腹壁上，全面听诊腹部各区的肠鸣音、次数；在腹中部及腹部两侧听诊腹主动脉与肾动脉杂音】</td><td rowspan="6"></td></tr>
<tr><td>考生:</td><td>请深呼吸。</td></tr>
<tr><td>SP:</td><td>【深呼吸】</td></tr>
<tr><td></td><td>【考生在脾区、肝区听诊腹壁摩擦音】</td></tr>
<tr><td>考生:</td><td>很好，谢谢！</td></tr>
<tr><td></td><td>【考生记录检查结果】</td></tr>
<tr><td>考生:</td><td>现在我要给您做腹部叩诊检查，请您放松，正常呼吸就行。</td><td rowspan="14">4.执行腹部功能评估-叩诊　包括：叩诊音、肝脏及胆囊叩诊、胃泡鼓音区及脾叩诊、移动性浊音、肾叩击痛。</td></tr>
<tr><td>SP:</td><td>好的。</td></tr>
<tr><td></td><td>【天冷时考生摩擦双手以减少刺激，采用间接叩诊法从左上腹开始，以顺时针方向全面检查全腹。】</td></tr>
<tr><td>考生:</td><td>现在请您侧向右侧，我要叩击检查您的肾区，如有疼痛请马上告诉我，好吗？</td></tr>
<tr><td>SP:</td><td>好的。</td></tr>
<tr><td></td><td>【病人右侧卧位，考生用间接叩击法检查左肾区叩击痛】</td></tr>
<tr><td>考生:</td><td>麻烦您再侧向左边，我要检查您的右肾。</td></tr>
<tr><td></td><td>【病人左侧卧位，考生用间接叩击法检查右肾区叩击痛】</td></tr>
<tr><td>考生:</td><td>现在请仰卧，我要叩击您的肝、胆囊区，如有疼痛请马上示意我，好吗？</td></tr>
<tr><td>SP:</td><td>好。</td></tr>
<tr><td></td><td>【病人仰卧位，考生用间接叩击法检查肝区、胆囊区叩击痛】</td></tr>
<tr><td>SP:</td><td>【皱眉】很痛。</td></tr>
<tr><td>考生:</td><td>知道了，谢谢。</td></tr>
<tr><td></td><td>【考生向监考老师陈述并记录检查结果】</td></tr>
<tr><td>考生:</td><td>我现在要进行腹部触诊检查了，请屈曲下肢，尽量放松腹部肌肉，保持平静呼吸。有疼痛时告诉我，好吗？</td><td rowspan="14">5.执行腹部功能评估-触诊　包括：腹膜刺激征、腹内脏器、腹部肿块及液波震颤等。</td></tr>
<tr><td>SP:</td><td>好。【点点头】</td></tr>
<tr><td></td><td>【考生采用浅部触诊法，从左上腹开始，以顺时针方向检查腹壁紧张度、局部压痛、肿块等；并在相应部位用单手或双手触诊法检查脾及肝。】</td></tr>
<tr><td>SP:</td><td>【触及右上腹部时皱眉】这里有些痛。</td></tr>
<tr><td>考生:</td><td>是这里痛吗？</td></tr>
<tr><td>SP:</td><td>是的。【点点头】</td></tr>
<tr><td></td><td>【考生手指在压痛处稍重压片刻，使病人疼痛趋于稳定，后迅速抬起手指，观察局部压痛、反跳痛】</td></tr>
<tr><td>SP:</td><td>【皱眉】噢，好痛！</td></tr>
<tr><td>考生:</td><td>很痛，是吧？现在我要重点检查一下您的胆囊部位。</td></tr>
<tr><td></td><td>【考生左手掌平放于病人右胸下部，拇指指腹勾压于右腹直肌与肋缘交界处。】</td></tr>
<tr><td>考生:</td><td>请您缓慢深吸气。</td></tr>
<tr><td></td><td>【考生在病人吸气同时，拇指向深部按压，并观察病人呼吸、表情。】</td></tr>
<tr><td></td><td>【病人突然停止吸气，表情痛苦。】</td></tr>
<tr><td></td><td></td></tr>
<tr><td>考生:</td><td>陈先生，身体检查已经完成，您配合得很好。经检查，您的胆囊存在异常，但还需要做进一步辅助检查，等会儿我会带您去B超室，请您不要自行离开病房。您还有什么问题吗？</td><td rowspan="2">6.结果解释</td></tr>
<tr><td>SP:</td><td>没有了，谢谢！</td></tr>
</table>

续表

角色及剧本		考试要点
考生:	好的,谢谢您的配合！呼叫器就放在您的枕头右边,您有事就呼我,请先休息,一会儿见。 【考生整理检查结果并向监考老师汇报:腹平,未见胃肠型及蠕动波,无腹壁静脉曲张;肠鸣音6次/分,未闻及血管杂音及腹壁摩擦音;腹部叩诊鼓音,肝、脾浊音界正常,无叩击痛,胆囊区中度叩击痛;肝脾未肿大,右上腹中度压痛,轻度反跳痛,Murphy征阳性。】	

3. 评分标准

第二站　身体评估评分标准	优	良	中	差
1.评估前事项	正确确认病人;正确说明评估目的;正确洗手;用物准备齐全。	左侧4项中有任何一项不佳。	遗漏左侧4项中任何一项,其余3项完全正确。	遗漏左侧4项中任何两项以上;或3项不完全正确。
2.腹部视诊 3.腹部听诊 4.腹部叩诊 5.腹部触诊	方法及动作正确,检查结果正确,并注意到病人反应及适时安抚。	方法及动作正确,检查结果正确。	方法及动作欠正确,或检查结果与实际有偏差。	完全没做;或方法及动作明显错误;检查结果与实际完全不同。
6.结果解释	正确解释, 记录完整。	正确解释,但记录欠完整。	解释及记录个别有误。	完全没做或记录明显错误。
7.沟通能力与人文关怀理念	能正确运用个体化沟通策略与技巧,语言规范,充分体现人文关怀理念。	能正确运用沟通策略与技巧,语言较规范,体现人文关怀理念。	能基本正确运用沟通策略技巧,语言欠规范,人文关怀理念欠缺。	不能正确运用沟通策略与技巧,语言不规范,无人文关怀理念。
关键性指标	出现下列之一者,定为不及格: 1.造成病人情绪伤害。 2.造成病人身体伤害。			

4. 学生评分表

班级＿＿＿＿　组别＿＿＿＿　学号＿＿＿＿　姓名＿＿＿＿					
第二站　身体评估项目	权重	优 （100分）	良 （80分）	中 （60分）	差 （40分）
1. 评估前事项	0.1				
2. 腹部视诊	0.1				
3. 腹部触诊	0.2				
4. 腹部叩诊	0.2				
5. 腹部听诊	0.2				
6.结果解释	0.1				
7.沟通能力与人文关怀理念	0.1				
关键性指标	出现下列之一者,定为不及格: （　）1.造成病人情绪伤害。 （　）2.造成病人身体伤害。				
等级	不及格（　）　及格（　分）				
监考老师(签名):			监考日期:		

【第三站：T形管引流袋更换】

1. 考生引导语

第三站　考生引导语
◆场景：普通外科病房
◆考核内容：T形管引流袋更换
◆病人：47岁，男性，“胆总管切开取石、T管引流术后”1天。
◆角色及任务：你是责任护士，需为病人更换T管引流袋。
◆考试方法：操作
◆完成本站时间：5分钟

2. 操作流程　见第二篇第二章实验五。

3. 评分标准及学生评分表　见第二篇第二章实验五评分标准。

【第四站：胆石症的出院指导】

1. 考生引导语

第四站　考生引导语
◆场景：普通外科病房
◆考核内容：健康教育
◆病人：陈先生，47岁，本科学历，行“胆总管切开取石、T型管引流术”后10天，拟明日出院。
◆角色及任务：你是责任护士，该病人需带T型管出院，请你给该病人进行出院前的健康指导。
◆考试方法：口试
◆完成本站时间：10分钟

2. 胆石症的出院指导剧本

角色及剧本		考试要点
考生：	【手持胆石症出院指导宣传册】陈先生，恭喜您，您康复得很好，明天就可以出院了！	胆石症的出院指导内容包括：引流袋的更换及观察护理、饮食、活动、复查时间等。
SP：	谢谢！【笑，点头】	
考生：	我希望和您谈谈出院后需要注意的一些问题，您现在方便吗？	
SP：	好的，方便。	
	【考生于病人对面坐下，保持目光平视】	
考生：	陈先生，由于您胆道和皮肤间的窦道还没有形成，所以目前还不能拔除T形管，否则胆汁会流进腹腔，引起感染。回家后您需要自行更换引流袋，具体程序我昨天已经给您示范过了，不知您是否还记得？	
SP：	应该还记得吧。	
考生：	那好，您这会能再做一遍给我看一下吗？如果有问题，我们可以及时纠正。	
SP：	当然可以。	
	【考生与病人一起准备用物，按第二篇第二章实验五的程序指导病人完成操作。】	
考生：	您完成得非常好。但为了以防万一，我这有一本教育手册，里面有操作程序和相关注意事项，您可以带回去，如果忘了可以及时查对。【考生将操作手册递给病人。】	
SP：	太好了，谢谢你！	
考生：	请您回去后一定注意无论何时，都要保持引流袋低于创口的位置50cm左右，您可以用绳子或挂钩提着引流袋，使袋子保持在低位，这样袋里的液体不会反流，可以避免感染。	
SP：	好的。	
考生：	引流管的近端要固定在皮肤上，不要牵拉管道导致导管脱出；睡觉前要先用别针将管道固定好，比如别在裤带上，并将引流袋挂在床下，调整好高度，防止牵扯。	

续表

角色及剧本		考试要点
SP:	好，谢谢！	
考生:	更换引流袋时，应打开袋子下端的开关，将里面的液体排出，同时用有刻度的量杯测量并记录液体量。	
SP:	记下了。	
考生:	为预防感染，引流袋需要每周更换。	
SP:	好的。	
考生:	另外，您不仅要会自行更换引流袋，还得学会观察。您看一下您目前的引流袋中的液体是橙黄色，透明的。	
SP:	是的。	
考生:	如果引流袋中液体变浑浊或有血性的液体出现，请及时到医院来检查，好吗？	
SP:	好的，那这可能是什么情况呢？	
考生:	可能发生感染或出血，请不要自行处理，尽早到医院来。	
SP:	好的。	
考生:	局部创口要每天用75%酒精消毒，消毒时要从内向外，一根棉签不要反复消毒。注意保持局部皮肤的清洁干燥，不能沾水，如感觉有点刺激，可用氧化锌软膏保护皮肤。消毒后局部用无菌纱布覆盖。	
SP:	好。	
考生:	如果您出现发热、腹痛、腹胀、恶心、呕吐、创口纱布有绿色渗出液等，请及时来医院就诊。	
SP:	好的。	
考生:	由于您目前的胆汁量有流失，会影响您的消化能力，所以回去后您暂时不要吃过于油腻和胆固醇含量过高的食物，如油炸食品、动物内脏等，刺激性的东西如烟酒、咖啡、辣椒也不要吃；尽量进一些容易消化的软食，蔬菜、水果可以多吃些，瘦肉等可以剁小块些，促进消化；另外注意每餐不要吃过饱，可以少量多餐。	
SP:	知道了。	
考生:	鉴于您目前的健康状况，回去后还要多休息，不能进行过多的体力劳动，更不能提重物，可以每天在家人的陪同下到室外散散步。	
SP:	好。【微笑】	
考生:	如果没什么特殊情况，半个月后您可以再来医院复查，如果窦道形成了，就可以拔管了。	
SP:	真的？那就太好了，谢谢你们！	
考生:	应该的，您先休息下。	

3. 评分标准

第四站　胆石症的出院指导评分标准	优	良	中	差
1.引流袋的护理	指导方法正确、详细、内容完整，病人能理解接受。	指导方法正确，较详细，内容完整达80%以上，病人能基本理解接受。	指导方法基本正确，较详细，内容正确达60%以上，病人能基本理解接受。	指导方法不合理，思路混乱，病人不理解；或指导内容出现明显错误，疏漏较多。
2.饮食、活动、复查时间指导	正确、详细，病人能理解接受。	正确，较详细，病人能基本理解接受。	基本正确，较详细，病人能基本理解接受。	完全没做；或思路混乱，病人不理解；或指导内容出现明显错误。

续表

3.沟通能力与人文关怀理念	能正确运用个体化沟通策略与技巧，语言规范，充分体现人文关怀理念。	能正确运用沟通策略与技巧，语言较规范，体现人文关怀理念。	能基本正确运用沟通策略技巧，语言欠规范，人文关怀理念欠缺。	不能正确运用沟通策略与技巧，语言不规范，无人文关怀理念。
关键性指标	出现下列之一者，定为不及格： 1.造成病人情绪伤害。 2.造成病人身体伤害。			

4. 学生评分表

班级＿＿＿＿ 组别＿＿＿＿ 学号＿＿＿＿ 姓名＿＿＿＿					
第四站 出院指导项目	权重	优（100分）	良（80分）	中（60分）	差（40分）
1.引流袋的护理	0.7				
2.饮食、活动、复查时间指导	0.3				
3.沟通能力与人文关怀理念	0.2				
关键性指标	违反下列之一者，定为不及格： （ ）1.造成病人情绪伤害。 （ ）2.造成病人身体伤害。				
等级	不及格（ ） 及格（ 分）				
监考老师（签名）：			监考日期：		

【学生成绩单】

OSCE多站式测验 胆石症病人的护理 班级＿＿＿＿ 组别＿＿＿＿ 学号＿＿＿＿ 姓名＿＿＿＿					
考站编号	考站名称	各考站分值	分值权重	成绩	监考教师（签名）
1	病史评估	不及格（ ） 及格（ 分）	0.2		
2	腹部评估	不及格（ ） 及格（ 分）	0.3		
3	T型管引流袋的置换	不及格（ ） 及格（ 分）	0.2		
4	胆石症的出院指导	不及格（ ） 及格（ 分）	0.3		
总 分		不及格（ ） 及格（ 分） 备注：4个考站中出现一个不及格，总分即为不及格。			

（宋继红）

测验三 急危重症病人的救护

【测验目的】

检测学生对常见急危重症病人的病情评估、现场救护、病情监测及健康教育、沟通等方面的知识、技能、急救临床思维及评判性思维能力。

【考站设置】

考站编号	考站名称	评价项目	场景设置及考站概况	考试时间35min	考试设备	考试方法
1	基础生命支持术	护理技能	[急救现场]考生对模拟人进行现场评估和CPR。	5	模拟人病例	操作
2	心电监测技术	护理技能	[抢救室]考生对模拟人进行ECG、BP、SPO_2监测与记录	10	模拟人病例	操作
3	高级心血管生命支持术的抢救配合	护理技能	[抢救室]考生以小组为单位对模拟人进行模拟抢救	10	模拟人病例	操作
4	急性心肌梗死急性期的健康教育	健康教育	[监护病房]考生对标准化病人进行学习能力及健康需要评估，选择合适的健康教育内容和方法，实施健康教育	10	SP病例	口试

【SP:标准化病人及家属角色设定】

◆工作任务：言语演出、配合护理操作

◆场　　景：公交车站、急诊抢救室、冠心病监护病房

◆病人姓名：李○○　　◆性　　别：男

◆年　　龄：68岁　　◆职　　业：退休工人

◆教育程度：小学程度　　◆病人妻子：陈○○

◆子　　女：育有一子35岁　　◆经济状况：小康

◆嗜　　好：烟、酒　　◆饮食习惯：荤食

◆就诊原因：赴医院就诊，途中晕倒

【仪器设备需求】

◆模拟人：成人高级心肺复苏组合模型(或智能仿真型模拟人)。

◆仪器：心电监护仪、除颤器、呼吸机。

◆其他：纱布或面膜、布单(铺在地上，急救模型放在布单上)、电极片、导电糊、担架、急救箱、抢救车、静脉输液用物、护理记录本、吸痰管、供氧管、气管插管用物、气囊面罩人工呼吸器、吸痰器、吸氧装置。

【考核教师指引】

考核教师指引语

尊敬的______老师：

您负责本站的监考。您的主要任务为指引考生、计时及评分。

请注意以下监考事项：

①考生进入考站时，请先核对考生身份姓名及应试考站，考生需按考站顺序依次完成各考站内容。

②提醒考生阅读“考生引导语”，请考生看明白后告知考核老师即开始测验。

③考核老师仅为旁观者，除给予必要检查数据外，请勿帮忙或误导考生。

④本站考试时间为____分钟；考试时间到时，请学生停止测验，转换至下一站，不可拖延时间。

⑤评分请依据本考站评分标准，为考生的考试情况作出评定，并签名。

辛苦您了，谢谢！

福建医科大学护理学实验教学中心

【第一站：基础生命支持术】

1. 考生引导语

第一站　考生引导语

◆场景：公交车站

◆考核内容：CPR

续表

◆病人：李先生，男，68岁，因身体不适，某天早晨与老伴前往医院就诊，在公交车站突然昏倒在地，呼之不应，口吐白沫，老伴惊恐万分，现场围观群众很多，护士小王正好在现场。 ◆你的角色及任务：你是护士小王，迅速完成病人评估和急救。 ◆考试方法：操作 ◆完成本站时间：5分钟

2. 基础生命支持术剧本

角色及剧本		考试要点
考生：	奶奶您好！我是某医院的护士小王，您别着急，我马上看看爷爷怎么了，爷爷，您怎么了？ 【考生迅速到病人身边，双膝跪地、与肩同宽，大声呼叫病人并轻拍双肩或压迫眶上神经。病人无反应、意识丧失。】	1.确认现场环境安全。 2.评估意识，病人无反应。
考生：	快来人啊，大叔，请您帮忙拨打急救电话120，我马上抢救……呼救时间是8点20分。	3.呼救，说出呼救时间。
考生：	【考生把病人仰卧在地面，完全解开病人上衣，暴露胸部，松解腰带。】 奶奶，爷爷戴假牙了吗？ 【病人妻子："没戴假牙"】	4. 摆正病人体位。
考生：	【考生用中指、示指移至喉结旁开1~2cm，触摸病人近侧颈动脉有无搏动，同时眼睛看病人的面部及胸廓，观察胸部有无起伏】 【计数】1001、1002、1003……1010，颈动脉搏动无法触及、无呼吸。奶奶，爷爷现在已经没有心跳呼吸，我会尽力抢救的。	5. 检查呼吸和大动脉搏动：10s内完成颈动脉搏动的检查。
考生：	【考生开始胸外心脏按压，一手掌根部紧贴在病人双乳头联线的胸骨中心，另一手掌根部重叠放于其手背上，双臂伸直，垂直按压，使胸骨下陷至少5cm，每次按压后使胸廓完全反弹，放松时手掌不能离开胸壁，按压频率至少100次/分。】 【计数】11、12、13、14、15、16、17、18、19…… 【考生连续按压30次】	6. 胸外心脏按压频率至少100次/分、胸骨下陷至少5cm。
	【考生用左手捏住病人鼻孔，吸气后，屏气，双唇包住病人口唇，不留空隙，使胸廓扩张，见胸廓抬起即可。吹气毕，松开捏鼻孔的手，头稍抬起，侧转换气，同法再次吹气，同时注意观察胸部复原情况。每次通气1秒钟，吹气量为400~600ml/次。通气1次后计数1001、1002、1003、1004，再通气1次。】	7. 开放气道　仰头举颏法，对于创伤病人使用抬举下颌法，必要时清理分泌物。 8. 人工呼吸2次。
	【考生重复按压、通气，5个循环】	9. 按压和通气比30∶2。每次人工呼吸之前都必须开放气道。
考生：	【摸颈动脉5~10秒钟】 【计数】1001、1002、……1010。颈动脉搏动恢复了，呼吸也恢复了，病人的面色、甲床颜色变红润。 【看手表】恢复心跳和呼吸的时间是8点30分。	10. 反复5个循环之后，判断心肺复苏效果。说出抢救成功时间。
考生： 考生：	奶奶，爷爷有救了，心跳和呼吸都有了，只是还没醒过来，您别担心，医院救护车马上就到，爷爷很快就可以转到医院抢救。爷爷平常身体健康状况怎么样？心脏好吗？ 【病人妻子："他有冠心病好几年了，心脏一直不怎么好，今天不舒服正准备上医院呢。"】 哦，冠心病病人一定要注意休息，不要劳累，按时吃药，外出时最好随身携带急救药，以防万一。	11. 安慰家属，沟通交流、健康教育。
考生：	奶奶，救护车来了，我们马上把爷爷送到医院，您子女的电话是多少？我通知他们来医院，好吗？您年纪大了，不能太劳累了。 【病人妻子："好的，谢谢您！"】	12. 协助救护车医护人员将病人搬运到救护车上。

3. 评价标准

第一站 基础生命支持术评分标准	优	良	中	差
1.确认现场环境安全、评估意识、正确呼救	方法、动作正确、及时、熟练，急救应变能力强	方法、动作正确、及时、较熟练，急救应变能力较强	方法、动作基本正确，操作基本符合规范，急救应变能力一般	方法、动作有误或操作不规范，急救应变能力差
2.摆正病人体位，检查呼吸和大动脉搏动	方法、动作正确，操作熟练	方法、动作较正确，操作较熟练	方法、动作基本正确，操作基本符合规范	方法、动作有误或操作不规范
3.胸外心脏按压	方法、动作正确，操作熟练	方法、动作较正确，操作较熟练	方法、动作基本正确，操作基本符合规范	方法、动作有误或操作不规范
4.开放气道	方法、动作正确，操作熟练	方法及动作较正确，操作较熟练	方法、动作基本正确，操作基本符合规范	方法、动作有误或操作不规范
5.人工呼吸	方法及动作正确，操作熟练	方法及动作较正确，操作较熟练	方法、动作基本正确，操作基本符合规范	方法、动作有误或操作不规范
6.按压和通气比，判断心肺复苏效果	方法及动作正确，操作熟练	方法及动作较正确，操作较熟练	方法、动作基本正确，操作基本符合规范	方法、动作有误或操作不规范
7.安慰家属，沟通交流、健康教育	沟通恰当，言行举止得体，运用沟通技巧，充分体现人文关怀，给予适当的健康指导	沟通较恰当，言行举止较规范，能够体现人文关怀，给予适当的健康指导	沟通基本正确，言行举止基本规范，尚能够体现人文关怀	沟通不恰当，言行举止不合理，或言语/行为上伤害病人或家属
8.整理用物、协助取体位等	用物整理清楚，正确、及时协助病人取正确体位	用物整理较清楚，能协助病人取正确体位	用物整理基本清楚，尚能及时协助病人取正确体位	用物整理不清楚，不能协助病人取正确体位
关键性指标	出现下列之一者，定为不及格： 1.胸外心脏按压操作不正确。 2.未能对病人或家属实施人文关怀。			

4. 学生评分表

班级______ 组别______ 学号______ 姓名______					
第一站 病史评估项目	权重	优（100分）	良（80分）	中（60分）	差（40分）
1.确认现场环境安全、评估意识、正确呼救	0.1				
2.摆正病人体位，检查呼吸和大动脉搏动	0.1				
3.胸外心脏按压	0.2				
4.开放气道	0.2				
5.人工呼吸	0.15				
6.按压和通气比，判断心肺复苏效果	0.1				
7.安慰家属，沟通交流、健康教育	0.1				
8.整理、协助取体位等	0.05				
关键性指标	违反下列之一者，定为不及格： （ ）1.胸外心脏按压操作不正确。 （ ）2.未能对病人或家属实施人文关怀。				
等级	不及格（ 分） 及格（ 分）				
监考老师(签名)：				监考日期：	

【第二站：心电监测技术】

1. 考生引导语

第二站　考生引导语
◆场景：急诊抢救室
◆考核内容：ECG、BP、SPO_2监测与记录
◆病人：68岁，男性，15分钟前突然发生心脏骤停、呼吸停止，经CPR抢救，病人心跳、呼吸相继恢复，但神志仍未恢复，急诊收入抢救室，医生已为病人建立右锁骨下中心静脉置管。
◆你的角色及任务：你是抢救室护士，遵医嘱对病人进行ECG、BP、SPO_2监测。
◆考试方法：操作
◆完成本站时间：10分钟

2. 操作流程　见第二篇第三章实验二。

3. 评分标准及学生评分表　见第二篇第三章实验二评分标准。

【第三站：高级心血管生命支持的抢救配合】

1. 考生引导语

第三站　考生引导语

◆场景：急诊抢救室

◆考核内容：室颤的抢救配合

◆病人：李先生，68岁，男性，因急性心肌梗死急诊入院，心电监护示：血压20/10mmHg，心电图如下图所示：

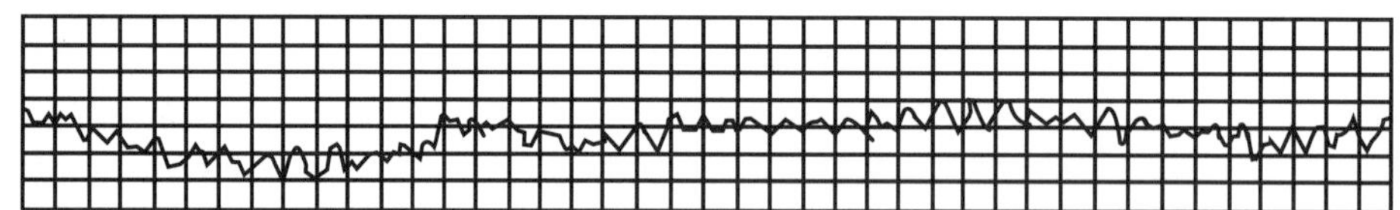

◆你的角色及任务：你是急诊护士，判断病人发生什么问题？该如何处理？

◆考试方法：小组抢救（4~5名考生为1小组）

◆完成本站时间：10分钟

2. 高级心血管生命支持的抢救配合

角色	及剧本	考试要点
考生1：	李先生，你怎么了？不好，病人心电呈心室颤动，医生，病人室颤了，快来抢救啊！呼救时间是14点30分。	1.快速评估判断室颤，呼救
考生1：	【立即进行持续不间断的胸外心按压，边按压边呼救】 小张，快点去取除颤仪。	2.立即进行胸外按压，同时争取尽快除颤
考生2: （扮演医生）	马上除颤，能量360J；静推肾上腺素1mg、利多卡因100mg； 面罩加压给氧，准备气管插管；抽血查血常规、生化全套、心肌酶。 【之后考生2替换考生1进行胸外心脏按压，考生1马上执行简易呼吸器加压给氧】	3.抢救方案及分工
考生3：	【建立肘前静脉通路，抽血，配好药物，按医嘱给药】 复述“肾上腺素1mg、利多卡因100mg静推”。 【心律转为粗颤】	4.建立静脉路，遵医嘱抽血、给药，复述医嘱
考生4：	【除颤仪开机，选择能量360J，涂导电膏，选择部位，冲电，再次确认心电】 遵医嘱除颤，能量360J，马上除颤，请大家离开！ 【环顾四周，大声喊，双手臂伸直，身体离开病床，双手同时按压放电键。】	5.正确实施电除颤
考生2: （扮演医生）	【继续胸外心脏按压，2分钟后停止按压，评估心电、循环情况】 病人心跳恢复了，窦性心律，HR 130次/分，BP 80/50mmHg，$SaO_2$85%，颈动脉、桡动脉可扪及。自主呼吸微弱，马上进行气管插管，接呼吸机辅助呼吸。	6.持续不间断胸外心脏按压 7.复苏效果评估
考生3：	【协助气管插管，连接呼吸机，调好呼吸机参数和通气模式。】	8. 配合气管插管、连接呼吸机

续表

角色及剧本		考试要点
考生2：	病人意识没有恢复，马上准备低温脑保护。送病人入ICU进一步抢救治疗。通知家属，下病危通知。	9.低温脑保护
考生4：	【准备好冰帽、冰袋】 给病人上了冰帽、大动脉走行处上冰袋。	
考生3：	【打电话联系ICU】喂，您好，ICU吗？我是急诊抢救室护士，这有位病人需要转到ICU，病人是急性心梗，突发室颤，经过抢救，心跳已恢复，意识尚未恢复，自主呼吸很弱，行呼吸机辅助呼吸，请做好接病人的准备。	10. 安慰家属，沟通交流。
考生1：	阿姨，您是李××的家属吗？ 【病人妻子："是的，我是他的妻子，我爱人现在怎样了？有危险吗？"】	
考生1：	您爱人刚刚发生了心搏骤停，经过抢救，现在有了心跳，自主呼吸比较弱，用呼吸机通气维持，目前病情很重，仍然神志不清，病情随时会发生变化。 【病人妻子："求求你们一定要救救他啊！"】	
考生1	阿姨，我们会尽最大努力抢救，我们马上送他去ICU密切监护和治疗。请您办理相关手续。" 【病人妻子："好的，我马上去办理，谢谢你们！"】	
考生1	不用谢，病人进去ICU以后，家属不能随便进去探视，请您留下电话号码，有事时我们会尽快联系您。	
考生3 考生4	【完成抢救记录书写，核对医嘱。】 【检查抢救过程中所用过的仪器、物品、药品是否按规范放置，处于完好备用状态。】	11.书写抢救记录，核对医嘱。 12. 整理用物，抢救仪器、物品、药品处于完好备用状态。

3. 评分标准

第三站　高级心血管生命支持抢救配合的评价标准	优	良	中	差
1. 快速评估判断病情，呼救	及时、准确实施护理措施，操作规范	较及时、准确实施护理措施，操作较规范	反应一般，操作基本准确、基本符合规范	反应迟钝，操作错误、不符合规范
2. 立即进行胸外按压，同时争取尽快除颤	反应及时，准确，方法、动作正确，操作熟练	反应较及时，方法及动作较正确，操作较熟练	反应一般，方法、动作基本正确，操作基本符合规范	反应迟钝，方法、动作有误或操作不规范
3. 抢救方案、分工与合作	抢救方案正确，合作协调、有序，充分发挥每个队员的能力，能够灵活运用所学知识正确施救	抢救方案较正确，合作较协调，能发挥每个队员的能力，能灵活运用所学知识正确施救	抢救方案基本正确，合作尚协调，能发挥每个队员的能力，基本能够准确运用所学知识正确施救	抢救方案不完善，合作不协调，抢救混乱、无序，不能正确施救
4. 建立静脉路，遵医嘱抽血、给药，复述医嘱	操作熟练、程序规范、动作正确，能主动、敏捷参与抢救	操作较熟练、程序较规范、动作较准确，能较主动、敏捷参与抢救	操作基本符合要求、程序尚规范、动作基本准确，能参与抢救	操作有误、程序混乱、动作不准确、抢救配合较差
5. 实施电除颤	操作熟练、程序规范、动作正确，能主动、敏捷参与抢救	操作较熟练、程序较规范、动作较准确，能较主动、敏捷参与抢救	操作基本符合要求、程序尚规范、动作基本准确，能参与抢救	操作有误、程序混乱、动作不准确、抢救配合较差

续表

6. 持续不间断胸外心脏按压	操作熟练、程序规范、动作正确，能主动、敏捷参与抢救	操作较熟练、程序较规范、动作较准确，较主动、敏捷参与抢救	操作基本符合要求、程序尚规范、动作基本准确，能参与抢救	操作有误、程序混乱、动作不准确、抢救配合较差
7. 复苏效果评估	操作熟练、程序规范、动作正确	操作较熟练、程序较规范、动作较准确	操作基本符合要求、程序尚规范、动作基本准确	操作有误、程序混乱、动作不准确
8. 配合气管插管、连接呼吸机	操作熟练、程序规范、动作正确，能主动、敏捷参与抢救	操作较熟练、程序较规范、动作较准确，较主动、敏捷参与抢救	操作基本符合要求、程序尚规范、动作基本准确，能参与抢救	操作有误、程序混乱、动作不准确、抢救配合较差
9. 低温脑保护	操作熟练、程序规范、动作正确	操作较熟练、程序较规范、动作较准确	操作基本符合要求、程序尚规范、动作基本准确	操作有误、程序混乱、动作不准确
10. 安慰家属，沟通交流	沟通恰当，言行举止规范，运用沟通技巧，充分体现人文关怀，给予适当的健康指导	沟通较恰当，言行举止较规范，能够体现人文关怀，给予适当的健康指导	沟通基本正确，言行举止基本规范，尚能够体现人文关怀	沟通不恰当，言行举止不合理，不能体现人文关怀，或言语、行为上伤害病人或家属
11. 书写抢救记录，核对医嘱	及时、准确核对医嘱，正确书写抢救记录	较及时、准确核对医嘱，较正确书写抢救记录	基本能够及时、准确核对医嘱，基本能够正确书写抢救记录	没有核对医嘱，不能正确书写抢救记录
12. 整理用物	用物整理清楚，抢救仪器、物品、药品处于完好备用状态	用物整理较清楚，抢救仪器、物品、药品处于完好备用状态	用物整理基本清楚，大部分抢救仪器、物品、药品处于完好备用状态	用物整理不清楚，没有检查、核对、补充抢救仪器、物品、药品
关键性指标	出现下列者，定为不及格： 1. 对病人的病情判断错误。 2. 发现病人病情变化后未及时处理。 3. 没有给予胸外心脏按压。 4. 没有给予电除颤。 5. 团队合作不协调，抢救混乱、无序。			

4. 学生评分表

班级＿＿＿＿＿ 组别＿＿＿＿＿ 学号＿＿＿＿＿ 姓名＿＿＿＿＿

第三站　高级心血管生命支持的抢救配合	权重	优（100分）	良（80分）	中（60分）	差（40分）
1. 快速评估判断病情，呼救。	0.1				
2. 立即进行胸外按压，同时争取尽快除颤	0.1				
3. 抢救方案及分工	0.1				
4. 建立静脉路，遵医嘱抽血、给药，复述医嘱	0.1				
5. 实施电除颤	0.1				
6. 持续不间断胸外心脏按压	0.1				
7. 复苏效果评估	0.05				

续表

8. 配合气管插管、连接呼吸机	0.1				
9. 低温脑保护	0.1				
10. 安慰家属，沟通交流	0.05				
11. 书写抢救记录，核对医嘱	0.05				
12. 整理用物	0.05				
关键性指标	出现下列者，定为不及格： （ ）1. 对病人的病情判断错误。 （ ）2. 发现病人病情变化后即离开病人。 （ ）3. 没有给予胸外心脏按压。 （ ）4. 没有给予电除颤。 （ ）5. 团队合作不协调，抢救混乱、无序。				
等级	不及格（ 分） 及格（ 分）				
监考老师(签名)：			监考日期：		

【第四站：急性心肌梗死急性期的健康教育】

1. 考生引导语

第四站　考生引导语
◆场景：冠心病监护病房 ◆考核内容：健康教育、护患沟通 ◆病人：李先生，68岁，因急性心肌梗死发作急诊入院，经抢救，病人生命体征平稳，收住冠心病监护病房。 ◆您的角色及任务：您是冠心病监护病房的当班护士，遵医嘱给予吸氧、绝对卧床休息、低脂半流质饮食护理。现在请您向病人解释急性心肌梗死急性期的注意事项。 ◆考试方法：口试 ◆完成本站时间：10分钟

2. 健康教育剧本

角色及剧本		考试要点
考生：	李大爷，您好！您现是在冠心病监护病房，我是护士王○○，您可以叫我小王。在监护病房，护士会一直在您身边，负责照顾您的一切生活。您如有什么需要或不适，请告诉我们，我们会帮助您解决问题。	急性心肌梗死急性期的注意事项包括：绝对卧床休息；减少探视；减少不良刺激；饮食要求；保持大便通畅；持续心电监测。
SP：	我明白。【点点头】	
考生：	您现在感觉怎么样？胸口还疼吗？	
SP：	感觉好多了。	
考生：	我现在能跟您谈谈您这段时间应该注意的一些事情吗？这对于您的康复是非常重要的。	
SP：	可以，谢谢！	
考生：	好的。您现处于急性心肌梗死的急性期，首先，您必须绝对卧床休息，休息是很重要的环节，它可减少心脏耗氧量，有利于疾病康复。绝对卧床休息，意味着您不能下床，一切活动都必须限制在床上进行，这期间将由护士照料您的生活。【考生注意观察病人的表情及反应】	
SP：	不能下床？包括吃饭和排便也不能下床吗？	

续表

角色及剧本		考试要点
考生:	是的,包括进餐、大小便、刷牙、更衣等日常活动都必须在床上完成。我们会负责照顾您的一切生活起居。	
SP:	好的,但老躺着不动会有些难受。【很认真地听】	
考生:	卧床期间,您可以在床上进行一些肢体活动,比如握拳活动,以不疲劳为度。您放心,我们会为您制订一个具体的活动计划,然后指导您进行活动,好吗?	
SP:	好的。	
考生:	二是心情要平静,避免情绪激动。一方面,它有利于更好休息,促进睡眠,另一方面,紧张、情绪不稳会引起交感神经兴奋,容易诱发心律失常,对身体不利。所以,您现在不要想太多,目前最重要的是要休息好,把病治好。当情绪不好的时候,您可以深呼吸,反复告诉自己"放松、放松",情绪就会平静下来。如果您喜欢的话,我们可以播放一些轻缓、柔和的音乐给您听,您可以告诉我您喜欢的曲子,好吗?	
SP:	好的,谢谢!我的家人和朋友能够进来陪我吗?	
考生:	为了能够创造安静、良好的休息环境,请尽量减少亲属探视,因为家属或朋友来探视,往往会导致病人情绪激动,影响病人休息,反而不利于康复;而且,过多的探视会增加病人感染机会,限制探视对病人是有益的。所以,监护病房实行限制性探视,探视时间为每天下午4点到4点半,每次只能1位家属进来探视。平时您如果需要联系亲属或朋友,我们可以帮您转达。您的家属或朋友也可以每天向我们了解您的病情和治疗。请您尽量配合我们!	
SP:	好的,我理解!	
考生:	第三,您现在急性期饮食上要求少量多餐,避免进食过多,以免增加心脏负担。饮食以低脂、易消化、少产气、清淡的流质饮食为主。随着病情好转,我们会再调整您的饮食结构。	
SP:	我平时最爱吃肥肉,现在连肥肉也不能吃。【笑着说】水果能吃吗?	
考生:	水果可以吃,最好是果汁或果泥。水果含纤维素多,可以促进肠蠕动,防止便秘。这正是我要介绍的第四点,就是要保持大便通畅,用力排便对心脏是很危险的,如果有便秘,请不要用力排便,我们会协助您采取措施,比如给予缓泻剂。	
SP	好的。	
考生:	您平时抽烟吗?	
SP	是的,我每天都要抽1包。	
考生:	烟、酒对心血管系统的危害很大,现在关键时期,您更需要戒烟、酒。	
SP:	好,明白。	
考生	贴在您胸前的是心电监护的电极片,这些连接在您的胸部、手臂和手指上的是心电监护的导联线,它们是用于连续监测您的心电、血压、血氧情况,您别紧张,这些导联线不会对您造成任何伤害,但需要对您的活动进行限制,以免导联线脱落影响监测。	
SP:	注意事项挺多的,我担心记不住。	
考生:	您放心!医生和护士会一直在您身边,和您一起克服困难,战胜疾病,您要有信心,我们会尽力帮助您。您还有什么问题吗?	
SP:	没问题,谢谢王护士。	
考生:	应该的,您好好休息吧!谢谢您的配合。	
SP:	好的。	

3. 评分标准

第四站　急性心肌梗死急性期的健康教育评分标准	优	良	中	差
1.急性心肌梗死急性期注意事项陈述	所有注意事项指导完整。	涵盖大部分注意事项，遗漏不超过1个。	注意事项遗漏不超过2个。	注意事项的指导有明显错误；或思路混乱，病人不理解。
2.健康指导	正确、详细，病人能理解接受。	正确，较详细，病人能基本理解接受。	基本正确，较详细，病人能基本理解接受。	完全没做；或思路混乱，病人不理解；或指导内容出现明显错误。
3.沟通能力与人文关怀理念	能正确运用个体化沟通策略与技巧，语言规范，充分体现人文关怀理念。	能正确运用沟通策略与技巧，语言较规范，体现人文关怀理念。	能基本正确运用沟通策略技巧，语言欠规范，人文关怀理念欠缺。	不能正确运用沟通策略与技巧，语言不规范，无人文关怀理念。
关键性指标	出现下列之一者，定为不及格： 1.造成病人情绪伤害。 2.造成病人身体伤害。 3.沟通交流不恰当。			

4. 学生评分表

班级________　组别________　学号________　姓名________

第五站　健康教育项目	权重	优（100分）	良（80分）	中（60分）	差（40分）
1.注意事项陈述	0. 4				
2.健康指导	0. 3				
3.沟通能力与人文关怀理念	0. 3				
关键性指标	违反下列之一者，定为不及格： （　）1.造成病人情绪伤害。 （　）2.造成病人身体伤害。 （　）3.沟通交流不恰当。				
等级	不及格（　分）　及格（　分）				
监考老师（签名）：			监考日期：		

【学生成绩单】

OSCE多站式测验　急危重症病人的救护

班级________　组别________　学号________　姓名________

考站编号	考站名称	各考站分值	分值权重	成绩	监考教师（签名）
1	基础生命支持术	不及格（　分）　及格（　分）	0.25		
2	监测技术	不及格（　分）　及格（　分）	0.25		
3	高级心血管生命支持的抢救配合	不及格（　分）　及格（　分）	0.25		
4	急性心肌梗死急性期的健康教育	不及格（　分）　及格（　分）	0.25		
总　分		不及格（　分）　及格（　分） 备注：4个考站中出现一个不及格，总分即为不及格。			

（胡蓉芳）

测验四　孕产妇的护理

【测验目的】

1. 检测学生对孕妇和产妇健康评估、产程评估及健康教育等方面的知识、技能。
2. 检测学生的临床思维与评判性思维能力。
3. 检测学生的护患沟通能力与人文关怀意识。

【考站设置】

考站编号	考站名称	评价项目	场景设置及考站概况	考试时间50min	考试设备	考试方法
1	健康史评估	健康评估	[病房]考生根据病例提示对标准化孕妇进行问诊并记录	10	SP 病例	口试
2	产前检查	护理技能	[病房]考生根据病例提示对模拟人进行产前检查并记录	20	模拟人 病例	操作
3	孕晚期的健康指导	健康教育	[病房]考生对标准化孕妇进行学习能力及健康需要评估,选择合适的健康教育内容和方法,实施健康教育	10	SP 病例	口试
4	产程进展评估	护理技能	[产房]考生根据病例提示对SP进行产程进展评估并记录	10	SP 病例	操作

【SP:标准化孕妇角色设定】

◆工作任务:言语演出、配合检查

◆场　　景:产科门诊

◆孕妇姓名:李○○　　◆性　　别:女

◆年　　龄:28岁　　◆职　　业:公司部门主管

◆教育程度:本科　　◆婚姻状况:已婚

◆经济状况:小康　　◆嗜　　好:无

◆饮食习惯:无特殊

◆就诊原因:孕20周,要求进行产前保健

【考核教师指引】

考核教师指引语

尊敬的______老师:

您负责本站的监考。您的主要任务为指引考生、计时及评分。

请注意以下监考事项:

①考生进入考站时,请先核对考生身份姓名及应试考站,考生需按考站顺序依次完成各考站内容。

②提醒考生阅读"考生引导语",请考生看明白后告知考核老师即开始测验。

③考核老师仅为旁观者,除给予必要检查数据外,请勿帮忙或误导考生。

④本站考试时间为____分钟;考试时间到时,请学生停止测验,转换至下一站,不可拖延时间。

⑤评分请依据本考站评分标准,为考生的考试情况作出评定,并签名。

辛苦您了,谢谢!

福建医科大学护理学实验教学中心

【第一站:健康史评估】

1. 考生引导语

第一站　考生引导语
◆场景：产科门诊 ◆考核内容：健康史评估 ◆孕妇：25岁，孕20周，要求进行产前保健。 ◆角色及任务：你是助产士，需获取孕妇完整的健康史。 ◆考试方法：口试 ◆完成本站时间：10分钟

2. 健康史评估案例剧本

角色及剧本		考试要点
考生：	您好！我是助产士王○○，您可以叫我小王，请问您叫什么名字？	1. 评估前事项 包括：主动介绍自己；询问及确认孕妇；说明评估过程或目的。
SP：	李○○	
考生：	您好，李女士。我需要详细了解您的健康和这次妊娠的情况，以便更好地为您提供产前保健服务，现在可以问您几个问题吗？	
SP：	您请问。	
考生：	请问您今年多少岁？	2. 执行基本资料的收集 包括：年龄、性别、职业、教育程度等。
SP：	28岁。	
考生：	您的职业？	
SP：	我是○○公司的部门主管。	
考生：	您的学历是？	
SP：	本科	
考生：	您有慢性病或曾患重大疾病吗？	3. 执行既往史资料收集 重点了解有无高血压、心脏病、肝肾疾病、血液病、传染病等，注意其发病时间和治疗情况。还应了解手术史和手术名称。
SP：	没有。	
考生：	有没有患高血压、心脏病、肾病、血液病等？	
SP：	都没有。	
考生：	您曾患结核病、乙型肝炎、伤寒等传染病吗？	
SP：	没有【摇摇头】，我没得过什么大病。	
考生：	过去有没有受过外伤或者做过手术？	
SP：	没有。	
考生：	曾经对药物或食物过敏吗？	
SP：	没有。【摇摇头】	
考生：	请问您什么年龄开始来月经？	4. 执行月经史资料收集 包括：月经初潮年龄、月经周期、持续时间、月经量、有无痛经及末次月经的时间，推算预产期。
SP：	13岁。	
考生：	多久来一次？一次要几天才能干净？	
SP：	30天左右来一次，一次大概要4、5天。	
考生：	月经血量怎么样？	
SP：	一般吧。月经第二天和第三天的时候大概3个小时就要换卫生巾。	
考生：	有没有痛经呢？	
SP：	没有。	
考生：	上次月经是什么时候？	
SP：	2011年10月11日。	
考生：	那您的预产期是2012年7月18日。	
SP：	嗯。【点头】	

续表

<table>
<tr><th colspan="2">角色及剧本</th><th>考试要点</th></tr>
<tr><td>考生：</td><td>请问您结婚了吗？</td><td rowspan="10">5. 执行婚姻史及丈夫健康状况资料收集。</td></tr>
<tr><td>SP:</td><td>结了。</td></tr>
<tr><td>考生：</td><td>结婚多久了？</td></tr>
<tr><td>SP:</td><td>3年多了。</td></tr>
<tr><td>考生：</td><td>您丈夫的年龄能告诉我吗？</td></tr>
<tr><td>SP:</td><td>28岁。</td></tr>
<tr><td>考生：</td><td>您丈夫身体怎么样？</td></tr>
<tr><td>SP:</td><td>他挺健康的，没什么病。</td></tr>
<tr><td>考生：</td><td>他有没有抽烟、喝酒的习惯？</td></tr>
<tr><td>SP:</td><td>没有，他不抽烟，偶尔跟朋友聚会喝点啤酒，量不多。</td></tr>
<tr><td>考生：</td><td>请问您这是第一次怀孕吗？</td><td rowspan="37">6. 执行孕产史资料收集
包括既往孕产史、本次妊娠经过，如有无早孕反应、病毒感染史、用药史、胎动开始时间、妊娠过程中有无阴道流血、头痛等、有无接触易造成胎儿畸形的有害物质等。</td></tr>
<tr><td>SP:</td><td>对，第一次。</td></tr>
<tr><td>考生：</td><td>什么时候知道怀孕的？</td></tr>
<tr><td>SP:</td><td>停经40多天的时候，我用孕早早试纸测出阳性，然后就到○○医院做B超，确定是怀孕了。</td></tr>
<tr><td>考生：</td><td>后来有再做过检查吗？</td></tr>
<tr><td>SP:</td><td>没有了，觉得医院人很多，很不方便，就再没检查过了。</td></tr>
<tr><td>考生：</td><td>有早孕反应吗？</td></tr>
<tr><td>SP:</td><td>有，停经40多天的时候就开始有了。</td></tr>
<tr><td>考生：</td><td>严重吗？</td></tr>
<tr><td>SP:</td><td>不严重，大概一个月之后就好了。</td></tr>
<tr><td>考生：</td><td>怀孕期间有没有生病过，比如感冒？</td></tr>
<tr><td>SP:</td><td>上周感冒了，不过吃两包三九感冒灵就好了。</td></tr>
<tr><td>考生：</td><td>除了上次感冒，还有没有其他的？</td></tr>
<tr><td>SP:</td><td>没有了。</td></tr>
<tr><td>考生：</td><td>请问您什么时候开始感觉到胎动的？</td></tr>
<tr><td>SP:</td><td>2周前。</td></tr>
<tr><td>考生：</td><td>您自己有没有数过胎动？</td></tr>
<tr><td>SP:</td><td>没有。</td></tr>
<tr><td>考生：</td><td>怀孕后有没有出现阴道流血或流水的情况？</td></tr>
<tr><td>SP:</td><td>没有。</td></tr>
<tr><td>考生：</td><td>有没有头痛或者眼花？</td></tr>
<tr><td>SP:</td><td>没有。</td></tr>
<tr><td>考生：</td><td>有没有其他不舒服的症状？ 比如气短或者水肿？</td></tr>
<tr><td>SP:</td><td>都没有。</td></tr>
<tr><td>考生：</td><td>那您有没有在怀孕期间喝酒、吸烟或者喝咖啡呢？</td></tr>
<tr><td>SP:</td><td>没有，我从来不抽烟，以前聚会时还会喝一点点酒，怀孕后就没再喝了。我没有喝咖啡的习惯。</td></tr>
<tr><td>考生：</td><td>怀孕后有没有接触过放射线？ 或者有没有装修新家？</td></tr>
<tr><td>SP:</td><td>都没有。</td></tr>
<tr><td>考生：</td><td>您家里有没有养宠物呢？</td></tr>
</table>

续表

角色及剧本		考试要点
SP:	家里有养鱼，其他就没了。	
考生:	您有没有在外地生活过？	7. 执行家族病史资料收集 包括：最亲近家属的健康状况，如现存疾病、患病年龄或其死亡年龄与原因。
SP:	没有，我一直都生活在○○市。	
考生:	最近有去哪里旅行吗？	
SP:	没有。	
考生:	您家族中有没有精神病、高血压、糖尿病或其他遗传病？	
SP:	我妈有高血压，我爸有糖尿病。	
考生:	您丈夫那边呢？	
SP:	我婆婆有糖尿病，我公公比较健康。他家族中也没听说有什么遗传病。	
考生:	您怀孕之前有没有做些准备或计划？	8. 执行心理-行为-社会资料收集 包括：嗜好、饮食、宗教信仰、经济状况等等，以认知他在社会中的地位及与他人的关系等。
SP:	这次我们是有计划啦，不过当我看到孕早早试纸的结果时还是很震惊。	
考生:	对于妊娠和分娩您有什么顾虑么？	
SP:	还好吧，有我妈和两个姐姐教我。	
考生:	您刚才说您之前从没做过产检，是吗？	
SP:	嗯，我姐姐说现在来检查一下，做个B超就可以。	
考生:	您与丈夫单独住吗？	
SP:	没有，跟我公公婆婆住一起。	
考生:	您与公婆关系怎样？	
SP:	还不错，尤其是怀孕后对我很体贴。	
考生:	那您平时饮食习惯怎么样？	
SP:	基本在家吃，我公婆负责家里的饮食，算比较清淡吧，我婆婆很注意饮食。	
考生:	您有宗教信仰么？	
SP:	我信佛。	
考生:	您的家庭经济情况如何？	
SP:	还可以。【点点头】	
考生:	您有哪种类型的医疗保险？	
SP:	单位医保。	
考生:	好的，谢谢您。等会儿我将为您进行产前检查，您如果有小便先去小便下，这样检查的结果会更准确。如果有什么需要，请您告诉我。我会尽量为您解决。	
SP:	好的，谢谢您。	

3. 评价标准

第一站　健康史评估评分标准	优	良	中	差
1. 评估前事项	主动且完整地介绍自己全名及护士身份；正确询问及确认孕妇；正确说明评估目的。	未介绍自己全名（介绍自己姓氏）；其余正确。	未介绍自己全名及护士身份；或只询问孕妇姓名没有核对床头卡；其余正确。	未介绍自己或未确认孕妇身份或未说明评估目的。

续表

2. 基本资料 3. 既往史资料 4. 月经史资料 5. 孕产史资料 6. 婚姻及家族史资料 7. 心理-行为-社会资料	能正确引导孕妇充分回答相关问题，资料收集完整。	能正确引导孕妇回答相关问题，但资料收集欠完整，缺失资料在20%以内。	能正确引导孕妇回答相关问题，但资料收集缺失20%～40%。	不能正确引导孕妇回答相关问题，资料收集缺失40%以上；或完全没问。
8. 沟通能力与人文关怀理念	能正确运用个体化沟通策略与技巧，语言规范，充分体现人文关怀理念。	能正确运用沟通策略与技巧，语言较规范，体现人文关怀理念。	能基本正确运用沟通策略技巧，语言欠规范，人文关怀理念欠缺。	不能正确运用沟通策略与技巧，语言不规范，无人文关怀理念。
关键性指标	出现下列之一者，定为不及格： 1. 造成孕妇情绪伤害。 2. 造成孕妇身体伤害。			

4. 学生评分表

班级________ 组别________ 学号________ 姓名________					
第一站 健康史评估项目	权重	优 （100分）	良 （80分）	中 （60分）	差 （40分）
1. 评估前事项	0.1				
2. 基本资料	0.1				
3. 既往史资料	0.1				
4. 月经史资料	0.1				
5. 孕产史资料	0.3				
6. 婚姻及家族史资料	0.1				
7. 心理-行为-社会资料	0.1				
8. 沟通能力与人文关怀理念	0.1				
关键性指标	违反下列之一者，定为不及格： （ ）1. 造成孕妇情绪伤害。 （ ）2. 造成孕妇身体伤害。				
等级	不及格（ ） 及格（ 分）				
监考老师（签名）：			监考日期：		

【第二站：产前检查】

1. 考生引导语

第二站 考生引导语
◆场景：产科门诊 ◆考核内容：产前检查 ◆模拟人：妊娠晚期模型，可行产前检查。 ◆角色及任务：你是助产士，已对病人进行了健康史评估，现在对模拟人继续进行产前检查，包括：测量宫高、腹围、四步触诊、听诊胎心音。

续表

◆考试方法：操作 ◆完成本站时间：20分钟

2. 操作流程　见第二篇第四章实验一产前评估。

3. 评分标准及学生评分表　见第二篇第四章评分标准。

【第三站：妊娠晚期的健康指导】

1. 考生引导语

第三站　考生引导语
◆场景：产科门诊宣教室 ◆考核内容：健康教育 ◆孕妇：李女士，28岁，孕30周，要求进行产前保健。 ◆您的角色及任务：您是助产士，已对孕妇进行了健康史评估和产前检查，发现孕妇的围生保健意识缺乏，未进行规律产检，现在请您为该孕妇做妊娠晚期的健康指导。 ◆考试方法：口试 ◆完成本站时间：10分钟

2. 妊娠晚期的健康指导案例剧本

角色及剧本		考试要点
考生：	【手持妊娠期健康教育宣传册】李女士您好，我现在能与您谈谈有关妊娠期保健方面的知识么？	妊娠晚期监护指导重点包括：胎动计数、休息与活动、乳房护理、异常症状监测等。
SP：	好的。【点点头】	
考生：	李女士，您之前都没有进行规律的产检，是吗？	
SP：	嗯，太忙了，而且来医院又麻烦。	
考生：	妊娠期的保健很重要的一个途径就是产前检查，产前进行规律的检查，可以及早发现妊娠期可能出现的合并症和并发症以及胎儿的异常，从而能够及时处理，保证母儿的安全。	
SP：	嗯。【点点头】	
考生：	您现在已经30周了，每2周就要检查一次，等您36周后，就得每周检查一次了。如果您担心来医院排队时间长，可以提前一天跟我们预约，我们会给您安排。【注意观察孕妇的表情及反应】	
SP：	嗯，好的。【很认真地听，时不时点点头】	
考生：	您的工作很忙，是吗？	
SP：	是的。	
考生：	您现在已经是妊娠晚期了，身心负担都很重，需要充足的休息。您可以适当减轻工作量。每天要保证8小时的睡眠，中午最好也睡一两个小时。	
SP：	好的。【很认真地听，时不时点点头】	
考生：	李女士，监护胎儿有一项重要的措施是数胎动，实施起来很简单，您只要手摸腹部，每天早、中、晚各数一小时。3小时的总和乘4即12小时胎动数。正常情况下胎动3~5次/小时，若12小时胎动数<20次，或者每小时胎动数<3次，或胎动突然频繁都不正常，您需要立即就诊。数胎动时注意早、中、晚数胎动的时间点应固定，而且要每天坚持数。您如果现在记不住可以再看看我们这个册子，里面详细介绍了具体方法和注意事项。	
SP：	嗯，好的。【很认真地听，时不时点点头】	

续表

角色及剧本		考试要点
考生:	还有一项护理您从现在开始就可以做了，那就是乳房护理。您在洗澡的时候一定要注意用温水清洗乳房，洗完后在乳头上涂上油脂，然后用拇指和示指轻轻捏乳头几分钟，这样可以加强乳头皮肤的韧性，防止以后母乳喂养的时候发生乳头皲裂。	
SP:	哦，知道了。【点点头】	
考生:	请您一定记得2周后再来检查，另外如果在这期间您出现头晕、眼花、阴道出血或阴道流水、发热寒战这些症状中的任何一种一定要及时来医院就诊。万一阴道流水，来医院时一定要平卧。	
SP:	嗯，好的。【很认真地听，时不时点点头】	
考生:	这本册子送给您，您可以带回家看看。您还有什么问题吗?	
SP:	没有了，谢谢您。	
考生:	不必客气，应该的，祝您和肚里的宝宝健康开心。	
SP:	谢谢!	

3. 评分标准

第三站　妊娠晚期健康指导评分标准	优	良	中	差
1. 指导休息与活动	正确、详细，孕妇能理解接受。	正确，较详细，孕妇能基本理解接受。	基本正确，较详细，孕妇能基本理解接受。	完全没做；或思路混乱，孕妇不理解；或指导内容出现明显错误。
2. 指导胎动计数	正确、详细，孕妇能理解接受。	正确，较详细，孕妇能基本理解接受。	基本正确，较详细，孕妇能基本理解接受。	完全没做；或思路混乱，孕妇不理解；或指导内容出现明显错误。
3. 指导乳房护理	正确、详细，孕妇能理解接受。	正确，较详细，孕妇能基本理解接受。	基本正确，较详细，孕妇能基本理解接受。	完全没做；或思路混乱，孕妇不理解；或指导内容出现明显错误。
4. 指导异常症状监测与处理	正确、详细，孕妇能理解接受。	正确，较详细，孕妇能基本理解接受。	基本正确，较详细，孕妇能基本理解接受。	完全没做；或思路混乱，孕妇不理解；或指导内容出现明显错误。
5. 沟通能力与人文关怀理念	能正确运用个体化沟通策略与技巧，语言规范，充分体现人文关怀理念。	能正确运用沟通策略与技巧，语言较规范，体现人文关怀理念。	能基本正确运用沟通策略技巧，语言欠规范，人文关怀理念欠缺。	不能正确运用沟通策略与技巧，语言不规范，无人文关怀理念。
关键性指标	出现下列之一者，定为不及格: 1. 造成孕妇情绪伤害。 2. 造成孕妇身体伤害。			

4. 学生评分表

班级________　组别________　学号________　姓名________

第三站　健康教育项目	权重	优 （100分）	良 （80分）	中 （60分）	差 （40分）
1. 指导休息与活动	0.1				

续表

2. 指导胎动计数	0.3				
3. 指导乳房护理	0.2				
4. 指导异常症状监测与处理	0.3				
5. 沟通能力与人文关怀理念	0.1				
关键性指标	违反下列之一者，定为不及格: (　)1. 造成孕妇情绪伤害。 (　)2. 造成孕妇身体伤害。				
等级	不及格(　　)　及格(　分)				
监考老师(签名):			监考日期:		

【第四站: 产程进展评估】

1. 考生引导语

第四站　考生引导语
◆场景: 产房 ◆考核内容: 产程观察与评估 ◆产妇: 李女士，28岁，停经40周，出现规律宫缩10小时。 ◆角色及任务: 你是助产士，请为产妇进行产程观察及评估，你只需完成其中的肛门指检。 ◆考试方法: 操作 ◆完成本站时间: 10分钟

2. 产程进展评估案例剧本

角色及剧本		考试要点
	【考生核对手腕带及床头卡，确认病人】	1. 评估前事项 包括: 确认病人; 说明评估过程或目的; 洗手及准备用物。
考生:	李女士您好，我准备给您做肛门检查，了解您宫口扩张的程度和宝宝下降的情况，请问现在可以吗?	
SP:	可以【点点头】。	
考生:	请您先解一下小便，好吗?	
SP:	我刚刚小便过了。	
考生:	那您先稍休息会儿，我先去洗手和准备用物。	
SP:	好的。	
	【考生进行洗手，进行用物准备】	
考生:	李女士，我现在为您做肛门检查，我一定会尽量轻柔，若您有任何不舒服，也请立即告诉我。为方便检查您需要脱下裤子，可以吗?	
SP:	可以。	
考生:	现在请您平躺下，两腿屈曲分开，我给您把左边的裤子脱下来，好吗?	2. 执行肛门检查
	【产妇平卧，两腿屈曲分开】	
SP:	【考生协助产妇脱下左侧裤腿，盖于右侧腿上，盖被子于左侧，观察产妇的外阴及分泌物情况; 并边向监考老师陈述边记录】	
考生:	请把臀部稍微抬高一下，我给您垫上卫生纸。	
	【考生垫一卫生纸于产妇臀下，左手取一卫生纸覆盖阴道口，右手套双层薄膜手套，右手示指蘸肥皂水。】	

续表

角色及剧本		考试要点
SP:	【出现宫缩，表情专注】	
考生:	请您稍向下用力屏气	
SP:	【向下用力屏气，使肛门放松】	
	【考生右手示指轻轻按摩肛门后，伸入直肠：了解骶骨弧度、骶尾关节活动度、坐骨棘是否突出、宫颈管是否消失、宫口扩张程度、宫颈偏向、硬软、厚薄，确定是否有前羊水囊、骨质先露最低点与坐骨棘平面关系。考生边检查，边向监考老师陈述】	
	【考生完成检查，示指轻轻退出直肠，脱外层手套，用纸擦会阴至肛门】	
考生:	李女士，请您将臀部稍抬高，我给您把下面的卫生纸取下来。 【考生取出污物扔进医疗垃圾桶，脱下内层手套，协助产妇穿上裤子，盖好被子，洗手】	
考生:	李女士，检查已经完成，谢谢您的配合。现在您的宫口已经开到7cm了，您是一位坚强的母亲，再继续坚持，宫口很快就会开全了。您还有什么问题吗?	3. 结果解释
SP:	没有了，谢谢!	
考生:	不客气，有什么问题或顾虑尽管跟我讲，我会一直陪着您，直到您的小宝宝出生。	
	【考生记录检查结果描记产程图，并向监考老师汇报：宫口扩张7cm；先露头，坐骨棘下1cm，胎膜未破。】	

3. 评分标准

第四站　产程进展评估评分标准	优	良	中	差
1. 评估前事项	正确确认病人；正确说明评估目的；正确洗手；用物准备齐全。	左侧4项中有任何一项不佳。	遗漏左侧4项中任何一项，其余3项完全正确。	遗漏左侧4项中任何两项以上；或3项不完全正确。
2. 肛门检查	方法及动作正确，检查结果正确，并注意到病人反应及适时安抚。	方法及动作正确，检查结果正确。	方法及动作欠正确，或检查结果与实际有偏差。	完全没做；或方法及动作明显错误；检查结果与实际完全不同。
3. 结果解释	正确解释， 记录完整。	正确解释，但记录欠完整。	解释及记录个别有误。	完全没做或记录明显错误。
4. 沟通能力与人文关怀理念	能正确运用个体化沟通策略与技巧，语言规范，充分体现人文关怀理念。	能正确运用沟通策略与技巧，语言较规范，体现人文关怀理念。	能基本正确运用沟通策略技巧，语言欠规范，人文关怀理念欠缺。	不能正确运用沟通策略与技巧，语言不规范，无人文关怀理念。
关键性指标	出现下列之一者，定为不及格： 1. 造成产妇情绪伤害。 2. 造成产妇身体伤害。			

4. 学生评分表

班级________　组别________　学号________　姓名________

第四站　产程进展评估项目	权重	优 （100分）	良 （80分）	中 （60分）	差 （40分）
1. 评估前注意事项	0.1				
2. 肛门检查	0.6				

续表

3. 结果解释	0.1				
4. 沟通能力与人文关怀理念	0.2				
关键性指标	违反下列之一者，定为不及格： （ ）1. 造成产妇情绪伤害。 （ ）2. 造成产妇身体伤害。				
等级	不及格（ ） 及格（ 分）				
监考老师（签名）：	监考日期：				

【学生成绩单】

OSCE多站式测验 妊娠期妇女的护理 班级________ 组别________ 学号________ 姓名________					
考站编号	考站名称	各考站分值	分值权重	成绩	监考教师（签名）
1	健康史评估	不及格（ ） 及格（ 分）	0.2		
2	产前检查	不及格（ ） 及格（ 分）	0.4		
3	妊娠晚期健康指导	不及格（ ） 及格（ 分）	0.2		
4	产程进展评估	不及格（ ） 及格（ 分）	0.2		
总 分		不及格（ ） 及格（ 分） 备注：4个考站中出现一个不及格，总分即为不及格。			

（邹萍萍）

测验五 腹泻患儿的护理

【测验目的】

1. 检测学生对小儿腹泻的病史评估、脱水评估、头皮静脉输液、健康教育等方面的知识、技能。
2. 检测学生的临床思维与评判性思维能力。
3. 检测学生的护患沟通能力与人文关怀意识。

【考站设置】

考站编号	考站名称	评价项目	场景设置及考站概况	考试时间40min	考试设备	考试方法
1	病史评估	健康评估	[病房]考生根据病例提示对标准化妈妈进行问诊并记录	10	SPR病例	口试
2	脱水评估	健康评估	[病房]考生根据病例提示对模拟婴儿进行体检并记录	10	婴儿模型	操作
3	头皮静脉输液	护理技能	[病房]考生对模拟婴儿进行头皮静脉穿刺	10	婴儿模型	操作
4	腹泻患儿饮食护理的健康指导	健康教育	[病房]考生对标准化妈妈进行学习能力及健康需要评估，选择合适的健康教育内容和方法，实施健康教育	10	SPR病例	口试

【SPR:标准化病人家属角色设定】

◆工作任务：言语演出、配合身体评估和头皮静脉输液等

◆场　　景：儿科模拟病房

◆患儿姓名：王○○　　◆性　　别：男

◆患儿年龄：6个月　　◆出 生 日 期：2011年10月

◆母亲姓名：陈○○　　◆与患儿关系：母子

◆母亲年龄：27岁　　◆职　　业：教师

◆就诊原因：腹泻　　◆喂 养 情 况：母乳喂养

【考核教师指引】

考核教师指引语
尊敬的________老师： 您负责本站的监考。您的主要任务为指引考生、计时及评分。 请注意以下监考事项： ①考生进入考站时，请先核对考生身份姓名及应试考站，考生需按考站顺序依次完成各考站内容。 ②提醒考生阅读"考生引导语"，请考生看明白后告知考核老师即开始测验。 ③考核老师仅为旁观者，除给予必要检查数据外，请勿帮忙或误导考生。 ④本站考试时间为____分钟；考试时间到时，请学生停止测验，转换至下一站，不可拖延时间。 ⑤评分请依据本考站评分标准，为考生的考试情况作出评定，并签名。 辛苦您了，谢谢！ 福建医科大学护理学实验教学中心

【第一站：病史评估】

1. 考生引导语

第一站　考生引导语
◆场景：儿科病房 ◆考核内容：病史评估 ◆患儿：6个月，男婴，门诊拟诊"小儿腹泻"，收住入院。 ◆母亲：27岁，教师。 ◆你的角色及任务：你是责任护士，需获取患儿的完整病史，完成入院评估。 ◆考试方法：口试 ◆完成本站时间：10分钟

2. 病史评估剧本

角色及剧本		考试要点
考生：	您好！我是护士张○○，您可以叫我小张，请问宝宝叫什么名字？	1. 评估前事项 包括：主动介绍自己；询问及确认患儿；说明评估过程或目的。
SPR：	王○○。 【考生核对床头卡】	
考生：	请问您是宝宝的妈妈吗？	
SPR：	是的。	
考生：	您叫什么名字？	
SPR：	我叫陈○○。	
考生：	您好，陈女士。我是您宝宝的责任护士，我想详细了解宝宝的发病情况，以便制订护理计划，现在可以问您一些问题吗？	
SPR：	好的，您请问。	

续表

<table>
<tr><th>角色及剧本</th><th>考试要点</th></tr>
<tr><td>考生：请问宝宝是何时在哪个医院出生的？
SPR：是2011年10月20日在○○医院出生的。
考生：那宝宝现在已经6个月了。
SPR：嗯。
考生：是男孩吧？
SPR：是的。</td><td>2. 执行基本资料的收集
包括：性别、年龄、出生日期等。注意年龄记录要准确，必须注明出生年月，以便计算实足年龄。</td></tr>
<tr><td>考生：请问是何时发现宝宝不舒服的？
SPR：是前天开始发现拉肚子，而且也比较吵闹。
考生：一天大概拉多少次？每次量多吗？
SPR：一天大概有10多次，但每次不是很多，大约30~50ml。
考生：大便是什么样的(性状)？有没有酸臭味？
SPR：像蛋花汤样，有时稀水样的，没有味道。
考生：请问宝宝这两天有发热吗？
SPR：昨天下午开始发热，刚开始38℃，刚才我量了有39℃。
考生：宝宝有呕吐吗？
SPR：有，今天吐了两次。吐出来的都是奶汁，但是不多。
考生：之前宝宝有无咳嗽、咳痰、流涕等感冒症状？
SPR：有，咳嗽、流涕有1周了。
考生：有看过医生吗？或有服用什么药？
SPR：没有看过医生。但自己给予服用“思密达、百服宁”等，没有好转。
考生：除了腹泻、发热、呕吐外，宝宝还有哪里不舒服吗？
SPR：生病后宝宝精神差，吃得少，小便也少了。
考生：那还有其他不舒服吗？
SPR：没有了。【摇摇头】</td><td>3. 执行现病史资料收集
包括：包括发病时间、主要症状、发病和发展、严重程度，以及接受过何种处理等。还应包括其他系统和全身的伴随症状，以及同时存在的疾病等。</td></tr>
<tr><td>考生：请问宝宝是第1胎分娩吗？
SPR：是的。
考生：宝宝是足月出生的吗？出生时是否顺利？
SPR：预产期过了5天出生的，不过出生时顺产。
考生：您以前有流产过吗？
SPR：没有。【摇摇头】这是我第1次怀孕。
考生：那您怀宝宝期间正常吗？
SPR：每次去医院检查医生都说正常。
考生：宝宝出生时体重多少？正常吗？
SPR：出生体重3.2kg，一切都正常。
考生：请问宝宝平时是吃母乳吗？
SPR：主要是喂母乳，有时也喂些米汤和水果汁。
考生：还有喂给其他食物吗？
SPR：哦，还有蛋，前段时间我开始喂点蛋黄给他吃，现在可以吃1个蛋黄了，其他没有了。【摇摇头】</td><td>4. 执行个人史资料收集
包括：出生史、喂养史、生长发育史。</td></tr>
</table>

续表

角色及剧本	考试要点
考生：宝宝平时吃得多吗？ SPR：还可以，一般每次喂母乳15分钟，每日6~7次。 考生：以前有测过体重、身高吗？ SPR：有，前几天才刚刚到儿保门诊体检过，医生说都正常。 考生：现在宝宝会坐吗？ SPR：会的。刚刚会自己坐一会儿。 考生：会笑出声吗？ SPR：4个月时就会了。	
考生：请问宝宝有打预防针吗？ SPR：有，都按时接种。 考生：记得打过哪些预防针吗？ SPR：出生时打过卡介苗、乙肝疫苗，以后口服了3次糖丸、注射了3次百白破疫苗。 考生：宝宝以前有没有得过什么病？ SPR：除了感冒，在门诊看过2次，其他疾病没有。 考生：有对什么食物或药物过敏吗？ SPR：没有发现。 考生：宝宝平时都是谁带的？ SPR：自己产假在家带孩子。 考生：宝宝平时睡眠好吗？晚上哭闹吗？ SPR：平时还行，但生病后就比较吵。 考生：宝宝大小便正常吗？ SPR：平时都正常。 考生：请问宝宝平时会吮拇指或咬指甲吗？ SPR：不会。【摇摇头】	5. 执行既往病史资料收集 包括：预防接种史、既往健康史、过敏史及日常活动。
考生：请问您和您爱人身体健康吗？ SPR：我们都很健康，没有什么病。 考生：你们是近亲结婚吗？ SPR：不是的。【摇摇头】 考生：您有几个小孩？ SPR：就1个。 考生：家里有没有人得过肺结核、乙肝等传染病？ SPR：没有。【摇摇头】 考生：家里有没有遗传性疾病？ SPR：没有。【摇摇头】	6. 执行家族史资料收集 包括：有无遗传性疾病、过敏性或急慢性传染病病人；如有，还应详细了解与患儿接触的情况。父母是否近亲结婚、母亲分娩情况、同胞的健康情况。
考生：请问平时经常带宝宝出去玩吗？ SPR：经常，想让他多在户外活动些。 考生：您对宝宝住院会担心吗？ SPR：很着急，最好能快些好。 考生：能否问下您和先生的年龄吗？	7. 执行心理-行为-社会资料收集 包括：了解小儿性格、对住院的反应等。同时还要了解家长的心理反应、年龄、职业、文化程度等。

续表

角色及剧本		考试要点
SPR:	我已经27岁，我爱人30岁。	
考生:	您和先生的职业、受教育程度?	
SPR:	我们都是硕士毕业后，到高校当教师的。	
考生:	您家庭经济状况如何?	
SPR:	还行。	
考生:	居住环境呢?	
SPR:	还可以。我们住在5楼，东南朝向。	
考生:	好的，谢谢您。等会儿我将为您宝宝进行体格检查。如果有什么需要，您请告诉我。我会尽量为您解决。	
SPR:	好的，谢谢您，张护士。	

3. 评价标准

第一站　病史评估评分标准	优	良	中	差
1. 评估前事项	主动且完整地介绍自己全名及护士身份；正确询问及确认病人；正确说明评估目的。	未介绍自己全名(介绍自己姓氏)；其余正确。	未介绍自己全名及护士身份；或只询问病人姓名没有核对床头卡；其余正确。	未介绍自己或未确认病人身份或未说明评估目的。
2. 基本资料 3. 现病史资料 4. 个人史资料 5. 既往病史资料 6. 家族史资料 7. 心理-行为-社会资料	能正确引导病人充分回答相关问题，资料收集完整。	能正确引导病人回答相关问题，但资料收集欠完整，缺失资料在20%以内。	能正确引导病人回答相关问题，但资料收集缺失20%~40%。	不能正确引导病人回答相关问题，资料收集缺失40%以上；或完全没问。
8. 沟通能力与人文关怀理念	能正确运用个体化沟通策略与技巧，语言规范，充分体现人文关怀理念。	能正确运用沟通策略与技巧，语言较规范，体现人文关怀理念。	能基本正确运用沟通策略技巧，语言欠规范，人文关怀理念欠缺。	不能正确运用沟通策略与技巧，语言不规范，无人文关怀理念。
关键性指标	出现下列之一者，定为不及格： 1. 造成家长情绪伤害。 2. 造成患儿身体伤害。			

4. 学生评分表

班级________　组别________　学号________　姓名________

第一站　病史评估项目	权重	优（100分）	良（80分）	中（60分）	差（40分）
1. 评估前事项	0.1				
2. 基本资料	0.1				
3. 现病史资料	0.2				
4. 个人史资料	0.1				

续表

5. 既往病史资料	0.1				
6. 家族史资料	0.1				
7. 心理-行为-社会资料	0.1				
8. 沟通能力与人文关怀理念	0.2				
关键性指标	违反下列之一者，定为不及格： （　）1. 造成家长情绪伤害。 （　）2. 造成患儿身体伤害。				
等级	不及格（　）　及格（　分）				
监考老师（签名）：			监考日期：		

【第二站：身体评估】

1. 考生引导语

第二站　考生引导语
◆场景：儿科病房 ◆考核内容：身体评估 ◆患儿：6个月，男性，门诊拟诊"小儿腹泻"，收住入院。 ◆你的角色及任务：你是责任护士，刚已对患儿进行了病史评估，现在继续进行身体评估。你只需完成其中的脱水情况评估。 ◆考试方法：操作 ◆完成本站时间：10分钟

2. 身体评估剧本

角色及剧本	考试要点
【考生核对床头卡，确认患儿】 考生：陈女士您好，我准备给您宝宝进行身体检查，请问现在方便吗？ SPR：可以。【点点头】 考生：那您先休息会儿，我先去洗手和准备用物。 SPR：好的。 【考生进行洗手及用物准备】 考生：陈女士，我现在为您宝宝进行身体检查，如果需要您配合的地方，我会告诉您，请您配合，可以吗？ SPR：可以。	1. 评估前事项 包括：确认患儿；说明评估过程或目的；洗手及准备用物。
【考生先通过观察患儿来评估精神状态、皮肤湿度、眼窝等情况】 考生：将宝宝的手给我检查下，好吗？ SPR：可以，陈女士将患儿的手伸出。 【周围循环的评估：考生观察患儿皮肤是否出现花纹；同时用手触摸患儿小手，感觉是暖和或冰冷。】 【皮肤弹性的测定：考生用示指和拇指捏起患儿手背皮肤，1~2秒后松开。】 考生：我可以检查宝宝的头部吗？	2. 执行脱水评估 包括精神状态、皮肤湿度和弹性、口腔黏膜、前囟和眼窝凹陷情况等。

续表

角色及剧本		考试要点
SPR:	没问题。 【前囟的检查：考生用手轻轻触摸患儿头部前囟，检查前囟是否凹陷；同时取出软尺测量前囟大小，取对边中点连线，分别记录两连线长度。】	
考生： SPR: 考生： SPR: 考生： SPR:	现在我为您宝宝测量体温，好吗？ 好的。 【体温的测量：考生将体温表置于患儿腋窝处让其夹紧上臂，5分钟后取出，读数并记录。】 我来为您宝宝测量一下脉搏和呼吸，可以吗？ 好的。 【呼吸频率的测量：考生将手按于患儿小腹，计数1分钟患儿小腹起伏次数，并记录；或将听诊器置于患儿肺部，听诊1分钟呼吸次数，并记录。】 【脉搏的测量：考生将手按于患儿桡动脉或颈动脉、股动脉处，计数1分钟动脉搏动次数，并记录；或将听诊器置于患儿心尖搏动处，听诊1分钟心率次数，并记录。】 陈女士，一会儿您把宝宝抱到护理站测下体重，好吗？ 好的。【陈女士抱着孩子跟着护士到护理站】 【体重、身高、头围、胸围测量见第二篇第五章实验一婴儿体格测量】	3. 执行生命征评估包括：体温、呼吸、脉搏等。
考生： SPR:	陈女士，孩子身体检查已经完成，谢谢您的配合。医生马上就要过来看宝宝，您还有什么问题吗？ 没有了。 【考生整理检查结果并向监考老师汇报：T 39. 8℃ P 110次/分 R 35次/分 Wt 7. 5kg，发育正常，营养中等，精神萎靡，皮肤干燥，弹性差，前囟约2.0×1.5cm，深凹陷，口唇及口腔黏膜极干燥，四肢凉。】	4. 结果解释

3. 评分标准

第二站 身体评估评分标准	优	良	中	差
1. 评估前事项	正确确认患儿；正确说明评估目的；正确洗手；用物准备齐全。	左侧4项中有任何一项不佳。	遗漏左侧4项中任何一项，其余3项完全正确。	遗漏左侧4项中任何两项以上；或3项不完全正确。
2. 脱水情况评估 3. 生命征评估	方法及动作正确，检查结果正确，并注意到患儿反应及适时安抚。	方法及动作正确，检查结果正确。	方法及动作欠正确，或检查结果与实际有偏差。	完全没做；或方法及动作明显错误；检查结果与实际完全不同。
4. 结果解释	正确解释， 记录完整。	正确解释，但记录欠完整。	解释及记录个别有误。	完全没做或记录明显错误。
5. 沟通能力与人文关怀理念	能正确运用个体化沟通策略与技巧，语言规范，充分体现人文关怀理念。	能正确运用沟通策略与技巧，语言较规范，体现人文关怀理念。	能基本正确运用沟通策略技巧，语言欠规范，人文关怀理念欠缺。	不能正确运用沟通策略与技巧，语言不规范，无人文关怀理念。
关键性指标	出现下列之一者，定为不及格： 1. 造成家长情绪伤害。 2. 造成患儿身体伤害。			

4. 学生评分表

班级________ 组别________ 学号________ 姓名________					
第二站 身体评估项目	权重	优（100分）	良（80分）	中（60分）	差（40分）
1. 评估前事项	0.2				
2. 脱水情况评估	0.3				
3. 生命征评估	0.2				
4. 结果解释	0.2				
5. 沟通能力与人文关怀理念	0.1				
关键性指标	出现下列之一者，定为不及格： （ ）1. 造成家长情绪伤害。 （ ）2. 造成患儿身体伤害。				
等级	不及格（ ） 及格（ 分）				
监考老师（签名）：			监考日期：		

【第三站：婴儿头皮静脉输液】

1. 考生引导语

第三站 考生引导语
◆场景：儿科病房 ◆考核内容：头皮静脉输液法 ◆患儿：6个月，男婴，诊断为“小儿腹泻”，已入住儿科病房。 ◆您的角色及任务：你是责任护士，遵医嘱对患儿进行头皮静脉输液。 ◆考试方法：操作 ◆完成本站时间：10分钟

2. 操作流程 见第二篇第五章实验四。

3. 评分标准及学生评分表 见第二篇第五章实验四评分标准。

【第四站：腹泻患儿的健康教育】

1. 考生引导语

第四站 考生引导语
◆场景：儿科病房 ◆考核内容：健康教育 ◆患儿：6个月，男婴，诊断为“小儿腹泻”，入住儿科病区第2天。 ◆母亲：27岁，教师。 ◆您的角色及任务：您是责任护士，刚对患儿家属进行了健康评估，发现家属对本病的饮食护理知识缺乏，现在请您给该家属进行相关知识的健康教育。 ◆考试方法：口试 ◆完成本站时间：10分钟

2. 腹泻患儿的健康教育剧本

角色及剧本		考试要点
考生：	【手持小儿腹泻健康教育宣传册】陈女士您好，宝宝现在好点了吗？	腹泻患儿的饮食指导包括：母乳喂养的指导，口服补液盐的制作。
SPR：	好多了。【点点头】	

续表

角色及剧本		考试要点
考生:	那我现在能跟您谈谈有关腹泻患儿的饮食护理方面的知识吗?	
SPR:	好的。【点点头】	
考生:	【考生翻开宣传册】 宝宝腹泻的时候饮食调整非常重要,除严重呕吐需禁食4~6小时(不禁水)外,均应继续进食。禁食会导致营养补充不足,宝宝会因饥饿哭闹不止,对身体的恢复不利,如继续喂食,体力恢复快,抗病能力较强,能缩短病程,有利于身体的恢复。【注意观察家属的表情及反应】	
SPR:	嗯。【点点头】	
考生:	您的宝宝是母乳喂养,那可继续喂奶,但要调整缩短喂奶时间,适当增加喂奶次数,比如您原来每次喂15分钟,一天喂6~7次,现在每次只要5分钟,一天喂8~9次,因为这样就能保证宝宝吃进去的奶含蛋白质高,脂肪少,就能缓解病情。	
SPR:	好的。【很认真地听,时不时点点头】	
考生:	另外,要停止进食高脂肪和难以消化的食物,如蛋黄,现在不要再给宝宝吃了,这样可以减轻胃肠负担,逐渐恢复消化功能。	
SPR:	哦,我知道了,那什么时候再给宝宝吃蛋黄呢?	
考生:	要等宝宝腹泻停止后再喂给蛋黄。	
SPR:	好的。那米汤可以吃吗?	
考生:	可以的,如果在500ml米汤中,加入10g (2小勺) 白糖和1. 75g(啤酒瓶盖的一半)食盐,那就更好了。	
SPR:	好的,我可以试一下。	
考生:	给孩子喂这种配制的米汤应该耐心,少量多次地喂,每2~3分钟喂一次,每次喂10~20ml。	
SPR:	嗯,我知道了。【很认真地听,点点头】	
考生:	待宝宝病情得到控制,腹泻次数减少后,逐步过渡到正常饮食。总的来说,在喂养宝宝的时候遵循一个总的原则: 少吃多餐、由少到多。	
SPR:	好的。	
考生:	有关宝宝的饮食,您还有什么问题吗?	
SPR:	没有了,谢谢您。	
考生:	不客气,应该的,祝您宝宝早日恢复。	

3. 评分标准

第四站 腹泻患儿的健康教育	优	良	中	差
1. 健康指导	正确、详细,患儿家属能理解接受	正确,较详细,患儿家属能基本理解接受	基本正确,较详细,患儿家属能基本理解接受	完全没做; 或思路混乱,患儿家属不理解; 或指导内容出现明显错误
2. 沟通能力与人文关怀理念	能正确运用个体化沟通策略与技巧,语言规范,充分体现人文关怀理念。	能正确运用沟通策略与技巧,语言较规范,体现人文关怀理念。	能基本正确运用沟通策略技巧,语言欠规范,人文关怀理念欠缺。	不能正确运用沟通策略与技巧,语言不规范,无人文关怀理念。
关键性指标	出现下列之一者,定为不及格: 1. 造成家长情绪伤害。 2. 造成患儿身体伤害。			

4. 学生评分表

班级________ 组别________ 学号________ 姓名________					
第四站 健康教育项目	权重	优（100分）	良（80分）	中（60分）	差（40分）
1. 健康指导	0.7				
2. 沟通能力与人文关怀理念	0.3				
关键性指标	违反下列之一者，定为不及格： （ ）1. 造成家长情绪伤害。 （ ）2. 造成患儿身体伤害。				
等级	不及格（ ） 及格（ 分）				
监考老师（签名）：	监考日期：				

【学生成绩单】

OSCE多站式测验 腹泻患儿的护理 班级________ 组别________ 学号________ 姓名________					
考站编号	考站名称	各考站分值	分值权重	成绩	监考教师（签名）
1	病史评估	不及格（ ） 及格（ 分）	0.3		
2	脱水评估	不及格（ ） 及格（ 分）	0.2		
3	头皮静脉输液	不及格（ ） 及格（ 分）	0.3		
4	腹泻患儿的健康教育	不及格（ ） 及格（ 分）	0.2		
总 分		不及格（ ） 及格（ 分） 备注：4个考站中出现一个不及格，总分即为不及格。			

（林晓云）

测验六 眼科疾病病人的护理

【测验目的】

1. 检测学生对眼科常见疾病疾病的健康评估、护理程序及健康教育等方面的知识、技能。
2. 检测学生的临床思维与评判性思维能力。
3. 检测学生的护患沟通能力与人文关怀意识。

【考站设置】

考站编号	考站名称	评价项目	场景设置及考站概况	考试时间40min	考试设备	考试方法
1	病史评估	健康评估	[门诊]考生根据病例提示对标准化病人进行问诊并记录	10	SP病例	口试
2	眼睛评估	健康评估	[门诊]考生根据病例提示对标准化病人进行眼科体检并记录	10	SP病例	操作
3	结膜囊冲洗	护理技能	[门诊]考生对标准化病人进行结膜囊冲洗	10	SP病例	操作
4	急性细菌性结膜炎病人的健康教育	健康教育	[门诊]考生对标准化病人进行学习能力及健康需要评估，选择合适的健康教育内容和方法，实施健康教育	10	SP病例	口试

【标准化病人角色设定】

◆工作任务：言语演出、配合体格检查

◆场　　景：眼科门诊

◆病人姓名：林○○　　◆性　　别：女

◆年　　龄：20岁　　◆职　　业：学生

◆教育程度：本科在读　　◆婚姻状况：未婚

◆嗜　　好：上网　　◆饮食习惯：蔬菜、水果

◆性　　格：外向、健谈　　◆就诊原因：双眼红肿、刺痛等

【考核教师指引】

考核教师指引语

尊敬的________老师：

您负责本站的监考。您的主要任务为指引考生、计时及评分。

请注意以下监考事项：

①考生进入考站时，请先核对考生身份姓名及应试考站，考生需按考站顺序依次完成各考站内容。

②提醒考生阅读"考生引导语"，请考生看明白后告知考核老师即开始测验。

③考核老师仅为旁观者，除给予必要检查数据外，请勿帮忙或误导考生。

④本站考试时间为____分钟；考试时间到时，请学生停止测验，转换至下一站，不可拖延时间。

⑤评分请依据本考站评分标准，为考生的考试情况作出评定，并签名。

辛苦您了，谢谢！

福建医科大学护理学实验教学中心

【第一站：病史评估】

1. 考生引导语

第一站　考生引导语

◆场景：眼科门诊

◆考核内容：病史评估

◆病人：20岁，女性，因双眼红肿、刺痛、流泪并异物感就诊。

◆你的角色及任务：你是门诊护士，需获取病人的完整病史。

◆考试方法：口试

◆完成本站时间：10分钟

2. 病史评估剧本

角色及剧本		考试要点
考生：	您好！我眼科门诊护士王○○，您可以叫我小王，请问您叫什么名字？	1. 评估前事项 包括：主动介绍自己；询问及确认病人；说明评估过程或目的
SP：	林○○。	
考生：	您好，小林。您现在感觉怎样？我想了解您的疾病情况，可以问您几个问题吗？	
SP：	感觉还好，您请问。	
考生：	请问您今年多大？	2. 执行基本资料的收集 包括：年龄、性别、职业、婚姻、教育程度等
SP：	20岁。	
考生：	还在读书吗？	
SP：	我是○○大学的学生。	
考生：	○○大学吗？那是个非常棒的学校啊，请问您现在念几年级？	
SP：	我是大二学生。	

续表

角色及剧本		考试要点
考生:	请问您有什么不适?	3. 执行现病史资料收集 包括: 疾病不舒适状况、疼痛、感觉改变等等就医的主要症状或不适现象; 每个阳性症状需评估开始的时间、诱因、性质、程度、缓解或加重方式及部位等要素。
SP:	眼睛很不舒服,感觉里面有东西,而且发红、发烫,还有点痒痒的。	
考生:	能具体描述一下您眼痒的性质吗? 是瘙痒还是刺痒?	
SP:	是刺痒,感觉有沙子在眼球表面不停滚动。	
考生:	是否还有其他不舒服的呢?	
SP:	还有刺痛、流泪,哦,对了,眼睛的分泌物特别多,早晨起床时,眼皮就像被粘住似的,很难睁开。	
考生:	请问这种不舒服的感觉是持续存在的还是时有时无的?	
SP:	持续存在。	
考生:	这种不舒服的感觉是什么时候开始的,有没有随时间加重或减轻?	
SP:	两三天之前就发现右眼红红的,又痒又痛,以为是上网熬夜没睡好的原因,所以也没在意。但今天右眼更不舒服了,并且左眼也开始发红,已经无法正常上课了。	
考生:	请问您之前有没有看过医生或用过什么方法缓解症状呢?	
SP:	没有看医生。不过曾滴过眼药水,还用过冰袋冰敷,感觉会舒服一点。	
考生:	请问您用的是什么眼药水?	
SP:	哦,【笑】因为大家都是经常上网,所以宿舍里都会常备一支滴眼液,谁感觉眼睛不舒服的时候就自己拿来滴点。	
考生:	请问您是住在学校吗?	
SP:	哦,我家就是本市的,周末会回家住,其他时间住学校集体宿舍。	
考生:	您舍友中是否有出现类似症状的?	
SP:	让我想想。【点点头】有两个舍友也说眼睛不舒服,不过程度没有我的严重。	
考生:	您最近有没有去过其他公共场所,比如公共浴池或游泳池之类的地方?	
SP:	有,发病前几天我曾和朋友一起去游泳馆游泳。	
考生:	最近几天有没有熬夜?	
SP:	【摇摇头】没有。这两天眼睛不舒服,睡得都很早。	
考生:	请问您戴的是近视眼镜吗?	
SP:	是的。【点点头】	
考生:	双眼视力如何?	
SP:	记不清了,我还是前年在××医院检查并配的眼镜。	
考生:	那你有没有佩戴过隐形眼镜呢?	
SP:	【点点头,用手扶眼镜】曾经有过,因为戴着不怎么舒服,最后还是决定戴框架眼镜了。	
考生:	您曾患结核病、乙型肝炎、伤寒等传染病吗?	4. 执行既往病史资料收集 包括: 过去的疾病状况、特殊病史及服药状况等事件。
SP:	没有。【摇摇头】	
考生:	您会经常感冒吗?	
SP:	是的,【点点头】天气骤变的时候我很容易感冒。	
考生:	您是否出现症状就自己服药呢?	
SP:	症状比较明显是会自己先服药,轻微的情况下不会吃药。	
考生:	您服用的药物是自己买的还是以前医生开的?	

续表

角色及剧本		考试要点
SP:	多是以前医生开的，偶尔也会上药店自己买。	
考生:	您是否有过对药物或食物过敏的情况？	
SP:	没有。【摇摇头】	
考生:	好的，谢谢您。等会儿我将为您进行眼部检查，您先休息下。如果有什么需要，请告诉我。我会尽量为您解决。	
SP:	好的，谢谢您，王护士。	

3. 评价标准

第一站　病史评估评分标准	优	良	中	差
1. 评估前事项	主动且完整地介绍自己全名及护士身份；正确询问及确认病人；正确说明评估目的。	未介绍自己全名（介绍自己姓氏）；其余正确。	未介绍自己全名及护士身份；或只询问病人姓名没有核对床头卡；其余正确。	未介绍自己或未确认病人身份或未说明评估目的。
2. 基本资料 3. 现病史资料 4. 既往病史资料	能正确引导病人充分回答相关问题，资料收集完整。	能正确引导病人回答相关问题，但资料收集欠完整，缺失资料在20%以内。	能正确引导病人回答相关问题，但资料收集缺失20%~40%。	不能正确引导病人回答相关问题，资料收集缺失40%以上；或完全没问。
5. 沟通能力与人文关怀理念	能正确运用个体化沟通策略与技巧，语言规范，充分体现人文关怀理念。	能正确运用沟通策略与技巧，语言较规范，体现人文关怀理念。	能基本正确运用沟通策略技巧，语言欠规范，人文关怀理念欠缺。	不能正确运用沟通策略与技巧，语言不规范，无人文关怀理念。
关键性指标	出现下列之一者，定为不及格： 1. 造成病人情绪伤害。 2. 造成病人身体伤害。			

4. 学生评分表

班级________　组别________　学号________　姓名________					
第一站　病史评估项目	权重	优 （100分）	良 （80分）	中 （60分）	差 （40分）
1. 评估前事项	0.2				
2. 基本资料	0.2				
3. 现病史资料	0.2				
4. 既往病史资料	0.2				
5. 沟通能力与人文关怀理念	0.2				
关键性指标	违反下列之一者，定为不及格： （　）1. 护患之间缺乏沟通，造成病人情绪伤害。 （　）2. 造成病人身体伤害。				
等级	不及格（　　）　及格（　　分）				
监考老师（签名）：		监考日期：			

【第二站：身体评估】

1. 考生引导语

第二站　考生引导语
◆场景：眼科门诊 ◆考核内容：眼睛评估 ◆病人：20岁，女性，因双眼发红、刺痛、异物感就诊。 ◆你的角色及任务：你是门诊护士，刚已对病人进行了病史评估，现在继续进行眼睛评估。 ◆考试方法：操作 ◆完成本站时间：10分钟

2. 眼睛评估剧本

	角色及剧本	考试要点
考生： SP： 考生： SP： 考生： SP： 考生： SP：	小林您好，我准备给您做眼部检查，请问现在方便吗？ 可以。【点点头】 您需要先上卫生间吗？ 现在不需要。 那您休息一会儿，我先去洗手和准备用物。 好的。 【考生进行洗手、用物准备】 小林，请您把眼镜取下。 好的。【点点头，拿下眼镜】	1. 评估前准备
考生： SP：	首先我要为您进行右眼视力检查，请用遮眼器盖住左眼，注意不要压迫眼球，并从上至下读出"E"字形视标开口的方向。 好的。 【考生把病人辨认最小一行视标的字号记录下来并消毒遮眼器，同样方法进行左眼视力检查。】	2. 执行视力检查
 考生： SP： 考生： SP：	【考生观察病人的眉毛、睫毛、眼睑】 现在我要用手翻开您的眼皮检查，如有不适请立即告诉我。请您眼睛向下看着自己的脚。 好的。【点点头，眼球转向下方】 【考生用右手的示指放在病人上睑中央眉下凹处，拇指放在睑缘中央稍上方的睑板前面，用这两个手指挟住此处的皮肤，将眼睑向前向下方牵引。用示指轻轻下压，同时拇指将眼睑皮肤往上捻卷】 接下来我会用手电筒检查您的眼睛。 好的。【点点头】 【考生用手电筒观察病人的泪器、结膜、巩膜、角膜、虹膜和瞳孔并记录】	3. 执行眼部检查 包括：眉毛、睫毛、眼睑、泪器、角膜、结膜、巩膜、虹膜、瞳孔。
考生： SP： 考生：	小林，刚才我为您进行了眼睛的初步检查，谢谢您的配合。您的左右眼视力分别为0.8、0.6，结膜充血、水肿，眼部分泌物较多，等会还需要做进一步检查以确诊。您还有什么问题吗？ 没有了，谢谢！ 那您稍事休息。 【考生整理检查结果并向监考老师汇报：双眼充血、水肿；眼部较多分泌物，呈黏液性；视力：左眼0.8，右眼0.6，双眼矫正视力1. 2。检查结果为急性结膜炎可能，双眼近视，其余未见异常。】	4 .结果解释

3. 评分标准

第二站　身体评估评分标准	优	良	中	差
1. 评估前事项	正确确认病人；正确说明评估目的；正确洗手；用物准备齐全。	左侧4项中有任何一项不佳。	遗漏左侧4项中任何一项，其余3项完全正确。	遗漏左侧4项中任何两项以上；或3项不完全正确。
2. 视力检查	方法及动作正确，检查结果正确，并注意到病人反应及适时安抚。	方法及动作正确，检查结果正确。	方法及动作欠正确，或检查结果与实际有偏差。	完全没做；或方法及动作明显错误；检查结果与实际完全不同。
3. 眼部检查				
4. 结果解释	正确解释，记录完整。	正确解释，但记录欠完整。	解释及记录个别有误。	完全没做或记录明显错误。
5. 沟通能力与人文关怀理念	能正确运用个体化沟通策略与技巧，语言规范，充分体现人文关怀理念。	能正确运用沟通策略与技巧，语言较规范，体现人文关怀理念。	能基本正确运用沟通策略技巧，语言欠规范，人文关怀理念欠缺。	不能正确运用沟通策略与技巧，语言不规范，无人文关怀理念。
关键性指标	出现下列之一者，定为不及格： 1. 造成病人情绪伤害。 2. 造成病人身体伤害。			

4. 学生评分表

班级________　组别________　学号________　姓名________					
第二站　眼睛评估项目	权重	优（100分）	良（80分）	中（60分）	差（40分）
1. 评估前事项	0.2				
2. 视力检查	0.2				
3. 眼部检查	0.2				
4. 结果解释	0.2				
5. 沟通能力与人文关怀理念	0.2				
关键性指标	出现下列之一者，定为不及格： （　）1. 造成病人情绪伤害。 （　）2. 造成病人身体伤害。				
等级	不及格（　　）　及格（　　分）				
监考老师（签名）：			监考日期：		

【第三站：结膜囊冲洗】

1. 考生引导语

第三站　考生引导语
◆场景：眼科门诊 ◆考核内容：结膜囊冲洗 ◆病人：林○○，20岁，女性，门诊拟诊“急性细菌性结膜炎”。 ◆你的角色及任务：你是门诊护士，遵医嘱为病人进行结膜囊冲洗。 ◆考试方法：操作 ◆完成本站时间：10分钟

2. 操作流程　见第二篇第六章实验二

3. 评分标准及学生评分表　见第二篇第六章评分标准

【第四站：健康教育】

1. 考生引导语

第四站　考生引导语
◆场景：眼科门诊 ◆考核内容：健康教育 ◆病人：林○○，20岁，门诊拟诊“急性细菌性结膜炎”。 ◆您的角色及任务：您是门诊护士，已对病人进行了健康评估，发现病人对本病的知识缺乏，现在请您给该病人进行有关知识的健康教育。 ◆考试方法：口试 ◆完成本站时间：10分钟

2. 急性细菌性结膜炎的健康教育剧本

角色	剧本	考试要点
考生：	小林，您感觉好点了吗？	急性细菌性结膜炎的健康教育内容包括：病因、病程、传播途径、隔离措施、注意事项及预防措施等。
SP：	好多了。【点点头】	
考生：	那我现在能跟您谈谈有关本病的知识吗？	
SP：	太好了，我正想了解有关知识呢！	
考生：	您原先听说过急性细菌性结膜炎吗？	
SP：	没有。【摇摇头】	
考生：	那您知道“红眼病”吗？	
SP：	哦，知道一点，听说会传染的，是吗？	
考生：	是的，急性细菌结膜炎俗称“红眼病”，中医称“天行赤眼”或“暴发性火眼”，是一种很强的传染病。	
SP：	是这样啊，请问是什么细菌引起的呢？	
考生：	常见的是肺炎链球菌、Koch-Weeks杆菌和金黄色葡萄球菌等。	
SP：	这种病是如何传染的？比如看望急性细菌性结膜病人会不会传染呢？	
考生：	那是不会传染的，这种病主要是通过接触传染物传染。比如您如果接触了病人用过的毛巾、脸盆、用具如笔、书、球、水龙头、门把手、扫帚把等就容易被感染到。一般在集体宿舍，人与人之间接触密切，更容易相互传播。	
SP：	是啊，住在集体宿舍这是很难避免的。	
考生：	所以防止眼部疾病传播的一个很重要的方面就是不要用手揉眼睛。还有接触眼睛的物品不要与他人共用，比如您刚才说的宿舍里大家共用一支眼药水，这种做法是非常错误的。	
SP：	哦，我知道了【点点头】。请问林护士，这种病还有其他传播途径吗？	
考生：	有，比如公共游泳池也是传播的重要途径。虽然游泳池每天都会换水消毒，但是很难做到彻底消毒的，水里存在很多细菌。游泳者的眼球球结膜与污染的水接触密切，细菌就会侵入到人的眼结膜内。尤其是患有结膜炎的人来游泳，就会不知不觉把眼病传染给别人。所以这种病人是绝对禁止进入公共游泳池游泳的。	
SP：	怎么才会知道自己患了急性细菌性结膜炎呢？	
考生：	典型症状包括异物感、畏光、流泪，眼结膜充血、水肿，睑结膜出现大量滤泡，严重的还会发生浅表性点状角膜炎。所以一旦出现了以上症状就要立即去医院就诊。	

续表

角色及剧本		考试要点
SP:	那我今天能回去上学吗？	
考生:	不行，病人需要居家隔离7~10天的时间，医生会给您开病假条的。	
SP:	哦，那我在家里的时候需要注意哪些方面呢？	
考生:	当然还是要注意隔离，比如滴完眼药水后要及时洗手，在家里不要乱摸东西，毛巾脸盆一定要与家人分开使用等，接触过眼分泌物和病眼的物品要及时消毒隔离等。	
SP:	好的，但天天都待在家里很闷啊，请问这几天我可以外出吗？	
考生:	可以适当外出，但要注意隔离措施，不要去公共场所，如果光线太强的话可以配戴太阳镜以减少光线刺激。另外还要注意，患病期间眼睛是不能包扎的。	
SP:	哦，这是为什么呢？【惊讶】	
考生:	因为包扎眼睛必然会使得眼内的温度升高，有利于细菌的生长和繁殖，患眼内炎症分泌物也因为包扎导致不易排出，而且会越积越多，造成炎症加重。这种眼病更不能用热毛巾、热水进行热敷，道理也是一样。	
SP:	哦，我明白了。对了，王护士，我很喜欢游泳，有没有办法预防急性细菌性结膜炎的发生呢？	
考生:	首先您要尽量避免去那些卫生条件差的浴室及游泳场所，另外游泳后双眼滴一两滴抗生素眼药水，像新霉素、氯霉素、诺氟沙星、磺胺醋酰钠眼药水等，都可以有效防止该病的发生。	
SP:	那我就常备一支放在家里，王护士，谢谢您让我了解了这么多有关急性细菌性结膜炎的知识，我回去后也要向周围的人进行健康宣传。	
考生:	不客气，请问您还有其他问题吗？	
SP:	没有了，谢谢！	
考生:	那您回去好好休息吧！	

3. 评分标准

第四站 急性细菌性结膜炎健康教育评分标准	优	良	中	差
1. 基础知识	正确、详细，病人能理解接受。	正确，较详细，病人能基本理解接受。	基本正确，较详细，病人能基本理解接受。	思路混乱，病人不理解；或指导内容出现明显错误。
2. 隔离措施	正确、详细，病人能理解接受。	正确，较详细，病人能基本理解接受。	基本正确，较详细，病人能基本理解接受。	思路混乱，病人不理解；或指导内容出现明显错误。
3. 沟通能力与人文关怀理念	能正确运用个体化沟通策略与技巧，语言规范，充分体现人文关怀理念。	能正确运用沟通策略与技巧，语言较规范，体现人文关怀理念。	能基本正确运用沟通策略技巧，语言欠规范，人文关怀理念欠缺。	不能正确运用沟通策略与技巧，语言不规范，无人文关怀理念。
关键性指标	出现下列之一者，定为不及格： 1. 造成病人情绪伤害。 2. 造成病人身体伤害。			

4. 学生评分表

<table>
<tr><td colspan="6">班级________ 组别________ 学号________ 姓名________</td></tr>
<tr><td>第四站　健康教育项目</td><td>权重</td><td>优
（100分）</td><td>良
（80分）</td><td>中
（60分）</td><td>差
（40分）</td></tr>
<tr><td>1. 基础知识</td><td>0.4</td><td></td><td></td><td></td><td></td></tr>
<tr><td>2. 隔离措施</td><td>0.4</td><td></td><td></td><td></td><td></td></tr>
<tr><td>3. 沟通能力与人文关怀理念</td><td>0.2</td><td></td><td></td><td></td><td></td></tr>
<tr><td>关键性指标</td><td colspan="5">违反下列之一者，定为不及格：
（　）1. 造成病人情绪伤害。
（　）2. 造成病人身体伤害。</td></tr>
<tr><td>等级</td><td colspan="5">不及格（　　）　及格（　　分）</td></tr>
<tr><td colspan="3">监考老师（签名）：</td><td colspan="3">监考日期：</td></tr>
</table>

【学生成绩单】

<table>
<tr><td colspan="6">OSCE多站式测验　眼科疾病病人的护理

班级________ 组别________ 学号________ 姓名________</td></tr>
<tr><td>考站编号</td><td>考站名称</td><td>各考站分值</td><td>分值权重</td><td>成绩</td><td>监考教师（签名）</td></tr>
<tr><td>1</td><td>病史评估</td><td>不及格（　）　及格（　分）</td><td>0.2</td><td></td><td></td></tr>
<tr><td>2</td><td>眼睛评估</td><td>不及格（　）　及格（　分）</td><td>0.2</td><td></td><td></td></tr>
<tr><td>3</td><td>结膜囊冲洗</td><td>不及格（　）　及格（　分）</td><td>0.3</td><td></td><td></td></tr>
<tr><td>4</td><td>急性细菌性结膜炎的健康教育</td><td>不及格（　）　及格（　分）</td><td>0.3</td><td></td><td></td></tr>
<tr><td colspan="2">总　分</td><td colspan="4">不及格（　　）　及格（　　分）
备注：4个考站中出现一个不及格，总分即为不及格。</td></tr>
</table>

（高　鸝）

5

第五篇　实验报告书写格式及样稿

第一章　技能型实验

一、技能型实验报告书写格式

实 验 报 告

年级______　班______　小组______　学号______　姓名______　成绩______　日期______

【课程名称】

【实验项目】

【实验类型】

【实验目的】

【实验仪器及用物】

【实验主要步骤】

【实验注意事项】

【实验总结】

二、技能型实验报告样稿

实 验 报 告

年级______ 班______ 小组______ 学号______ 姓名______ 成绩______ 日期______

【课程名称】基础护理学

【实验项目】吸痰法

【实验类型】技能型

【实验目的】

1. 清除呼吸道分泌物,保持呼吸道通畅。
2. 促进呼吸功能,改善肺通气。
3. 预防并发症。

【实验仪器及用物】

1. 无菌治疗盘备:无菌治疗碗两个,无菌生理盐水,吸痰管数根,治疗碗内有清洁纱布一块,弯盘,必要时备压舌板,张口器,舌钳。

2. 治疗盘外备:电动吸引器或中心吸引器,生活垃圾桶,医疗垃圾桶。

【实验主要步骤】

1. 评估病人并解释,病人准备,护士准备,用物准备。

2. 携用物至床旁,核对病人床号,姓名。将病人头部转向一侧,面向操作者;帮助昏迷病人张口。调节负压吸引器,洗手。

3. 向治疗盘的无菌治疗碗中倒无菌生理盐水,戴上无菌手套,连接吸痰管,在左边无菌治疗碗中试吸检查是否通畅,将吸痰管插入口鼻部。注意插管时不可有负压,插入深度为10~15cm。

4. 左右旋转,边吸边退,边观察吸出液的性状,每次吸痰时间不超过15s。退出后用右边无菌治疗碗中的生理盐水,抽吸冲洗导管。分离吸痰管置于感染性垃圾袋中。脱去手套,擦净面部。

5. 观察气道是否通畅及病人的反应,如面色、呼吸、心率、血压等;对病人进行健康教育。

6. 摆好体位,询问病人感受,整理床单位,关闭负压吸引器开关,调节氧气流量。整理用物,洗手、记录。

【实验注意事项】

1. 吸痰前检查电动吸引器性能是否良好,连接是否正确。
2. 严格执行无菌操作,每吸痰一次更换一根吸痰管。
3. 吸痰动作轻柔,防止呼吸道黏膜损伤。
4. 痰液黏稠时,可配合叩击、蒸汽吸入、雾化吸入,提高吸痰效果。
5. 贮液瓶内吸出液应及时倾倒,不得超过2/3。
6. 每次吸痰时间<15s,以免造成缺氧。

【实验总结】

通过这次吸痰法实验课,让我明白了如何为不同情况的病人进行正确地吸痰,理解了吸痰过程中应注意的事项,现将训练中的一些心得总结如下:

1. 严格执行无菌技术操作原则十分重要。不严格按无菌技术操作原则会加重病人肺部感染的程度并且增加交叉感染的机会。为气管切开后的病人吸痰,应先从气管切开口吸引,再从口鼻部吸痰。每一根吸痰管只能吸引一次。

2. 注意掌握每次吸痰的时间。因为吸痰时病人无法呼吸,可能会造成病人缺氧,所以在吸痰之前应给病人用高浓度氧气吸入1~2分钟。每次吸痰时间应控制在15秒以内,以免造成缺氧。

3. 感触特别深的是在操作过程中沟通交流的必要性和难处。因为吸痰时会给病人带来一定不适感，所以在操作全程都应注意与病人进行沟通，如操作前询问病人口鼻有无不适、有无义齿、讲解提高吸氧浓度的必要性；吸痰之前要解释翻身拍背的必要性和方法；吸痰之后要对病人进行宣教，告知如何有效咳嗽，促进排痰。

4. 护理时应充分考虑服务对象的个体差异性，操作之前要了解服务对象的基本情况。针对病人的不同情况来解决问题；如昏迷病人、气管切开病人、清醒病人、有用氧的病人、没有用氧的病人等，对这些不同病情病人进行吸痰和沟通交流应结合具体情况进行。

5. 本次实验课也让我看到自己的不足。虽然操作流程简单，但要做到位，不能简单地依葫芦画瓢地进行操作。应结合临床上不同服务对象的不同问题，在比较中更好地理解和掌握操作要点。同时多看、多练是熟练掌握操作的最根本方法。

（林 婷）

第二章　创新设计型实验

一、创新设计型实验报告书写格式

实 验 报 告

年级______　班______　小组______　学号______　姓名______　成绩______　日期______

【课程名称】

【实验项目】

【实验类型】

【实验目的】

【实验仪器及用物】

【实验内容】

【实验记录】

1. 实验设计过程
2. 案例讨论过程
3. 模拟抢救过程

【实验结果】

【注意事项】

【实验总结】

二、创新设计型实验报告样稿

实 验 报 告

年级______ 班______ 小组______ 学号______ 姓名______ 成绩______ 日期______

【课程名称】急救护理学

【实验项目】急救思维与技能的综合训练

【实验类型】创新设计型

【实验目的】

针对各种危急情况，对病人实施快速、及时、正确、合理的抢救。

【实验仪器及用物】

1. 实验模型 高级心肺复苏组合训练模型、创伤模型。
2. 实验仪器 心电监护仪、呼吸机、除颤仪、气囊面罩人工呼吸器。
3. 实验用物 担架、急救箱、抢救车、静脉输液用物、绷带、电话、病情记录本。

【实验内容】小组模拟情境抢救

案例：2011年5月8日早上8点，急救中心医护人员接到电话出诊，到现场见病人（王某，男，40岁，职业为民警）平躺于某派出所大厅，衣服及身旁有大量鲜血，身旁民警同事（李某）帮其按压右腹股沟部伤口。询问病史，7分钟前，病人执行公务时，被一犯罪嫌疑人用刀刺伤右大腿根部，流血不止。其他部位未受攻击。受伤后2分钟内即有其他民警帮其按压局部伤口。查体：意识模糊、面色苍白、呼吸急促、四肢湿冷、桡动脉搏动摸不清、颈动脉搏动细速。

即给予抢救、转送回急救中心。

5分钟后救护车到达急诊科抢救室。病人仍然神志不清，面色苍白，口唇发绀，潮式呼吸，血压测不到，脉搏120次/分，$SaO_2$80%。医护人员立即实施救护，约3分钟后，心电监护示室颤。立即给予心肺复苏，电击除颤，静推肾上腺素1mg，利多卡因100mg。按压2分钟后心电监护示窦性心律，心率110次/分，血压90/60mmHg，$SaO_2$95%。给予锁骨下静脉置管，测中心静脉压，CVP10cmH_2O，病人生命体征平稳，送手术室进行剖腹探查止血术。

【实验记录】

1. 实验设计过程

（1）小组成员

张××：任本急救组组长，负责病情评估、指挥现场抢救、按压伤口、与病人家属沟通。

陈××：负责院外急救现场和转运途中的救护、记录抢救过程，抢救结束后核对医嘱。

魏××：负责简易呼吸器人工通气、配合医生气管插管、锁骨下静脉穿刺、连接呼吸机、准备除颤器。

林××：负责保持静脉输液通路通畅，按医嘱给药、输血，抢救结束后补充各种抢救药品；

辛××：负责胸外心脏按压、除颤、术前准备（备皮、导尿、配血）、联系手术室。

（2）抢救措施和流程

1）院外现场急救和转运途中救护：快速评估伤情→保持气道通畅，给予高流量面罩吸氧→大棉纱覆盖按压伤口止血→搬运病人上救护车→摆休克体位（中凹卧位）→连接心电监护，监测生命体征→建立静脉通路，遵医嘱给药，抽血→通知急诊室做好抢救准备。

2）院内急诊科的救护：评估病情→气道通畅，大流量给氧，行气管插管和机械通气→进一步处理伤口，止血→建立中心静脉，迅速输液扩容，实施液体复苏→心肺复苏→除颤→术前准备→病情告知与沟通→转手术室进一步治疗。

2. 案例讨论过程

（1）组长张××：快速评估病人病情。

“该病人为右大腿根部刀刺伤，该部位损伤可能伤及股动脉、股静脉、神经及盆腔脏器等。病人短时间内大量出血，出现意识模糊、面色苍白、呼吸急促、四肢湿冷、桡动脉搏动摸不清、颈动脉搏动细速等重度失血性休克征象。病人病情危重，短时间内大量失血，导致急性循环衰竭，如果抢救不及时，随时可能发生心搏、呼吸骤停。现场应先进行危及生命的伤情评估，迅速评估病人的意识、呼吸、气道、大动脉搏动情况、血压等。”

辛××：“还需要询问现场其他人员病人受伤主要经过，这对病情评估会有很大帮助。”

林××：“病人入抢救室时神志不清，面色苍白，口唇发绀，潮式呼吸，血压测不到，脉搏120次/分，$SaO_2$80%，说明病人呼吸衰竭、循环衰竭，处于濒死状态，3分钟后，病人出现室颤。考虑为大量失血致急性循环衰竭所致，应立即给予心肺复苏、循环复苏救治，同时控制活动性大出血。”

（2）陈××：迅速、有效进行局部止血并同时抗休克治疗是抢救的关键。

“院外急救现场，考虑到该病人受伤部位为右侧大腿根部腹股沟区，伤口较大，出血量大，出血不止，现场抢救人员应用适当的敷料，用直接压迫法按压止血，这是现场救治中最简单、有效、实用的方法。”

魏××：“按压应有力、持续至院内急诊抢救室，再根据伤口情况采用其他的止血方法，必要时行手术探查止血。

（3）陈××：液体复苏。

“该病人为重度创伤失血性休克，现场抢救时，在压迫止血的同时，应该快速开放静脉通路，给予积极的补液措施。”

魏××：“有条件时，静脉输液前应先抽血留做血常规和生化、心肌钙蛋白、D-二聚体、凝血功能检查等备用。抢救时，应至少建立两条静脉通路，快速补液以平衡盐液体为首选。”

（4）魏××：抢救程序。

“该病人的病情危重、变化快，抢救措施多、复杂，在有限人员和时间紧急的情况下，应根据优先保证生命的原则，合理安排抢救。”

林××：“现场的急救措施包括通气与给氧、止血与包扎、搬运、开放静脉通路、呼救，在快速转运途中，边转运边抢救。病人到达急诊抢救室后立即给予气管内插管、简易呼吸器接氧气辅助通气，呼吸机准备好后接呼吸机辅助通气。同时建立中心静脉，迅速输液扩容，实施液体复苏；做好术前准备。病人发生心搏、呼吸停止，此时应立即启动心肺脑复苏程序，并针对失血性休克的病因继续采取压迫止血和快速补液的措施。”

（5）组长张××：小组分工。

“根据上述讨论，大家既要明确分工，又要相互协作，才能发挥最佳的抢救效能。由一人负责指挥现场抢救、病情评估、与病人家属沟通，一人负责建立和维持静脉通路的通畅和给药，一人负责配合医生进行气管内插管、中心静脉穿刺、准备呼吸机、除颤器等配合工作，一人负责院外急救及抢救记录、核对医嘱，一人负责胸外心脏按压、除颤、术前准备（备皮、导尿）、联系手术室。”

3. 模拟抢救过程　到达现场后，张××替代民警按压伤口并向其询问事件发生的经过和病人的当时情况；陈××立即给予面罩氧气吸入（氧气枕），张××、陈××和救护车驾驶员三人一起将病人抬上救护车，由张××喊口令，陈××连接心电监护，建立静脉通路、抽血、输液，打电话通知急诊科做好抢救准备。

急诊科门口，抢救室医护人员已出来迎接，医护人员一起协助将病人抬上抢救床，将心电监护仪、输液瓶放好，推病人入抢救室。出诊医护人员与院内医护人员进行简短的交流，陈××简要汇报病人的情况，大家马上展开抢救。大家基本上按照原先设计的分工和流程实施抢救。但是，抢救过程中，情况有所变化，老师为了考验大家的应变能力，临时修改案例，把第一次除颤后的病情改为一次除颤不成功，病人仍为心室颤动，幸运的是，我们及时做出了正确的判断和反应，给予第二次除颤后成功复律。最后抢救成功，病人恢复窦性心律，生命体征相对平稳，送手术室手术。考虑到知情同意和人文关怀的原则，张××负责和家属进行病情告知、沟通。

由其他小组的成员担任调度工作人员、民警、家属、手术室护士的角色。

【实验结果】

该病人为创伤失血性休克、昏迷，并发心搏骤停（心室颤动），伤口止血、维持呼吸和循环、液体复苏是抢救的关键措施。经过小组抢救，病人恢复心跳，生命征相对稳定，送手术室进行止血手术。

【注意事项】

1. 抢救应及时，分工要明确，配合要紧凑。
2. 直接压迫止血时要保证按压止血有效，伤口要持续按压。
3. 搬运病人时，动作要同步，防止不必要的损伤。
4. 至少开放两条静脉通路，以便及时采血、给药、输液等操作。
5. 胸外心脏按压很重要，发现病人出现室颤时，应立即给予按压，同时呼叫他人准备除颤器，按压持续到除颤准备到位，方能停止。
6. 除颤后不要静待心电图的出现，应立即实施胸外心脏按压。
7. 休克病人的体位应采取中凹位。
8. 急诊抢救室护士接到急救电话后要准备物品，做好抢救准备。
9. 做好抢救过程的记录，抢救结束后应及时核对医嘱，抢救药品应及时补充，抢救仪器应处于完好备用状态。
10. 抢救时，执行口头医嘱时应复述。

【实验总结】

通过这次小组模拟抢救的训练，让我们能够灵活应用所学知识和技能，锻炼了我们的急救反应能力和解决问题的能力，收获颇丰，体会深刻。

1. 快速评估病人的病情十分重要。快速评估可以从病人的意识状态和有无颈静脉搏动为主要的评估项目，以迅速了解病情，并迅速指挥抢救，分工协调合作，以争分夺秒的抢救生命。

2. 对于意识丧失的病人均应及时给予开放气道，根据病人的具体情况，采用不同的给氧通气方法，如高流量面罩给氧、面罩简易呼吸器通气、建立气管插管人工气道接呼吸机机械通气。

3. 抢救时，执行口头医嘱应复述一遍，人员充足的情况下，要有人负责记录抢救过程。抢救结束后，应该及时核对、补充医嘱和抢救记录，抢救物品和仪器应整理归位，处于完好备用状态，抢救药品应补充。

4. 通过与小组成员的讨论与合作，体现一种不可分割的团队合作精神。只有一个人或者没有互相配合的急救是很难获得成功的。医护人员首先自己要保持镇定，沉着冷静，急而不乱，忙而不慌。记得轮到我们小组实施模拟抢救的时候，大家手足无措，不知道做什么和怎么做，大家瞎忙活了一阵。后来才知道，课本上的东西不但要牢固掌握，还要灵活运用，更要相互间密切配合。在紧急的情况下每个人分工明确，却又互相配合。

5. 本次实验也让我看到自己的不足，比如：因缺乏临床的经验，当遇到这种危及生命的情况时，无法做到在第一时间内做出最准确的判断以及采取最佳的护理措施而可能延误病情；其次，以往更多的是个人单项技能操作训练，缺乏团体协作精神和意识；再者，之前的操作未能及时加以巩固，且未能将各个操作间相互联系，使得整个操作过程中显得不够熟练、流畅。

总之，通过这次模拟抢救，充分地显现出自己的不足，锻炼了自身的急救思维，我学到了很多，在未来的护理职业生涯中，我将不断发现自己的不足和缺点，不断地去改善自我，力求做一名合格的护士！

（胡蓉芳）

第三章　综合型实验

一、综合型实验报告书写格式

实 验 报 告

年级______　班______　小组______　学号______　姓名______　成绩______　日期______

【课程名称】

【实验项目】

【实验类型】

【实验内容】

【实验记录】

【实验结果】

【思考题解析】

【实验总结】

二、综合型实验报告样稿

实 验 报 告

年级______ 班______ 小组______ 学号______ 姓名______ 成绩______ 日期______

【课程名称】内科护理学

【实验项目】呼吸系统疾病病人的护理

【实验类型】综合型

【实验内容】

1. 案例

张先生，72岁。反复咳嗽、咳痰伴气促25年。近1年来症状加重，冬季明显，发作时出现心悸、下肢水肿。1周前受凉后咳嗽，气促加重，咳黄色痰，心悸，夜间不能平卧。吸烟史30年，每日10多支，否认饮酒史。

体格检查：T38.8℃，P118次/分，BP14/8kPa。慢性病容，营养中等，神志清晰，端坐呼吸，口唇发绀。颈静脉怒张。桶状胸，肋间隙增宽，两肺叩诊过清音，两肺呼吸音低，可闻及散在较多干湿啰音。心尖搏动位于剑突下，心率118次/分，律齐，心音低远，三尖瓣区闻及Ⅱ级收缩期吹风样杂音，$P_2>A_2$。腹软，全腹无压痛，肝肋下2cm，剑突下5cm，质软、光滑，肝颈回流征阳性。脾肋下未触及，双下肢凹陷性水肿。无杵状指(趾)。

辅助检查：血常规示血红蛋白150g/L，红细胞4.6×10^{12}/L，白细胞15.0×10^{12}/L，中性粒细胞0.85，淋巴细胞0.11。血电解质示血清K^+ 4.3mmol/L，Na^+138mmol/L，Cl^-105mmol/L。胸部X线片：两肺透亮度增高，纹理增多呈网状，肋间隙增宽，右下肺动脉干横径19mm，右前斜位肺动脉圆锥凸起。ECG：窦性心动过速，肺型P波，电轴右偏+120。动脉血气pH 7.35，$PaCO_2$ 7.20kPa(54mmHg)，PaO_2 5.60kPa(42mmHg)(吸空气)。

2. 案例讨论

(1)请对该病人进行护理评估，并分析病情。

(2)该病人是否需要给氧？为什么？若需给氧，氧流量多少？

(3)该病人的病情观察要点有哪些？

(4)该病人是否需要做胸部物理疗法？其包括哪些内容？

(5)如何指导病人进行有效排痰及呼吸功能锻炼？

【实验记录】

1. 小组分工 本小组由六名同学组成，我是组长郑××，组员包括林××，王××，黄××，郭××，李××，李××进行记录。

2. 案例讨论过程

(1)护理评估

1)组长郑××:病史评估。

"张先生，72岁"，是个男性老年病人。

"反复咳嗽、咳痰伴气促25年"，病史很长，提示为慢性病，该病人可能患有慢性支气管炎。

"近1年来症状加重，冬季明显，发作时出现心悸、下肢水肿"，提示病人病情加重，下肢水肿应该是右心衰的表现，可能出现了并发症，也可能是有心脏疾病。

"1周前受凉后咳嗽，气促加重，咳黄色痰，心悸，夜间不能平卧"，提示病人出现呼吸道感染，且目前症状较重。

"吸烟史30年" 是COPD的危险因素。

郭××：病人还缺既往检查与治疗经过的资料。

黄××：还需要进一步评估病人生活环境、生活方式等资料。

2）林××：身体评估。

“体温升高，脉搏增快”提示可能有感染。

“血压105/60mmHg”在正常范围内。

“慢性病容，端坐呼吸，口唇发绀”为缺氧的表现。

“颈静脉怒张”为右心衰竭的表现。

“桶状胸，肋间隙增宽，两肺叩诊过清音”是慢性阻塞性肺气肿的典型体征。

“两肺呼吸音低，可闻及散在较多干湿啰音”提示有肺部感染。

“心尖搏动位于剑突下，心率118次/分，律齐，心音低远，三尖瓣区闻及Ⅱ级收缩期吹风样杂音，$P_2>A_2$”提示右心室肥大。

“肝肋下2cm，剑突下5cm，质软、光滑，肝颈回流征阳性，双下肢凹陷性水肿”均为右心衰竭的表现。

王××：该病人有呼吸困难，又有肺部啰音，是否考虑急性肺水肿呢？

郑××：急性肺水肿的湿啰音特点为“两肺底布满湿啰音”。

3）郭××：辅助检查评估。

“血红蛋白150g/L，红细胞4.6×10^{12}/L”，正常。

“白细胞15.0×10^{12}/L，中性粒细胞0.85”，均增高；“淋巴细胞0.11”偏低；提示病人有细菌感染。

“血清K^+ 4.3mmol/L，Na^+138mmol/L，$C1^-$105mmol/L”正常。

“胸部X线片示，两肺透亮度增高，纹理增多呈网状，肋间隙增宽”，为COPD的胸片表现。

“右下肺动脉干横径19mm，右前斜位肺动脉圆锥凸起”，提示肺动脉高压。

“ECG示肺型P波，电轴右偏+120”提示右心室肥大。

“动脉血气pH 7.35，$PaCO_2$ 7.20kPa（54mmHg），PaO_2 5.60kPa（42mmHg）（吸空气）”，病人PaO_2小于60mmHg，$PaCO_2$大于40mmHg，符合Ⅱ型呼吸衰竭的诊断标准。

4）郑××：心理社会评估。

病人患有慢性病，且反复发作，可能存在不良心理反应，需要进一步评估。同时，还需评估病人的社会支持系统。

王××：该病人是患呼吸系统还是循环系统的疾病？

5）郑××：病情分析总结。

该病人疾病累及呼吸系统和循环系统。基础疾病是慢支，反复发作，进展为慢性阻塞性肺气肿，最后到慢性肺源性心脏病。右心衰竭与呼吸衰竭就是慢性肺源性心脏失代偿期的表现。

李××：我认为肺部感染是加重慢性肺源性心脏病的原因。

（2）组长郑××：该病人是否需要给氧？为什么？若需给氧，氧流量多少？

黄××：需要给氧。病人端坐呼吸，口唇发绀，PaO_2 42mmHg，有低氧血症，应予以氧疗。且应持续低流量低浓度给氧，控制氧流量1~2L/min，吸氧浓度在30%以下，以$PaO_2$8.0kPa（60mmHg）为目标，不必过高。因为该病人低氧血症伴二氧化碳潴留，呼吸中枢对二氧化碳增高的反应弱，呼吸依靠缺氧刺激外周化学感受器。如果给予给高浓度氧，低氧血症迅速解除，也解除了缺氧兴奋呼吸中枢的作用，使呼吸进一步抑制，将加重二氧化碳潴留。

（3）组长郑××：该病人的病情观察要点有哪些？

李××：①生命体征的变化，特别是呼吸频率与节律、体温变化；②痰量与痰的性状；③神志的改变；④缺氧和二氧化碳潴留的表现；⑤辅助检查的动态变化：血气分析、血常规及胸片等。

（4）组长郑××：该病人是否需要做胸部物理疗法？其包括哪些内容？

林××：需要，胸部物理疗法包括深呼吸和有效咳嗽、胸部叩击、体位引流、雾化疗法及吸痰等。

（5）组长郑××：呼吸功能锻炼主要包括腹式呼吸、缩唇呼吸。

3. 技能训练

组长郑××：下面两个同学为一小组，一起来练习有效咳嗽、胸部叩击、体位引流、腹式呼吸及缩唇呼吸；

一人扮演护士，一人扮演病人，然后交替角色。

【实验结果】

1. 本组的案例讨论与老师的解析基本一致。

2. 小组全部同学均掌握上述技能。

【思考题解析】

1. 查阅文献，呼吸功能锻炼还有哪些方法？

解析：呼吸功能锻炼除了深呼吸、腹式呼吸、缩唇呼吸，还有缩唇腹式呼吸、呼吸操、吹蜡烛、吹气球等。缩唇腹式呼吸就是将腹式呼吸、缩唇呼吸结合起来，病人取站立位、平卧或半卧位，用鼻缓慢深吸气，膈肌最大程度下降，腹部凸起；呼气时用缩唇呼吸方式，同时腹肌收缩，膈肌上抬，便于气体呼出。呼吸操：双手上举，用鼻缓慢吸气，腹部凸出；弯腰，双手下垂与上身垂直，同时缩唇呼气，腹肌收缩。

2. 呼吸系统常见疾病的给氧方法有何异同？请总结。

解析：呼吸系统常见疾病导致病人缺氧表现，均应给予氧疗。当缺氧不伴二氧化碳潴留时，例如哮喘、急性呼吸窘迫综合征病人应给予高浓度（>35%）吸氧。缺氧伴明显二氧化碳潴留时，例如慢性阻塞性肺疾病、肺源性心脏病病人，应低浓度（<35%）持续给氧。

3. 体位引流过程中，病人发生痰液窒息，应如何紧急处理？

解析：体位引流过程中，病人发生痰液窒息，立即停止体位引流，迅速使病人处于头低足高位，轻拍病人背部，通过引流与振动，促使气管内痰液排出，鼓励病人将痰液咳出。同时通知医生抢救。若痰液清除无效，立即用吸引器抽吸，给氧；若仍存在窒息，需进行气管插管后吸痰，控制呼吸。

【实验总结】

组长郑××：从这次综合实验课的病例讨论与技能训练我学到了很多东西。我能够对呼吸系统疾病病人进行护理评估，应用呼吸系统临床思维方法分析问题，总结了呼吸系统疾病不同的给氧方法，能够指导病人进行排痰，呼吸功能锻炼。此外，作为组长，要组织组员对问题进行推理分析，积极发表各自的想法，要让组员深入讨论，但又不能漫无边际地讨论或跑题，要保证每个学员均有发言的机会，还要总结所有同学的意见，这可不是一件容易的差事。第一次担任组长，我组织同学们完成了此次病例讨论，对自己的表现总体比较满意，但今后还要继续努力，争取更好地发挥组长引导、组织、管理的作用。

组员林××：我觉得这次实验课是很有意义的。它增进了小组成员间的合作，而且通过课堂上对病例的实际分析讨论，让我更理解课堂上学习的知识，更能够灵活地运用它们。通过角色扮演，能更好地掌握技能，课堂气氛很活跃，每个人都乐在其中，在享受快乐的同时学到知识，是一件很幸福的事情。

组员黄××：对于这次实验课，我感觉挺有意义的。不是老师单纯的教，而是提高学生的参与性。在案例讨论中，大家先自己翻书找知识点，再相互讨论，不仅学到不少东西，而且印象比较深刻，记得比较牢。老师和学生的互动较多，每个人都要参与，不像平时上课，只有老师在讲台上讲，学生在下面听。

组员郭××：这次实验课的形式丰富，有小组讨论，有角色扮演。平时枯燥乏味的医学课程完全被颠覆，让我们更好地投入其中，大家讨论热烈，角色扮演精彩，气氛放松融洽，同时也把书上的知识要点都掌握了。

组员王××：通过此次实验课的病例分析，我发现自己分析病例的能力还很弱，许多方面都没有考虑周全，对一些症状的分析和实验室检查结果都不熟悉，我只看到了COPD和呼吸衰竭，对右心衰竭的症状都不了解。看来在今后的学习中，应该把多种疾病的临床表现熟记在心，对相同点、不同点进行分析，多思考。

组员李××：在病例讨论过程中，我负责记录。我发现每位同学的思维不同，解决问题的切入点也不同，小组讨论的过程就是一个思维碰撞的过程，大家各抒己见，得到答案的同时也启发了别人。而集中大家智慧讨论出来的结果会让每个成员都很有成就感。在各小组呈现出自己的结果之后，老师给予了一些提示与启发，通过循循善诱，使我们对疾病的认识不仅仅停留在疾病表面，而是从疾病临床表现入手，寻求原因，找出护理问题，从而提出护理措施以及健康教育等，让我们更系统地完成知识构架的建立，培养了我们的临床思维。

（胡　荣　张玉萍）

参 考 文 献

1. 吕探云.健康评估.第2版.北京：人民卫生出版社，2006
2. 王建荣.输液治疗护理实践指南与实施细则.北京：人民军医出版社，2011
3. 乔爱珍.外周中心静脉导管技术与管理.北京：人民军医出版社，2010
4. 钱培芬.静脉输液置管与维护指南.北京：世界图书出版社，2008
5. 尤黎明，吴瑛.内科护理学.第4版.北京：人民卫生出版社，2006
6. 赵建国.脑梗死.北京：人民卫生出版社，2006
7. 池明宇.出血性脑卒中治疗学.北京：人民军医出版社，2008
8. 赵岳.临床应用护理学.北京：人民卫生出版社，2008
9. 周秀华.急救护理学.北京:人民卫生出版社，2004
10. 周秀华.急危重症护理学.第2版.北京:人民卫生出版社，2010
11. 刘化侠.急危重症护理学.北京:人民卫生出版社，2007
12. 万献尧，马晓春.实用危重症医学.北京:人民军医出版社，2008
13. 孟新科，潘景业.急危重症实战攻略——评价、推断、决策、反思.北京:人民卫生出版社，2010
14. 张春舫，任景坤.护士岗位技能训练50项考评指导.北京:人民军医出版社，2008
15. 李小寒，尚少梅.基础护理学.第4版.北京：人民卫生出版社，2006
16. 江智霞，王万玲，张咏梅.护理技能实训与综合性设计性实验.北京:人民军医出版社，2010
17. 郑修霞.妇产科护理学.第4版.北京：人民卫生出版社，2009
18. 耿莉华，宋雁宾，黄少平.护理实训教材妇产科护理学分册.第2版.北京:科学出版社，2009
19. 崔焱.儿科护理学.第4版.北京:人民卫生出版社，2006
20. 范玲.儿科护理学.第2版.北京:人民卫生出版社，2006
21. 耿莉华，宋雁宾，黄少平.护理实训教材(儿科护理分册).第2版.北京:科学出版社，2009
22. 李峰，谢春红.五官科疾病护理常规.郑州：郑州大学出版社，2011
23. 孔维佳.耳鼻咽喉头颈外科学.北京:人民卫生出版社，2010
24. 丁淑贞，白雅君.临床五官科护理细节.北京:人民卫生出版社，2008
25. 席淑新.眼耳鼻咽喉口腔科护理学.北京:人民卫生出版社，2006
26. 姜小鹰.护理美学.北京：人民卫生出版社，2006
27. 史瑞芬.护士人文修养.北京：高等教育出版社，2005
28. 李泽厚.美学四讲.天津：天津社会科学院出版社，2004
29. 肖顺贞.护理研究.北京:人民卫生出版社.2006
30. Portney, L.G. & Watkins, M.P. Foundations of clinical research applications to practice. Upper Saddle River, N.J.: Prentice Hall Health, 2009
31. 姜小鹰.护理管理理论与实践.北京:人民卫生出版社，2011
32. 李继平.护理管理学.北京:人民卫生出版社，2006
33. 陶亚琴.产科病员一览表的改进.中华现代护理杂志，2008，14(21)：2259
34. 化前珍.老年护理学.北京:人民卫生出版社，2008
35. 王世俊.老年护理学.台北：华杏出版有限公司，2008
36. 姜安丽.护理教育学.北京：人民卫生出版社，2006
37. 姜小鹰.护理伦理学.北京:人民卫生出版社，2007
38. 井西学，刘隆祺.医学心理学(案例版).北京:科学出版社，2007
39. 周郁秋.护理心理学.北京:人民卫生出版社.2006
40. 沈雁英.中国心理卫生协会临床心理卫生手册(内科分册).北京:人民卫生出版社，2010

41. 沈雁英.中国心理卫生协会临床心理卫生手册(外科分册).北京:人民卫生出版社,2010
42. 厉萍,曹枫林.护理心理学实验教程.济南:山东大学出版社,2007
43. 汪向东,王希林,马弘.心理卫生评定量表手册(增订版).北京:中国心理卫生杂志社,1999
44. 曹伟新,李乐之.外科护理学.第4版.北京:人民卫生出版社,2006
45. 蔡秀鸾,王彩芷,黄秀丽,等.身体评估之OSCE临床能力鉴定.台湾:爱思唯尔有限公司,2009
46. 李石增.如何精熟高阶OSCE考试.台湾:爱思唯尔有限公司,2011
47. 李石增.客观结构式临床测验.台湾:爱思唯尔有限公司,2010

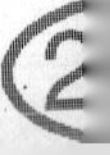